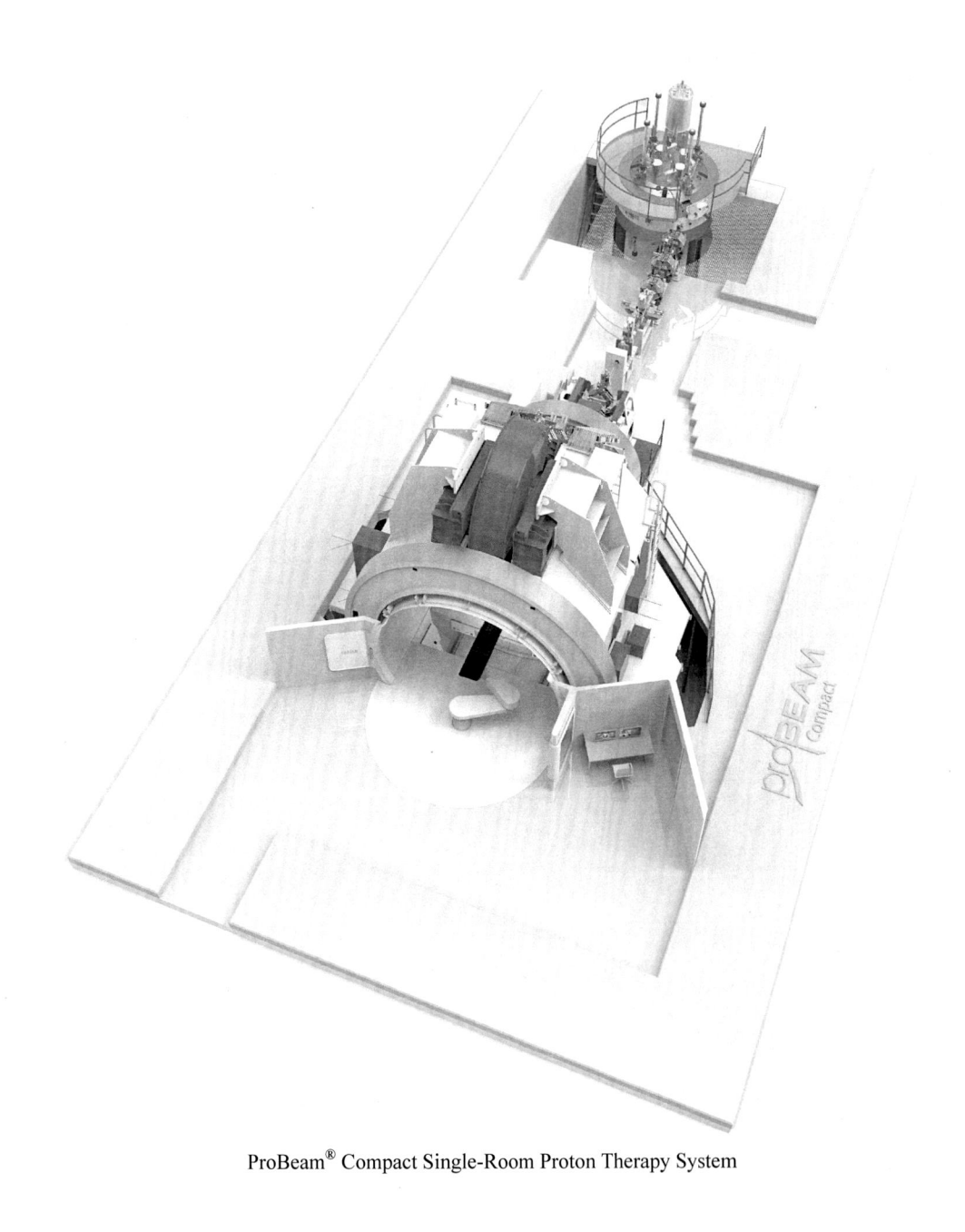

ProBeam® Compact Single-Room Proton Therapy System

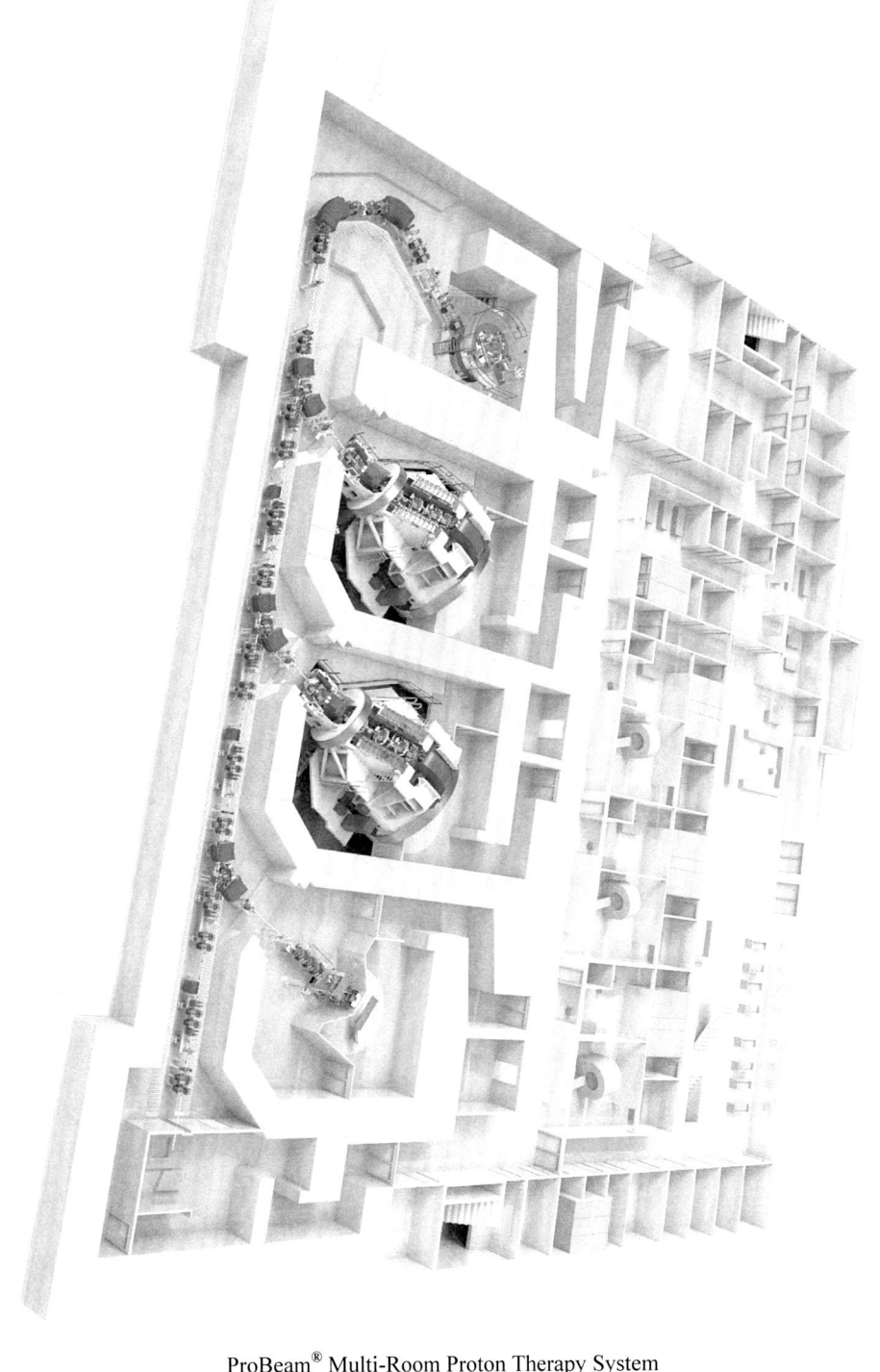

ProBeam® Multi-Room Proton Therapy System

质子和重离子治疗及其装置
(修订版)

刘世耀 著

科学出版社

北京

内 容 简 介

本书介绍质子和重离子治疗的原理和方法、治疗装置的系统和设备，以及国际上质子和重离子治疗中心的概况；物理概念清晰，内容图文并茂、系统全面；高度概括了世界上质子和重离子治疗及其装置研制的最新研究成果、当前水平以及发展趋势，信息量丰富.

本书适合从事放射治疗的医学界专业人士或从事治疗装置研制技术的专业人士，也适合放疗专业的教师和学生、医疗行政管理工作人员和设备运行维修技术人员使用；对卫生医疗领域的决策者，甚至对希望了解最适宜治疗方法的癌症患者，都有重要的参考价值.

图书在版编目(CIP)数据

质子和重离子治疗及其装置/刘世耀著. —修订版.—北京: 科学出版社, 2016.3
ISBN 978-7-03-047691-3

Ⅰ. ①质… Ⅱ. ①刘… Ⅲ. ①肿瘤-放射治疗学 ②放射治疗仪器 Ⅳ. ①R730.55 ②TH774

中国版本图书馆 CIP 数据核字(2016)第 049728 号

责任编辑: 刘凤娟 / 责任校对: 钟 洋
责任印制: 吴兆东 / 封面设计: 耕者设计

科 学 出 版 社 出版
北京东黄城根北街 16 号
邮政编码: 100717
http://www.sciencep.com
北京虎彩文化传播有限公司 印刷
科学出版社发行　各地新华书店经销

*

2012 年 8 月第 一 版　开本: 720 × 1000 1/16
2016 年 3 月修 订 版　印张: 36 1/4　插页: 2
2022 年 1 月第四次印刷　字数: 730 000
定价: 249. 00元
(如有印装质量问题, 我社负责调换)

第一版序

　　质子和重离子治疗及其装置是当前医学物理界的一大前沿热点，是在 20 世纪电子直线加速器肿瘤放疗的基础上放疗方法领域一个新的质的飞跃. 虽然人们早在 20 世纪 50 年代就已知质子和重离子的物理特性在肿瘤治疗上极具特色和优势，但是质子和重离子治疗的定位精度远高于常规放疗要求，对产生质子和重离子的加速器技术指标，对肿瘤的定位诊断精度，对旋转机架的等中心点精度，对计算机的快速数据传输、处理和医用影像学等都有很高的要求. 因而直到 21 世纪初，质子和重离子治疗及其装置才得以在 20 世纪 80 年代后发展起来的加速器应用技术、计算机技术和 CT 影像诊断技术等高科技的基础上逐步得到发展和推广. 国际上近年来快速发展的质子和重离子治疗，不但提高了肿瘤的控制率，还能明显提高患者的生活质量. 1998 年以前国际上仅有美国一家 Loma Linda 专用质子治疗中心，而到 2008 年全世界已有数十家专用质子和重离子治疗中心投入使用.

　　利用质子和重离子技术治疗癌症，对年增二百多万癌症患者的中国来说，具有极为重要的意义. 质子和重离子治疗装置是核技术、计算技术、精密机械、图像处理、自动控制和医用影像等高科技相互交叉和集成的产物，是一个医学和核技术的高科技工程，具有相当高的复杂性. 当前国内的放疗医务界和核医用技术界也对这方面的工作表现出很大的兴趣. 但近十年来，国内还没有出版过这方面的专著，即使期刊论文也很少. 《质子和重离子治疗及其装置》一书作者根据自己在这方面十多年的工作经验，并进行总结归纳、系统提高，撰写成书，这对我国人口与健康的领域做了一件难得的大好事.

　　我认为该书的出版，将对今后发展我国的质子和重离子治疗和研制中国的质子和重离子治疗装置具有现实的医学价值和引导自主创新的学术意义，特以此为序.

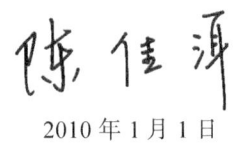

2010 年 1 月 1 日

修订版序

本人所著《质子和重离子治疗及其装置》一书，在中国科学院科学出版基金委的资助下于2012年8月出版. 书出版后，中国著名放射肿瘤学专家殷蔚伯教授称之为"值得一读的质子和重离子治疗参考书"，原中国粒子加速器学会应用委员会主任、放疗装备专家顾本广教授说本书是"放疗临床界与工程界的好参考读物". 当前国内从事此领域工作的一些研究所、大学、医院、放疗和投资公司等都曾咨询过作者如何购买此书. 该书出版一年后即售罄，但陆续仍有大量读者要求订购. 为满足市场，亦为修订原版中的一些编写错误，我们决定推出修订版.

全球著名的放疗装备制造公司美国瓦里安医疗设备公司(Varian Medical System)在中国建立瓦里安医疗设备(中国)有限公司. 近年来，瓦里安在全球推出质子治疗的先进装备. 在此，深深感谢瓦里安医疗设备中国公司总裁张晓博士和瓦里安医疗设备中国公司大中华区副总裁赵戬博士，他们选择《质子和重离子治疗及其装置》一书作为瓦里安在中国开办有关质子治疗的培训学习班的主要参考教材.

《质子和重离子治疗及其装置》一书中大部分涉及部件和系统工作原理的内容始终保持其固有的学术价值，而有些统计数字和国际上产品型号无疑已过时，考虑到科学出版社在2016年3月出版的《质子治疗系统的质检和调试》一本新书中已登载了较新的统计数字和国际上产品型号，因此这次修订版，仅做少数补充外，不做全面更新.

《质子治疗系统的质检和调试》这本新书将包含2012年以后几年有关质子治疗系统方面的最新进展，特别是在系统方面的进展，集中表现在质检、调试、测量和集成这些方面的成就，欢迎读者选购与批评指正.

刘世耀
2015 年 1 月 1 日

第一版前言

质子和重离子治疗及其装置在近十年才快速发展起来，国内外发表的相关文章在书刊中很少见．该课题涉及的专业面很广，包括加速器技术、束流探测、束流输运、辐射屏蔽、剂量安全、计算机控制、精密机械、放射医学、影像医学、治疗计划、患者精密定位准直等．本书是在许多人的帮助下才得以出版的，在此对他们表示衷心感谢．

首先，感谢已仙逝的父亲刘承械、母亲沈伯芸大人，他们一生省吃俭用，让我接受最好的教育；从上海觉民小学、上海南洋模范中学直到清华大学电机系，为我一生科技工作奠定了坚实的教育基础．

其次，感谢有关领导，他们的帮助与支持使我有机会在中国科学院原子能研究所和中国科学院高能物理研究所(高能所)工作四十余年，奠定了我在加速器技术、核探测、束流输运、计算机控制等方面的专业知识．特别要感谢北京正负电子对撞机工程领导小组组长谷羽同志(1915~1994，曾任中国科学院新技术局局长，人造卫星工程领导小组组长，中国科学院副秘书长、顾问等职)的鼎力起用，虽然她已仙逝，我还要趁此机会表达长期以来要感谢她的强烈心愿．感谢高能所、高能所原计划处、原学秘室等部门领导，他们给予我高度的信任、重要的任务、不可多得的机会和热情耐心的帮助．我还要感谢深圳奥沃公司原总裁宋世鹏先生和质子部总经理陈武山先生，北京质子科技开发公司董事长孙启银先生，清华大学医学院领导，原常务副校长杨家庆教授和清华大学工程物理系林郁正教授，西安长安信息集团公司董事长蔡世杰先生和副总裁张小会先生，中国泰和诚医疗集团公司总裁杨建宇博士，北京质子医疗筹备中心任斌主任以及所有支持过我的人，是他们为我提供了从事质子和重离子治疗及其装置的建造和研发机会．

我还要感谢陈佳洱院士(1934~，物理学家、教育家、北京大学物理学教授、国家重点基础研究发展计划专家顾问组副组长，曾任北京大学校长、国家自然科学基金委员会主任、中国物理学会理事长、北京市科协主席、亚太物理联合会理事长、国际纯粹与应用物理联合会第25届副主席等职)，中国物理学会原副秘书长唐金媛高级工程师，中国医学科学院肿瘤医院放疗科主任医师蔡伟明教授，感谢他们在此书出版过程中给予的支持和帮助．感谢陈佳洱院士和曾益新院士在百忙中审稿作序，并给予积极的评价．感谢比利时 IBA 公司凌蔚翔医学博士为本书提供宝贵的资料. 最后我要感谢我的妻子殷定贞女士和女儿刘晴远女士, 家人的支持使我得以顺利完成这本书的写作.

本书分为四部分: 第一部分是质子和重离子治疗的物理基础, 对质子和重离子治疗的原理作全方位的介绍; 第二部分是质子和重离子治疗装置和系统, 对质子和重离子治疗装置和系统的部件和分系统作比较详细的介绍; 第三部分是描述质子和重离子治疗中心, 重点介绍国际上有代表性的、知名的专用质子和重离子治疗中心; 第四部分介绍有关治疗中心的设计和建造问题.

本书是目前国内第一部全面介绍质子和重离子治疗及其装置的科技书. 内容丰富, 概括了国际上质子和重离子治疗的发展和成就, 也概括了国际上目前最新的质子和重离子治疗装置和系统的研制进展. 可供从事放疗工作的医务、管理、教育和技术人员参考, 也可作为从事质子和重离子放疗工作的医务、运行、管理工作的人员培训参考教材.

本书初稿于 2009 年就已完成, 却因意外, 延迟了整整一年后才重新启动出版, 由于本人水平有限, 不妥之处在所难免, 欢迎读者对本书提出批评指正, 来信请寄我的电子邮箱: shiyaoliu@yahoo.com.

刘世耀

2011 年 1 月 1 日

目　　录

第一部分　基础和概况

第二部分　治疗装置和系统

第三部分　专用质子和重离子治疗中心

第四部分　治疗中心的设计和建造

第一部分

基础和概况

第1章 绪 言

人类进入知识创新的 21 世纪，一系列新技术、新方法和新设备正在冲击着社会生活的方方面面，也冲击着医学各领域，尤其是利用新技术、新方法和新设备治疗对人类生命威胁最严重的恶性肿瘤，不仅是广大医务人员关心的，更是众多肿瘤患者所期望的.

百年来手术是公认的首选肿瘤治疗法. 此外，肿瘤医务界尝试用冷冻、高温、超声、微波、激光、X 射线、γ 射线①，直到各种放射粒子，如电子、质子、中子、负 π 粒子、重离子等来治疗癌症. 至今治疗肿瘤的方法，基本上仍是手术、放疗与化疗三种. 彼此既相互独立又互补兼容. 当前世界各地，估计 70%的肿瘤患者，不论手术与否，都要采用放疗. 中国特有的中药治疗肿瘤，近年来有所进展，报道中也不乏特效病例，但离科学化、系统化、现代理论与实践的统一研究还有很大距离. 神奇的基因癌症治疗近年来在理论上有所突破，有些学者也抱乐观态度，而要将其变为现实并推广使用还有相当长的时间，因此预测在今后几十年间，放射治疗还将是治疗肿瘤的最主要方法之一.

理想的放射治疗是杀死肿瘤中的全部癌细胞，而不伤害患者的正常细胞. 现实中这是不可能实现的. 因此，人们将放射治疗的最终准则定为"实现最大的肿瘤控制概率和最小的正常组织损伤率"，并千方百计地接近理想目标. 放射治疗的精确度和疗效主要由下列因素决定：治疗放射粒子的类型、射线和病灶靶区间的定位方法、射线和靶区相互作用的治疗原则、治疗计划、剂量计算、病灶诊断等. 此外，还涉及一系列治疗难题，如诊断和治疗之间的实时性、照射靶区和肿瘤体积自身变化之间的实时同步性、旋转束流等中心点的精确定位误差、束流中心本身的稳定度等. 因此，放射治疗是一项多学科、十分复杂的高科技工程. 如果人们能克服并解决上述一系列难点，真正做到接近理想的适形治疗，一定能大大提高肿瘤患者的生存率，提高患者治疗后的生活质量.

在上述许多影响放射成效的因素中，放射用的粒子类型更为重要. 回顾半个世纪放射治疗的历史，当前放疗中的立体精确定向、调强放疗等先进技术已获得相当高的水平. 要进一步提高放疗的疗效，必须对有关方面的技术作进一步的研究改进. 其中放射粒子的类型对放疗成效有重要意义.

---

① X 射线和 γ 射线都是同类型的光子射线，通常人们将天然放射源，如钴 60 发出的光子射线，称为 γ 射线，而用加速器产生的人工光子射线，称为 X 射线.

在诸多放射治疗类型中,常用的 X 射线与电子的物理剂量分布和生物效应都在不同程度上使被照射肿瘤的前后正常细胞受到伤害,剂量的有效利用率也低;中子和负 π 粒子的生物效应虽好,但物理剂量分布不好,给正常组织带来太大的损害,都不是理想的治疗射线. 质子在人体中的能量衰减开始时慢,后又快速上升,形成一个峰值后,又急速下降到零(通常称此为布拉格峰),布拉格峰剂量分布的优良特点促使质子治疗有很大的发展. 质子治疗时将峰值部分对准肿瘤病灶处,肿瘤处受到最大的照射剂量,肿瘤前部的正常细胞通常只受到 1/3~1/2 的峰值剂量,肿瘤后部的正常细胞基本上未受伤害. 从质子内含的物理特性就能断定质子治疗要比电子、X 射线治疗要好. 何况随着当今的质子治疗技术的发展与完善,可变光阑准直器与专用补偿器等的适形治疗和铅笔束扫描治疗法的使用,已能将质子控制得像"量体裁衣"一样精确地消灭癌细胞分布而不伤及正常细胞. 近几十年来,质子治疗的临床成就已使全世界医学界一致公认质子治疗比目前所用的 X 射线、γ射线与电子治疗要优越得多.

重离子肿瘤治疗的物理原理和生物效应优于质子. 2002 年前因缺乏临床实验,故重离子治疗没有提上日程. 2003 年日本 HIMAC (千叶县重离子医用加速器中心)和德国 GSI (德国亥姆霍兹重离子研究中心, 也称德国重离子物理研究所)正式公布碳离子治疗的成功事例后,其优良的生物效应,特别是治疗抗阻型和乏氧型肿瘤的优良疗效,引起国内外许多放疗专家和投资者的兴趣. 其中,日本和欧洲的重离子治疗有取代质子治疗之势. 但是重离子治疗本身也有内在的缺点:分裂效应、冷点和后效应. 治疗事例太少和治疗费用昂贵使一些国家对重离子治疗有所保留,例如美国只有发展质子治疗的战略方针. 总体来说,由于重离子建造价格过于昂贵,难以推广,估计在今后相当长时间内,质子和重离子治疗各自存在并相互补充,质子治疗不可能被重离子治疗取代,当前仍然是先进的肿瘤治疗方法.

本书共分四个部分. 第一部分是质子和重离子治疗的基础和概况,对质子和重离子治疗作一个全方位的介绍,使读者对质子和重离子治疗有一个全面的、基本的认识,为阅读全书做基础知识准备. 这部分共有 12 章:绪言;质子和重离子放射治疗的历史回顾;质子和重离子治疗的物理性能和基础;质子和重离子治疗的生物性能;质子和重离子治疗的工作原理;质子和重离子治疗的临床治疗参数;质子和重离子治疗在放射治疗中的定位;国际上对质子和重离子治疗的不同看法;质子和重离子治疗肿瘤的适应类型;国际上质子和重离子治疗的发展概况;全球的质子和重离子治疗中心概况;全球的质子和重离子治疗装置.

第二部分是质子和重离子治疗装置和系统,详细介绍质子和重离子治疗装置、系统部件装备和分系统,使读者对质子和重离子治疗装置与系统的结构和工作原理有一个基本了解. 这部分共有 16 章:质子和重离子治疗系统的结构;质子和重离子的束流产生装置 —— 加速器;质子能量选择系统;质子和重离子治疗用的旋转机架；束流输运系统；质子和重离子治疗用的治疗头；质子和重离子的精密定位和准直系统；质子和重离子的治疗计划系统；质子和重离子治疗辐射安全系统；粒子束流测量和剂量学；质子和重离子治疗控制系统；质子和重离子治疗系统的调试和验收；质子和重离子治疗系统的 QA、调试和验收的实例；肿瘤信息系统；专用质子和重离子治疗中心的系统集成和整合和质子；重离子治疗装置的运行和维护.

第三部分是描述专用质子和重离子治疗中心，重点介绍国际上有代表性的、著名的专用质子和重离子治疗中心，最后再介绍当前正在研制的下一代用的小型质子治疗装置. 该部分共有 6 章：美国和加拿大的质子治疗中心；日本专用质子和重离子治疗中心；德国和欧洲其他国家的质子和重离子治疗中心；中国质子和重离子治疗中心与韩国国家癌症中心；下一代紧凑型质子治疗装置；研制中的新型离子治疗方案.

第四部分是治疗中心的设计和建造，分别描述治疗中心的有关设计、筹建和建造的工作内容，如筹建治疗中心的有关要点、选择质子治疗装备的类型、外商谈判的项目内容和方法、建造中心建筑的基本要求、建筑的辐射屏蔽、环境保护安全和场所环境的监测，以及如何建造安装质子和重离子治疗装备的专用建筑和为该装备提供水、电、气等的通用设备. 该部分共有 6 章：治疗中心的设计；建造的阶段、要点、设备选型和谈判；治疗中心的建筑；建筑的辐射屏蔽；环境保护安全；场所和环境的监测.

第 2 章　质子和重离子放射治疗的历史回顾

质子放射治疗是诸多放射治疗中的一种治疗方法, 既是放射治疗历史发展的产物, 也是质子治疗本身发展的产物. 当前质子治疗采用的先进技术, 如立体定位、射线影像学、调强放疗等都源自放射治疗的需求; 而质子治疗自身的特殊性也促进其技术的发展. 这两种因素相互促进, 形成了当前质子治疗的先进性.

2.1　放射治疗技术发展史

半个世纪以来, 放射治疗技术的发展主要是沿着下面两条路线来进行的.

一条是选用治疗的辐射类型, 进行 X 射线、电子、中子、负 π 介子、质子、氦和碳离子的临床放疗试验, 形成了当前的放疗评价: 对 X 射线和电子的放疗方法给予充分肯定, 至今仍在使用; 在特殊治疗领域保留了中子治疗, 否定了负 π 介子治疗; 在 20 世纪 90 年代肯定了质子治疗的优点和成熟性; 2003 年后肯定了重离子治疗的优秀性[1].

另一条路线是沿着射线和肿瘤靶区相互间的定位方法和治疗原则来进行的. 1951 年 L. Lekell 提出的 "立体定向放射手术" (SRS) 概念, 后来又发展为 "立体定向放射治疗"(SRT) 的方法. 在用 SRT 时, 肿瘤四周的正常组织不可避免地受到相当的照射量. 为尽可能减少这种肿瘤四周正常组织受到的照射量, 人们在 SRT 基础上, 用可变准直光栅和患者补偿器等辅助装备, 使照射的剂量体积形状尽可能与肿瘤的体积形状相同, 二者相互 "适形", 形成了目前质子治疗中常用的先进 "适形放射治疗" 的技术基础. 随后, 从 20 世纪 90 年代至今广泛应用的一种用三维放射治疗计划系统 (3D-TPS), 设计非共面不规则野分次照射的三维适形放射治疗(3D-CRT)、调强治疗(IMRT)和影像引导下放疗定位 (IGRT)、动态适应放疗(DART) 等放疗新技术, 以及锥形束 CT(CBCT)、容积 CT (volume CT)扫描等诊断新技术. 这样用 3D-CRT、IMRT, 特别是 IGRT 和 DART 的放疗方法可以对运动中的病灶给予优化的、随时间变化的四维剂量分布, 减少因病灶运动带来的治疗误差, 使正常组织和敏感部位受到的损害比适形治疗的损害还小, 大大提高控制率, 减少副作用, 改善患者治疗后的生活质量, 获得更佳的疗效, 成为目前国内外最先进的放疗方法之一. 计算机技术、数据和图像处理软件、影像诊断仪器等的高度发展形成了当前的先进质子和重离子治疗.

2.2　质子治疗技术发展史

1946 年以来的质子放射治疗历史基本上可分为三个阶段[2]，即 1946~1985 年研究开发阶段、1985~1998 年应用与发展阶段、1998 年以后推广与市场开发阶段.

2.2.1　1946~1985 年研究开发阶段

1946 年美国 R. Wilson 在 *Radiology* 杂志上发表论文，提出用质子治疗肿瘤的建议. 他指出质子具有以下三个内在的物理性能. ① 质子布拉格峰(Bragg 峰)在射程终点处的剂量值比入口处的剂量值大三四倍，在射程终点后的剂量等于零. 此特点用于治疗肿瘤，使肿瘤处的剂量为最大值，得到最大的治疗效果，肿瘤后的正常细胞不受损伤. 肿瘤前部的正常细胞仅受到 1/3 左右的较小损害的肿瘤剂量值. ② 单一能量的质子流在相同的射程(深度)传递最大剂量值，不同深度的肿瘤可用不同能量质子来照射治疗，固定深度的肿瘤可用单一能量质子进行若干次的照射. ③ 质子在传输时，其前进轨道不会偏离直线轨迹太远. 质子具有相对较小的散射与本底，使照射野边缘比较清晰分明，阴影小，能治疗距离敏感器官很近的肿瘤. R. Wilson 在文中认为，质子的上述三种物理性能有利于治疗肿瘤，并首先提出用质子来治疗肿瘤的建议.

1946 年后，国际上具备质子束流条件的物理实验室，都向此方向进行探究. 为了将建议转化为现实，必须着重研究解决一系列专门的治疗技术. 例如，如何将直径较小的质子束流扩展成与治疗肿瘤尺寸相一致的均匀剂量，如何在治疗时将质子束流正确地定位在患者的病灶处，如何使质子布拉格峰扩展成能适应治疗肿瘤的厚度，如何使质子束流的横向尺寸与纵向射程宽度既能有恰当均匀的剂量率，又能刚好与被照射肿瘤的三维尺寸相一致，以及其他有关生物效应、剂量计算法、剂量测量等研究工作. 1950~1960 年研究工作主要集中在五个既有现成的高能质子束，又有兴趣从事质子治疗的研究室(所)，即美国加利福尼亚大学劳伦斯-伯克利国家实验室(Lawrence Berkeley National Laboratory)，美国哈佛大学回旋加速器实验室(Cyclotron Laboratory, Harvard University, HCL)，瑞典乌普萨拉大学(Uppsala University) Gustaf Werner 研究所，苏联莫斯科理论与实验物理研究所(Institute of Theoretical and Experimental Physics, ITEP)与苏联杜布纳联合核子研究所.

美国劳伦斯-伯克利国家实验室在 1948 年由 J.H.Lawrence 利用 104 in① 回旋加速器上的 340MeV 质子流和 910MeV 氦离子首先进行质子流的生物与医学应用研究工作. 1954 年 C. A. Tobias 等进行世界上第一例质子治疗, 使用了交叉穿透照射技术来照射脑垂体, 达到抑制其激素分泌来治疗乳腺癌转移的目的. 劳伦斯-伯克利国家实验室在 1954~1957 年用质子治疗了 30 多名患者; 截至 1985 年, 用氦离子总共治疗了 1600 多名患者.

美国波士顿的哈佛大学在 1959 后由 W. H. Sweat 和 A.M.Koebler 合作, 用哈佛大学回旋加速器实验室(HCL)的 160MeV 质子束流进行了质子治疗研究. 后来哈佛又与美国马萨诸塞总医院(Massachusetts General Hospital, MGH)合作做质子临床治疗工作. 1961 年 R. N. Kjellbery 用 HCL 的质子流进行质子治疗脑垂体有关的疾病, 如肢端肥大症、糖尿病引发的视网膜病、Cushing 综合征(是指各种病因造成肾上腺分泌过多糖皮质激素, 主要是皮质醇所致病症的总称)等. 到 1992 年为止, 他们共治疗了 582 名肢端肥大症患者并取得良好疗效. 1965 年 R. N. Kjellbery 又用质子布拉格峰放射手术治疗动静脉畸形, 到 1992 年共治疗 1351 名患者. 1975 年 MGH 与 HCL 合作用质子对眼黑色素瘤治疗, 患者在八九天内接受 5 次治疗, 平均总剂量为 70~80Gy, 5 年局部控制率为 96%, 大部分患者都能保持视力. 截至 1992 年, 已治愈 1600 多名患者. 质子治疗眼黑色素瘤是质子治疗最成功的表现, 也是质子治疗优越性最突出的表现. 1961~1999 年 12 月底统计 MGH 与 HCL 总共治疗了 8372 个患者, 占当时国际上质子治疗总人数的 1/3 左右, 因此 MGH 与 HCL 在全世界质子治疗工作中作出了杰出贡献, 具有很高的学术地位. MGH 所研究使用的质子治疗计划系统曾为全世界广泛使用与参考. MGH 在 1970~1990 年治疗规模已有相当水平, 最高曾达每年治疗 500 名患者.

瑞典 Gustaf Werner 研究所在 1955 年由 B.Larsson 领导一个研究组开始研究质子治疗工作. 1959 年用该研究所的 185MeV 回旋加速器治疗第一个患者. 该大学对质子治疗作出了多方面贡献. 例如, 利用质子交叉穿透治疗照射技术首次治疗 Parkinson 综合征(帕金森综合征)与其他功能性神经疾病. 他们在质子放射手术方面的成就奠定了后来研制开发用多个放射钴源的伽马刀. 该所 1989~1999 年底的十年间共治疗了 215 名患者.

苏联的两个中心, 其中 ITEP 是利用 10GeV 质子同步加速器上所引出的 70~200MeV 质子流进行治疗研究的; 杜布纳核子所是利用该所的同步回旋加速器上引出的 70~200MeV 质子流进行质子治疗研究的. ITEP 在 20 世纪 90 年代之前有相当规模, 不比美国 MGH 小多少, 1969 年至今共治疗了 3100 名患者, 效果都十分

---

① 1 in= 0.0254 m.

明显. ITEP 在利用交叉穿透照射和布拉格峰照射治疗脑部肿瘤和血管疾病和功能性疾病方面都获得良好效果. 杜布纳核子所在质子治疗方面基本限于学术性研究, 没有治疗许多患者. 据统计, 1967~1974 年共治疗 84 名患者. 在苏联除上述两个中心外, 在 Gatchina (位于今圣彼得堡东南方约 45km 处)的 1GeV 同步加速器上也做过质子治疗工作, 治疗过 380 多名患者.

上述 5 个单位在质子治疗研究开发阶段(20 世纪六七十年代)都作出了很大贡献. 除此之外, 在 1970~1985 年的研究开发后期阶段, 世界上还有不少国家与单位从事质子研究开发工作, 并在有关方面作出不少贡献. 其中特别要提出的是日本千叶县的国立放射科学研究所(National Institute of Radiological Science)与日本筑波大学的粒子放射医学研究中心(Particle Radiation Medical Science Center). 前者是利用 70MeV 的质子流进行质子治疗研究的, 虽因 70MeV 的能量太低而限制其发展利用, 但是他们在全世界第一个成功开发出三维扫描治疗系统, 在扫描法扩展束流工作中是先行者. 后者利用日本高能物理所(KEK)12GeV 质子同步加速器的 500MeV 的增强器上引出的 250MeV 质子统进行质子治疗研究. 由后者组建的日本筑波大学质子医学研究中心(PMRC)在扩大质子治疗癌症范围方面作出了重大贡献, 并做了许多出色的开创性工作. 西方人在治疗癌症方面重点是在眼黑色素瘤、颅底软骨肉瘤与脊索瘤等癌症上, 而东方人患上述癌症的比例不大, 内脏癌的发病率更高. 因此 PMRC 将质子治疗重点转向内脏癌, 如肝癌、肺癌、食道癌等, 并获得良好疗效. 他们在 1983~2007 年共治疗 1746 名患者, 其中肝癌患者有 604 人, 占总人数的 34%. PMRC 的经验对中国癌症治疗事业特别有借鉴意义.

综上所述, 这个研制开发阶段的主要特点是: ① 没有专用质子产生装置, 都是寄生在核研究所, 利用核实验加速器质子流来研究质子治疗工作; ② 着重学术研究工作, 研究质子治疗相关专业技术与对癌症的疗效, 对某些有明显疗效的癌症呈现出大批患者参与治疗的形势; ③ 经济效益还没有提上日程, 对许多患者治疗基本上不收费, 不以盈利为目的.

2.2.2　1985~1998 年应用与发展阶段

经过近三十年的质子治疗研究, 质子治疗技术与经验方面都取得极大进步. 质子治疗相关专业技术基本上已得到解决, 质子临床治疗方面也积累了相当丰富的实践经验, 质子治疗的优越性也获得社会各界的认可. 特别要指出的是质子治疗的优越性在很大程度上取决于肿瘤的精确诊断与定位. 而 20 世纪 80 年代一系列先进诊断设备的出现, 如三维 CT、MRI 以及随后的 PET, 极大地解决了肿瘤精确诊断与定位的难题. 在这种形势下, 以前质子治疗的医疗环境和条件, 都是依附在有关核物理技术研究所, 没有一个是专用的质子治疗中心, 已经极大地限制了质子治疗进一步推广与扩大, 与此同时全世界癌症的发病率恰又在逐年上升, 于是质子治疗专用装置缺乏与市场需求两者之间的碰撞促使有关人士提出建造专用质子治疗中心的建议.

在 20 世纪 80 年代中期, 虽然质子治疗的良好前景已呈现出来, 其社会医疗需求已十分明显, 但因为其经济效益的原因还提不上日程, 要筹建一个专用质子治疗中心所需的几千万美元投资很难在短期内收回, 商界、财界因无利可图而无人投资, 此事需要依靠政府和社会慈善机构资助, 其余部分由社会集资, 才能得以实现. 这一点在 1985 年美国 Loma Linda 大学建造专用质子治疗中心与 1995 年 MGH 建造东北质子治疗中心中充分体现出来.

美国 Loma Linda 大学的医院是一个由美国天主教会资助的私人医院, 以严格高尚医风与高质量安全医疗而著称. 1985 年该医院董事会决定要建造一个专用质子治疗装置的中心. 当时计划总投资为 8000 万美元, 其中有 1500 万美元由美国能源部资助, 1500 万美元由教会出资, 其余 5000 万美元则发放长期债券从社会集资. 在 8000 万美元中, 有 3000 万美元用于研究开发, 5000 万美元用于购置装置与建造中心.

在决定建造后, 有关加速器部分委托给美国芝加哥费米国家加速器实验室 (Fermi National Accelerator Laboratory, Fermilab 或 FNAL) 研制建造. Fermilab 是一个质子对撞机实验室, 其加速器专家是从事同步质子加速器的专家, 因此很自然 Fermilab 设计研制的作为治疗用质子源是一台 250MeV 质子同步加速器. 由于是全世界第一个建造专用质子治疗装置, 在此前还没有任何专门的直接经验, 有关专用质子治疗的所需各种参数性能指标也没有国际规范化的标准. 1985 年全世界从事质子治疗的科研工作者与医务工作者成立了一个国际性质子治疗合作组 (Proton Therapy Co-operative Group, PTCOG), PTCOG 每年组织召开若干次国际学术讨论会, 出版会议摘要, 并定期出一本 *Particles Newsletter*, 形成一个非正式的国际学术团体, 对质子治疗做出一些建议. 当时这个专用质子治疗装置中不少参数都是参考 PTCOG 建议制定的, 如当时 PTCOG 建议质子治疗时间不要超过 2min, 在设计加速器指标时就由此定出脉冲流强度 1.2×10^{11} 质子/s 的指标. 1990 年基本建成, 但建成后不论质子同步加速器还是其他装置都存在许多难以令人满意的地方, 如加速器束流指标只达到原设计值的一半, 其主要原因是注入束流的能散度太大, 慢引出束流还存在很大的波动, 束流稳定度差, 难以用于治疗. 因此在 1990~1994 年他们做了大量的改进, 治疗人数不多, 到 1999 年为止, 统计共治疗 4726 名患者. 在 1996 年才达到年治疗 1000 人的水平.

MGH 曾与 HCL 合作, 用 20 世纪 40 年代建造的一台 160MeV 回旋加速器上的两条固定水平束进行质子治疗的研究. 几十年来, 共治疗了 2000 年全世界质子治疗总人数的 1/3, 名气很大. 但 HCL 的设备陈旧、能量低、无转动机架等缺点限制了其发展. 因此, 医院决定在 MGH 旁边兴建一个专用质子治疗中心, 取名为东北质子治疗中心(Northeast Proton Therapy Center, NPTC). 不久前 NPTC 又改名为麻省总医院 Francis H. Burr 治疗中心. 总投资 4600 万美元, 其中 1900 万美元用于基建, 由美国 Bechtel 公司承包, 另外 2000 万美元用于建设加速器与三个转动机架、一个水平固定束. NPTC 的加速器采用比利时 IBA 公司的 230MeV 等时性回旋加速器, 计划年治疗 1000 名患者, 年治疗次数(treatment fraction)1 万人次, 治疗头将采用散射、摆动、扫描三种方法. 1997 年 7 月安装完回旋加速器. 1997 年 10 月安装转动机架, 其精度要求值为 ± 0.5mm, 实际安装后实测为 ± 0.2mm, 精度十分高. 因研制治疗头, 需进行样机测试和申请美国食品药物管理局(U.S. Food and Drug Administration, FDA)批准, 直至 2001 年才正式开业.

上面以美国 Loma Linda 与 NPTC 为例, 描述了应用与实验阶段中两个专用质子治疗中心的建造情况. 综上所说, 应用与发展阶段的十多年间, 主要任务是在研究探索阶段已经取得的成熟质子治疗工作基础上, 扩大应用规模与为社会上广大患者服务. 这个阶段的主要特点有以下几方面.

(1) 开始考虑建造专用质子治疗装置与质子治疗专用医院.

(2) 着重社会医疗效应, 扩大质子治疗在癌症患者治疗的优越作用与社会上的影响.

(3) 经济效应还没有提上日程, 至少在开始建造专用质子治疗装置时并不期望在建后若干年内能收回建造投资.

(4) 金融与商界对单独投资尚在犹豫, 建造装置资金需依靠政府与社会慈善团体资助.

(5) 已经用部分债券形式来筹集部分建造资金, 因此已初步具有一些市场经济色彩.

2.2.3　1998 年以后推广与市场开发阶段

推广与市场开发阶段大约从 1998 年以后, 直至其后的几十年. 其背景是: 从 20 世纪 90 年代到 21 世纪初世界上质子治疗情况来看, 如美国 Loma Linda 大学的专用质子治疗中心在 1996 年已达到年治疗 1000 名患者, 平均每位患者收费 3 万~4 万美元, 年收入可达 3000 万~4000 万美元. 除日常开支外, 收回投资已属现实可行. 这一阶段的主要任务是开始转向用经济手段与市场规律来发展专用质子治疗项目. 在 2000 年前后, 质子治疗中心的加速器 24 小时运行, 每日 3 班, 总共 6 个运行人员, 外加 4 位维修人员、3 个转动机架, 有 3 位技术人员值班. 此外, 有 15 位物理学家和 5 位博士生从事图像模拟、剂量刻度与治疗计划等研究. 一年已有一两千万美元回收投资资金, 意味着用 5~10 年可全部收回投资. 美国 MGH、NTPC 在建造计划中预计用 5~10 年时间收回有关投资.

美国 Loma Linda 大学专用质子治疗中心建造的成功,不但促使美国 MGH 建造 NPTC 中心,也促使日本的有关机关团体在 20 世纪 90 年代中期决心建造若干个专用质子治疗中心,其中日本千叶的国家癌症治疗中心和筑波大学的质子治疗中心两个比较著名,除此之外,日本在千叶、兵库、静冈、若狭湾、群马都建造了专用质子治疗装置. 这个阶段的主要特点有以下几方面.

(1) 越来越多的财团、商界、机关、团体已表示愿意投资建造专用质子治疗系统.

(2) 在国际上与国内低利息的政策下,投资建造专用质子治疗项目的投资回收不再比投资其他项目长.

(3) 质子治疗装置本身属高科技工程,而 21 世纪是高科技的世纪,与高科技项目有关的股票都看好,于是金融与商界投资意愿强烈.

(4) 除去上述经济效应外,质子治疗项目还有极大的社会效应,容易得到社会各界的支持,能取得社会效益与经济效益的双丰收.

由于以上原因,国际上质子治疗的发展自 1990 年美国 Loma Linda 大学建成世界第一个专用质子治疗中心以来,1998~2010 年,先后美国有 MGH-NPTC,日本有 NCC、筑波大学、若狭湾、兵库、静冈、群马、名古屋,德国有慕尼黑、埃森,美国有费城、佛罗里达、弗吉尼亚、汉普顿、印第安纳五所大学的治癌中心,法国的奥赛,韩国癌症中心,中国山东万杰、北京中日友好医院等建成或正在建造质子治疗中心.

2.3 重离子治疗发展史

1994 年日本政府建造了一所专用重离子治疗研究的研究所. 至今国际上已用碳离子治疗近 7000 名患者,良好的治疗效果促使日本政府和各县地方政府大力推广碳离子放射治疗工作. 日本政府于 2003 年已正式授予“重离子治疗”为“先进高科技治疗”. 根据日本政府研究振兴局的资料,日本除已建的七个质子治疗中心,HIMAC 和兵库两个重离子治疗中心,群马大学重离子治疗中心和 HIMAC 的新重离子治疗中心以外,2004 年以来,日本媒体界已宣布计划要建的重离子治疗中心还有十个:新潟(《建设工业新闻》,2004 年 1 月)、广岛(《中国新闻》,2006 年 2 月)、福冈(《西日本新闻》,2004 年 8 月)、鹿儿岛(《日本经济新闻》,2005 年 4 月)、大阪(《建设通信新闻》,2005 年 1 月)、山形(《山形新闻》,2006 年 1 月)、宫城(《河北新闻》,2005 年 9 月)、神奈州(《建设通信新闻》,2006 年 6 月)、爱知(《朝日新闻》,2006 年 3 月)、冲绳(《冲绳时刊》,2005 年 12 月). 欧洲方面情况和日本相近,欧洲从 1997 年德国 GSI 进行碳离子治疗工作后,至今已治疗约 384 名患者,显示碳离子治疗的优越性,因此在德国的海德堡市(Heidelberg)和马堡市(Marburg)、意大利的帕维亚市(Pavia), 奥地利的约克镇等地都计划建造重离子治疗中心. 看来, 日本的重离子医用加速器中心和欧洲的重离子研究所在重离子治疗方面的相同成就, 导致采取了相同的策略. 这与美国放疗界目前没有重离子治疗而更倾向于质子治疗的策略是有所不同的.

2.4 中国质子和重离子治疗的发展经历

纵观美日专用质子治疗中心的发展历史, 主要是以政府为主导展开的, 为治疗癌症提高人民健康水平而采取的高科技医疗措施. 1990 年后的美国历届总统都呼吁支持抗癌事业. 1985 年后日本政府将质子和重离子治疗作为改善人民健康、克服癌症的国家战略政策来对待, 拨出大量专款, 决心在全日本普及质子和重离子治疗. 欧洲在 20 世纪 90 年代前一直用严谨的态度开展这方面的工作, 在 2000 年后则由政府出资大力支持发展此事业. 一切是在科学指导下、政府支持下进行的, 方向正确、目标清楚, 因此都取得了很大进步和成就[3].

中国质子和重离子治疗的发展道路与上述发达国家的不同. 1995 年前大部分人还未注意此事, 1996 年美国 Loma Linda 质子治疗中心获得年收入几千万美元后, 中国少数有远见的商人、投资者认为这项事业可赚钱. 他们熟悉股票、熟悉金融, 但不了解科学, 也不了解高科技. 当时人们着重开发"短、平、快"项目, 无暇去考虑这种长和慢的项目. 这个"质子治疗事业"成为少数"民营改革者"的投资对象. 因此, 从 1997 年以来的十年, 中国质子和重离子治疗的发展就在这样"自由"的条件下前进. 在科学上、政策上、金融上没有作好充分准备的前提下, 靠几个"民营改革者"的努力, 总算建造两个专用质子治疗中心: 一个是万杰质子治疗中心; 另一个是位于中日友好医院的北京质子医疗中心. 万杰质子治疗中心 2005 年建成, 2005 年 5 月 14 日通过国家卫生部的批准, 虽是合法经营, 但建后的资金和技术等问题经常影响正常工作, 甚至停业. 北京质子医疗中心在 2002 年通过国家卫生部复杂和严格的审批, 2004 年在质子治疗装置专用建筑将建成之际, 由于资金不到位, 又遭遇全国"非典"时期, 贷款紧张等原因, 曾大力支持该项目的中日友好医院院长换届退休, 该项目在 2004 年 9 月全部停工, 直至 2008 年由中国泰和诚医疗公司决定投资, 才准备恢复建造, 但复工审批已过去了至今还没有批下来. 这十几年的历史会对中国今后发展有深刻的教训. 值得有关部门引以为鉴. 下面再概括一下作者参与和知道的 1996 年以来在中国发生的有关质子治疗的重大事件.

(1) 1996 年深圳奥沃公司总裁宋世鹏先生首先提出要在中国研造质子治疗装置. 为此成立专门组织, 聘请中国科学院有关研究所的退休科技专家从事此项目. 邀请美国 Loma Linda 专用质子治疗中心的总设计师和多位中国科学院加速器界院士为项目顾问, 声势浩大. 但奥沃公司在 1999 年破产.

(2) 1998 年左右以复旦大学附属肿瘤医院和上海国际医学交流中心为首, 联合上海二十家医院出国考察, 准备联合引进一台美国 Optivus 公司的质子治疗装置, 但最后因故而未成.

(3) 1998 年深圳奥沃公司出资请山东万杰孙启玉和孙启银兄弟俩去美国考察质子治疗项目, 意图是希望万杰出资, 奥沃为万杰造一台装置. 兄弟俩回来后大感兴趣, 决心建造. 1999 年奥沃破产后, 孙启银决定以原奥沃质子人马为主, 专门成立北京质子科技公司, 首要任务是作建造质子治疗装置的可行性研究. 2000 年该公司完成的可行性报告认为 "在现阶段应以国外引进为妥". 因此, 从 2000~2001 年在北京与日本住友和比利时 IBA 两家谈判几十次. 当时 IBA 为美国 PTCA 公司加工的三套质子治疗装置, 因 PTCA 公司计划变更, 囤在手中, 愿低价出售, 万杰集团立即抓住此机会, 在 2001 年 12 月和 IBA 正式签订合同, 这就是成立万杰质子治疗中心的起因[4].

(4) 2002 年初西安长安信息公司董事长蔡世杰先生出于感情(其父因癌症死亡)和理智双重因素, 认为这是一个好项目, 又经万杰孙启银强力推荐, 认为这是千载难逢的好机会, 在没有充分调查分析的情况下, 决定与 IBA 签订和万杰相同的合同. 装置原准备建在上海, 后改建在北京中日友好医院. 这是北京质子医疗中心的起因.

(5) 2002 年清华医学院成立, 在原常务副校长领导下和香港丰溢投资公司合作, 丰溢投资公司负责投资, 清华出地出人, 加上清华无形资产达成协议. 在清华 402 医院建造一个质子治疗中心. 2002~2003 年, 出国考察与日本三菱公司、日本住友株式会社和比利时 IBA 公司全面谈判. 在此期间日本 HIMAC 公布碳离子治疗报告后, 清华方面又要改建碳离子治疗装置, 要求增资到近亿美元. 后因资金难以再增, 筹建款全部用完而结束.

(6) 自 2005 年以来还有不少单位的代表, 在有关场合表达过希望引进质子和(或)碳离子的治疗装置. 诸如, 北京医科院肿瘤所、301 医院、武警总医院、亿仁公司、广东南方医院、佛山肿瘤医院和珠江医院等, 但都没有进入实质性的筹建工作.

(7) 2008 年上海方面以复旦大学附属肿瘤医院为首, 再次向建造粒子治疗中心进军. 这次有三大特点: 一是在市政府出资和市领导大力支持下进行的; 二是由上海申康医院发展中心提供数十亿元人民币的资金; 三是一步到位, 建最新的碳离子治疗装置. 虽然, 这次行动声势浩大, 但各方意见难以统一, 主办方欲和西门子签合同, 也愿每年花费亿元请外方运行, 但许多人认为给西门子巨款去建西门子从未建过的样机, 今后建成之日与日本和德国有碳离子旋转机架的治疗中心相比,至少是一个落后若干年的装置, 尤其每年花巨资靠德方运行不妥等. 这些分歧导致意见难以统一. 2009 年 5 月在意大利召开的一次国际会议中, 清华大学的 Wei Jie 公开透露此项目[5], 共投资 33 亿人民币, 其中用 19 亿人民币和德国西门子签订合同, 装置是一台同步加速器的碳离子和质子治疗装置, 没有旋转机架, 建造工期 55 个月.

(8) 2008 年初在中国科学院高能物理研究所建议下, 中国科学院领导开始重视建造质子和重离子治疗装置, 但没有出资. 后广东省发展和改革委员会欣赏此项目, 经多次协商, 初步决定由广东发展和改革委员会出资, 由中国科学院有关研究所协作, 用市场经济方式经营管理. 医学界建议直接开发碳离子治疗, 但其条件不如开发质子治疗成熟. 凡此种种, 议而难决. 2009 年的国际金融风暴使广东面临工厂停工之困, 因此也就停了此项目.

(9) 2008 年底, 中国科学院有关领导对开发质子和重离子治疗甚感兴趣, 一个以中国科学院近代物理研究所原所长、现中国科学院副院长詹文龙为首的团队, 与有关方面共同研制碳离子治疗装置, 一个以中国科学院上海分院院长、中国科学院副院长江绵恒为首的团队也正在联合院内外单位, 筹备共同研制质子治疗装置. 但这两个研制都是从经济角度关心此事.

(10) 2009 年 7 月 19 日兰州市人民政府、中国科学院近代物理研究所、甘肃盛达集团共同签署协议, 由政府协调推动、院所技术支持、企业全额投资, 合作建设兰州重离子治癌中心. 三方联手建设的兰州重离子治癌中心是国内第一家重离子治癌中心. 该项目总投资超过 10 亿元人民币, 建设周期 2~3 年. 重离子治癌示范装置项目是中国科学院 25 个大科学工程之一. 得到了甘肃省委、省政府和兰州市委、市政府的大力支持.

(11) 2011 年 3 月, 中国科学院上海应用物理研究所经两年讨论, 决定研制质子治疗装置, 技术方案已初步确定. 自制同步加速器, 拟与日本三菱公司和瑞士保罗谢勒研究所(PSI)引进治疗头专利和协作. 从技术角度来看, 该方案至少需解决下述问题: 如何实现体积小、价廉、多功能、高性能、可靠、稳定和易运行的加速器技术措施; 如何提高原日本三菱生产的散射治疗头的低 SOBP 分辨率; 如何加快原瑞士 PSI 研制的低速点扫描速度; 如何实现大系统的整体集成. 否则难以和 21 世纪国际水平接轨.

由上看出, 十年来中国发展质子和重离子治疗的道路是曲折的. 兰州重离子治癌中心项目与中国科学院上海应用物理研究所的质子项目建设的实施, 是中国放射治疗整体水平将进入先进粒子治疗的重要标志, 至今可以看见一线曙光, 但何时能和发达国家并肩前进, 看来还得相当长的时间. 回顾过去十年, 国内不少从事肿瘤治疗的有关单位对质子和重离子治疗表现出很大的兴趣, 有的从愿望走向行动. 美国、中国香港和内地的私营、中外合资的不少金融、投资、借贷公司对此事业的投资, 也抱积极参与、乐观和谨慎的态度. 国际上所有的质子治疗设备供应商都盯住未来的中国质子和重离子治疗的大市场, 有的公司专门成立促进中国市场组, 有的成立中国市场战略研究组, 分析研究如何占领中国市场. 但近十年来的实际情况是风声大雨点小, 其实质原因是质子和重离子治疗项目的投资大、建造期长、技术复杂、资金回收慢, 不是当前商界喜爱的立竿见影的"短、平、快"项目, 相反是一个长线投资项目. 从世界发展质子治疗历史看, 所有发达国家的政府在此项目发展开始时都给予大量财力支持.

从而到 2012 年 8 月全球发达国家都已建两位数的粒子治疗中心, 就韩国一个年增加 19 万癌症患者的国家, 2006 年建成一个国家癌症中心, 因供不应求, 2011 年又建三星癌症中心. 而年增 280 万癌症患者的中国, 2001 年由私企建造的两个质子治疗中心. 一个是 2005 年建成的山东万杰质子治疗中心, 最终破产而停业. 一个是北京质子医疗中心, 2009 年因资金中断而停工, 曾有希望复工, 2008 年希望复工, 但至今复工手续还未批准. 我国做为世界第二经济大国, 目前找不到地方可进行质子治疗. 令人感叹!

第3章 质子和重离子治疗的物理性能和基础

3.1 质子治疗的物理性能和基础

3.1.1 质子本身的物理特性

质子、中子和电子是原子组成的主要要素. 这三种粒子是在约 1.4×10^{10} 年前的宇宙大爆炸后不久形成的. 质子有一个单位的质量和一个单元的正电荷, 是由 3 个夸克(2 个顶夸克和 1 个底夸克)和胶子组成. 质子有一个有限的大于 10^{32} 年的半衰期, 质子将衰变成一个中子、一个正电子和一个中微子. 质子本身有下列的主要物理特性.

1. 质子布拉格峰的特性

质子是带正电的粒子, 其电荷为 1.60×10^{-19} C(库[仑]), 与电子电荷相同. 质子的质量为 1.67×10^{-27} kg, 要比电子大 1836 倍, 两者在质量上的巨大差异使质子与电子进入人体内的能量损失过程和剂量分布曲线有很大不同. 图 3-1-1 是不同射线粒子在人体内的能量损失和剂量分布图, 横轴是体内的深度, 纵轴为相对剂量值. 由图可以得出以下的结论. 在用 X 射线照射时, 由于剂量随深度而下降, 从而给辐照带来三个缺点: 相对较深处肿瘤, 肿瘤前的正常细胞要受到比肿瘤处更大的剂量; 肿瘤后部的正常细胞不可避免地要受到相当大的剂量损伤; 剂量有效利用率很低, 不但浪费而且还要破坏肿瘤前后的正常细胞. 这对深部小肿瘤尤为明显. 在用电子线照射时, 从定性来看, 上述 X 射线的缺点基本都存在; 从定量来看, 肿瘤前的正常细胞受到的损伤比 X 射线要少, 在肿瘤后的正常细胞受到较小损伤, 当电子剂量分布逐渐下降为零时, 后面的正常细胞就不再受到损害. 用质子照射时, 从质子曲线可以看出, 曲线呈现先缓慢上升后变快, 直到峰值 (称为布拉格峰), 一过峰值即急速下降而趋于零. 这个质子固有的物理特性为治疗肿瘤提供了十分理想的治疗性能, 形成下述几种优点: 只要将峰值部分对准肿瘤病灶处 (长箭头所指处), 则肿瘤处就接收到最大的剂量值, 剂量利用率大大提高, 疗效也最好; 在肿瘤前的正常细胞包括皮肤通常受到 1/3~1/2 的最大剂量值(短箭头所指处), 即受到伤害的程度要比 X 射线或电子情况时少; 在肿瘤后部的正常细胞或敏感器官基本上不受辐射而不受伤害. 可见, 质子治疗能克服 X 射线与电子治疗的缺点而成为治疗肿瘤的理想手段, 其根源都是源自质子的布拉格峰特性.

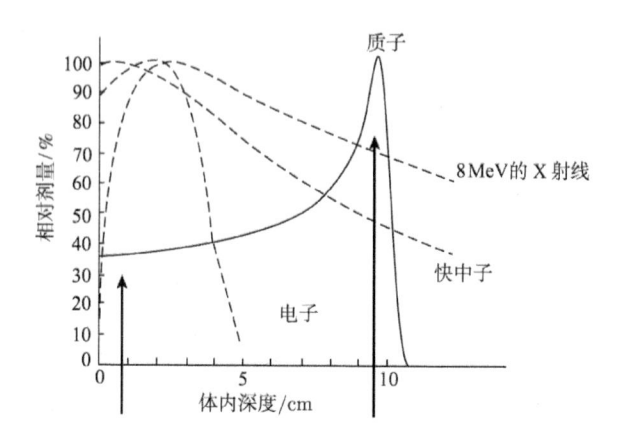

图 3-1-1   不同射线粒子在人体内的能量损失和剂量分布

2. 扩展布拉格峰

上面叙述了质子布拉格峰给质子治疗带来的优点, 但单一能量的质子束的布拉格峰的峰宽度很窄, 仅是毫米数量级, 束流本身的能散度与束流在吸收介质(包括瘤体)中的能量分散会使布拉格峰有所展宽, 但仍不足以覆盖通常内脏中的具有厘米数量级厚度的肿瘤, 必须设法扩展布拉格峰的宽度, 并与被照射的肿瘤厚度相适应才能进行实际使用. 图 3-1-2 是扩展布拉格峰(spread-out Bragg peak, SOBP)的形成原理图.

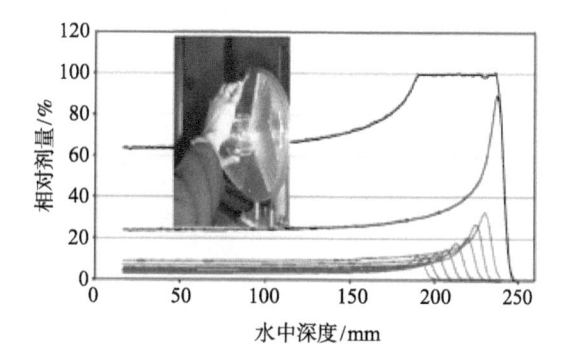

图 3-1-2   扩展布拉格峰的形成原理图

图 3-1-2 中, 中间的曲线表示最大能量时, 质子在体内形成的原始布拉格峰, 下面的曲线表示一系列能量逐步减少, 相对流强也在逐步减少的相应的原始布拉

格峰值. 现将这两根曲线叠加, 只要适当选择每个原始布拉格峰的强度(代表峰高)与能量(代表横向深度值), 就可以得到如最上边的曲线所示的扩展布拉格峰, 其曲线上的平顶部分, 即扩展布拉格峰. 平顶段上最左端的点称为近身体的峰点; 平顶段上最右端的点称为后边缘峰, 这两点间的宽度即称扩展布拉格峰的宽度. 曲线下降部分称为后沿剂量下降 (distal dose fallout) 部分, 这个下降曲线的下降陡度对保护肿瘤后的敏感器官至关重要.

3. 线性能量传递

质子进入人体后, 体内的电离作用使质子能量逐渐损失. 我们称粒子在单位距离上的能量沉积为传能线密度(LET). 质子、电子、γ 射线、X 射线、β 射线同属于低 LET 射线. LET 一般小于 10keV/μm. 重离子的 LET 射线属于高 LET 射线, 高 LET 射线的生物效应好. 所以重离子治疗的生物效应比质子治疗的生物效应要好.

4. 散射特性

当质子以完全相同的方向进入水箱, 走了几厘米后, 方向不再相同, 有 1° 或更大的差别. 这个角分布扩展是由原子核对质子的几千次微小静电偏转引起的, 称为多次库仑散射效应. 1947年问世的 Molier 理论, 能预估特定的多次散射角与入射粒子的类型, 入射粒子能量和散射材料成分之间的函数关系. 多次散射后的角分布是一个近似的高斯分布, 是一个统计学中熟知的钟形曲线.

5. 停止特性

质子进入人体组织后, 速度变慢直到最后停止. 1930年人们发现了这个描述慢化和停止过程的 Bethe-Bloch 原理. 此原理能预测带电粒子的慢化率或能量损失与入射粒子类型、能量和停止材料成分之间的函数关系. 如果作简单引申, 它能以 1%~2% 的精度预算出一个给定能量的束流在一个给定的材料中的平均量程. 举例来说, 一个 160MeV 的质子(其速度近似一半光速) 在水中有一个约 17cm 的量程. 此外, 停止值是束流和原子中的电子经过几千次碰撞后的统计结果值, 所以任何一个给定能量的质子, 其量程中都具有一个近似 1%的上下波动, 称为"量程离散" (straggling). 质子在慢下来时能量损失得更快, 在刚要停止时其剂量表现为最大值. 这个现象形成剂量深度分布中的布拉格峰. 这是放射治疗中质子的一个最重要特性.

6. 高 Z 和低 Z 材料

束流在物质中的停止作用是由质子和物质原子中的电子相互作用引起的, 散射则是质子和物质的原子核相互作用引起的, 两者的性能都要根据靶的不同材料性质而异. 相对而言, 凡原子数 Z 低的材料对慢化质子速度更有效, 而原子数 Z 高的材料有更强的散射. 如果我们希望散射一个束流, 并要求能量损失最少, 则要用铅那样高的 Z 材料; 相反, 如果我们希望降能, 并要求散射最少, 则要用有机玻璃

或铍那样低的 Z 材料. 在一个二进制的降能器中高 Z 和低 Z 两种材料结合在一起就能对能量损失和散射两者都加以控制.

7. 核反应

除去停止和散射两种物理现象外, 质子还能和物质中的原子核顶头碰撞, 碰撞结果是产生一个激发的残剩原子核、二次质子、中子和很少的重离子碎片, 如 α 粒子. 质子在水中停止前, 核反应的概率是很低的. 这种核反应的衰减产生很短的量程, 它们还要分享原质子中的动能, 所以有一个和原束流方向差别很大的方向, 使此反应产物很少能到达靶区. 除原束流的流强有所减少外, 我们可以忽略核反应的存在. 核反应只会影响束强的绝对值, 不会影响靶的剂量分布.

3.1.2 质子束流横向的扩展

1. 照射野

肿瘤具有一定体积与三维尺寸, 其中垂直于质子束流的横截面称为肿瘤的横向尺寸. 在进行照射治疗时, 照射的质子流本身横向尺寸必须大于等于肿瘤的最大横向尺寸, 不然总有部分肿瘤细胞得不到照射, 通常为了说明质子治疗时所能治疗的肿瘤大小, 引入一个"照射野"的性能指标. 这个指标可用圆直径(cm)或矩形(cm×cm)来表示. 例如, 对专用治眼部癌症的水平固定治疗线, 用 ϕ5cm 照射野就足够了, 但对专门治疗体内肿瘤用的治疗线, 照射野为 25cm×35cm. 根据目前质子治疗的技术水平, 若要求在等中心处的照射野越大, 则造价也越高. 一般当照射野大于 30cm×30cm 时, 用被动散射扩展法将难以取得要求的剂量均匀度, 而必须要用主动扫描扩展法来实现. 质子回旋加速器或同步加速器引出的质子流截面只有毫米到厘米数量级, 而质子治疗的照射野为几十厘米, 如何将加速器引出的小截面质子流横向扩展成治疗要求的几十厘米的质子照射野, 是束流横向扩展要解决的课题.

最简单的被动散射方案是单散射方案. 用一个短距离尺寸(第一个散射体和靶片厚度中点之间的距离) 的束流, 一个单散射靶(铅, 要有最大的散射和最少的能量损失)放在靶的 100cm 上游处. 如果要在靶片上的 1cm 半径内有一个±2.5%剂量均匀度, 需要一个在 1cm 处剂量下降到 95%的高斯分布宽度. 对于 160MeV 的入射质子流则需用 0.25cm 厚的铅. 这个单散射试验系统有一系列的弱点: 首先是它的效率, 有用的±2.5%内的剂量仅占质子总数的5%, 即使这样小的区域内横向的剂量分布也是不完全平坦的; 其次是质子在穿过铅后的能量损失相当于 1.4cm 水等效长度的7.5MeV 能量. 此外, 当相对剂量为0.9时, 单能量质子在人体内所形成的布拉格峰的宽度约 0.6cm 仅适用于治疗深度很少伸延的脑垂体的靶. 双散射法可以对效率和能量损失二者都予以改进, 是目前国际上常用的束流横向扩展法.

2. 双散射束流扩展法

双散射的目的是减少能量损失, 提高利用率, 使大型照射野应用成为现实. 第一个散射体是相同厚度的薄板, 它在第二个散射体的地方产生一个高斯分布的束流截面, 二次散射体必须有一定方式的非均匀厚度, 才能对高斯分布作一些修改, 从而保证在病灶处有一个平坦或接近平坦的剂量分布. 双散射的缺点是增加束流导向的灵敏度, 如果束流偏离二次散射体的中心仅 1mm, 则平坦剂量分布就要倾斜. 这种被动双散射束流配送法是目前国外质子治疗的主要束流扩展方法. 图 3-1-3 是一个双散射束流扩展方法的示意图. 束流先打在第一个有一定厚度的重密度金属靶上, 通过此靶, 束流经散射后又打在第二个散射靶, 束流再次散射后, 形成一个较均匀的照射野.

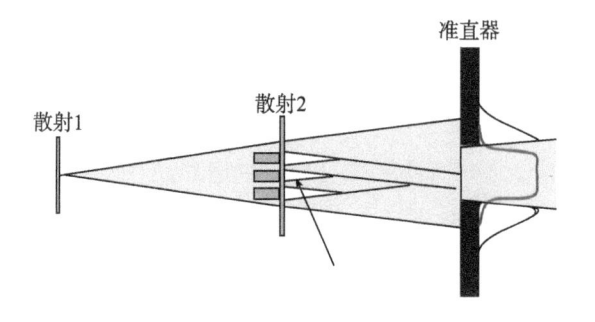

图 3-1-3 一个双散射束流扩展方法的示意图

3. 磁铁摆动扩展法

磁铁摆动系统的原理是在粒子束线上安放两个二极磁铁, 它们所产生的磁场 B_v 或 B_h 相互正交且与束流方向相互垂直, 两个磁铁都用正弦型交流电供电, 频率相同, 相位差90°. 通过磁铁沿中轴方向前进的质子因受到 B_v 或 B_h 的电磁力作用而在中轴上下左右来回摆动, 形成一个圆环形的剂量分布, 环形剂量分布的直径可通过调节 B_v 或 B_h 来改变, 如果用几个直径不同的同心环状剂量分布相互叠加, 就可以获得一个较大面积的均匀照射面积. 有关详情请见 18.2.2 节.

4. 铅笔细束扫描扩展法

铅笔细束扫描扩展法是一种主动束流扩展法, 是使从加速器引出的束流严格地按照预先确定的工作模式来运动, 从而形成所需的三维调制的束流照射野 (X 和 Y 为横向, Z 轴为纵向能量). 图 3-1-4 是铅笔细束扫描原理示意图. 在束流线的中心轴前后放置两个二极磁铁, 使束流因两个二极磁铁中的磁场变化而运动, 形成所需的具有均匀剂量分布的照射野. 这种主动束流扩展法要比被动用散射来扩展束流的方法具有一系列明显的优点: 减少束流路上的介质材料, 从而不改变束流的射程与方向, 提高束流的利用率, 减少照射在患者身上的辐射本底, 照射野大等. 扫描法在技术上还有不少难点, 但在不少质子治疗中心已研制成功, 并已开始逐渐推广.

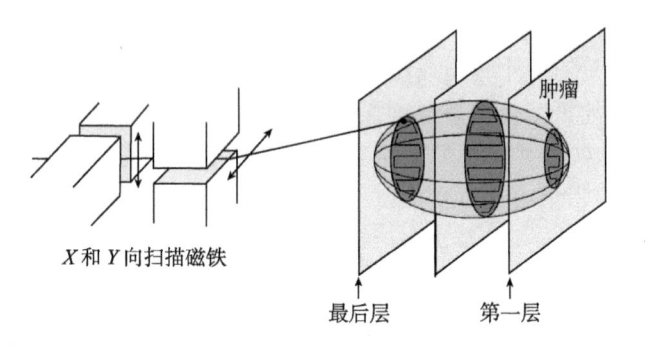

图 3-1-4   铅笔细束扫描原理示意图

5. 点扫描

利用扫描磁铁将束点停留在一个位置, 在此位置上的能量沉积达到设定值后, 再移到下一个位置照射, 这种以点方式来控制照射, 原则上可以得到任何要求剂量分布的治疗精度, 这就是点扫描的基本工作原理. 瑞士的保罗谢勒研究所(Paul Scherrer Institute, PSI)对于点扫描工作有深入的研究试验, 是国际上点扫描工作最先进的研究所. 图 3-1-5 是点扫描 10cm× 10cm × 10cm 的三维辐照体积图, 两点间距离 5mm, 每边 10cm 中共有 21 个点, 在此 1000cm³ 体积内共分解成 9261 点, 由于束点为 1cm 高斯分布, 因此每一个几何点上的总剂量分布是周围所有点与本身点剂量叠加的总和值.

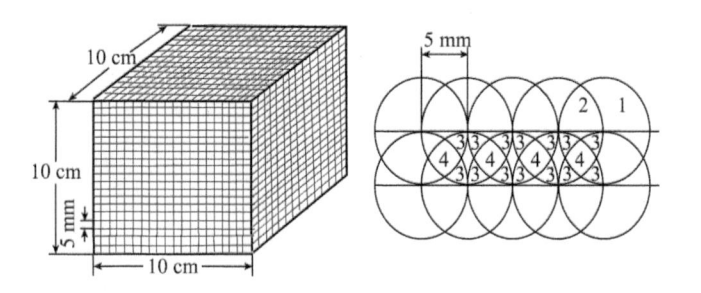

图 3-1-5   点扫描 10cm×10cm×10cm 的三维辐照体积图
1. 只有一个值; 2. 有两个叠重; 3. 有三个叠重; 4. 有四个叠重

3.1.3   束流纵向的能量调制

由上已知, 扩展布拉格峰要由不同能量对应不同射程的质子流重叠而成.

图 3-1-6 表示在治疗两种大小不同的肿瘤时，质子能量的变化与增加情况[6]. 由图 3-1-6(a)可见，肿瘤的前部边缘与皮肤间的距离为 3.5cm，而肿瘤后部边缘与皮肤间的距离为 8cm，因此要求治疗的质子 SOBP 宽度为 4.5cm，要由 70~120MeV 不同能量的布拉格峰叠加组成；对于小肿瘤来说为了使纵向剂量均匀些，能量增加间距要小一些，一般为 0.2g/cm². 由图 3-1-6(b)可见，肿瘤前沿与皮肤间的距离为 3.5cm，后沿与皮肤间的距离达 38cm，因此要求治疗的质子 SOBP 宽度为 34.5cm，要由 70~250MeV 不同能量的布拉格峰叠加形成；对大肿瘤来说，能量变化步距允许大一些，一般为 0.5g/cm².

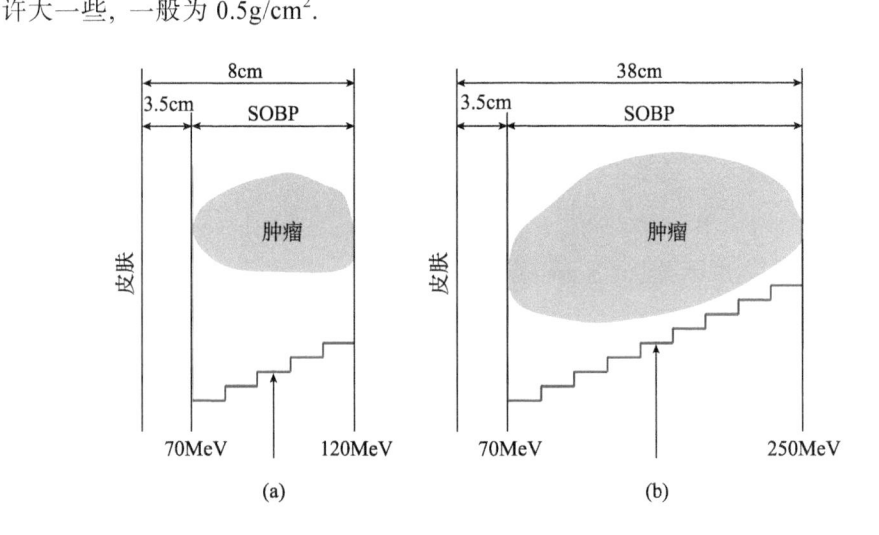

图 3-1-6　治疗大小肿瘤时的质子能量变化与增加情况
(a) 能量升高步距 0.2g / cm²; (b) 能量升高步距 0.5g / cm²

上述这种用来形成 SOBP 的专用装置称为能量调制器(有时也称量程调制器)，而能量改变的方法称为能量调制方法. 能量调制也分为主动调制与被动调制两种. 凡不用介质阻挡方式来改变能量，而用直接改变加速器引出质子能量的方法来实现能量调制称为主动能量调制法. 主动能量调制有许多优点，避免了质子在介质中的多次散射和能散变宽，从而使照射野的横向剂量边缘阴影减少，纵向的后沿边际下降陡锐，提高质子治疗的性能. 目前主动能量调制只有在用同步加速器时才能实现，而用固定能量质子流输出的回旋加速器无法用主动能量调制法，必须用被动能量调制法. 被动能量调制的主要性能有如下几项。

1. 搓板式调制器(过滤器)

完整的搓板式调制器形状如同一个洗衣搓板. 图 3-1-7 是此调制器上的峰值结构，当质子通过此调制器时，凡穿过最厚介质部分的质子将停留在扩展布拉格峰的前沿上，穿过最薄介质部分的质子将停留在扩展布拉格峰的后沿，搓板式调制器的曲线与横截面要根据要求的剂量分布与束流权重因子计算出来, 穿过调制器的束流虽然呈现出所需的不同能量与射程质子的相对份额, 但还需要适当混合后才能得到所要求的扩展布拉格峰, 这种混合是通过质子多次散射来完成的. 如果搓板式调制器的峰太宽, 使质子依靠散射不能充分混合, 那么就要使此搓板调制器沿着束流的垂直方向做线性振动以达到完全混合.

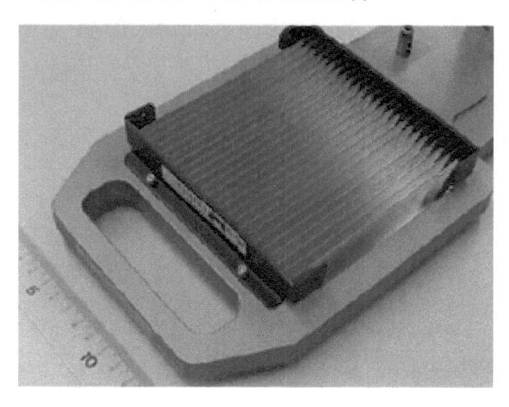

图 3-1-7　搓板式调制器上的峰值结构

2. **转动式能量调制器**

图 3-1-8 表示转动式能量调制器的结构图. 用石墨或有机玻璃材料做成圆盘, 圆盘上刻有依一定阶梯向上或向下的不同高度平台, 质子通过(偏心)不断转动的圆盘边缘. 这样当质子相继通过不同厚度介质时, 就形成扩展布拉格峰, 达到能量调制的目的. 在使用时为了要满足不同能量调制的要求, 往往用好几个圆盘, 每个盘上刻有不同量程的平台, 每个台阶可固定在 0.1~0.5g/cm², 调制量程可达 0~30g/cm²(等效水时).

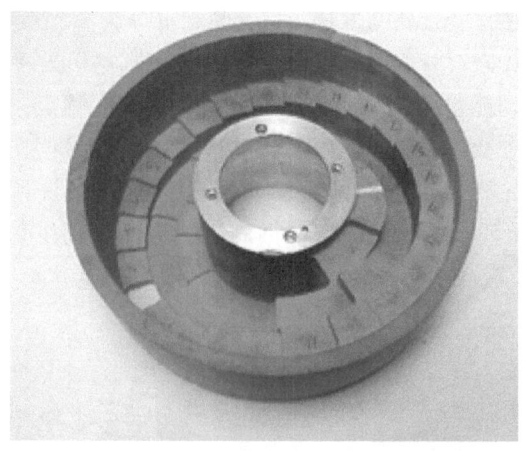

图 3-1-8　转动式能量调制器的结构图

3. 上游能量调制器

转动式能量调制器本身在旋转并不断地将不同厚度的有机玻璃片嵌入束流中. 每片有机玻璃将靶内的布拉格峰向后退一个相当于有机玻璃在水中的等效厚度. 每片有机玻璃的厚度和束流在每一片厚度上停留的时间都要仔细计算, 以使最后得出的扩充布拉格峰有一个平坦的平顶. 若此量程调制器是安放在远离患者的束流上游处, 则称上游能量调制器. 上游调制器有一个明显的优点, 即入射到调制器的束流尺寸小, 调制器本身尺寸也小, 从而易高速旋转和装卸. 明显的缺点是调制器中的散射大.

4. 下游能量调制器

若量程调制器是安放在患者附近的束流处, 即处于束流的下游, 则称下游能量调制器. 由于患者和调制器的距离很小, 这样在调制器中的散射(指因散射使束流尺寸的变化)可以忽略不计. 此外, 这种下游调制器不但易于设计, 而且可以在不同的散射系统中重复使用. 但是下游调制器有一个明显的缺点: 要求入射的束流尺寸大, 因接近患者, 调制器的尺寸也必须大到足以能覆盖整个治疗场. 这样也使其难以进行遥控装卸不同性能的调制器, 也难以安装在旋转机架上.

5. 二进制叠片能量调制器

根据量程调制器的基本原理, 人们可以在计算机控制下简单地将单片固定厚度的降能片和散射片插入束流中. 用二进制规律的不同厚度的有机玻璃降能片或铅散射片排列组合, 就可以获得任何要求的希望组合. SOBP 可以在这种简易阶梯状的称叠片的过程中产生, 一套简单的硬装备就能产生所要的 SOBP. 但是其主要缺点除去需要相当复杂的机械和软件, 它的实时响应太慢. 叠片法是用顺序改变量程的方法形成 SOBP, 变换不同厚度的降能片需要切换时间. 每个治疗周期内只允许变换一两次 SOBP. 这样慢的变化将增加器官运动对治疗的灵敏度, 所以难以用在临床治疗.

6. 门控和束流强度调制的能量调制器

采用旋转型的能量调制器时, 一个给定的调制器只能在一个有限的入射束流能量范围下工作. 偲如果对每一个 SOBP 调制宽度需一个调制器, 则总共要几百个能量调制器. 不但数量大, 而且在不同患者治疗时, 要换不同的能量调制器, 这样装卸能量调制器要占用大量宝贵治疗时间, 因此如何将调制器设计成一个能覆盖所有治疗要求的 SOBP 调制宽度是一个十分重要的课题.

先定义一个调制度 m, 即当一个量程调制器的最大 SOBP 是量程厚 d, 运行时产生的 SOBP 也是 d 时, 则称运行在全调制($m = d$)模式. 一般都将调制器设计运行在全调制($m = d$)模式. 如果束流旋转在某些部分(即 SOBP 宽度小于 d 时)将束流断开, 就能消除若干个在布拉格峰曲线近邻处的剂量层次, 即 m 以下的层次. 这种方法就能产生任何一个较小 m 值的调制器, 即产生任何一个小于量程厚 d 值的 SOBP 调制器, 从而将调制器数大大减少. 这种情况下, SOBP 的束流传递严格地是由调制器同步的束流决定的. 若在调制的周期中再改变束流强度, 则可以进一步获得减少调制器数目的方法. 调制器阶梯长度对应的角度是定义为治疗头中的束流经过阶梯的时间, 只是粗略表示束流在每个阶梯上所希望停留的时间, 其余的任务都可以由束流强度调制来承担. 这样的调制器生产会更工程化、更易检查, 特别要注意的是回旋加速器引出电流的探测器需要有非常好的线性和稳定性, 适用于束流强度调制.

具有从零到满束流强度动态范围的流强调制器能提供一个产生 SOBP 深度剂量截面的全动态控制. 2000 年比利时的 IBA 公司和美国东北质子治疗中心(NPTC)合作研制成这样的调制器, 可以覆盖所有的治疗要求. 目前这种技术已普遍地应用在由 IBA 公司提供设备的十多个质子治疗中心.

3.1.4 能量与能量调节

质子在人体内的射程可通过调节入射质子能量来改变, 治疗肿瘤所需的相应扩展布拉格峰也要用不同能量的治疗来达到. 因此, 能量与能量调节在质子治疗中具有重要作用, 下面我们来看有多少重要的能量值与如何进行能量调节. 图 3-1-9 表示质子治疗中有关重要的能量值示意图. E_{ACC} 指加速器引出能量, 对一般回旋加速器, E_{ACC} 值为定值(230±5)MeV, E_{ESS} 指能量选择系统的输出能量, E_{ESS} 一般在 70~235MeV 连续可调, E_1 为要求治疗用 SOBP 的前峰对应的束流能量值, E_2 为要求治疗用 SOBP 的后沿对应质子能量, $E_2 - E_1$ 为 SOBP 的宽度, ΔE_1 为肿瘤前沿调制步长, ΔE_2 为肿瘤后沿调制步长. 在实际质子治疗时有关能量与能量调节的事件有:

(1) 治疗计划中规定出 E_1 和 E_2 的值;

(2) 降能器使 E_{ACC} 能量降至 E_{ESS}, 大于 E_2 的最近值, 如 $E_2 = 170$ MeV, 则 E_{ESS} 用 190 MeV, 它将 230 MeV 降到 190MeV, 共降 40 MeV, 为治疗头前部降能值;

(3) 将 E_{ESS} 送至治疗头, $E_{ESS} - E_2$ 部分能量要在治疗头内部降能, 为后降能值;

(4) $E_2 - E_1$ 部分是用治疗头中的能量调制器来完成的, 而由 E_2 降到 E_1 的步长为 ΔE_1;

(5) 对治疗能量为 E_2, 即肿瘤后边缘时, 这时能量调节步长要减少到 ΔE_2.

由于 E_2 决定肿瘤后边缘的精确性, 特别在肿瘤后边有敏感器官时尤为重要. 在有关子治疗规范中, 对小于 5cm 的肿瘤要求在后沿调节能量精度为 $0.05g/cm^2$, 对于大尺寸肿瘤, 此调节精度放宽到 $0.1g/cm^2$, 能量精确调节器制成二进制调节器, 一组十块板所组成的二进制调节, 最薄一块的水等效厚度为 0.5mm, 若步长为 0.5mm, 可调节 0~511.5mm 的任意厚度.

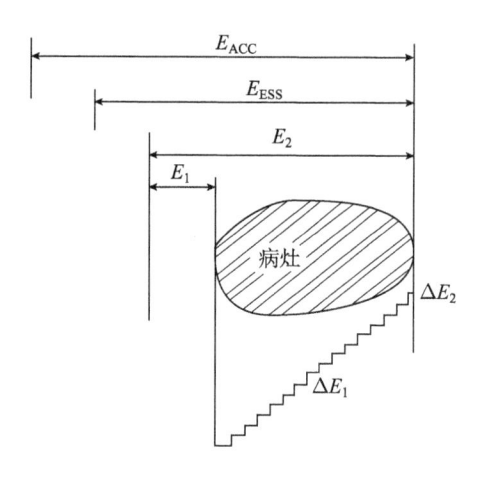

图 3-1-9　质子治疗中有关重要的能量值示意图

3.1.5　适形治疗

适形治疗是指将辐射剂量的三维空间分布完全与肿瘤病灶的三维空间相重合,从而只有病灶处受治疗,周围正常细胞完全不受损害,这是一种理想的质子治疗方法,为了近似达到此目的,医疗界采用了下述各种有效措施:为了使束流的横截面完全等于(不大也不小)被照射肿瘤的横截面,避免肿瘤横向周围的正常细胞受到伤害,在患者治疗时要为患者加工配置一个专用准直器. 图 3-1-10 最前端的装置表示固定准直器,图中中间的带有和肿瘤后沿曲面相同的凹形装置,称为患者专用补偿器,用作避免肿瘤后沿的正常器官被照射损害. 假定患者的肿瘤体积与质子流的垂直横截面为 A,这时专门制作一个中间截面为 A 的空心介质块(准直器),质子流通过此准直器时,只有落在截面 A 的质子流通过,而其余部分的质子流则由准直器的外周介质所吸收,从而保护了肿瘤横向周围的正常细胞(从理论上来说,实际上难以完全保护). 孔径不可变的专用准直器一般用低溶点合金来烧铸模具,或用黄铜加工制成,由于必须对不同患者制作不同准直器,从而工作量大、费用高,因此人们研制一种通用多叶可变光阑准直器,用多叶光阑准直器时,多叶光阑的孔径大小可以随被照射肿瘤不同层的不同横向尺寸而变化,不但可适用于不同患者,而且可以使适形治疗更接近理想情况. 但目前精度方面还不理想,要高精度准直还得用专用准直器. 图中的专用补偿器是用来调节束流的射程,使束流布拉格峰的后沿与病灶的后沿相吻合,这样就可以避免病灶后部的重要器官受到剂量损害,补偿器的设计需要考虑人体中高密度骨与低密度空腔所造成的不均匀性,补偿器一般用石蜡或有机玻璃制成,从图 3-1-10 可以看出,在肿瘤的前部还有一块两边尖中间凹的正常组织受到 100% 的剂量沉淀而受损,故这不是真正的适形. 图 3-1-11 是接近适形治疗的原理图，这是用已调制的束流和可变的准直器进行治疗的情况．对应束流不同能量，即对应不同射程照射时，准直器可以根据对应射程的横截面尺寸来调节可变孔径准直器的孔径大小，这样就能部分克服固定准直器使病灶前面正常的细胞遭受剂量损害的缺点，只要将能量变化分得足够细，每次都对准直器孔径予以调节，则肿瘤前部受剂量损害的空间可以做到很小，但仍不可能绝对没有，这种方法比较接近适形治疗的理想效果[7].

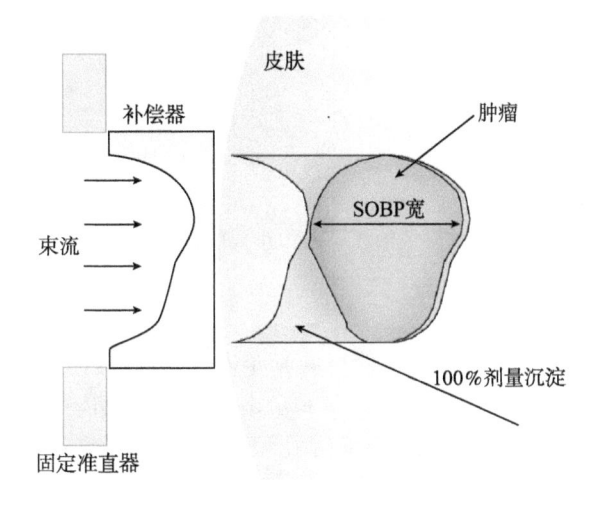

图 3-1-10　患者固定准直器和患者专用补偿器

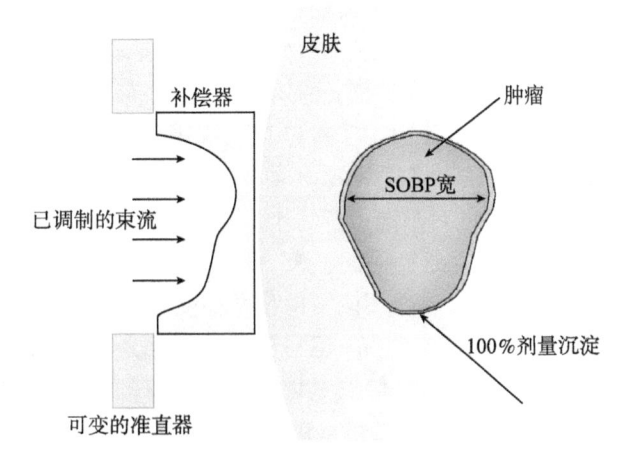

图 3-1-11　接近适形治疗的原理图

从上可见，对被动散射的适形治疗必须使用各种类型的患者专用部件，而上面的原理性适形治疗描述方法都是假定有一个均匀的体内介质. 但真实的患者体内组织的密度也不是均匀的. 需要一个用电脑的治疗计划程序设计和车床自动加工出来的患者专用部件的配合, 才能得到较好的靶体积和相符的剂量体积. 磁铁扫描的扫描治疗法原理上不再需用患者专用部件, 但目前还很难说若不用患者专用部件的扫描法能否完全满足治疗的需要.

常用患者专用部件简述如下.

(1) 患者专用准直孔径. 患者专用准直孔径是一个带有孔的黄铜束流停止器, 孔的形状加工成一个用眼视法观看出来的肿瘤最外轮廓的投影图. 像在光子治疗中那样, 这样也能消除计划治疗体积以外的质子. 实际上因为所需要的黄铜部件不可能紧挨患者身体, 所以还有散射, 不能阻止所有不需要的质子.

(2) 量程补偿器. 量程补偿器是一块有机玻璃做的部件, 块材料要加工成复杂的形状. 要小心地将它与准直孔径和患者的治疗体积相互准直在一起. 根据治疗体积的部位和肿瘤后表面的形状, 或多或少减少玻璃块表面上各点的质子量程, 从而修裁成所需的剂量深度分布. 用这种方法, 能同时补偿三种效应: 患者病灶位移变化、治疗体积后沿的表面(对应于束流轴)和患者组织中的不均匀性. 可有不同的治疗目的来设计补偿器, 如保证可以覆盖住准直中的误差后进行正常治疗, 保证考虑到患者内部器官的运动后进行正常治疗, 确保附近的敏感器官不受损害.

(3) 横向和边沿剂量下降. 最接近患者的专用准直器会产生一个最尖锐的阴影, 加任何其他材料, 如第二散射器, 将引进附加的散射, 若再加第三个部件, 如近患者处再加调制器或量程位移器则散射会越大. 通用的规则是越是下游地点的任何能改变束流性能的材料, 它的干扰作用越坏. 就是这个理由使上游调制器的单散射系统有最尖锐的剂量梯度.

对一个给定的设计, 治疗头上最后一个患者准直孔径和患者皮肤间的空气间隙越大, 则其横向边缘下降越差. 为了保持这个间隙尽可能小, 希望有一个外孔径逐渐减少的专用部件, 这个部件既为了易安装准直器和补偿器, 也为了保持这个间隙尽可能小. 这个部件称为"喷嘴", 将在以后介绍. 此外, 因为可变准直器也是这样一个难以在患者附近定位的大型部件, 所以在质子治疗中可变准直器的使用不如在光子治疗中那么多.

3.1.6　源轴距

在旋转治疗头时, 我们定义: 束流配送系统中第一块散射体或扫描磁铁可以等效地看作质子射线的放射源. 从放射源到旋转机架转动轴之间的距离称等效源轴距. 从放射源到体表的距离是源皮距(SAD). 我们可以将治疗时皮肤的伤害度用"体表剂量和靶区剂量之比"表示, 比值越大伤害越大. 愳

当质子最大射程是26cm, SOBP宽是10cm时, 体表剂量和靶区剂量之比和源皮距

的关系见表 3-1-1. 若要求皮肤伤害小, 原则上 SOBP 宽度不能大, 源皮距, 即 SAD 值不能太小[8].

表 3-1-1 体表剂量和靶区剂量之比和源皮距的关系

源皮距/m	1	2	3	4	30	∞
剂量之比/%	95	80	76	74	68	67

3.2 重离子治疗的物理性能

3.2.1 重离子治疗的粒子种类

原则上, 一切夸克组成的强子都是重离子. 考虑用于肿瘤放射治疗的重离子主要是下述几种: 重氢 ($_1^2$H) 、氦 ($_2^4$He) 、锂 ($_3^7$Li) 、铍 ($_4^9$Be) 、硼 ($_5^{11}$B) 、碳 ($_6^{12}$C) 、氮 ($_7^{14}$N) 、氧 ($_8^{16}$O) 、氟 ($_9^{19}$F) 、氖 ($_{10}^{20}$Ne) 、硅 ($_{14}^{28}$Si) 、氩 ($_{18}^{40}$Ar) 和氙 ($_{54}^{132}$Xe) . 所有上述的重离子都有与质子布拉格峰一样的物理特性, 并且凡原子系数越大, 其布拉格峰宽度越狭窄, 后沿下降越快, 剂量分布越好. 判断重离子是否适合于肿瘤治疗, 还必须考虑重离子照射对正常组织的伤害程度. 美国和日本的科研人员在临床实验研究基础上达成共识, 氖元素以上的重离子, 其传能线密度(LET)过大, 直接给肿瘤前的正常细胞带来难以允许的伤害, 不适用于肿瘤治疗[9].

1994 年放疗研究界普遍认为碳离子是治疗用的最佳重离子. 不论日本和德国都用碳离子作为重离子治疗的唯一粒子. 人们似乎认为重离子治疗即是碳离子治疗. 1994 年 6 月~2009 年 2 月日本 HIMAC 用碳离子治疗了 4504 名患者. 德国 GSI 在 1997 年~2007 年 10 月用碳离子治疗了 384 名患者. 从上述碳离子治疗中人们发现, 由于碳离子质量过大, 使治疗肿瘤和其边缘区, 即使从宏观上来看剂量是均匀的, 但从微观看, 存在某些癌细胞没有照射到的冷点(cold point), 这种冷点处的癌细胞在今后有复发的可能, 此效应称为后效应 (late effect). 2001 年瑞典卡罗琳斯卡(Karolinska)肿瘤研究所提出下述最佳放射治疗的两种基本方法: 一种是用复合放疗; 另一种是选择微观不均匀度较好、冷点少、要比碳离子更轻一点的重离子, 选择对象为氦、锂、铍那些轻重离子, 克服令人担忧的后效应.

3.2.2 重离子在物质中的吸收原理

随机性的光电和康普顿效应是物质吸收低能 X 射线的原因, 吸收剂量随穿透深度呈指数衰减规律. 当 X 射线能量高时, 康普顿效应产生具有强烈向前方散射的电子, 将能量传送到皮肤更深处, 形成在皮肤后面几个厘米处的剂量最大. 当能量更高时, 主要是电子轫致辐射效应, 最大剂量是在离敏感皮肤后几个厘米处, 其后部的指数下降率更快.

　　物质吸收重离子的物理原理是：在重离子能量为几百兆电子伏/核子时. 能量损失主要是由重离子的原子核和物质原子的外层电子相碰撞引起. 单位射程中的能量损失和重离子的速度平方成反比，即和重离子的能量成反比. 当离子能量减少到零附近，单位长度的能量损失最大，这就是形成布拉格峰的物理原理. 根据此反比规律，单能量粒子能量损失的最大峰值是十分尖锐的. 实际测量中，因离子束在穿过物质中产生多次的散射，产生近似高斯的能量损失分布，入射时的单能离子束在进入体内后也会形成一个能散分布的离子束，使测量出的布拉格峰有更大的宽度. 此外，即使全部都是单能离子，由于散乱(straggling)效应也会使峰宽加宽. 例如，对碳离子而言，在 10cm 射程时，因散乱效应形成的峰半高宽度约 4mm. 实际治疗时，布拉格最高峰的宽度决定剂量分布的后沿下降值，在此情况下的后沿下降约 2mm. 图 3-2-1 是碳离子在人体内的能量损失图. 图上面的一个椭圆表示碳离子的布拉格峰比质子的布拉格峰更尖；下面的一个椭圆表示碳离子的布拉格峰后沿下降的底部有一个拖长尾巴，这是分裂作用产生的质量轻的碳离子有更长的射程所引起. 质子没有这个小尾巴[10].

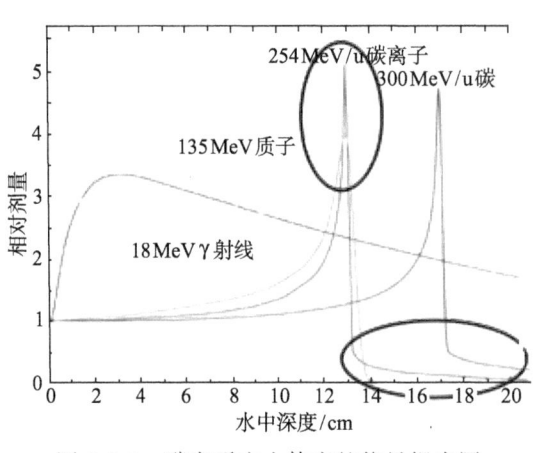

图 3-2-1　碳离子在人体内的能量损失图

3.2.3　离子和物质原子相互碰撞中的电子发射

　　治疗时用的碳离子的外层六个电子已全部剥离掉，仅剩下一个裸原子核，裸原子核和靶原子的外层电子相碰撞，使电子逸出而形成电子发射. 这种电子发射具有下述的特性：① 在离子周围的电子，由于离子能量要远大于电子的束缚能量，碰撞相当于重粒子和准自由电子的碰撞，这些电子形成的发射电子是各向均匀的；② 在离子轨迹中心处的那些发射电子具有和前进方向的重离子相同的速度；③ 在边缘碰撞中释放出来的电子仅具有很小的速度. 上面三种发射电子综合起来，在离子前进方向形成一股强大的向前发射电子. 这些前进方向的发射电子, 通过传输过程中的多次散射后, 很快取代了发射电子原始向前的角分布形成更宽的角分布. 粒子轨迹的半径大小和多次散射效应成正比, 多次散射效应又和电子的量程成正比, 因此粒子轨迹的半径大小由这些向前发射电子的量程决定[11].

3.2.4 重离子的游离密度和吸收剂量

在放射物理中, 通常用 "游离密度" 和 "吸收剂量" 两个物理参数表示粒子在穿透物质时的物理性能. 前者一般用 LET 值来表述, LET 是英语 "线性能量传递 (linear energy transfer)" 的简称, 定义是当粒子穿过物质时, 每单位射程中粒子的能量损失. 常用的单位是千电子伏/微米(keV/μm). 通常指 "能量损失" 或 "能量沉淀" 都和 "游离密度" 是同一个意思. 吸收剂量的定义是单位质量中沉淀的能量, 其单位 Gy 是指每千克物质中有一个焦耳的能量. 一般指的 "剂量沉淀" 或 "剂量损失" 都和 "吸收剂量" 的概念相同. 如果一个并行粒子束对一个薄的体积进行照射, 在此体积中的剂量沉淀(用 Gy 来表示)与 LET 成正比, 与单位面积中穿过的粒子数成正比, 又与物质密度成反比. 游离密度是随原子序数的平方变化的, 离子质量越重, 游离密度越大. 每一个碳离子沿其轨迹的离子沉淀能量相当于质子的 36 倍, 因此碳离子 LET 远高于质子 LET. 重离子治疗时, 射程末端处的离子数是随着射程逐步从最大值降到零(因为离子的速度变零而消失), 从而使剂量沉淀曲线位于 LET 曲线的下面 (因剂量沉淀曲线和离子数目有关, LET 曲线和离子数无关), 两个曲线不相符合. 此外, 实际治疗时, 粒子场内含有许多不同能量的粒子, 重离子在穿越物质时还因分裂效应而产生比原离子的原子序数更轻的离子. 在计算剂量时, 要把不同原子序数的不同能量的离子所产生的剂量沉淀全部加起来.

除重离子的 LET 比其他粒子(包括质子)要高以外, 重离子在物质中形成的极大的非均匀性剂量分布也有利于用重剂量将癌细胞杀死. 研究重离子在物质中的径迹, 可发现重离子在物质中形成的轨迹可分为两个过程, 首先离子与物质碰撞后发射出物质原子的外层电子, 这些发射的电子在通过轨迹周围的物质时又产生二次游离和能量沉淀. 根据离子径迹的能量分布计算显示, 除去半径小于 10nm 和与最大轨迹半径相接近的距离内, 在相当大的粒子轨迹径向距离内的剂量下降和半径距离的平方成反比, 即当离子在体内飞越时, 微观能量密度分布是随着离子中心轨道的距离而变化, 呈现出和距离成反比的规律, 即近粒子中心轨道处的剂量可达兆戈瑞值, 而远离粒子中心轨道处的剂量仅为毫戈瑞值, 剂量梯度相差达十个数量级. 这种有很大的剂量梯度和极大的非均匀性剂量分布有利于将癌细胞杀死. 但与此同时, 极大的非均匀性剂量分布也会使局部地方剂量太小, 而形成未能杀死癌细胞的冷点. 这些未能杀死的癌细胞形成一种在今后可能复发的后效应,又成为重离子治疗的一大缺点.

3.2.5　重离子的横向散射

入射离子和靶核之间的库仑相互作用导致重碳离子的横向散射. 重离子本身质量大, 惯性大, 在前进时的横向散射比质子、电子要小得多. 图 3-2-2 是 γ 射线、质子和碳离子束流横向散射度的测量结果. 由图可见, 在水中射程大于 7cm 时, 148MeV 的质子的横向散射度比 21MeV 的光子还大. 270MeV 的碳离子的横向散射度, 直到 20cm 射程时, 还好于 1mm. 所以重离子治疗有一个尖锐视野边缘[12].

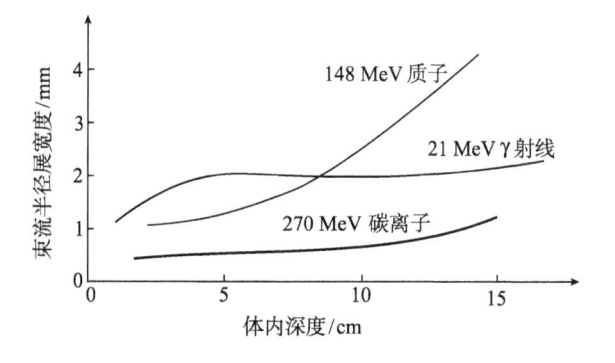

图 3-2-2　γ 射线、质子和碳离子束流的横向散射度

3.2.6　重离子的核分裂效应

高能离子能量达几百兆电子伏每核子时, 就会发生核分裂反应, 如 ^{12}C 原子核分裂时放出一个或两个中子而形成碳放射性同位素 ^{10}C 或 ^{11}C. 分裂效应分为两个过程, 首先碰撞后的 10^{-23}s 时间内, 在核内产生部分预分裂的激发态, 然后由核子内的蒸发产生去激发和光子发射, 在 $10^{-21} \sim 10^{-16}$s 内形成最终的被分裂的原子数目和大小. 分裂原子的发射角要大于原始束流的多次散射所产生的横向散射值. 所以一般来说, 束流分裂效应会展宽剂量的尖锐边缘, 使原束流的横向和纵向散射度增大. 更重要的是束流分裂效应在布拉格峰后面会带来一个小尾巴, 这个尾巴是由比原离子更轻的、比原离子更大射程的分裂后的离子所形成(如原是 ^{12}C 原子核, 分裂后成 ^{10}C 或 ^{11}C) 具有可能对肿瘤后沿后面的正常组织或敏感器官带来损害. 为了减少这种损害, 重离子治疗时, 要求治疗用的原始离子在进入人体治疗前, 不要过多地与阻挡物质相作用, 从而产生过多的分裂二次粒子. 此外, 在重离子治疗时, 对离子传输过程中的碰撞材料厚度要加以限制, 越少越好. 在研制重离子治疗方案时, 也要求尽可能不要用固定能量的加速器和降能阻挡法来调节能量, 而用能输出可变离子能量的加速器 (如同步加速器)来调节束流能量.

3.2.7 放射性同位素和正电子的产生

碳离子治疗中最常发生的核分裂效应是剥夺 ^{12}C 核中的一个中子, 形成一个半衰期为 20min 的 ^{11}C 放射性同位素, 或剥夺两个中子形成半衰期为 19s 的 ^{10}C 放射性同位素. 这两种碳放射性同位素在衰变时都发射出正电子, 利用正电子断层扫描器 (PET) 就能直接探测到重离子的行程轨迹和末端治疗终点位置, 使实时诊测和精确治疗成为可能, 这个物理特性是 X 射线、电子和质子所不具备的, 是重离子治疗特有的优点.

3.2.8 电子的迁移输运和杀死癌细胞的机理

上面谈过重离子在前进时会形成一股向前的发射电子, 即原重离子的能量转变为发射电子的动能, 这些具有动能的电子、原始粒子二者一起和人体内细胞的相互作用才确定治疗的生物反应. 电子本身的迁移和输运规律是由弹性和非弹性 (相当于激发和游离) 两种碰撞截面来控制操纵的. 当电子能量小于束缚能量时, 不够产生游离, 弹性碰撞截面起主导作用. 当电子能量超过束缚能量时, 游离碰撞截面就急速增加, 在电子能量为 100eV 时, 非弹性截面达到最大值. 电子在向前运动与其他电子碰撞时, 都会将自身的能量传递给其他电子, 使电子的能量逐渐减少, 从而碰撞频率逐渐增加, 二次碰撞中的平均自由行程要逐渐减少. 当离子射程接近重离子布拉格峰时, 对应的电子能量大约为 100eV 时, 即当非弹性截面是最大值时, 电子在前后二次碰撞间的平均自由行程 (main free path) 是最小值, 达到 10~20nm, 这个距离相当于 DNA 分子两个链之间的距离. 对一个单个电子来说, 当电子在接近其行程末端时, 一方面电子要损失其极大部分动能, 另一方面前后二次相继碰撞正好在 DNA 分子的直径之内, 就能直接破坏 DNA 中的双链, 立即杀死细胞, 具有最有效的生物效应. 这个特定的直接破坏 DNA 中的双链的功能是重离子能有效治疗抗阻型和乏氧型肿瘤细胞的主要原因. 相反, X 射线、电子和质子治疗时, 由于对应的平均自由行程远大于 DNA 链的尺寸, 没有直接破坏 DNA 中的双链的功能, 仅有切断 DNA 单链的功能. DNA 本身有很强的修复能力, 若不能在此切断单链的受伤 DNA, 复原之前, 再切断其另一根链, 则癌细胞就不能杀死. 这种只有间接杀死癌细胞的功能, 也是 X 射线、电子和质子治疗难于有效治疗抗阻型和乏氧型癌细胞的主要原因.

3.2.9 粒子治疗的微观均匀度冷点和后效应

粒子治疗中讲的剂量均匀度, 如在质子治疗参数中要求在治疗体积内的横向和纵向剂量均匀度要小于 2% 或 4%, 都是指宏观上的剂量均匀度. 在实际治疗的剂量验证时, 用模拟人体组织的测量水箱和拇指型游离室测出的剂量均匀度也是宏观剂量均匀度. 若从微观来看, 发现宏观剂量均匀度并不表示微观上的剂量均匀. 通过对微观上的剂量理论和实验研究, 发现有如下的规律: 凡癌细胞本身越小, 而治疗轰击用的粒子越大, 则其微观上的剂量分布越不均匀. 对一些较大的重离子, 如碳离子, 在宏观上若用足够大均匀剂量治疗, 绝大部分癌细胞被杀死, 但总会存在一些癌细胞没有被杀死而保留下来. 这些没有杀死癌细胞的地点, 医学上称为冷点, 这些冷点潜伏着今后有繁殖和原癌症又复发的可能, 医学上称为治疗后效应.

　　目前的治疗经验是 X 射线、电子和质子治疗微观剂量均匀度基本上和宏观相同, 不存在因有冷点而复发的后效应. 碳离子治疗时, 因冷点而复发的可能性比较特殊. 虽然至今对此后效应还没有足够的临床研究和统计数据, 医学界对此后效应的严重性也还没有统一的看法, 但都承认这是重离子治疗中的一个重大问题. 在重离子治疗中都相应提出建议和制定克服此后效应的新方法, 如日本兵库提出用质子和碳离子的复合治疗方法, 瑞典卡罗琳斯卡研究所采用复合治疗方法和氦、锂、铍离子的治疗方法等.

第 4 章　质子和重离子治疗的生物性能

4.1　离子治疗的生物效应

用低 LET 的 X 射线和用高 LET 的重离子, 用相同的剂量对相同的细胞进行照射, 二者产生不同的生物效果, 即用低 LET 的 X 射线照射下的细胞生存率, 要大于用高 LET 的重离子照射下的细胞生存率, 二者产生不同的生物效应. 图 4-1-1 是在 X 射线和重离子照射下, 照射剂量和细胞生存率的函数关系曲线. 由曲线可见, 若用相同的剂量照射, 重离子使细胞的生存率远小于 X 射线造成的细胞生存率. 换言之, 若要使照射后的细胞有相同的生存率, 重离子所需剂量远少于 X 射线所需剂量. 人们称重离子比 X 射线有更好的生物效应.

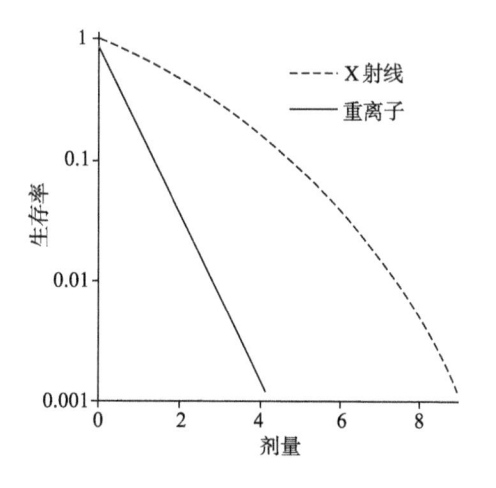

图 4-1-1　X 射线和重离子照射剂量和细胞生存率的关系曲线

离子的生物效应通常用相对生物有效性(relative biological effectiveness, RBE) 表示, 其定义是, 当达到一个相同的最终生物效果的情况下, 用 200~250keV 标准 X 射线治疗所需用的剂量值 D_x 和用该离子所需用的治疗剂量值 D_h 之比值 (RBE = D_x/D_h), 此值越大表示生物效应越好. 实际使用中, 大多数是用细胞的生存率作为终点生物效应, 因此通常用细胞生存率来理解 RBE 的含义. 不同的生存率定义的 RBE 值也不同, 要准确表明某种离子的 RBE, 必须说明对应多少生存率值下测量的. 通常都用治疗生存率(percentage of survival)为 10%来定 RBE. 以上定义若用于质子, 则质子的生物效应定义是, 当达到同一个治疗生存率时, 用 200keV 标准 X 射线治疗的剂量值 D_x 和用质子所用的治疗剂量值 D_h 之比值.

如果需要进一步了解治疗的内因, 除去考虑"细胞死亡"引起的"细胞的生存率"终点生物效应, 还需考虑其他的多种最终生物效果, 如细胞变异(mutation)、细胞变态(transformation)等, 即有致癌物质、有组织损伤和其他的终点效果. 此外, 单位剂量生物效应的差异不仅在兆伏级 X 射线和带电粒子之间, 也在不同的带电粒子之间, 还在相同带电粒子但能量不同的粒子之间. 单位剂量因能量不同或带电粒子速度不同而引起的生物效应变化是增加带电粒子 RBE 值的重要依据.

粒子在单位长度轨迹上传递给吸收媒介的能量, 称为线性能量传递, 当粒子速度在其量程终点附近缓慢下来并趋向停止的时刻, LET 增加到最大值. LET 是一个直接影响 RBE 的物理参数, 有 LET 才能将粒子能量传递给细胞, 细胞因有足够能量伤害而死亡, 细胞死亡才有细胞生存率, 有细胞生存率才有 RBE, 所以 LET 是因、是源, RBE 是果. 在放射生物学中, 对于若干种不同的生物终点, 都能观察到特定束流的 RBE 和 LET, 二者之间存在特定的变化关系. 对质子而言, 在整个布拉格峰区内的RBE是增加的, 在接近峰的后沿边上到达最大值. 到达最大 RBE 的 LET 和粒子的特定情况有关. 质子的 RBE 仅在较小的 LET 区间内增大, 碳离子比质子有更大的 RBE 最大值, 在相当广的一个 LET 区间内增大.

4.2　相对生物有效性的一些特点

从上知道, 不同性质的离子和不同能量的相同离子都有不同的RBE, RBE具有相当复杂的性能, 下面简述其一般的主要特点.

(1) 在原始定义中是需用 250keV 的 X 射线(作标准照射)所需的剂量和用该粒子照射所需的剂量之比值. 后来人们很少再用如此低的 250keV 的 X 射线. 多数实验室习惯用兆电子伏级 X 射线, 甚至用钴源的γ光子作测量 RBE 用. 读者应注意此细节的变化及带来的误差.

(2) 同一种离子, 不同能量对应有不同的 LET, 也对应有不同的 RBE, 因此一种粒子的 RBE 并非定值, 而是能量、能散和其他物理量的复杂函数. 图 4-2-1 是质子和碳离子 RBE 和 LET 的函数曲线. 由图可见, 对质子来说, 其 LET 和粒子速度成反比, 当质子速度接近零点时, 在某点的 LET 升到最高值, 但随后, 虽有部分质子的 LET 随着速度减少而继续增加, 由于部分质子已停止消失, 向前的质子数目减少, 使质子流的 RBE 反而很快下降. 对碳离子而言, 基本规律和质子相类似, 但随 LET 上升而更快上升, 并在布拉格峰的相当一段 LET 变化段内维持 RBE 不变, 然后快速下降[13].

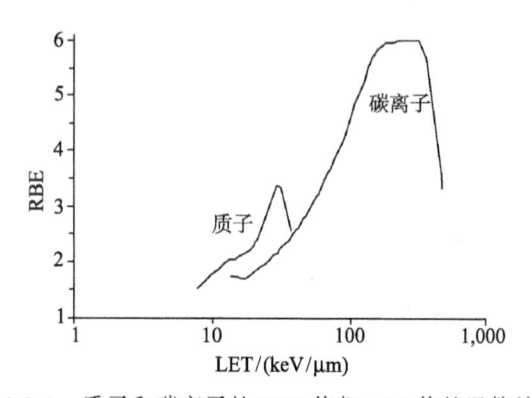

图 4-2-1   质子和碳离子的 RBE 值与 LET 值的函数关系

(3) 当高能质子进入人体后，其速度逐渐降低，当其速度接近于零时，不但 LET 变大，更重要的是局部游离密度变得更大，这种局部高游离密度具有高度杀死肿瘤细胞的能力，因此在布拉格峰附近，尤其在布拉格峰末端处，往往 RBE 到达最高值，随布拉格峰急速下降，RBE 也急速下降到零，如质子的 RBE 在肿瘤前部其值较低，在布拉格峰附近其值较高. 最近发现在布拉格峰末端几个毫米处，质子扩展布拉格峰的 RBE 可高达 1.6.

(4) 离子治疗的实质，即设法尽可能不伤害正常细胞，尽可能杀光癌细胞，这将涉及细胞生存部分和剂量的相互关系. 在临床治疗工作中常用一个从实验数据经分析得到，在限定条件下适用的线性二次方程式，这二次方程式是

$$S_f = \exp(-\alpha D - \beta D^2)$$

其中，S_f 是生存的细胞百分数；D 是剂量；α 和 β 是两个常系数，α 表示单击所致的不可修复性损伤的细胞死亡(如一次不可修复的双链断开事件)，β 表示双击的可修复损伤的细胞损伤(如二次的单链断开事件). 不同粒子和不同类型细胞的 α 和 β 有不同值，如 $\beta = 0$ 表示都是单击细胞死亡，当剂量过一定值后再增加时，RBE 不变. 反之 β 比 α 大，则表示大多数是双击的可修复损伤的细胞损伤，当剂量增加，死亡的比例也增加，所以 RBE 随剂量增加而增加，这种 RBE 与剂量的关系会直接影响治疗效果. 通常人们用 α / β 来描述不同粒子(质子、离子)在不同细胞(癌、正常)中的生物性能.

(5) 由于低能质子产生的最大 RBE 是一较低值，仅在较狭的能区内才有 RBE 提高的情况，因此 SOBP 质子在其 SOBP 宽度内的 RBE 并没有呈现出实质性的增减变化，SOBP 质子束流的 RBE 在其 SOBP 区间没有变化和增大的性质，使质子更能使用方便，目前绝大多数的质子治疗装置对 SOBP 内的全部的能量、组织、剂量水平和位置的 RBE 都用 1.1. 从严格的质量控制角度看，优化的治疗计划需要知道从进入平台直到穿过 SOBP 区间的 SOBP 质子束流 RBE 的有关知识，需要知道每次照射时 RBE 随剂量变化的规律及这些变化对被照射组织的影响. 因此，可以说

目前的质子治疗还有很大的改进空间.

4.3　扩展布拉格峰分布质子流的相对生物有效性

　　实际放疗中, 为了使肿瘤体积得到最大的剂量和肿瘤边缘得到最少的剂量, 常使用具有扩展布拉格峰的能量调制质子流. 前面介绍过, 这种具有 SOBP 分布的质子流, 是由许多不同能量的单能布拉格峰曲线, 以一定规律改变单能原始布拉格峰的高度相互叠加而成的, 其每一个单能布拉格峰曲线的 RBE 本身也随射程深度而变化. 如此多个各自 RBE= f(射程)的单峰曲线叠加成的 SOBP 分布质子流的曲线的 RBE 无疑也将是一个 RBE= f(射程)的变量. RBE = f(射程)的变量的形成原因十分复杂, 其中与各种物理和生物因素有关, 难以得出一个定量的分析表达式, 表面来看, 既与 LET 随射程变化有关, 也与被照射的细胞组织、照射的剂量值大小有关. 生物物理学家曾经对这方面作过大量研究工作, 发现上述的基本规律在质子和重离子中都存在. 但对质子而言, 仅当 SOBP 能量在 65~250MeV 范围内时 RBE 有随射程变化的现象, 且此变化很小, 增长率很小, 总体来说, 在整个射程内, RBE 在变, 但变化不大. 相反对碳离子而言, 在整个射程内, RBE 在变, 变化也大

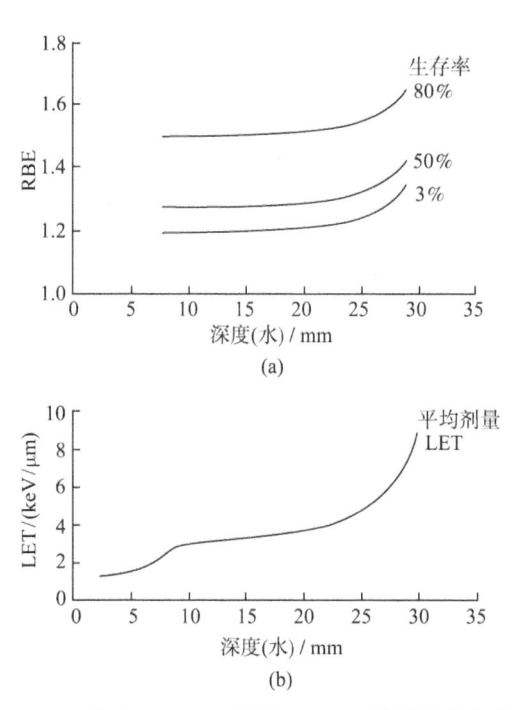

(a)

(b)

图 4-3-1　一个 2cm SOBP 宽的 70MeV 质子流的实验曲线

(a) SOBP 分布质子流的 RBE 和射程关系;(b) SOBP 分布质子流的 LET 和射程关系

图 4-3-1 是用一个 2cm SOBP 宽的 70MeV 质子流的实验曲线. 其中图 4-3-1(a)是 SOBP 分布质子流的 RBE 和射程关系. 图 4-3-1 (b)是 SOBP 分布质子流的 LET 和射程关系. 由图 4-3-1 (a)可以看出, 对应不同生存率定义的相对生物效应 RBE 有一定的差值, 如 80%生存率的 RBE 约在 1.5, 而 3%生存率的 RBE 仅在 1.2 左右, 二者的 RBE 差 20%左右. 从图上也可看出, 由于质子能量在 70MeV 以下, 所以整个量程内 RBE 变化不大, 仅在近 70MeV 才略有上升. 从图 4-3-1(b)可以看出 LET 随能量升高而增大, 但此关系不是线性关系, 尤其近 70MeV 后, 即布拉格峰后沿时, 增长值急速指数上升.

在 SOBP 入口平坦区的束流主要是为正常组织提供剂量, 这个 SOBP 区束流的 RBE 会影响治疗效果. 大多数数据指出初始平坦区域的 RBE 兆电子伏是大于 1 的, 比 SOBP 中点的 RBE 要小. 因此可将入口平坦区 RBE 定在 1.05 左右, 但此值可能随束流能量、SOBP 的宽度、靶细胞和组织、评估时用的剂量和生存水平值的改变而变化.

4.4 辐照使癌细胞死亡的原因

X 射线、质子和重离子照射肿瘤, 都在不同程度上杀死癌细胞, 肿瘤生物学家对此进行了大量研究, 也得到一定的认识. 现简单介绍一些基本情况, 使读者有一个基本了解. 不同射线和离子照射细胞后, 可产生多种最终生物效应, 如感应突变、癌细胞转化、杀死癌细胞、伤害癌细胞核、伤害癌细胞膜等. 其中癌细胞死亡的最主要原因是伤害 DNA 分子, 而不是伤害核糖核酸 RNA、脂质和蛋白质, 也不是染色体的偏差失真. 引起癌细胞死亡的伤害 DNA 分子的原因都是 DNA 双链断裂的结果.

不论是直接的或在修复期间的断链, 若同时断开两根相对的和相邻的 DNA 链, 即称为双链断开(DSB). 可以是能量直接沉淀在 DNA 中产生双链断开, 也可以是在 DNA 的几个微米内, 即辐射激发分子的扩散距离内的水游离所引起的双链断开. 一切未能修复的双链断开都会导致功能紊乱、遗传物质损失、染色体失常, 直至细胞死亡. 这种情况暗示了一个能有效产生 DNA 双链断开或产生很少的修复双链断开的带电粒子和游离密度能够导致一个大的单位剂量的生物效应.

虽然带电粒子生产出和低 LET X 射线照射同样数量的 DNA 的 DSB, 但是高和低 LET 照射的 DSB 在细胞内部的分布是完全不同的. 高 LET 照射时, 计算和实验清楚地指出是通过相当大的能量和能量包的沉淀将能量传送到跨度为纳米级的 DNA 结构中去. 这种群集性的能量沉淀可以导致多次的 DSB 事件, 同时还伴随着单链断开, DNA 的交叉连接、DNA 基础损坏、核小体 (nucleosome) 激发或较大的

25~30nm 的染色质段等事件, 而这些在低 LET X 射线照射时不会发生. 因此, 低和高 LET 的 X 射线照射或高能质子和低能质子照射之间的主要差别是在 DNA、核小体或染色质的局部区域中的不同的能量沉淀方式.

　　除从生物性能看细胞的死亡原因外, 在前面介绍重离子物理性能时已提出过两种情况: 一是由于在射线主轴附近的剂量有很大的梯度差, 大的剂量可达兆戈, 在如此高的剂量下, 立即产生双链切断的效应, 立即杀死癌细胞; 另一种是当被碰撞激发的自由电子的平均自由路程在 20nm 时, 即相当于 DNA 双链之间的尺寸, 则 DNA 的一个链被切断后, 在这个已切断的链自行恢复之前, 下一个电子碰撞又能把 DNA 的另一个链也切断, 这样那个被先后切断双链的 DNA 细胞也死亡了. 由于碳离子 LET 远高于质子, 质子中的自由电子平均路程远大于 DNA 双链的尺寸, 从而上面这两种物理性能情况下直接杀死癌细胞的 DSB 功能, 质子没有, 只有碳离子才有. 质子只具有单链切断 SSB 功能, 也即只有在受伤 DNA 恢复之前, 下一次 SSB 能把另一个链切断, 才能把癌细胞杀死, 人们称质子只有间接杀死癌细胞的功能, 反之, 如果当一个链切断后自身已恢复, 这时再有一个链再被切断, 癌细胞不会死[14, 15].

4.5　重离子治疗的生物效应

　　上面已说了相对生物有效性 RBE 的定义. 图 4-5-1 表示不同粒子的 RBE 和 OER 的典型值. 由图可见, 粒子越重, 其值越大, 表示重离子的生物效应比 X 射线和质子要好. 实际上 RBE 与参考生存率的取值粒子的 LET、肿瘤的性质、种类、生长周期、位置都有关, 是一个多变量的复杂函数. 重离子如同质子那样, 当其速度接近于停止时, LET 的游离密度也变大, 在布拉格峰附近, 尤其在布拉格峰末端处, 往往 RBE 到达最高值, 并且随着布拉格峰急速下降, RBE 也急速下降到零. 对不同的重离子, 相同局部游离密度值是在不同的能量和 LET 的情况下产生的. 每一种重离子都有其固有的 LET-RBE 函数关系. 碳离子在布拉格峰处的 RBE 比质子的布拉格峰处的 RBE 大 2~3 倍, 因此碳离子的生物效应要比质子好得多. 根据上面讲的癌细胞死亡的原因, 重离子还可以归纳出下述的特殊生物效应: RBE 的大小和癌细胞的本身修复能力有关, 越是容易修复, 相应的 RBE 越小. 相反, 越难于修复的癌细胞, 其对应 RBE 越高, 即凡具有切断 DNA 双链 DSB (double strand breaks) 功能者, RBE 高. 反之, 只具有切断 DNA 单链 SSB (single strand breaks) 功能者, 仅具有较小的 RBE. 从此观点看, X 射线、电子和质子只具有 SSB 功能, 而重离子具有 DSB 功能, 这是重离子 RBE 要比 X 射线、电子和质子高出 2~3 倍的原因. 同样的原因导致重离子具有治疗抗阻型、乏氧型癌症的能力. 也是同样的原因,对氖离子以上的重离子, 由于其 DSB 功能过强, 不但能有效杀死肿瘤细胞, 也能有效杀死肿瘤前的正常细胞, 不再适合于治疗肿瘤. 只有氦、锂、铍、硼和氧之间的重离子才是治疗用的重离子的候选者. 随着人们对重离子治疗的深入研究, 人们对不同重离子的治疗优越性的认识逐渐深化. 20 世纪 80 年代, 人们认为氖离子为最佳治疗的重离子, 90 年代人们认为碳离子是最佳治疗的重离子. 但在实践中发现存在微观不均匀度的冷点问题以及由此带来的后效应. 因此, 进入 21 世纪后有人提出锂离子和铍离子是最佳治疗的重离子以及各种复合放射治疗方法. 总之重离子治疗还在继续发展中.

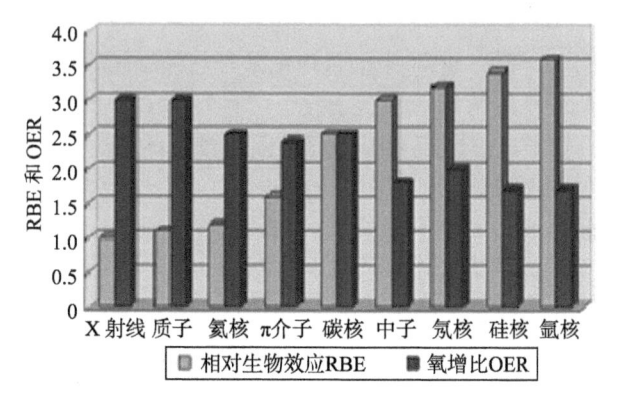

图 4-5-1   不同粒子的 RBE 和 OER 的典型值

4.6   扩展布拉格峰分布碳离子流的相对生物有效性

扩展布拉格峰分布碳离子流的相对生物有效性和质子的情况类似, 具有 SOBP 分布的碳离子是由许多不同能量的单能布拉格峰曲线, 以一定规律改变单能原始布拉格峰的高度相互叠加而成的. 因此, 具有 SOBP 的碳离子 RBE 也有它特殊的 RBE 性能. 凡 SOBP 质子具有的所有 RBE 性能, 碳重离子都有, 但量的变化很大, 很不规律, 尤其重离子具有 SOBP 质子所没有的 RBE 变化现象, 其 RBE 的变化与许多参数的相互作用有关, 如 SOBP 束流中的位置、在射程入口处到 SOBP 前沿之间的 RBE 及其变化、剂量或每次照射的剂量水平、被照射细胞或组织的 α/β 值等. 此外, 从入口到通过 SOBP, 对同一个剂量水平和靶组织, 束流能量和 SOBP 宽度也会影响 RBE, 不仅和此射程区的粒子能量和剂量有关, 也与此射程区间后面射程的粒子能量和剂量有关. 变化情况十分复杂, 现用实验图来说明, 图 4-6-1 是用具有 SOBP 的碳离子 RBE 作的三种治疗计划图, 表明了 SOBP 碳束流的能量或深度、剂量与 RBE 之间的关系. 在图中虚线是物理剂量, 即绝对剂量, 实线是生物剂量, 箭头所指示处是有效皮肤剂量. 图 4-6-1(a)的 SOBP 宽 40mm, 其 SOBP 区内的

RBE 仅 3~4. 而图 4-6-1(b)的 SOBP 宽 60mm, 而其 SOBP 区内的 RBE 升到 4, 而图 4-6-1(c)的 SOBP 宽 50mm, 其 SOBP 图区内的 RBE 增至 5.5. 此外, 在这三种情况下 RBE 的变化百分比也不同, 以图 4-6-1(a)时变化最大. 因此, 对同一个深度和同一个靶组织, 在中点 SOBP 处的 RBE 随着剂量水平在 3~5 变化. 同样靶和皮肤处的剂量比会变化 2 倍. 图 4-6-1 表明增加束流 SOBP 宽度和深度时对中点 SOBP 处和入口处的剂量有影响; 还表明使用重一些的离子, 如碳离子, 可以减少 SOBP 外正常组织所照的剂量. 由于 RBE 和许多因子有关, 如被照射靶肿瘤和正常组织的 α/β 值、剂量水平、 SOBP 中的位置, 因此, 非常需要在肿瘤横向和纵向尺寸所制约的有限的束流能量和 SOBP 宽度的范围内, 治疗计划和优化的程序内有一个有剂量上限的正常组织和肿瘤的 RBE 表, 以确保安全.

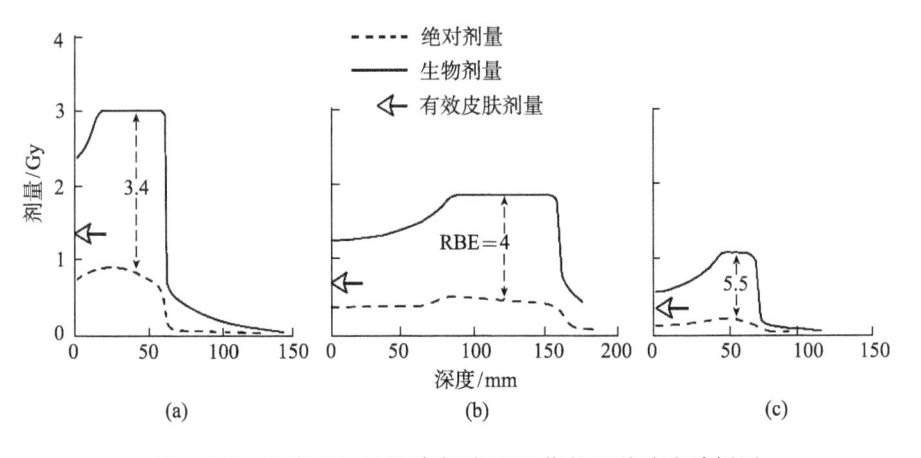

图 4-6-1　具有 SOBP 的碳离子 RBE 作的三种治疗计划图

4.7　氧　增　比

生物效应中除去 RBE 以外, 还有一个氧增比(oxygen enhancement ratio, OER)参数, OER 的定义是在缺氧条件下, 用一定剂量束流照射到一个特定的生物效应, 再用同一种束流, 在富氧的条件下, 照射到相同的一个特定的生物效应. 这前后两次所用剂量的比值就是氧增比, 也即是乏氧细胞和富氧细胞受到同样损伤时的辐射剂量之比, OER = $D_{缺氧细胞}/D_{富氧细胞}$(恶性肿瘤的中心部位包含更多的乏氧细胞, 而这些乏氧细胞对 X 射线、 β 射线不敏感, 难以被杀死). 一般而言, 正常细胞比较富氧, 而癌细胞因增殖过快, 而往往缺氧, X 射线、电子射线对乏氧癌细胞治疗效果很差. 质子的 OER 和 X 射线、电子的相近, 意味着质子治疗也不能有效杀死乏氧的癌细胞. 碳离子有一个较小的氧增比, 更显示重离子治疗的优点. 图 4-5-1 中有不同的粒子的氧增比, 由图可见重离子的

OER 较小, 治疗效果较好.

4.8   治疗计划中对 RBE 的处理方法

常规 X 射线和电子放疗中的剂量计算都是基于物理剂量. 在质子和重离子治疗时, 如果利用原来常规放疗中的放疗计划配方, 首先必须用 RBE 较正质子和重离子的物理剂量后, 才能再用原来从常规放疗中得来的治疗配方, 否则必须用完全新开发的基于质子和重离子治疗理论的质子和重离子治疗计划系统. 由于需要充分利用已积累了近一个世纪的常规 X 射线放疗经验, 因此目前的正规临床质子放疗工作, 除少数研究全新质子治疗计划新方法外, 多数都是使用原常规治疗配方法加以 RBE 修正的方法. 对碳离子治疗而言, 其配方和原常规 X 射线法差别太大, 碳离子治疗配方必须基于生物剂量, 而碳离子 RBE 又如此复杂, 完全照搬常规放疗配方显然不妥, 必须在某种程度上创新一套方法.

质子治疗通常使用原有的常规治疗配方法, 需用一个固定且通用的质子剂量 RBE 取代光子剂量的 RBE. 多数治疗中心采用的质子 RBE 是 1.1, 这个值是从不同的生物终点的活体中测量出的. 用了此通用 RBE 后, 只要用此值对原常规放疗配方进行校正后, 就可不再考虑 RBE 随不同物理和生物参数性能(即质子能量、束流能散、穿透深度、随细胞和组织变化的复修能力) 的变化关系. 事实上 RBE 还是随着有些参数或所有参数的变化而变化的, 但大量实验证实在所需治疗精度下, 所有这些 RBE 的变化量都小于 5%~10%, 小于应用误差允许值. 在目前规定的质量控制水平下是允许使用的. 除上述以外, 也有用非常数的 RBE 校正方法, 如根据肿瘤边缘的正常组织生物性能对剂量作 0%~15%的校正, 对布拉格峰后沿区域的剂量作 20%的校正. 原则上这种方法比只用 RBE = 1.1 的常数校正方法要精确一些, 具体情况要参看有关文献. 有人认为上述例举 RBE 的校正方法未必优化, 又提出各种新的制定质子治疗计划的方法, 努力尝试把 RBE 的变化纳入质子治疗计划中去. 例如, 一种方法是采用一个靶组织的 α 和 LET 的线性关系式, 并假设 β 和 LET 无关, 这样就能清楚地将 SOBP 中的 RBE 作为深度的变量来处理; 另一种方法是用各种低能质子束测出的 RBE, 并按照照射体中的质子按地点的能量分布方式将这些值结合进去; 还有一种称示迹结构模型(track structure model)方法等新方法, 但都未见广泛使用.

综上所述, 粒的 RBE 是一个多变量的函数, 与肿瘤类型、癌细胞性质及其生长周期等因素有关. 目前质子治疗中的治疗计划系统都是用近似的简化方法来处理. 但对碳离子治疗而言, 其与原常规 X 射线法差别太大, 必须在某种程度上创新一套方法. 在日本 HIMAC 和兵库重离子治疗中心, 碳的 RBE 已用一个 RBE 表 (RBE table)来处理. 在德国 GSI 治疗中心已开始考虑到不同肿瘤位置的 RBE, 即

RBE $= f(x, y, x)$ 关系. 总之, 目前阶段的重离子治疗水平离准确考虑 RBE 的变量因素还有不少距离. 此外, 目前在治疗计划系统中的 RBE 都源自对某一种肿瘤细胞下的实验测量值, 但在治疗中又用于各种不同癌细胞的治疗, 这也是不够精确的. 因此, 人们提出要建立一个基于生物效应的定量的离子治疗优化模型, 能将 RBE 的所有变量考虑进去. 近年来在瑞典 Karolinaka 研究所研制的基于一个放射生物优化算法的治疗计划系统 ORBIT (optimisation of radiation beams by iterative techniques), 允许进行高和低 LET 射线的理想复合照射来取得更先进的优化治疗, 是这方面发展的一个代表.

第 5 章　质子和重离子治疗的原理

实现质子治疗，必须有一套比常规 X 射线和电子直线加速器更复杂、规模更大的质子治疗系统与装置. 质子治疗系统由许多分系统组成，每一个分系统又有许多专用设备，这些专用设备又涉及不同技术和学科. 下面介绍质子治疗的基本工作原理.

5.1　质子治疗的基本原理

质子治疗的基本工作原理归纳如图 5-1-1 所示. 图 5-1-1 中 A 表示质子治疗首先要有一个质子束，该质子束能治疗深度为 3.5~35cm 的肿瘤，要求有一台 70~230MeV 的质子加速器. 作为商品化，目前只有回旋加速器与同步加速器两种类型. 图 5-1-1 中 B 表示加速器引出束流截面尺寸为几个毫米到厘米，而肿瘤的横向尺寸可能达 35cm. 为将加速器引出的束流能辐照到整个肿瘤，必须将加速器引出束流扩展成较大且均匀的质子流，才能覆盖所有肿瘤横向面积. 射散或扫描的束流配送系统可实现这个任务. 图 5-1-1 中 C 表示必须要用不同能量、不同射程的质子束，才能使质子束照射不同深度的肿瘤病灶，因此需要一个能量选择系统. 图 5-1-1 中 D 表示先用能量为 E_1 的质子束(对应为扩展布拉格峰 SOBP 的前峰)来辐照肿瘤的前部，然后再将能量增加到 $E_1+\Delta E$ 使质子束射程再大一些，照射更深的病灶. 每次增加一个 ΔE，一直增加到能量为 E_2(对应为 SOBP 的后峰时)才能照射肿瘤的最深层. 这种将质子束变为 $I(E, t)$，使能量由 E_1 逐步增加能量步距 ΔE 直到 E_2 能量的装置，称为能量调制器. 由于在最深处肿瘤(后部边缘)的能量要求精细调节，不要越过边缘而辐照到肿瘤后的正常细胞，在治疗时还要一个精细能量调节器. 图 5-1-1 中 E 表示当扩展的质子流横向截面尺寸大于肿瘤的横向截面，在肿瘤上下 A、B 区的正常细胞将受伤害. 为了避免这种情况，要用一个束流准直器，使其孔径横向尺寸与肿瘤病灶处的横向尺寸相同，这样在肿瘤上下正常细胞区 A、B 的质子流将被准直器挡住，不再受伤害. 准直器分为两种：一种是每个患者所特制的专用准直器；另一种是可变孔径的通用准直器，称多叶光阑准直器. 图 5-1-1 中 F 表示当质子束能量调整到最深部肿瘤时，由于肿瘤后沿边缘不是一个平面，而是不规则曲线，使图中肿瘤后沿的一部分(A、B 区)正常细胞受辐照伤害. 为此需对每一个患者专门定制一个补偿器，其尺寸与患者肿瘤的后沿形状有关. 患者治疗时，将此专用补偿器放在皮肤前部，使肿瘤后沿如图中 A、B 处的正常细胞不再受到辐射伤害. 图 5-1-1

中 G 是表示患者肿瘤位置与治疗头相对定位的重要性, 若患者肿瘤正确定位, 即肿瘤病灶刚好对准治疗头的出口. 在治疗时, 如果治疗头的中心与患者治疗床上肿瘤的定位形成如图 5-1-1G 中 A 所示的错误定位, 那么在正式辐照时, 原肿瘤上部的 A 区该辐照没有辐射, 原肿瘤下部的正常细胞 B 区不该辐照而得到不应有的辐照. 因此患者肿瘤与治疗头的相对定位是十分关键的. 为达到精密定位, 在每一个治疗室中, 不论是旋转治疗头用的治疗床, 还是固定治疗头用的治疗椅, 都要配置一套患者精密定位和准直系统, 定位精度小于 0.5~1mm. 图 5-1-1 中 H 是表示动态治疗时的治疗要求, 动态治疗是指在治疗某些内脏肿瘤时, 肿瘤形状要动态变化, 如肺肿瘤在吸气时, 肿瘤变大, 如图中 5-1-1 H 中 B 所示, 在呼气时肿瘤形状如图中 5-1-1 H 中 A 所示, 肿瘤形状大小变化和呼吸规律同步. 为达到最佳治疗效果, 要用呼吸探头找出患者的呼吸随时间的变化规律, 来实时反映肿瘤形状变化的规律. 在治疗时用此呼吸变化规律来控制质子束流, 如只在吸气时刻, 当肿瘤最大时, 才有质子束, 从而使整个肿瘤病灶得到辐照. 而在呼气时肿瘤形状变小, 如图中 5-1-1 H 中 A 所示, 这时质子束停止, 从而保护肿瘤外的正常细胞不受伤害. 这种用呼吸门来控制质子流同步的治疗的装置, 称为呼吸门控系统. 在每个旋转治疗室都应该配置. 图 5-1-1 中 I 表示剂量测量的重要性. 质子治疗要求剂量在横向与纵向有 ±(2.5%~4%) 的均匀度要求. 为了确保在治疗时真实的质子治疗剂量均匀度达到此要求, 必须进行实际测量与验证. 在正式治疗前, 先用一个模拟水箱来代替患者的人体组织, 然后用一种尺寸很小的剂量探头来进行实测. 这种探头通常用拇指型游离室、硅二极管或金刚石二极管实测出剂量横向与纵向分布, 同时也可测出横向阴影与后沿下降值. 此外, 由于治疗剂量必须是绝对剂量值, 还必须有一套绝对剂量刻度系统, 以确保辐照安全. 图 5-1-1 中 J 表示质子束流本身的测量系统, 治疗肿瘤的剂量是由质子束流转化而成的. 控制质子束流本身的性能是要确保的先决条件. 为此要有一套质子束流测量系统, 如测量监视质子束流的中心位置的束流位置测量、测量束流截面分布的束流截面测量系统与测量束流强度的束流强度测量系统等. 束流位置测量探头一般用有上下、左右四个电极的空心探头, 利用测量四个电极上 A、B、C、D 的电流差值来判断束流中心位置. 探头中没有部件阻拦束流, 不会影响束流的质量. 截面探头与强度探头一般采用多丝游离室与平板式游离室探头, 算是无阻拦型探头, 但实际上还存在少量的散射与损耗, 但不影响使用. 对束流测量必须要求安全可靠, 因此必须有可靠性保证措施, 如测量强度必须要用两个探头, 以防止一个失效以及其他保护安全措施. 图 5-1-1 中 K 表示质子治疗时, 如只用一个照射方向, 则皮肤与肿瘤间的正常细胞要至少受到 1/3 的肿瘤辐照剂量值, 形成不应有的伤害. 为减少这部分伤害, 即增加治疗时的焦皮比值. 在一般治疗时要用若干个不同方向来进行辐照, 如总剂量为 Σ, 则分别在三个方向各辐射 A、B、C, 使总剂量是 $\Sigma = A + B + C$. 从而使肿瘤得到正常治疗, 而皮肤与

	质子治疗工作原理分解图	治疗要求	需用装置
A	质子束 → 肿瘤部位	需高能质子束；能治疗3.5~35cm深的肿瘤	需要一台70~230MeV的质子加速器
B	束流扩展器 质子束 → 肿瘤部位	需将质子束(加速器出来束斑很小)扩展，使其扩展面能覆盖整个肿瘤部位	需要一个束流配送系统，将束流扩展到40cm×40cm
C	质子流 $I(E)$ 皮肤表面 肿瘤深度 E_2 d E_1	质子能量 E 与肿瘤深度成正比：$d \propto I(E)$，不同d要 E不同	需要一个束流能量选择系统，70~230MeV连续可调
D	皮肤 SOBP 质子流 $I(E,t)$ 肿瘤深度 E_2 E ΔE E_1 t	需将质子束变成$I(E,t)$，即能量随时间变化从E_1变到E_2使整个深度都能治疗	需要束流能量调制器与束流能量调节器
E	挡住 A 肿瘤 $I(E)$ 准直器 B	要求束流横向横面与肿瘤截面相合而不伤害肿瘤周围正常A、B细胞	对每一个患者都要制一个专用准直器或用一个MLC通用准直器
F	皮肤 肿瘤 A $I(E)$ 补偿器 正常细胞 B	要求束流在体内的射程后沿与肿瘤的后沿曲线相合，防止后沿A、B正常细胞受损	对每一个患者都要加一个专用补偿器来保护后治正常细胞

质子治疗工作原理分解图	治疗要求	需用装置
G	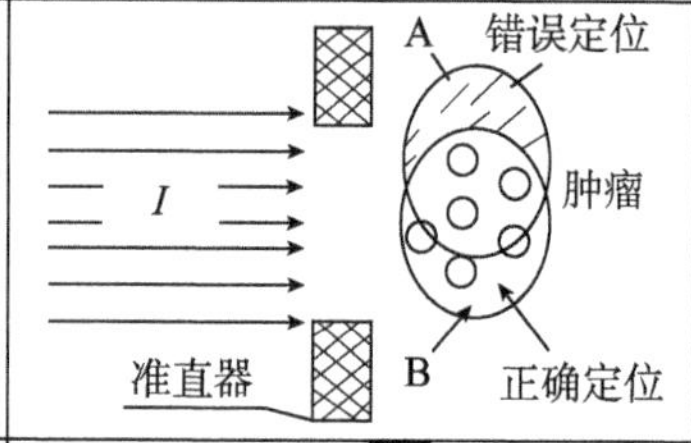 一定要使患者肿瘤对准束流(治疗头与病床相对定位),不然该照的未照(如A),不该照的反而被照了(如B)	要装备一套患者精密定位系统,用模拟或数字化来达到
H	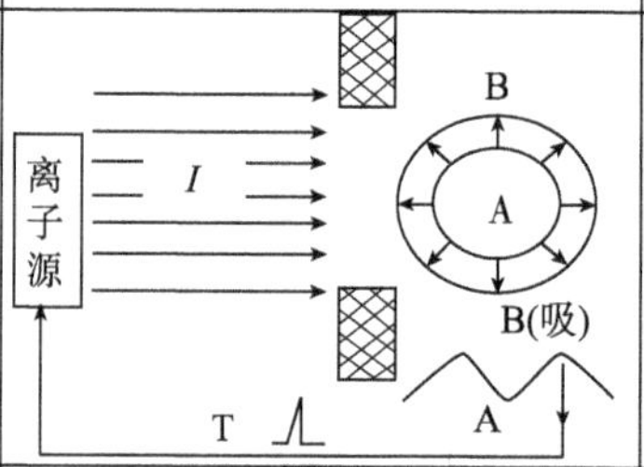 有些肿瘤肺癌,其大小随呼吸而变化,因此质子束照射与呼吸要同步	要装备一套呼吸门控制系统
I	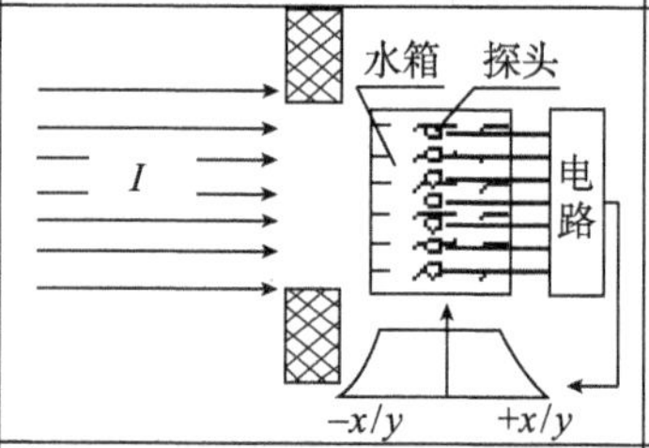 一定要确保质子剂量在纵向和横向均匀度不大于±(2.5%~4%)	要装备一套剂量测量与刻度系统
J	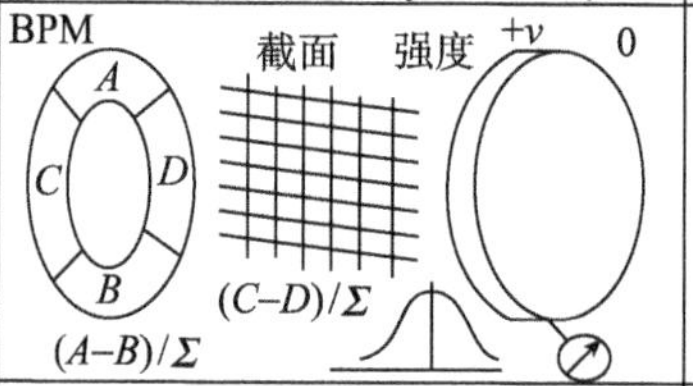 要测量监视质子流中心、强度与截面分布是否满足要求	要装备质子束流测量系统
K	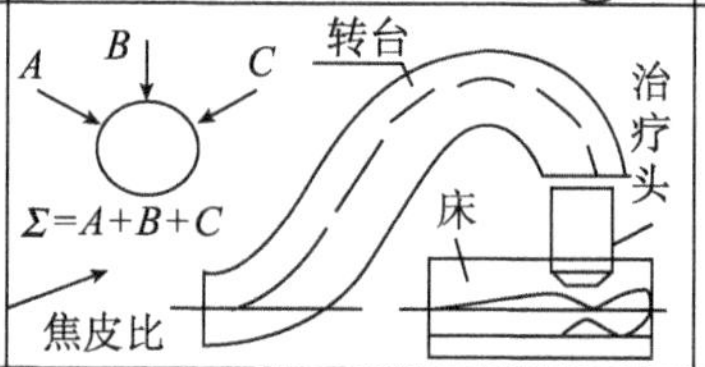 增加焦皮比,要不同角度照射才能获得良好治疗效果	质子治疗中心必须安装两个转台,每个转台约100t重
L	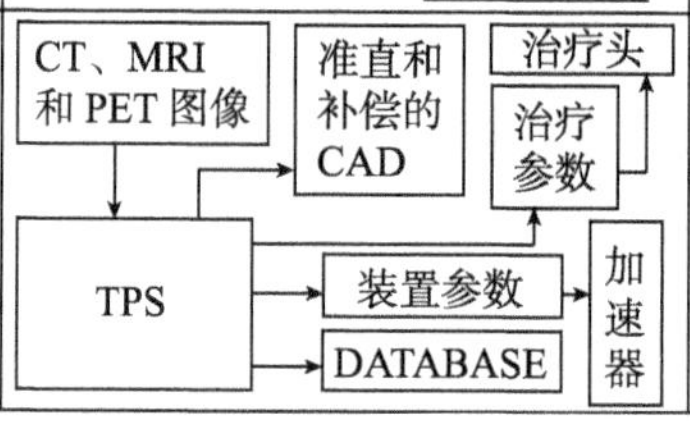 要根据CT/MRI/PET诊断信息,通过一个专用TPS应用软件来做出治疗计划	要装备一套质子TPS与相应数据库软件环境

图 5-1-1　质子治疗的基本工作原理

皮下正常组织相应受到很小的伤害. 因此, 在质子治疗中心都要装置一个能转动
±180°的旋转台, 这个转台内含许多磁铁, 总质量超过百吨, 又要求在旋转时等中
心的误差小于 1mm, 因此有一定难度, 是质子治疗系统中的一个关键装置. 图
5-1-1 中 L 表示质子治疗中所需的质子治疗计划系统(TPS), TPS 是一个专用于质子
治疗的应用软件, 医生根据患者的 CT/MRI/PET 断层扫描图像, 在 TPS 中重建一个
三维立体图像, 并清楚地分析肿瘤病灶、周围敏感器官与其他正常器官的三维空间
图像与位置. 根据肿瘤的类型与性质做出全部治疗计划与治疗方案. TPS 将患者治
疗所需的专用准直器与补偿器物理加工尺寸要求送往计算机辅助设计(CAD)应用
软件进行设计, 然后再通过计算机辅助加工制造应用软件(CAM)在机加工中心制
作, 将治疗时所需的治疗参数送到治疗头的有关装置中进行运行, 将治疗时所需
的加速器、能选系统、束流输运系统中所需的磁铁等运行参数送到相应装置进行
运行, 并将所有部件有参数包括图像、治疗参数、装置参数送到数据库进行保存入
档, 因此 TPS 也是质子治疗的一个关键系统.

上面我们从图 5-1-1 中 A~L 简要概括了质子治疗工作的基本原理, 质子治疗系
统与装置是根据此基本原理来实施的[16].

5.2 重离子治疗的原理

为了实现重离子治疗必须有一套与质子治疗系统与装置相类似, 但规模更大
的重离子治疗装置和系统. 重离子治疗的基本工作原理和质子治疗的基本工作原
理相类似, 但对有关分系统则有不同要求. 下面我们简要地对与质子治疗不同要
求部分的重离子治疗的基本设备工作原理和要求作如下叙述.

5.2.1 重离子束

重离子治疗需要一个重离子束, 要求重离子束治疗体内射程深度为 3.5~20cm
(或 30cm)的肿瘤, 对碳离子而言, 要求有一台最高能量为 340MeV/u(对应 20cm 射
程) 或 430MeV/u(对应 30cm 射程)的碳离子加速器. 亚洲人 90%的肿瘤患者的治疗
射程都小于 20cm, 而重离子加速器的价格和能量成正比, 为得到最佳性能价格比,
尽可能降低投资, 目前重离子治疗大多采用最大射程为 20cm 的治疗参数, 而不用质
子治疗的最大射程为 30cm 的治疗参数.

5.2.2 重离子同步加速器

重离子束固有的分裂效应, 不希望重离子束在进入人体治疗之前穿透过多的
物质(除去必要的散射器、能量调制器等部件), 不希望分裂效应形成的较轻重离子
产生过大的横向阴影和后沿下降. 因此, 原则上不提倡用固定能量引出的加速器

和用石墨降能的能量选择器来调节离子束能量, 也即尽量不用当前质子治疗专用的固定输出能量的回旋加速器(比利时 IBA 公司正在研制的超导碳离子回旋加速器的 400MeV 能量是固定的, 要用能量选择系统, 此说明不是绝对不允许用固定能量加速器). 所有已建和筹建的专用重离子治疗中心, 如已建成的日本 HIMAC 和兵库, 德国 Heidelberg, 瑞士 PSI-PROSCAN, 计划建造的意大利-Roma-TOP、LIBO、CNAO, 奥地利的 MeD-AUSTRON, 瑞典的 Karolinska 等重离子治疗中心都无例外地采用能量可调的同步加速器. 随着技术的进步, 同步加速器的周长也做得越来越小, 如日本的 HIMAC 同步加速器周长约为 130m (1994), 兵库同步加速器周长为 93.6m (2001), 德国 Heidelberg 的同步加速器周长为 64m (2007), 日本群马的同步加速器周长为 61m (2008), 据说日本还正在研制周长更小的新一代重离子同步加速器. 绝大多数的同步加速器基本上都采用由 ECR 型离子源和 RFQ 型直线和 Alvarez 型直线加速器所组成的注入器. 由于同步加速器可以调节束流能量, 所以不再需要能量选择器, 束流输运系统除去要求更高磁刚度的磁铁以外, 与质子治疗束流输运系统相类似[17].

5.2.3　束流扩展系统

为了将加速器引出的束流截面尺寸为几个毫米到厘米的束流能够辐照到整个肿瘤的横向尺寸, 必须将加速器引出的束流扩展成较大且均匀的束流来覆盖所有肿瘤的横向面积. 因此, 需要一个束流扩展系统. 目前重离子用的束流扩展系统主要有两种: 一种是日本重离子医学研究中心和日本兵库离子治疗中心使用的散射摆动治疗法, 它们用的由日本三菱制造的散射摆动治疗头原理, 束流先通过一个散射体形成一个半径较大的粗束, 再用两个摆动扫描磁铁进行扫描; 另一种是德国 GSI 研究所重离子研究中心使用的调强铅笔扫描法, 它用的是铅笔扫描治疗头的原理, 将加速器引出的细束直接通过两个 X 和 Y 方向的扫描磁铁进行扫描. 同样, 为了使离子束照射到肿瘤的整个纵向深度, 必须用一个能量调制器将离子束形成一个扩展布拉格峰. 目前重离子治疗用的能量调制方法主要有两种: 一种是日本重离子医学加速器中心和日本兵库离子治疗中心使用散射摆动的 "峰型过滤器" 能量调制方法, 又称 "搓板式过滤器" 能量调制方法; 另一种是德国 GSI 研究所使用的直接调节同步加速器引出能量的方法, 其将 80MeV/u 和 430MeV/u 之间的能量细分为 256 步, 从而在每层扫描时改变能量阶步达到能量调制.

5.2.4　重离子治疗时的患者精密定位和准直系统

与质子治疗相类似, 重离子治疗时的患者精确定位十分重要. 为达到精密定位, 在每一个治疗室中, 不论是旋转治疗头用的治疗床, 还是固定治疗头用的治疗椅, 都要配置一套患者精密定位和准直系统, 定位精度小于 0.5mm, 同样为了满足对肺、肝等肿瘤的动态治疗. 除去要用呼吸探头找出患者的呼吸随时间的变化规律, 也可以利用肿瘤形状大小变化和皮层上下位移的同步规律, 直接测量相应部分皮肤的上下位移变化值, 来实时反映肿瘤形状变化的规律.

5.2.5 重离子旋转治疗台

重离子旋转治疗台的基本结构比质子用的要复杂, 这是由于碳离子要比质子重得多, 要把碳离子偏转 100 多度, 则要求磁铁有一个很大的磁刚度 B_ρ, 而目前除超导外, 常规钢材的饱和磁场强度难以再变高, 因此只有加大曲率半径, 即将装置做成又大又重才行, 需要更大的占地和空间, 大大增加投资, 因此早期建的日本重离子医学加速器中心和日本兵库离子治疗中心都用三个, 分别是 0°(水平)、90°(垂直)和45°(倾斜)的固定治疗头来代替旋转治疗台的功能. 德国海德堡等重离子治疗中心建有一台重 600t 的碳离子旋转治疗台, 日本 HIMAC 重离子治疗中心建有一台重 300t 的碳离子旋转机架. 还有更多的实验室, 如美国 BNL 等, 正在设计新型的方案.

5.2.6 重离子治疗计划系统

重离子治疗同样要一个重离子治疗计划系统应用软件, 与质子治疗计划系统相比, 除去许多功能, 如重建三维立体图像、确定患者治疗用专用准直器与补偿器物理加工尺寸等相同外, 还要复杂得多, 这是由于质子治疗是基于物理剂量来进行治疗规划, 而重离子治疗是基于生物剂量来进行治疗规划, 两者的基点完全不同. 前者目前只将生物效应 RBE 作为一个定值来考虑, 而后者必须将生物效应 RBE 作为一个变量来考虑, 即 RBE 是癌位置、癌种类和生长周期等的函数. 虽然目前的重离子治疗还不能将所有变量都考虑进去, 但至少要作近似的考虑, 如日本三菱生产的 TPS 中有一个 RBE 变量表, 德国的 GSI 已考虑 RBE $= f(x, y, z)$ 的函数关系. 此外, 重离子治疗计划系统中还必须考虑分裂效应所带来的一切影响, 因此当前重离子治疗还处于发展阶段.

第6章 质子和重离子治疗的临床治疗参数

6.1 临床治疗参数

在描述治疗性能之前, 首先要明确指标的定义, 代表什么物理意义, 有哪些物理图像. 下面对于治疗中常用的性能参数定义予以说明.

1. 体内质子射程

体内质子射程指质子在人体内的行走距离. 射程随人体内器官密度与质子的能量不同而变化. 为规范化考虑, 在质子治疗中都以质子在水中等效厚度(water equivalent thickness)的射程表示. 例如, 70MeV 的质子在水中射程为 3.5cm, 规范化就用 $3.5g/cm^2$ 表示. 250MeV 的质子在水中的射程为 38cm, 规范化就用 $38g/cm^2$ 表示. 在质子治疗性能中, 对不同的照射野, 规定不同的束流射程, 如规定当照射野小于 22cm×22cm 时, 射程为 $3.5 \sim 32g/cm^2$; 当照射野大于 22cm × 22cm 时, 则射程只要大于 $22g/cm^2$.

2. 能量调制量程

能量调制量程是质子治疗装置能扩展布拉格峰的宽度与精度, 也即 SOBP 宽度的最大量程与最小步长. 一般给出两个不同指标, 即在全量程时的步长与在小于 $5g/cm^2$ 量程时的步长. 后者适用于治疗精确要求的头颈部肿瘤等, 要求调制步长更小.

3. 能量调节量程

能量调节量程是精确调节束流能量的范围. 肿瘤后部往往有不少敏感器官, 必须保护且不受到任何伤害, 所以调节后部的束流质子能量就显得十分重要.

4. 横向半阴

对肿瘤进行辐照治疗时, 理想的治疗应只在肿瘤本身病灶上辐照到所需的剂量值, 而在肿瘤的上下、左右、前后、边缘外的剂量要急速下降到零, 使肿瘤外的正常细胞不受到任何损害. 但在实际中: ① 在治疗头入口处的束流发射度不是零, 而有一定的偏角; ② 束流在通过空气、降能器、准直器等各种介质时都要产生库仑散射而使束流发射度增加, 束流偏角要变大; ③ 在患者体内不可避免地会产生多次散射. 由于这三个主要原因, 剂量在边缘不会急速下降而有一个过渡, 我们把边缘的剂量, 在不考虑患者体内多次散射因素情况下, 横向边缘剂量由 80%下降到 20%的距离, 定义为半阴, 从治疗角度看, 无疑半阴越小越好.

5. 边缘剂量下降

在肿瘤治疗时, 肿瘤后部边缘希望清晰, 即理想的纵向剂量分布在肿瘤后部边缘急速下降为零, 从而保护后部的敏感器官不受损伤, 在实际中, 即使是一束完全相同能量的质子, 其停止射程也有一个标准的高斯偏差分布, 不会是一个单值, 其分布半宽度一般是质子射程的 1.1%, 即对 100MeV 的质子束其半宽度为 1mm, 对 150MeV 的质子束其半宽度为 2mm. 加速器引出的质子都不是单一能量, 而有能谱分布, 带有一定能量宽度, 即还会有少量能量较高的质子射入人体. 此两个原因使后部边缘处剂量不会急速下降, 而存在一个过渡. 我们定义后部剂量由 80%下降到 20%的距离, 称为后边缘剂量下降值, 在治疗时希望此值越小越好.

6. 照射野

照射野表示质子治疗时所能有效照射的横向尺寸, 也即在此横向尺寸内可以得到要求的剂量均匀度. 从原则上来说, 用被动式束流配送系统, 即用二次散射法来得到束流扩展的照射野, 难以得到很大的面积, 如要大于 30cm × 30cm 以上的照射野就很困难. 而用主动式束流配送方法, 即用电磁扫描法来得到束流扩展的照射野原则上可以做得较大, 但目前国外水平也难以做到 40cm × 40cm 以上.

照射野与治疗的癌症类型有关, 如治疗眼黑色素瘤的水平固定束, 要求的照射野为 5cm 就足够了, 而对治疗体内脏肿瘤, 往往肿瘤尺寸很大, 治疗照射野也要大.

7. 剂量均匀度

对肿瘤进行照射时, 若不考虑质子布拉格峰与入口处的不同剂量的生物效应, 则要求整个肿瘤病灶体积内应受到均匀的剂量. 为此, 我们规定不论在横向或纵向要求的剂量均匀值均在±(2.5%~4%), 其物理意义是剂量最大值与最小值的波动不要超过要求的均匀度.

8. 平均剂量率

治疗时对剂量的要求, 一般对不同照射面积, 允许有不同的照射剂量率, 一般为 1~10Gy/min.

9. 有效 SAD 值

在特定 SOBP 值时, 患者皮肤表面所受到的最大剂量值, 随着源与(旋转机架传动)轴的有效距离(source to axis distance, SAD)减少而增加. 为了防止患者皮肤不受过度伤害, 在描述质子治疗性能中, 有一个对 SAD 最小值的规定值.

10. 束流的时间结构

若加速器的输出为脉冲, 当瞬时脉冲剂量过高时, 引起的饱和现象会使剂量计测不准. 因此, 一般规范要求作为扫描用的脉冲质子, 占空比 50%左右, 此外若在一个微质子脉冲中的质子数小于 1×10^6, 则其重复频率须大于 400C/s. 上述要求对同步加速器时要考虑, 对回旋加速器其质子流强度值不变就不存在时间结构上的问题.

6.2 美国能源部在 1993 年发表的质子医用装置的临床治疗参数

1993 年 3 月由美国能源部国家卫生研究所组织加利福尼亚大学 Berkeley Davis 治癌中心、圣弗朗西斯科医学院等单位写了一份 *Performance Specifications for Proton Medical Facility* 报告, 此报告在当时是比较权威的著作, 至今仍为各界所参考, 其规定的治疗性能摘录如表 6-2-1 所示.

表 6-2-1 质子医用装置的临床治疗参数

装置	参数
患者体内射程	当照射野<22cm×22cm 时, 从 3.5g/cm^2 到 32g/cm^2; 当照射野>22cm×22cm 时, 大于 22g/cm^2
横向阴影	除体内多次散射外, 边缘从 80%到 20%, 要小于 2mm
后沿剂量下降	在射程蔓延(range straggly), 后沿从 80%到 20%以外不大于 0.1g/cm^2
剂量均匀度	在照射野横向截面内的最大与最小剂量之差不大于±2.5%.
照射野	对转台要大于 26cm×26cm, 对固定治疗台大于 40cm×40cm
量程调制	全量程深度, 步距为 0.5g/cm^2, 当小于 5g/cm^2, 步距 0.2g/cm^2
量程调节	调节步距为 0.1g/cm^2
平均剂量率	当场为 25cm×25cm^2, 在 32g/cm^2 深度, 1~2Gy/min 当场为 5cm×5cm^2, 在 3g/cm^2 深度, 10Gy/min.

第7章 质子和重离子治疗在放射治疗中的定位

7.1 评估治疗效果的判断标准

在放射肿瘤学中一般用下述三项评估标准.

(1) 表征治疗效果的参数. 例如, 反应率、2~5 年的局部控制率、2~5 年的生存率.

(2) 表征实现最小正常组织损伤概率. 例如, 早效应、边效应、后效应的若干判断准则. 如敏锐的辐照损害取分准则(radiation morbidity scoring criteria, RTOG), 在三个月内, 按皮肤损害严重度分为六级 (0~5); 后期辐照发病取分准则 (late radiation morbidity scoring criteria, RTOG/EORTC), 在三个月以后视发病严重度分为六级 (0~5), 包括今后若干年后复发和肿瘤二次感应的后效应.

(3) 影响治疗后的生活质量的判别准则.

提高治疗后生活质量是近几年来国外十分强调的重要治疗指标, 在治疗癌症时, 因肿瘤周边的正常器官受到过多的剂量, 丧失或降低某种正常功能. 例如, 在治疗眼黑色素癌时, 是否会丧失或降低视力; 在治疗鼻窦癌时, 是否因伤害某些内分泌功能而感到难受. 过去医学界主要强调局部控制率和生存率. 但近年来, 随着医学的进步和人民生活质量的提高, 已使人类的生活标准从"好死不如赖活着"变成"健康地活着". 在当前先进国家医疗界, 在强调生存率的同时, 更强调治疗后生活质量, 而粒子治疗可使患者具有最好的疗后生活质量.

7.2 评估和比较不同粒子治疗优缺点的判断标准

在放射肿瘤学中一般(非正式的)用下述七项来评估不同粒子治疗的优缺点.

(1) 放射线和粒子的固有物理性能是否有一个适当的 LET, 有一个优良的剂量分布, 使肿瘤处剂量尽可能大, 而肿瘤周围的正常组织, 尤其敏感器官处的剂量尽可能少.

(2) 放射线和粒子的固有生物效应, 即有较大的 RBE 和较小的 OER.

(3) 放射线和粒子是否具有直接杀死癌细胞的断开 DNA 双链的功能, 即 DSB 功能. 从而能有效治疗抗阻型和乏氧型肿瘤.

(4) 放射线和粒子的微观剂量均匀度和宏观剂量均匀度是否一致, 是否存在因微观剂量不均匀度引起癌细胞未死的冷点.

(5) 能否使用先进的治疗设备和方法, 在用同一种放射线和粒子情况下, 能尽可能增大肿瘤处的剂量, 尽可能降低正常细胞处的剂量.

(6) 在治疗时每个疗程平均要照射多少次, 总共需多少时间.

(7) 在实现这种粒子放疗而所需的装置(包括设备和建筑)的总投资额、建造工期, 治疗一个患者的平均成本.

7.3 质子和重离子、X 射线、电子在放射治疗中的比较

我们将不同粒子治疗的有关性能参数进行对比[18]. 表 7-3-1 是不同粒子治疗的有关性能参数.

表 7-3-1 不同粒子治疗的有关性能参数

粒子类	疗法	剂量分布	生物效应	SSB/DSB	抗阻型	次数	装置价	治疗价
X 射线	常规	差	一般	SSB	疗效差	多	廉	廉
电子	常规	差	一般	SSB	疗效差	多	廉	廉
X 射线	调强	稍好	一般	SSB	疗效差	多	稍高	稍高
电子	调强	稍好	一般	SSB	疗效差	多	稍高	稍高
中子	常规	差	好	—	—	—	廉	中
质子	常规	好	一般	SSB	疗效差	多	5000 万美元	15 万~20 万元[2]
质子	调强	更好	一般	SSB	疗效差	多	5000 万美元	高
重离子	常规	好	好	DSB	有效	少	贵 2~3 倍[1]	高
重离子	调强	最好	好	DSB	有效	少	贵 2~3 倍	最高

注: 次数指每个疗程的平均照射次数, 治疗价指每疗程的平均价格.
① 与质子相比. ② 2006 年万杰的治疗价.

根据上述两个判断标准分析质子和重离子治疗的物理和生物性能, 可得出下述几点结果.

(1) 质子和重离子治疗的剂量分布大大优于 X 射线和电子的剂量分布. 适合于治疗那些接近敏感器官、属不可手术的肿瘤, 或在用 X 射线和电子治疗时难以达到局部控制 (目前有 30%的用 X 射线和电子治疗的肿瘤难以达到局部控制)的肿瘤.现已积累了大量的质子治疗临床经验, 已证实质子治疗不但能提高局部控制率和生存率, 还能避免产生过大的副作用而严重影响生活质量, 从而用质子治疗能大大提高疗后生活质量.

(2) 质子的生物效应与 X 射线和电子的生物效应基本相同, 只具有断开癌细胞 DNA 的单链的 SBB 功能, 不能有效治疗抗阻型和乏氧型肿瘤. 而重离子既具有

非常好的剂量分布, 又有很好的生物(物理)效应. 重离子具有直接杀死癌细胞的 DSB 功能, 能有效地治疗其他射线包括质子也难以治疗的抗阻型、乏氧型、内嵌型、尖畸型肿瘤.

(3) 质子在物理性能上, 重离子在物理和生物性能上确有比 X 射线和电子明显的优点, 具有补充 X 射线和电子治疗不足的作用. 但不论质子治疗, 还是重离子治疗又有各自的缺点(在 7.4 节中再述), 因此质子和重离子仅是放射治疗中的一种先进的治疗粒子, 不是最理想的治疗粒子.

(4) 从医学和经济综合观点来看, 各种粒子射线和治疗方法各有特定的最佳治疗范围. 质子和重离子治疗也有它特定的治疗范围. 质子和重离子治疗不能代替, 更不能取代其他的粒子射线, 都不能成为"包打天下"的唯一治疗方法.

7.4 质子和碳离子在放射治疗中的比较

21 世纪初质子治疗进入空前发展之际, 放射治疗界出现两件大事: 一是调强法的普及; 二是碳离子治疗进入临床使用. 这两件具有竞争力的新方法给质子治疗一个冲击、一个挑战. 也很自然地促使医务界和肿瘤患者希望对这三种方法作详细的比较.

人们在理论上早认识到重离子的剂量分布和生物效应都比质子治疗要好, 但长期以来, 除 20 世纪 80 年代美国 LBL 早期用氩离子和氖离子治疗的失败给人们留下阴影外, 几十年来美国医学界只用质子治疗, 不再对重离子治疗进行研究, 其他国家也拿不出过硬的临床治疗实例. 因此, 在 2000 年以前的放疗中, 重离子治疗或者被遗忘, 或者认为还未成气候, 没有对质子治疗发展构成任何威胁. 2002 年日本重离子医学加速器中心和德国 GSI 研究所系统地总结了重离子临床治疗实践, 证实重离子既具有非常好的剂量分布, 又具有很好的生物(物理)效应, 从而引起放射肿瘤界的极大兴趣, 促使人们重新考虑今后的发展战略, 考虑要质子治疗还是要重离子治疗. 对这个问题至今并没有统一看法, 至今不论国内外, 业内外各有各的看法、权重和观念, 无法取得一致. 下面只归纳总结两者的物理和生物性能优缺点, 留由读者自己去作定论.

7.4.1 物理特性和生物特性

质子和碳离子都具有布拉格峰物理特性, 一般原子系数越大, 其布拉格峰宽度就越狭窄, 后沿下降越快, 剂量分布越好, LET 也越大, 散射越小, 因此从原理上, 碳离子的后沿和横向阴影都稍好于质子, 实际上两者相类似.

质子的 RBE 基本上与 X 射线和电子射线的 RBE 相同, RBE 为 1.1~1.2, 只具有间接杀死肿瘤细胞(切断 DNA 单键)的功能, 难以对抗阻型、乏氧型肿瘤进行有效治疗. 碳离子的 RBE 为 2~3, 具有直接杀死肿瘤细胞(切断 DNA 双键)的功能, 还有一个较小的氧增比(OER). 两者相比以碳离子为佳.

7.4.2　碳离子的特有优缺点

与 X 射线、电子和质子相比较, 碳离子的物理特性还具有下述优点: 后沿下降和横向散射都较小, 肿瘤前部也受到较少剂量, LET 和单元能量沉积密度比质子高, 具有双链破坏功能, 能直接杀死癌细胞, 碳离子核分裂将 ^{12}C 变成 ^{11}C 或 ^{10}C, ^{11}C 或 ^{10}C 放射性同位素在衰变时, 都能发出正电子, 利用正电子断层扫描器(PET)就能直接探测碳离子的行程轨迹和治疗终点位置, 使实时诊断和精确治疗成为可能. 但此核分裂现象也有缺点, 即由此产生的较轻二次粒子有较长的射程, 在布拉格峰后形成一个小尾巴, 往往对峰值后面的正常(或敏感) 细胞带来小伤害, 也会增加一点横向散射和阴影, 给治疗带来不利, 在制定 TPS 时先要考虑此尾巴因素[19].

对资金回收和经济效益来说, 治疗次数是一个十分重要的数据. 各中心治疗次数不同, 没有统一标准, 同时也随时间而逐步减少. 现仅举质子治疗的实例说明, 日本 NCC 2003 年的实际治疗数据:肝癌 20~40 次, 肺癌 40 次, 头颈部26~30 次, 前列腺 13 次, 眼黑色素癌4次. 美国 NPTC 在开业初期时的实际治疗数据: 肝癌 15 次, 肺癌 27~38 次, 头颈部25~35 次, 前列腺 19次, 眼黑色素癌4~5 次. 不同癌症定位的平均治疗次数:综合治疗的平均治疗 23.3 次, 以前列腺为主的平均治疗 14.6 次(最近和美国某中心讨论, 他们前列腺要二十多次, 可见差距很大), 以肝癌、肺癌、头颈部为主的平均治疗 26.4 次(上面是早期数据, 近年来减少许多, 仅供参考).

碳离子的治疗次数, 由于处在临床实验阶段, 近年来的报道说明次数有越来越少的趋向, 如 2003 年的日本 HIMAC 报道, 肝癌只用 1~2 次, 肺癌 2~4 次, 要比质子少得多. 但这些都是实验性数据, 正规临床治疗时要多不少. 在 2008 年日本群马中心的报告中, 仍以碳离子治疗平均 15 次来计划. 但相对而言, 碳离子治疗平均次数要小于质子治疗平均次数.

7.4.3　碳离子治疗存在的问题

从生物辐射学研究中得出, 凡癌细胞越小, 照射用的离子越重越大, 肿瘤经辐照后, 总有一些未能辐照死的癌细胞, 此类位置称为冷点, 通常称微观不均匀度. 这种冷点会在今后带来复发的可能, 称为后效应. 碳离子治疗时会有冷点, 这些冷点产生的后效应至今不同医生有不同说法和评估, 日本 HIMAC 专家认为不严重, 不少专家认为严重, 提出要用 C 和 P 复合治疗(日本兵库) 和用 X 和 C 复合治疗方法 (德国 GSI、瑞典 Karolinska)来克服后效应. 总之对后效应还没有统一的结论.

此外, 全世界至今质子治疗了总共约 8 万名患者, 积累了比较丰富的临床实践经验, 美国已将质子治疗纳入社会保险, 日本厚生省也批准质子治疗进入正式收费医疗项目. 碳离子治疗至今也仅 7000 名患者, 并且都作为临床实验来进行. 因此相对不如质子治疗成熟.

瑞士保罗谢勒研究所(PSI)长期与欧洲 ACCEL 公司合作, 曾制造出世界唯一的一台质子调强的点扫描治疗头. 在 2002 年左右, 他们分析当时国际上粒子治疗和设备水平后, 认为目前的碳离子存在下述缺点: ① RBE 值随穿透深度变化很大, 绝对值也大, 目前研究不够深, 一旦处理不当, 风险大; ② 适应病例少; ③ 微观剂量均匀度差, 存在冷点所带来的后效应; ④ 临床病例实际经验少; ⑤ 经济上目前还不合算. 相比之下, 质子治疗更成熟稳妥. 因此, 决定在新建 RPTC 中, 仍采用质子治疗.

7.4.4　资金回收和经济效益

治疗价对资金回收和经济效益来说也是一个十分重要的数据. 治疗价是指一个疗程价或每次治疗价, 而每个疗程要包括若干个治疗次数. 目前日本厚生省批准价是疗程价, 不管疗程有多少治疗次数, 都算一个疗程价, 对质子治疗的疗程价是 288 万日元, 对碳离子治疗的疗程价是 320 万日元, 其中不包含诊断费、用药和住院费. 美国医疗保险规定质子治疗是每次近千美元, 而一个疗程需治疗次数多, 疗程价就贵了.

7.5　质子和重离子治疗发展的原因和局限性

进入 21 世纪, 国际肿瘤医学界呈现下列特点和形势: ① 肿瘤患者快速增加, 如日本在第二次世界大战后 50 年中, 肺癌患者增加了近 50 倍; ② 癌症在发达国家已成为人类死亡第一杀手; ③ X 射线和电子放疗(调强还未普及) 因剂量分布不好而使肿瘤得不到足够的剂量而有30% 失去局部控制, 大量死亡; ④ 美日政府大力支持向 "癌症开战" 的活动, 用大量资金支持放疗事业; ⑤ 重离子治疗还处于研制阶段, 离临床应用还有不少距离, 未成气候; ⑥ 1996 年美国 Loma Linda 大学质子治疗中心达到年治疗千人水平, 若假定平均每个患者收 3 万美金, 年收入 3000 万美金, 收回投资成为现实.

在这种形势下, 质子治疗具有比 X 射线和电子放疗好得多的剂量分布, 治疗条件已经成熟(包括精确诊断、计算机技术), 在 2000 年前全球已积累了三万多个成功治疗病例, 特别在眼黑色素癌、前列腺癌等方面得到优良、无副作用、完善生活质量的治疗效果, 加上重离子治疗和调强治疗还未形成竞争力, 这种形势促使在 2000 年后国际上掀起一股"质子治疗热".

回顾历史, 重离子治疗给人们三次冲击: 第一次是由于 1992 年美国加利福尼亚州伯克利实验室的重离子治疗研究工作的经费中断, 无疑是负作用, 此后无音信; 第二次是日本 HIMAC 在 2002 年的碳重离子治疗报告, 报道了 2~4 次治疗就可治愈肝癌的事件轰动全球放疗界, 在日本、欧洲、中国掀起一股"碳重离子治疗热"; 第三次是日本 HIMAC 在 2006 年已治疗了 3200 名患者. 碳离子治疗报告和德国 HIT 的建成, 意味着人们能冷静地分析和正确处理质子和重离子治疗了.

上面我们是从学术和治疗的角度来比较分析常规放疗、质子和重离子治疗. 但近十年来的经验说明决定今后质子和重离子治疗发展的关键是投资和经济因素. 在今后的质子和重离子治疗的决策中, 投资额、利润、资金回收期的因素很可能大大超过学术因素. 而我们目前所讨论的一切学术命题仅仅起到一个敲边鼓的作用, 有一定的局限性.

第8章 国际上对质子和重离子治疗的不同看法

10 年前国外急速发展的 X 射线调强治疗, 其肿瘤剂量分布已能与临床使用的散射质子治疗的剂量分布相媲美, 从而引起国际上有些放疗专家提出"质子治疗是否还有前途的疑问"[20]. 后来 E. Pedroni 在瑞士 PSI 用当时世界上唯一的一台质子点扫描法对鼻咽癌用四个视野的质子调强治疗来证实质子调强的剂量分布还是优于九个视野的 X 射线调强治疗的剂量分布. E.Pedroni 在 2000 年为此专门在 *Europhysics News* 发表了 "Will We Need Proton Therapy in the Future" 一篇文章, 肯定了在用同样调强治疗方法时, 质子治疗还有其优越性[21, 22]. 调强治疗的普及推广, 一方面促进了发展用于质子调强治疗的铅笔扫描治疗方法, 继续保持质子治疗的优点, 另一方面也确实使"质子治疗热"有所降温.

2000 年以前, 重离子治疗或者被遗忘, 或者认为重离子治疗还未成气候, 没有对质子治疗的发展构成任何威胁. 2002 年日本重离子医学加速器中心(HIMAC)和德国重离子物理研究所(GSI)的临床治疗实践证实重离子既具有非常好的剂量分布, 又有很好的生物(物理)效应. 这使人们重新考虑今后的发展战略.

半个多世纪以来, 国际肿瘤医学界对常规的 X 射线和电子放射治疗早已取得一致的共识, 都认为 X 射线放疗是治疗肿瘤的一种有效措施. 在医学界没有人对此有异议, 或持怀疑反对态度. 但自 2000 年质子治疗开始推广以后, 以及随后的 X 射线调强治疗和碳离子治疗问世, 国际肿瘤医学界对粒子和常规放疗始终存在不同看法, 未能取得一致意见[23, 24]. 这些不同看法形成如 2003 年 X 射线调强大力发展之际的对立紧张气氛, PSI 的点扫描质子调强的临床实验挽回了质子治疗的声誉. 质子治疗又继续发展, 但争论并未停止, 有时还很尖锐. 近几年来美国的质子治疗有很大发展, 主要治疗对象是前列腺癌, 其治疗价格高于 X 射线调强治疗, 但因美国社会医疗保险同意报销质子治疗, 使患者不在意价格. 一批从事 X 射线调强治疗前列腺的医生对此提出疑问, 他们认为 X 射线调强治疗前列腺可以取得同样的治疗效果, 质子治疗没有比 X 射线调强治疗有明显的优越性, 不应放弃价廉的 X 射线调强治疗, 而选取价贵的质子治疗. 近年来在美国这方面的辩论有很多, 相关文章有上百篇, 已从"纸上谈兵"走向"法律行动". 此争论不管走向何方, 都会影响国际和中国放疗事业的发展. 现将当前(2009 年)的争论意见整理分述于下.

8.1　欧、美、日、中放疗界对质子和重离子治疗的看法

1. 欧洲的看法

欧洲有三派, 第一派以德国 GSI 为首, 大力赞美重离子治疗; 第二派以瑞士 PSI 为首, 明确表示质子治疗已成熟, 重离子治疗由于还存在许多治疗疑点, 至今治疗患者的病例和人数也很少, 安全性比质子治疗差, 推广治疗还不成熟, 不宜推广; 第三派认为质子和碳离子各有特点, 都要, 还不够, 还要铍、氦等. 第三者的思想在欧洲的许多重离子治疗方案中都有反映.

2. 美国的看法

美国既是质子治疗的前驱者, 也是重离子治疗的先驱者, 当前用的点扫描、调强等都是在美国创造的. 它最有资格, 最有权威做判断. 奇怪的是美国当前专门发展质子治疗, 目前已建和正建十几个质子治疗中心, 但既不见有建造重离子治疗中心的报道, 也不多见其评述重离子治疗的文章.

3. 日本的看法

日本主流派也大力赞美重离子, 认为冷点后效应等根本没事, 大部分情况下可代替质子, 因此重离子治疗发展最快, 最新建的群马中心的同步加速器只有碳离子, 不像欧洲的重离子治疗中心都兼有质子. 但也有不少在野派人士持不同看法.

4. 中国的医学界看法

在万杰建成前, 中国既无质子治疗, 也无重离子治疗. 2003 年日本 HIMAC 报道重离子治疗之前, 中国放射医学界是质子治疗热. 当 HIMAC 的报告报道后, 其对肺癌、肝癌二次治愈的报道征服了中国的不少医界人士, 大部分质子治疗热又转变成重离子治疗热. 上海医学界愿用远高于 3 倍的价格, 接受从未作过加速器的西门子重离子治疗装置, 可见非同一般.

8.2　美国官方对粒子和常规放疗的意见

现介绍最有代表的美国官方的正式意见. 美国医师协会(American College of Physicians) 为了全国性地调查对粒子治疗的看法, 由美国卫生和人类服务部(U.S. Department of Health and Human Services) 基金资助, 美国医疗政策及研究机构 (Agency for Healthcare Research and Quality, AHRQ)委托塔夫茨医学中心循证实践中

心(Tufts Medical Center Evidence-Based Practice Center) 在全美调查对粒子治疗的意见, 并于 2009 年 9 月 15 日, 在内部医学年报(*Annals of Internal Medicine*) 上公布了带电粒子的癌症治疗系统回顾总结(Systematic Review: Charged-Particle Radiation Therapy for Cancer) 的调查报告[25-27]. 鉴于此报告的权威性, 故摘要如下。

8.2.1 报告背景

(1) 2008 年美国新癌症患者 1.4×10^6 人, 因此美国今后如何发展治疗癌症装置有重大意义. 但至今美国国内对粒子治疗、常规治疗和调强治疗三者意见没有共识, 故作此专题调查. 希望对至今已进行的粒子治疗(定义是质子、氦和更重的离子)的治疗效果和其他治疗方法 [光子调强 (photon intensity-modulated radiation therapy)、立体定位放射手术(stereotactic radiosurgery)、立体定向放射治疗体(stereotactic body radiation therapy)、浅部治疗(brachytherapy) 和手术 (期) 中放射治疗 (intraoperative radiation therapy)] 进行系统的总结, 期望取得科学的、全面的、客观的一致看法.

(2) 选用美国国立医学图书馆(The National Library of Medicine, NLM)的国际性综合生物医学信息书目数据库, 这是当前国际上最权威的生物医学文献数据库 MEDLINE, 用"质子"、"带电粒子"、"氦离子"、"癌症名"寻找得到 2008 年 7 月为止的所有文献, 并去除仅有治疗计划、剂量学而没有治疗结果或治疗副作用的文章.

(3) 专题调查全面地考虑一切与治疗效果有关的数据, 如研究性质(设计、合理准则、跟踪周期)、患者特性(癌名、年龄、性别、并发症)、治疗特性(粒子种类、总生物有效剂量、次数、放疗时间、预治疗和同期治疗)、治疗效果 (总生存率、规定原因的生存率、局部和远处肿瘤控制、副作用)、不同的意见等.

(4) 只考虑下列的治疗副作用: 第三级严重和没有期望的副作用, 包括住院患者住院治疗延长的一切副作用, 持久稳固的残疾或先天异常的人或物; 第四级危险的副作用; 第五级涉及死亡的副作用; 此外, 还要包括在照射三月以后的后效应.

(5) 记录文章作者对特定放疗中发生的副作用的解释. 要用随机的、有控制的试验结果提供最有力的论证, 用非随机的比较研究提供其次有力的论证, 用单独的研究提供最弱的论证.

(6) 要将有用的结果进行分类, 诸如, 总生存率、癌特定生存率和所有其他有效的结果(例如, 疗后生活质量、总生存率代用品、疾病自由生存率(disease-free survival)或局部控制率等).

8.2.2 结论

(1) 适形放疗要比常规外部光子放疗有更好的剂量分布. 适形放疗有安全的剂量提升和很少的照射感应复杂现象(因正常组织损害很小), 因此有较好的肿瘤控制率. 特别适用于近敏感器官处的不可手术肿瘤, 诸如, 脑干、头盖神经和脊椎处的癌症.

(2) 光子和电子将大部分能量沉淀在肿瘤前的正常组织, 在肿瘤处的剂量反而少, 在肿瘤后的正常组织还有剂量. 质子、氦离子和碳离子比光子有更优越的深度剂量分布, 因此质子和碳离子比光子更先进、更优越.

(3) 带电粒子用更好的生物效应来有效地损伤细胞的 DNA, 此外, 高 LET 的带电粒子能有效治疗肿瘤中的低氧细胞, 而一般低 LET 的质子和电子是抗阻的.

(4) 带电粒子治疗允许更准确地传递等效生物剂量, 比常规光子治疗有更少的照射感应发病率. 一般而言儿童对照射的副作用更敏感、更易感染二次癌症, 所以带电粒子治疗对儿科肿瘤尤为适用.

(5) 不少治疗中心的治疗规范指出, 一切放疗, 尤其成年人放疗, 准确的剂量传递是有益的. 虽然这点还有待进一步论证, 但已有不少专家建议在需用放疗进行治疗的患者中有 15% 左右有必要用质子治疗.

(6) 大量反对广泛使用带电粒子治疗的理由: 一是价贵; 二是对价贵有效性论证不足. 不少私人医院和有些团体医院宣称要建造价格低廉的一个单室单机的 2000 万美元的小型装置.

(7) 在美国调强放疗已相当普及, 估计 5 年内多于 70% 的放疗肿瘤师都用调强放疗. 调强放疗时, 较高一些的积分剂量和较大的增加照射容积会增加正常组织中的二次癌症危险和复杂感应, 即使如此, 人们仍将调强放疗作为一种治疗的要点标准.

(8) 立体定位放射手术用多光子源聚在同一面积, 传递单次高剂量治疗中央神经系统的固定肿瘤, 随着影像和定位技术的进步, 目前已可用立体定位放射手术治疗中央神经系统外的肿瘤. 浅部治疗可用来治疗不同地点的肿瘤, 由于放射源直接植入肿瘤, 可能比适形治疗还好, 因此是男性前列腺和某类肿瘤的标准可选方法. 有些研究认为浅部治疗比外部放疗更价廉、实用. 手术(期)中放射治疗需要在手术室备一个外放射源, 还要屏蔽, 所以利用率很有限.

(9) 目前从理论角度已充分说明带电粒子放疗是优于常规放疗的, 一些肿瘤, 如眼黑色素癌, 质子治疗无疑是首选的. 但对于一般的肿瘤治疗, 目前从临床试验角度, 还缺少像理论那样充分的论证. 这也是有些人怀疑质子治疗的根本原因.

(10) 过去的系统回顾和总结都普遍指出: 对带电粒子放疗优于常规光子放疗的专门比较论证报告实在太少, 研究人员经常对同一种带电粒子作高低剂量比较, 极少对某种类型的放疗模式和其他放疗模式作比较, 随机论证更少, 非随机比较研究也难以说明带电粒子的生存率优于常规放疗, 这些都是不足之处. 此外, 特别是缺乏对带电粒子和其他治疗方法的安全和有效性的比较论证. 看来争论的中心课题是要全面认可和推广带电粒子治疗, 只有以临床经验为主做出全面的带电粒子和其他治疗方法的安全和有效性的比较论证后, 才能结束争论.

8.3 国际肿瘤医学界对质子和重离子治疗的意见

当前国际上对带电粒子和常规光子治疗的辩论中, 由美国 Lawrence Berkeley、瑞士 PSI、德国 GSI、日本千叶(Chiba) 的肿瘤放疗专家联合写的 "在医学中重带电粒子的当前状态和今后方向" (*The Current Status and Future Directions of Heavy Charged Particle Therapy in Medicine*)最有代表性, 2009 年 11 月 6 日发表在 *AIP Conf. Proc.*上[28], 现摘录主要观点如下.

(1) 三维适形治疗现已被放射肿瘤界承认和接受, 与此同时, 质子和较重离子治疗已发展成为治疗前沿.

(2) 低 LET 质子和氦核的高剂量治疗显示其有益于局部治疗多种癌症. 通过 30 年来五六万名患者的治疗, 已证明质子治疗适用于治疗绝大多数的固定肿瘤, 并已被放射肿瘤界普遍接受.

(3) 即使对最有力的低 LET 照射, 也有 15%~20%的肿瘤类型具有抗阻性, 对这类抗阻性肿瘤, 用高 LET 和高 RBE 的重离子, 如碳离子治疗可有很好的效果. 碳离子治疗是三维剂量分布和增高的 RBE 两者完美的结合.

(4) 当前在粒子治疗中有几股平行的发展潮流, 质子似乎继续呈指数状发展, 正在设计更紧凑的系统以适用于更多的患者. "质子" 已成为具有有限资金的癌症中心的 "可选用的重离子". 有多数学术研究将重离子治疗推向更高处, 试图开发出粒子治疗的一切机会, 并研究对特定肿瘤的理想治疗粒子. 咱

(5) 离子治疗的前途, 最好是用质子和重离子的准确适形剂量分布和优越的传递方法, 通过临床试验来实现, 并且同时与其他粒子对不同癌症的治疗有效性进行直接的随机试验比较来发展.

(6) 最佳的放疗应含有下列因素: ① 有一个能将 CT、MRI 和 PET 三种图像综合描述肿瘤靶的方法; ② 有一个可靠的 RBE 模型算法; ③ 能对一个运动的带有补偿器的肿瘤进行束流扫描; ④ 在患者体内和邻近处的在线束流控制; ⑤ 对剂量分割参数有一个较好的理解.

(7) 在医学中, 粒子治疗的当前状态和今后预测方向将是一个复杂命题, 预期这将是包含放射生物学、加速器物理和放射肿瘤学三者紧密合作的结果.

(8) 我们企图把过去在粒子治疗中的成就和当前这方面的战略认识结合起来, 并形成一个平衡的、对粒子治疗有一致意见的报告. 这对有关专家和新参加本专业的人员都是有益的.

8.4　对质子和重离子治疗持怀疑反对态度的意见

2009 年 Bjorn Hofmann 在 *J. Med. Ethics* 上发表了一篇 "在质子治疗新技术辩论中的伪命题"(*Fallacies in the Arguments for New Technology : the Case of Proton Therapy*)[29]. 该文充分反映出当前对质子和重离子治疗持怀疑反对态度的意见, 现摘要如下.

1. 质子治疗是提升治疗剂量的希望

正方——质子治疗比常规放疗有更好的剂量分布, 肿瘤可以用更高一些剂量来治疗, 正常组织损害少, 副作用小, 不需进一步研究, 质子治疗是提升治疗剂量的希望, 应立即推广.

反方——仅有上述理性看法是不够的, 至今还没有质子治疗和常规治疗比较的随机临床试验报告. 目前对质子治疗有不同看法, 而上述理性优点又没有通过随机控制实验(RCT)科学地加以实验证实.

随机控制实验——这是一种在医学上通常用测试有效性的科学实验方法. 在实验中要在主题内随机安置不同的扰动因素, 当实验数足够时, 就能评价这些扰动(混淆)是否影响主题的成立.

2. 不需要对新技术的有效性进行论证

正方——大家都承认质子治疗优于 X 射线治疗. 从伦理学角度, 已不需要再用 RCT 对两者进行比较.

反方——由于在有用性、有效性和效率上存在足够的差异, 因此若仅从质子比光子 "效果更好" 这点, 做出从伦理上不需对质子治疗的效果进行论证的结论是一个伪结论. 因为还不清楚 "效果更好" 是什么含义, 必须通过 RCT 来验证才能知道 "效果更好" 的含义.

3. 质子是先进技术的综合, 要促进先进技术的应用

正方——根据历史规律, 技术在不断进步, 我们要对连续的技术进步抱有信心. 质子治疗是先进技术, 应促进发展.

反方——上述说法是诡辩, 至今有许多新技术因存在怀疑, 最终没有实施, 历史经验应对新技术提出疑问才是正确的.

4. 引进国外先进国家的先进技术

正方—— 一些先进国家, 如美、日等国, 他们有先进的质子治疗, 我们要赶上他们且必须即时跟上.

反方——这是伪辩论, 如某国是少数没有质子治疗的国家, 该国应建质子治疗中心是错误的.

5. 目前辩论中颠倒的论证方法

当前论证质子治疗优于常规放疗是由一批赞成质子治疗的人员进行的, 这不能解决怀疑者的疑虑. 应该由一批怀疑质子治疗的人员进行, 只有通过他们的想法, 由他们出题做他们要做的随机控制实验. 这样做, 如果怀疑质子治疗的人员通过 RCT, 的确解决了疑问, 则怀疑就不存在了. 反之, 若从中发现新问题, 那也不是坏事.

第9章 质子和重离子治疗肿瘤的适应类型

9.1 引 言

理想放射治疗的必要条件是杀死肿瘤中的全部癌细胞, 不伤害患者的正常细胞. 要完全治愈还得满足其他条件, 如没有复发的后效应等. 从第 7 章、第 8 章中, 我们知道质子和重离子治疗比常规 X 射线和电子放疗有许多优点, 但也有各自的不足之处. 质子和重离子仅是放射治疗中的一种先进的治疗粒子, 不是理想的治疗粒子. 从医学和经济综合观点来看, 各种粒子射线和治疗方法各有特定的最佳治疗范围. 质子和重离子治疗也有其特定的医疗范围[30].

目前对肿瘤放疗作用和效果的认知涉及肿瘤本身和其周围各种类型的正常组织在放疗照射后的反应. 治疗原则似乎很简单, "只要使肿瘤处照射足够大的使癌细胞致死的剂量, 而尽量使肿瘤周围正常细胞少受照射, 使副作用最小". 但实际治疗时其复杂性远不止此. 往往照射剂量过大, 癌细胞致死, 癌症治愈, 但同时周边重要器官也被照死, 从而丧命. 不少癌症患者在放疗后, 实以 "剂量过量" 而死, 冠以 "患癌症而死者" 绝非个别少数. 反之, 照射剂量过小, 周边重要器官照射后恢复正常, 但癌细胞未死, 癌症不愈, 最后以失控扩展而丧命. 从上可知, 放疗时剂量过多过少都不行, 必须适当剂量才是正确治疗. 实际上对于大部分肿瘤, 只要严格按质量规范执行治疗, 都是能满足此条件的. 但是也有 30% 的局部肿瘤, 用常规治疗根本找不出这个能控制的剂量值. 这意味着, 这 30% 的局部肿瘤患者用常规放疗是失控的, 是治疗不好的. 此规律适用于中国, 也适用于全世界千万计的癌症患者.

质子和重离子治疗时的良好的剂量分布, 从原则上说, 可大大减少对正常细胞的照射量, 意味着不易使重要器官伤害致死. 换言之, 在同样正常细胞伤害下, 可大大提高癌症照射剂量, 更易使癌细胞致死. 因此, 从原理上肯定这 30% 原来手术和常规放疗不能医治的局部肿瘤肯定有相当一部分能用质子和重离子治疗治好. 图 9-1-1 是 2009 年德国 HIT 在 POTOG 48 用的一张全球的癌症治疗情况图[31]. 从图可见, 在全部癌症中, 局部肿瘤占 58%, 其中 40% 通过手术、放疗等方式能治愈, 18% 不能治好(仅欧洲一地每年死 28 万). 扩散肿瘤占 42%, 其中 5% 可用化疗, 37% 仅能减轻痛苦而不能治好.

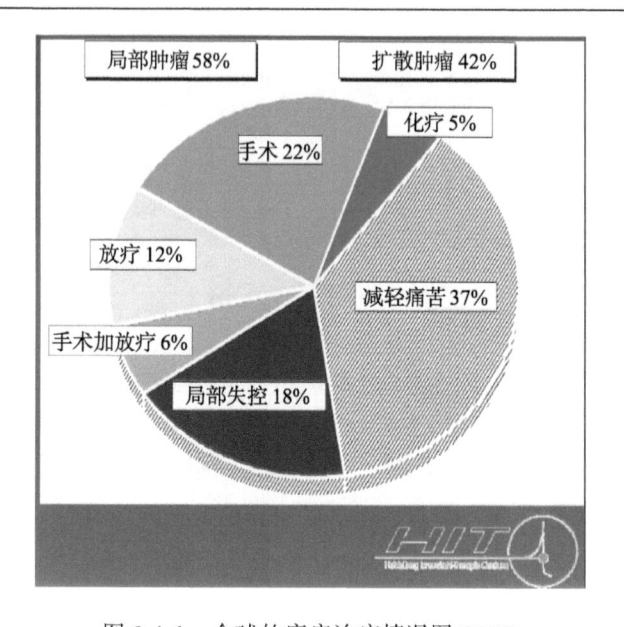

图 9-1-1   全球的癌症治疗情况图(2009)

由图 9-1-1 中又可看出, 癌症总数中有 18% 能用放疗或手术加放疗治好. 目前质子和重离子治疗的可能领域是图上的下述四处.

(1) 原来有 18% 能用放疗或手术加放疗治好的地方, 其中如果部分改用质子和重离子治疗, 可获得更好的疗后生活质量.

(2) 将质子和重离子治疗和化疗相结合, 增加扩散肿瘤治疗率(日本南东北大学质子治疗所的研究课题).

(3) 对初期扩散的少数局部肿瘤可用质子治疗(德国 RPTC 的研究课题).

(4) 在原局部失控的 18% 中选择能用质子和重离子治愈肿瘤.

目前虽难以指出有多少比例, 但此四处是可能涉及的领域, 即使只有 10% 可用, 也将涉及千百万癌症患者, 说明质子和重离子治疗大有用武之地.

9.2   质子和重离子治疗的肿瘤适应类型的分类

第 7 章比较全面地分析了质子和重离子治疗与常规放疗的差别和优缺点, 及质子和重离子治疗在整个放疗中的应有地位. 本节我们将从理性上分析质子和重离子可能治疗的肿瘤类型. 有关文献中已采用 "肿瘤治疗适用性的指示" 这个名词, 这是一种对肿瘤性能的分类方法, 能帮助读者理解肿瘤的类型和治疗方法之间的关系. 从另一个角度看, 由于肿瘤本身和其周围正常组织, 不但种类多样, 同样具有复杂的生物性能和放射生物效应, 在实验中会出现各种现象. 鉴于人们对质子和重离子治疗的研究的时间还很短，不论在理论上，还是实验上，离全面掌握还有相当距离. 此外，人们的观点和看法也不一样，统一的权威意见还未出现，百花齐放的局面使各治疗中心各有自己的计划和做法. 因此，在后面的叙述中，除去介绍一些共性认识的治疗总结，作一些可能的共性认识归纳外，着重介绍一些开业时间较长、治疗患者较多的质子和重离子专用治疗中心在最近五年来治疗的实例和发展研究情况，使读者能对当前进行的适合于质子和重离子治疗的肿瘤情况有一个初步了解. 更专业和深入的治疗情况则请直接参看有关文献.

根据在第 7 章中质子和重离子治疗与常规放疗的差别和优缺点可得出下述几种可能适合于质子和重离子治疗的肿瘤.

(1) 质子和重离子适合于治疗那些接近敏感器官，属于不可手术的肿瘤，或在用 X 射线和电子治疗时难以达到局部控制的肿瘤. 现已积累大量的质子治疗临床经验，已证实质子治疗不但能提高局部控制率和生存率，还能避免在用 X 射线治疗时产生过大的副作用而严重影响疗后生活质量.

(2) 原来用常规放疗也能治好的一些肿瘤，如前列腺，但副作用难以全部消除，且复发率高. 若改用质子治疗，则能痊愈而没有副作用、又能不再复发. 代价是价格较贵，随着百姓富起来，要求治疗的人也越多，这就是美国当前发展质子治疗的主要原因.

(3) 大量儿童患者，由于正常组织正处在青春发育期，一旦放疗受损，则会产生畸变、致残、停止发育等极大影响身心健康的严重后果，质子治疗可以使正常组织少受许多的剂量，因此质子治疗儿科肿瘤有极大的前景，有些国家已考虑立法儿科放疗必须用质子治疗.

(4) 有许多肿瘤具有不规则形状，诸如内嵌型、尖畸型的肿瘤，用 X 射线，即使用调强方法，费时费力也难以减少正常组织甚至敏感部件的损害，这时发挥质子布拉格峰的内在优点，再加点扫描和调强，治疗效果可大大提高.

(5) 有许多抗阻型、乏氧型肿瘤，X 射线和电子，甚至质子也难以治疗. 而重离子具有直接杀死癌细胞的 DSB 功能，能有效地治疗其他射线包括质子也难以治疗的抗阻型、乏氧型肿瘤. 这是重离子最好发挥其威力的地方.

9.3　治疗肿瘤的适应性指示

目前国际上各大治疗中心都在寻找研究质子和重离子最适宜治疗哪种类型的肿瘤. 为此也都制订出各自的有关"治疗肿瘤的适应性指示"规范，现仅列举一些作参考.

(1) 质子和重离子治疗肿瘤的适应性指示分为下面 3 种. ① 基础的适应性指

示. 治疗的适应性指示的基础类包括在临界位置中的肿瘤, 如在重要器官附近的肿瘤, 质子束是唯一的束, 它不能穿透肿瘤厚度, 即使一个毫米也不行. 这类肿瘤还有脑、脊椎、头颅、眼的深处、头颈部的肿瘤, 以及在大多数血管、神经和腺体附近的肿瘤. ② 第二类治疗的适应性指示是一些非常敏感又健康的组织包围起来的肿瘤. 如胃与肠或泌尿管道中黏液膜组织包围起来的肿瘤, 黏液膜对照射十分敏感. 要杀死一个肿瘤, 只需 70 CGE[①]总剂量. 但周围的黏液膜组织只允许 50 CGE; 若高于此值, 这些组织即受到不可逆的损坏, 给患者造成显著后果. 在此情况下, 质子的良好剂量分布就能显出其优势来. ③ 第三类治疗的适应性指示是儿童的肿瘤, 儿童正在快速成长的组织比成年的组织对辐射更敏感. 用常规放疗治疗儿童肿瘤, 经常发生成长失常、残缺、变形和长期痛苦. 粒子治疗虽然不能完全避免这个问题, 但危害要小得多.

(2) 瑞士 PSI 研究所制订出指导当前治疗工作用的肿瘤适应指示[32]: ① 眼睛癌——葡萄膜黑色素瘤; ② 颅底瘤——脊索瘤、软骨肉瘤、脑膜瘤、SB-渗透头颈部组织; ③ 脊柱旁/轴向骨架的位置, 脊索瘤、软骨肉瘤、其他软组织或骨架恶性毒瘤; ④ CNS 肿瘤、脑膜瘤、低等级的胶质瘤; ⑤ 不可切除的恶性毒瘤; ⑥ 儿童肿瘤.

(3) 意大利的 NANO 对今后工作用的碳离子治疗肿瘤做出适应指示[33]. 在初始阶段, 80% 的治疗用碳离子进行, 并开发了七种专门癌症工作组. 在第一阶段, CNAO 将集中在头颈癌, 治疗不能手术的、残留或复发的恶性唾腺癌、黏液血癌、腺癌和不适宜的局部 SCC (鼻, 鼻侧的窦). 骨和软组织恶性毒瘤将使用保肢 (limb-sparing)方法治疗, 躯干恶性毒瘤将使用唯一的或者手术后的放射方法治疗. 颅底癌(脊索癌和软骨肉瘤)、再发生的或恶性的脑(脊) 膜瘤将使用碳离子治疗. 在对器官运动的规律获得足够的治疗经验之后, CNAO 将开始治疗胸和腹部瘤. HCC 将在不能手术的患者中进行, 允许在一个 CTV 中有若干个病害处. 早期的 NSCLC 也将治疗. 在第二个阶段, 将增加两个工作组, 一是妇产科医学的恶性肿瘤, 另一是消化方面的肿瘤 (食道癌、直肠癌、胰腺癌) 的治疗[49, 50].

9.4　1968~1998 年质子治疗总结

从 20 世纪 50 年代起, 在质子治疗肿瘤方面积累了大量丰富的临床经验, 到目前为止, 全世界用质子治疗装置共治疗了 6 万多名患者, 一般治疗有效率达到 95% 以上, 五年存活率高达 80%. 根据第 24 届粒子治疗与世界质子治疗合作组织 (PTCOG)公布的质子治疗适应证有六大类: ① 中枢神经系统; ② 眼部; ③ 头颈

---

① CGE 是 Cobalt Gray Equivalents 的简称, 是钴 60 放射源的等效戈瑞.

部; ④ 胸部; ⑤ 腹部; ⑥ 骨盆区. 对每一类又列出详细的癌症种类, 例如, 对头颈部, 有垂体腺瘤、上沟瘤、食道癌、局部晚期口腔癌、局部晚期咽癌、复发性与不可手术软组织肉瘤、喉咽癌、舌根癌等.

在 2000 年前, 国际上对质子治疗肿瘤的定位重点基本上分为两派: 美国的 MGH-NPTC 与 Loma Linda 着重在眼癌、头颈部肿瘤、前列腺癌治疗; 日本的筑波大学与 NCC 着重在内脏癌, 如肺癌、肝癌、食道癌等, 都各自获得了很好的治疗经验. 但近几年来, 由于转动机架的普遍运用, 美国的 MGH-NPTC 与 Loma Linda 逐步向体部各类肿瘤的治疗进军, 日本也向头颈部肿瘤治疗. 彼此都有更广泛的治疗类型, 但是各个国家还要根据本国情况来做出自己治疗方向的定位.

1998 年 Krengli 和 Spiro 曾对三十年来两万多个质子治疗病例作了回顾和总结, 虽然这些是早期病例的总结, 以此参考从中可以基本上看出质子治疗所适应的癌症, 现归纳如下[34].

(1) 前列腺瘤. 治疗效果为: T1-T2b 期前列腺癌症患者用质子和 X 射线复合治疗后, 五年生存率 88% (Loma Linda); T3-T4 期前列腺癌症患者, 用光子治疗的七年生存率是 37%, 用质子和 X 射线复合治疗上升到 85%.

(2) 眼色素癌. 治疗效果为: MGH 曾对 2586 名眼色素癌症患者用质子治疗, 在一周左右照射 5 次, 总剂量约 70CGE, 五年的局部控制为 96%, 五年的视力保持率是 78%~97%.

(3) 脑部和颈脊骨肉瘤. 治疗效果为: MGH 治疗效果是对软骨肉瘤, 5 年的局部控制率是 98%, 脊索瘤的局部控制率是 73%; 而 Loma Linda 治疗效果是对软骨肉瘤, 5 年的局部控制率是 75%, 脊索瘤的局部控制率是 59%.

(4) 视路神经胶质瘤. 在用质子治疗时, 可将照射到视神经的剂量比用三维光子时减少 53%, 更好地保持视力, 治疗后跟踪 37 月, 都能局控.

(5) 星细胞瘤. 治疗效果: 法国 Orsay 对患者跟踪 18 月, 其局部控制率对非实质性损害是 97%, 对实质性损害是 43%.

(6) 良性脑膜瘤. 良性脑膜瘤约占全部初发头颅内肿瘤的 20%, 美国年新患者约 2000 名, 通过质子–光子治疗, 5 年和 10 年总生存率是 93% 和 77%, 5 年和 10 年未复发生存率是 100% 和 88%.

(7) 鼻窦癌. 治疗效果: 通过质子–光子照射后, 三年的局部控制率是 89%, 要高于常规手术和光子治疗的三年的生存率 62%.

(8) 肝细胞癌. 日本筑波大学曾对 122 名原发肝细胞癌患者进行了质子治疗, 7 年的局控率和生存率分别为 94% 和 27%, 质子治疗不会引起肝功能的有症状变化.

(9) 肺癌. Loma Linda 曾对 37 名不可手术的 I-IIIa 期肺癌患者进行了质子治疗, 对 I 期患者的两年生存率为 86%, 对 IIIa 期患者的两年生存率为 63%.

(10) 色斑恶化. 色斑恶化是美国 65 岁以上老人的严重视觉伤害的主要起因, 在

Loma Linda 对患者用质子照射一次后，75% 的患者视觉有改进，53%~65%的患者视力稳定不再降低.

(11) 动静脉畸变. 自 1961 年 MGH-HCL 就用质子治疗动静脉畸变，根据病灶大小，一次用 10~ 50 CGE，痊愈率有 20%. 由于质子的良好剂量分布，在治疗大和不规则型体积时，疗效明显优于其他方法.

(12) 质子放疗手术. 1961~1993 年在 MGH 曾对 2987 名患者用一次质子照射进行治疗，患者大部分是不可手术的动静脉畸变和垂体腺瘤，效果良好.

9.5 2001~2009 年质子治疗的肿瘤类型

9.5.1 美国 Loma Linda 大学专用质子治疗中心的治疗肿瘤类型

(1) Loma Linda 大学在 1988 年破土动工，1990 年建成并治疗了第一个前列腺患者. 初期由于加速器流强太弱和系统整合中的问题，工作一直不正常，治疗患者也不多. 稍后工作正常，并选定 66%的治疗患者是前列腺患者后，治疗人数快速上升. 1996 年治疗患者 1000 名，患者积累共 2000 名，1997 年患者积累达 3000 名，2001 年患者积累到 6000 名，2002 年每日治 140 人次，目前正走向每日治 250 人次.

(2) Loma Linda 是世界上第一个专用质子治疗中心，到 2009 年 3 月统计的总治疗患者数是 13500 人，占全球至今质子治疗患者总数的 1/5 左右. 如图 9-5-1 所示，近 20 年来，他们治疗了各式各样的癌症，虽然最主要的治疗是前列腺癌，共占全部治疗的 66%，但仍供不应求，近五年和最近新建的美国质子治疗中心也重点为治疗前列腺癌而建，可见美国的男同胞如此广泛患有前列腺癌. 除前列腺癌以外，若按治疗比重大小排列，肉瘤癌占 4.3%，胸部癌占 3.9%，SNVM 占 3.9%，头颈部癌占 6%，脑部癌占 3.4%等. 从 Loma Linda 的所治重点癌类型来看，中国患者患有的肺癌、肝癌和直肠癌等内脏癌治疗的比例很小，其原因不知是患者少，或不去治疗，或二者兼有之[35].

(3) Loma Linda 处在加利福尼亚州，洛杉矶东 200 英里[①]，该地区外籍移民较多，国际往来也多，所以患者来自全球各地. 2009 年 3 月统计的历年来在 Loma Linda 治疗的外国人患者比例：国际患者占总数的 3%，共达四百多人，其中加拿大最多，占全部 13500 患者的 0.88%，此外还有来自英国、法国、意大利、德国、日本、澳大利亚和中国的患者，其中中国人比例是 0.25%，即共三十几人，此数很小，但不知是加利福尼亚州的中国癌症患者少，还是患者大多没有条件医治？

---

① 1 英里 = 1609.344m.

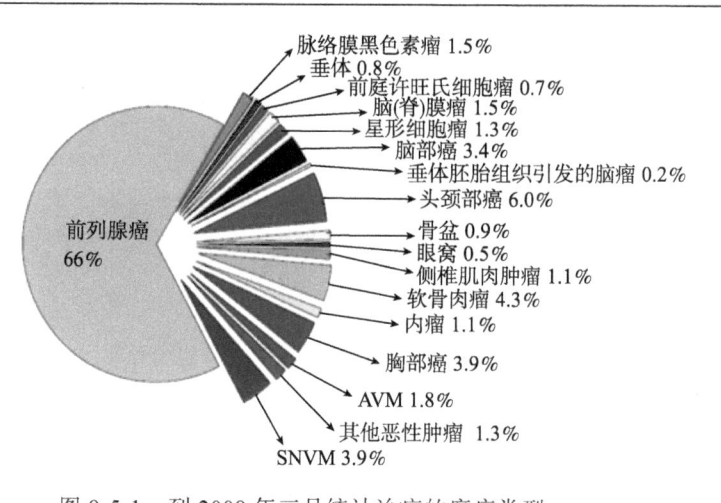

脉络膜黑色素瘤 1.5%
垂体 0.8%
前庭许旺氏细胞瘤 0.7%
脑(脊)膜瘤 1.5%
星形细胞瘤 1.3%
脑部癌 3.4%
垂体胚胎组织引发的脑瘤 0.2%
头颈部癌 6.0%
骨盆 0.9%
眼窝 0.5%
侧椎肌肉肿瘤 1.1%
软骨肉瘤 4.3%
内瘤 1.1%
胸部癌 3.9%
AVM 1.8%
其他恶性肿瘤 1.3%
SNVM 3.9%
前列腺癌 66%

图 9-5-1 到 2009 年三月统计治疗的癌症类型

(4) 到 2009 年, 同步加速器和束流在线的电子学硬部件和软件全部更新. 加速器引出能量 70~250MeV, 引出能量分辨率 0.1MeV 间隔, 能量 2s 改变一次. 引出束流十分平稳, 足可用于点扫描. 扫描系统样机已运行, 2008 年 12 月安装在调试间进行调试, 2009 年春可用于治疗. 最近的医务人员数: 2009 年已有 10 位医学博士直接从事质子治疗和研究工作, 临床物理师由原来 2 位博士和 4 位剂量师增加到 6 位博士、4 位硕士、4 位学士和 10 位剂量师. 生物课题人员由 2 位增加到 10 位.

(5) 研究开发工作. 从一期到三期的临床试验: ① 毒性降低试验——小儿科、听神经瘤、黄斑部退化、中枢神经系统; ② 剂量提升, 标准剂量分次——前列腺; ③ 更改分次给予放射外科学——AVM; ④ 分次定向质子治疗——脑护理类, 大型AVM; ⑤ 伴随的推进——癌, 局部后期肺癌; ⑥ 低分段放射治疗——早期肺癌、肝癌、早期胸癌和前列腺.

9.5.2 美国麻省总医院 Francis H. Burr 质子治疗中心的治疗肿瘤类型

(1) Francis H. Burr 质子治疗中心有下面三种质子治疗方法供选用: ① 质子定向放射线疗法(PSRT), PSRT 在 1~8 周内肿瘤照射治疗 5~40 次, 通常每天 1 次, 每次 20~40min; ② 质子定向放射外科学(PSRS), PSRS 通常是用高剂量对头部肿瘤照射治疗 1~2 次, 每次约 1h, 图 9-5-2 显示 2001 年 11 月~2006 年 9 月定向外科 271名; ③ 质子眼睛放射线疗法(PORT), PORT 对眼睛内肿瘤照射治疗 2~5 次, 通常每天 1 次, 每次 10~20min. 不论上面哪种方法, 都需以下的预治疗处理: 在患者进行治疗之前, 必须对患者的医疗历史, 包括图像研究资料再度检阅, 确保这种治疗是适宜的. 有可能必须获取另外的测试来更新医疗记录. 在患者接受治疗之前, 需进行一次模拟处理过程, 使在治疗前先作治疗计划. 这个过程包括制造一个专用固定部件使患者在照射时位置固定不变. 利用常规的固定部件, 用治疗计划 X 射线图像来描绘肿瘤, 并定出肿瘤在体内的地点坐标[36].

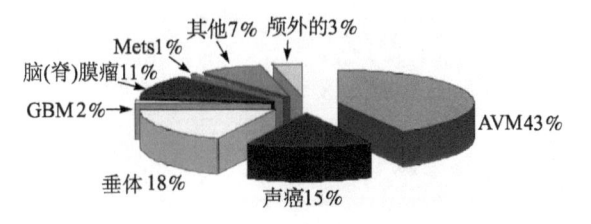

图 9-5-2   2001 年 11 月~2006 年 9 月定向外科 271 名

(2) 治疗研究目标. 提升剂量, 改善局部控制, 扩展治疗的肿瘤地方和类型, 评估正常组织的剂量反应, 降低治疗相关的发病率.

(3) Francis H. Burr 质子治疗中心每年治疗工作 252 天 (52 周), 运行可用率为 98%, 周末维修. 在 2008 年 8 月前. 只有散射和摆动扫描两种工作模式, 此后增加了铅笔扫描工作模式.

(4) 表 9-5-1~表 9-5-3 是 Francis H. Burr 中心每年治疗人数及治疗的癌症类型分布.

表 9-5-1   Francis H. Burr 中心每年治疗人数

第 1 年	2001 年 11 月~2002 年 10 月	208 名患者
第 2 年	2002 年 11 月~2003 年 10 月	366 名患者
第 3 年	2003 年 11 月~2004 年 10 月	404 名患者
第 4 年	2004 年 11 月~2005 年 10 月	509 名患者
第 5 年	2005 年 11 月~2006 年 10 月	602 名患者
第 6 年	2006 年 11 月~2007 年 10 月	621 名患者
第 7 年	2007 年 11 月~2008 年 4 月	326 名患者
总共		3036 名患者

表 9-5-2   2001 年 11 月~2006 年 9 月成年患者 1478 名 (74%)的治疗癌症类型分布

类型	眼睛	骨, 软/组织	颅底	CNS	头颈部	其他	泪	前列腺	肺	肝脏
人数	690	228	150	111	111	44	16	105	16	5
占总数的百分比/%	47	15	10	7.5	7.5	3.0	1.1	7.1	1.1	0.5

表 9-5-3   2001 年 11 月~2006 年 9 月儿科患者 257 名 (13%)的治疗癌症类型分布

类型	CNS	骨, 软/组织	颅底	眼睛	头颈部	其他
人数	130	41	38	31	13	4
百分比/%	51	6	15	12	5%	1.6

9.5.3   日本筑波大学质子医学研究中心的治疗肿瘤类型

1983~2007 年日本筑波大学的质子医学研究中心(PMRC)共治疗 1746 名患者的肿瘤类型分布见图 9-5-3. 由此图可以看出, 肝癌最多有 604 名, 前列腺癌有 210 名, 肺癌 177 名, 食道癌 107 名. 这几种癌同样也是中国人的常发癌, 因此对我国很有现实参考价值.

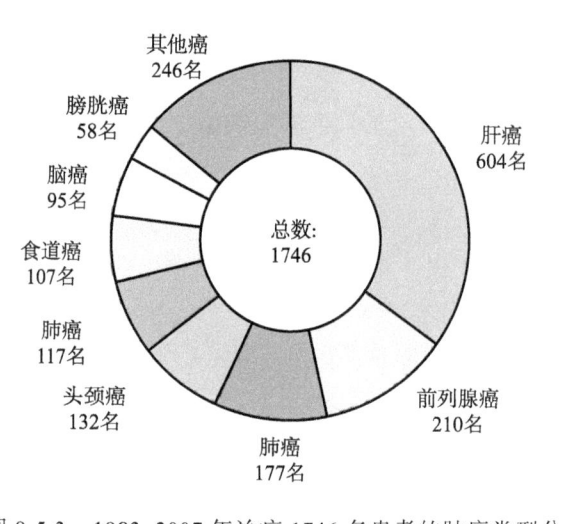

图 9-5-3   1983~2007 年治疗 1746 名患者的肿瘤类型分布

下面来看其治疗效果[37].

(1) 肝癌. 1985 年 11 月~1998 年 6 月, 该研究中心用质子治疗 162 名肝癌患者, 这些患者都因各种原因不宜做手术. 中值的质子照射总剂量是 72Gy. 共 29 天照 16 次, 平均 2 天 1 次. 这些患者的治疗效果是: 5 年的总生存率是 23.5%, 137 名患者的 5 年局部控制率可达 86.8%, 只有少数患者在治疗时有剧烈反应, 疗后有后遗症. 因此, 对肝癌, 质子治疗是安全和有效的. 不管肿瘤在肝内位置和大小, 不论是治愈或减缓症状, 质子治疗都是有用的疗法.

(2) 肺癌. 1983~2000 年, 该研究中心共医治了 51 名非小细胞肺癌, 其中第 1 期有 28 名, 第 2 期有 9 名, 第 3 期有 8 名, 第 4 期有 1 名, 其余 5 名是再发生的. 所有患者中, 33 名有鳞片状细胞癌, 17 名有腺癌, 1 名有大细胞癌. 中值的每次剂量和质子照射总剂量分别是 3.0 Gy (量程: 2.0~6.0 Gy) 和 76.0 Gy (量程: 49.0~93.0 Gy). 所有患者 5 年的总生存率(overall survival rate)是 29%, 第 1A 期 9 名患者的总生存率是 70%, 第 1B 期 19 名患者的总生存率是 16%. 5 年的局部控制率第 1A 期是 89%, 第 1B 期是 39%. 因此, 对肺癌, 质子治疗是安全和有效的, 尤其早期肺癌质子治疗是有用的疗法.

(3) 食道癌. 1985~1998 年, 该研究中心共治疗 46 名食道癌患者. 46 名患者中有 40 名接受复合治疗: X 射线 (中值 48 Gy) 和 质子(中值 31.7 Gy), 两者中值的总剂量是 76.0 Gy (量程, 69.1~87.4 Gy); 其除 6 名患者只用质子治疗(75~89.5 Gy, 中值的 82.0 Gy).

在 46 名患者中, 23 名 T2/3/4 (n = 23)患者的 5 年生存率分别是 34%、 55%和 13%. 具有 T1 和 T2/3/4 癌患者的分别是 83%和 29%, 此效果对具有局部狭窄的食道癌的患者来说, 可以认为质子治疗是一种有效的治疗方法.

9.5.4 日本南东北质子治疗中心的治疗肿瘤类型

日本南东北质子治疗中心是建在南东北总医院和南东北医学临床治疗中心的旁边, 前两者都是该地区的高水平癌症诊断和治疗场所, 三者相结合成为一个完整的先进的治癌中心, 有手术、化疗、常规放疗和质子放疗.

治疗的过程如下所述.

(1) 准备. 患者固定器件准备, 使患者位置稳定, 一旦稳定好即进行 CT 和 MRI 检查.

(2) 治疗计划. 在确认癌的位置后, 研制优化的照射计划.

(3) 预演. 在开始治疗前, 确认计划的治疗可在安排的治疗室内执行. 确认治疗用的器件和床的功能完全满足计划治疗的要求.

(4) 在每次照射时, 可对治疗进行微小调节, 以将患者定位在治疗计划要求的位置. 只有在正确将患者定位后, 才能质子照射.

(5) 治疗后要验证, 质子束照射过的面积用 PET-CT 来验证, 质子束的确按治疗计划规定, 在线将质子照射在病靶处.

每次质子照射 2~3min, 每次治疗连定位在内 15~30min. 目前的治疗周期最大是每周 4 天以上, 共 8 周, 对应总治疗次数为 37~39 次, 其中最大值对应于前列腺治疗时. 目前可确认质子治疗对下述癌症有效: 前列腺、肝癌、肺癌、头颈部癌和眼癌. 并不是所有癌症都能用质子治疗. 根据体内不同器官的癌变. 有些可以用原子治疗, 有些并不适用用质子治疗. 该中心进行的癌症治疗见表 9-5-4[38]:

表 9-5-4   进行的癌症治疗

器官	诊断	期(UICC)	总剂量/Gy	次数
前列腺	前列腺癌	cT1-4N0M0	74~78	37~39/7.4~8 周
耳、鼻、面、喉	头颈部癌	cT1-4N0M0 复发	60~70 30~40	30~35/6-7 周 18~20/ 4~5 周

续表

器官	诊断	期(UICC)	总剂量/Gy	次数
骨盆	直肠癌后骨盆复发	局部骨盆癌	60~70	30~35/6~7 周
脑	恶性的脑癌		60~70	30~35/6~7 周
膀胱	膀胱癌	cT2-4N0M0	60~70	30~35/6~7 周
肺、肝、骨、软组织、淋巴	转移的癌(孤独的癌)	局部癌	60~70	30~35/6~7 周
肺	非小细胞癌	cT1-4N0M0	60 80	10/2 周 20/4 周
肝	细胞癌	手术不宜	60 76	10/2 周 20/4 周
食道	食道癌	cT1-3N0M0	60~70	30~35/6~7 周

9.5.5　德国 Rinecker 质子治疗中心的治疗肿瘤类型

1. RPTC 的点质子扫描技术

德国 Rinecker 质子治疗中心(RPTC)，从 2009 年 3 月 16 日治疗第一个患者以来，装置一直是稳定可靠的，中心计划每周工作 5 天，目前每个患者治疗时间已是 20min，计划是 15min 治疗 1 名患者. 在国际所有质子治疗中心中，RPTC 有最大的治疗患者体内量程(38cm)，允许对各种形状(凸或凹状)肿瘤进行调强质子治疗. RPTC 的束流强度将每次照射时间降至最佳值(60~120s). 中子辐射本底很小，没有明显的中子辐射打在患者身上.

治疗的照射时间与肿瘤尺寸和治疗剂量有关，RPTC 原设计每次照射 60~120s. 为了对如需扫描 20 层的大型肿瘤尽可能不要时间太长，需设法加快变换时间. 若一个靶分成一万个微靶，每个微靶照射 3~10ms，但当由一层转到下一层时，就需束流处理系统中约一百个磁铁的重置，原设计一次需 3s. 现在 Varian 在计算机优化引导下计划将此时间降为 1s. 这样对大肿瘤可减少治疗时间，并同时增加治疗容量. 当束流从一个治疗室切换到另一个治疗室重新定位，则要涉及有关分支所有磁铁的重新置定. 原设计至少需 100s. 其原因是不能简单地把磁场置零值，必须有个困难的剩磁补偿计算. 此外，从一个室到另一室的束流转换，不仅换患者，前后二室的照射视野和方向也变. Varian 也计划用过程优化将此时降为 40s.

2. RPTC 的点扫描治疗流程技术

在 RPTC 的点扫描治疗流程中同样有定位固定、预诊断、诊断和治疗等流程,其中采用了下述先进技术[39, 40].

(1) 精确和舒适定位用的固定装置—— CT/MRI 诊断患者都用一个"轮廓床",此床原用于在紧急状态下转移有伤患者. 它是个真空夹层,充气后此垫变软使患者轮廓下陷,再抽气后此材料又变硬,保持其精度而固位,但患者因适形仍感舒服.在照射时,如给患者一个稍带负压的塑胶垫,负压是自动监视,患者若有影响治疗的移动,则自动停束.

(2) RPTC 要求患者有预诊断——通常来的患者有一个癌症诊断证明和显微组织检查的确认. 但一般患者都来自远方,带有必要的诊断工具,如超声和内窥镜检查法(endoscopy)等.

(3) 患者入院后,每个患者必须做一个没有辐照、没有副作用的全身 MRI. 此过程对全身扫描给出可供放疗师审视评价的 300 张图像或像一部电影带, MRI 允许我们看出以前漏看的、未检出的远处扩散. 一方面使我们确认患者的肿瘤期,另一方面又给我们提供附加的治疗选择. RPTC 所用的质子照射技术允许进行并行的扩散靶治疗(扫描系统中有多个靶),适用于对令人怀疑的扩散和早期扩散,如支气管癌.

(4) PET-CT 是一种附加的诊断工具,CT 断层 X 射线摄影装置可确定癌症的正确位置,PET 可以诊断是良性还是恶性. 用 PET-CT 来对支气管癌进行最佳的诊断研究. 以便分析出疾病的阶期,发现那些在 PET 图像上的病灶区就是癌细胞,并能精确地与正常细胞区分开来.

(5) 按照德国放疗规范和我们的治疗要求,对每一个患者必须单独地制订治疗计划,其中包括一个用质子扫描的治疗计划,一个用常规放疗的治疗计划. 这两个计划中要有足够的文字图表进行比较,能使患者能根据两者的优缺点作出自己判断. 这种比较的方法是法律对每个放疗肿瘤医生的要求.

3. 优越的剂量分布

RPTC 点质子扫描的副作用比常规 X 射线治疗有所减少. 与 X 射线治疗比较,在正常组织上的损害剂量要少 3~10 倍,从而允许提高治疗肿瘤的治疗剂量. 质子治疗的优越剂量分布不但增加肿瘤区治疗剂量,减少正常组织剂量和损害,也能减少正常组织的照射体积. 这对儿科质子治疗和青春期的发育是十分重要的. 表9-5-5 给出了 RPTC 质子治疗时正常组织的照射体积和剂量实测值与相应 X 射线治疗时对应值的比较[41].

表 9-5-5　质子治疗时正常组织的照射体积和剂量实测值与相应 X 射线治疗时对应值的比较

	正常组织的照射体积			正常组织的照射剂量		
	X 射线	质子	倍数	X 射线	质子	倍数
脊索瘤	2413 mL	446	5.4	22.7 Gy	7.0	3, 2
神经胶质瘤	3330	443	7.5	5.6	0.1	56
脑膜瘤	2756	419	6.5	36	7.2	5
脑转移	2356	312	7.55	10.5	0.9	11.7

9.5.6　中国万杰质子治疗中心的治疗肿瘤类型

中国万杰质子治疗中心是在 2001 年 6 月破土动工, 2004 年 12 月治疗第一个患者. 根据万杰在 2007 年 PTCOG96 上的报道, 到 2007 年 2 月, 两年来用质子或质子结合光子共治疗 339 名患者(图 9-5-4). 此中心只有一个旋转治疗室, 两班制, 共有 12 个放疗师. 治疗时间从早 8 点至晚 10 点, 开始时每周治疗 5 天, 现每周治疗 6 天, 周末维修[42]. 一名新患者需用 3~5 天准备, 包括模拟、治疗计划、孔径和补偿器验证、视野校正, 平均治疗时间 15~20min. 用的束流参数是双散射; 患者量程 7.49~28g/cm^2; 量程调制 < 1.0g/cm^2; 量程调节 0.1g/cm^2; 平均剂量率 > 2.0CGE/min; 视野直径 r < 24.0cm; SAD = 2.3m. 但 2007 年后工作一直不正常. 在 2009 年后停止工作.

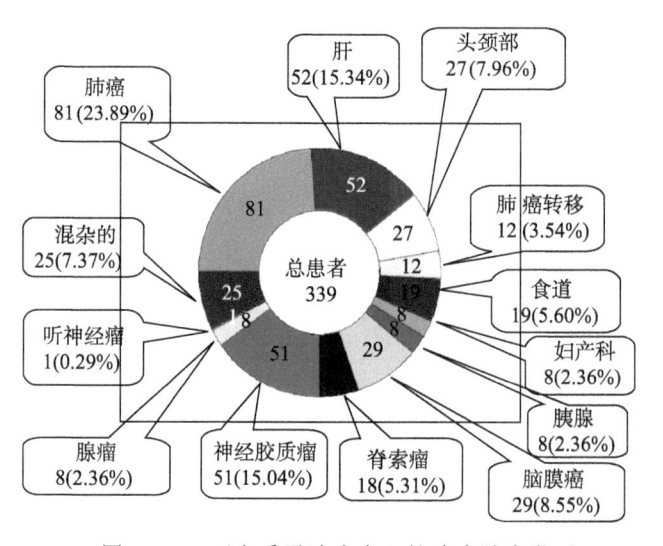

图 9-5-4　万杰质子治疗中心的治疗肿瘤类型

中国万杰质子治疗中心的治疗肿瘤类型见表 9-5-6.

表 9-5-6　万杰质子治疗中心的治疗肿瘤类型

肿瘤类型	肺癌	肝	头颈部	肺癌转移	食道	妇产科
人数	81	52	27	12	19	8
肿瘤类型	听神经瘤	腺瘤	神经胶质瘤	脊索癌、脊索瘤	脑膜癌	胰腺
人数	1	8	51	18	29	8

9.6　21 世纪碳离子治疗的肿瘤类型

9.6.1　日本重离子医用加速器中心碳离子治疗的肿瘤类型

日本重离子医用加速器中心(HIMAC)如果不算 1992 年前美国早期的重离子治疗报告, 21 世纪最早的碳重离子正式治疗报道是日本 HIMAC 发表在 *Progress in Radio-oncology* 的报告. 报告中指出, 1994~2002 年总共用碳离子治疗 1187 名患者. 所有治疗的癌症都选自常规放疗、质子放疗和手术等方法所难以治疗的癌症, 即抗辐照型的、严重后期型的、放射伤害大的、局部控制率低的、生存率低的癌症, 在用碳离子治疗时, 为了使癌症处得到最大的局部控制, 对周围正常细胞得到最小的副作用, 即尽量减少正常细胞伤害和尽量减轻前期和后期效应, 采用最优的总剂量和照射次数, 治疗的癌症为下述几种: 具有非小鳞片细胞组织的头颈部肿瘤, 如恶性黑色素癌、腺癌淋巴组织的胆囊癌, 早期和后期严重局部的非小细胞肺癌, 不能手术切除的严重骨部和软组织恶性肿瘤, 严重的后期肝癌, 局部严重的前列腺癌. 上述几种癌症治疗都有很好治疗效果, 表 9-6-1 是日本 HIMAC (1994 年 6 月 ~ 2002 年 2 月) 用碳离子治疗 1187 名患者中部分患者的治疗效果表[43, 44].

表 9-6-1　日本 HIMAC(1994 年 6 月~2002 年 2 月)用碳离子治疗 1187 名患者中部分患者的
治疗效果

癌种类	次数/周	患者数	反应/%	二年局控率/%	三年生存率/%
头颈部	16~18/4~6	170	52~73	61~80	42~44
肺癌–1	18/6	48	54	62	88
肺癌–6	4/1	18	67		
肝癌–1	15/5	25	75	79	50
肝癌–3	4/1	11	55		
前列腺	碳+荷尔蒙	143		100	94~97
子宫癌	20~24/5~6	67	100	50~67	36~40
骨软组癌	16/4	87	36~75	77	50

日本 HIMAC 从 1994 年~2009 年的 15 年间, 用小于 430MeV/u 的碳离子共治疗了 4504 名肿瘤患者, 其中晚期治疗的患者有 2048 名, 此 4504 名患者的癌症类型有头颈部、脑部、食道、肝、肺、子宫、前列腺等. 患者癌症类型和人数的分布见图 9-6-1, 图中 A 指 Advanced, 即晚期治疗. 在这些患者中, 85%的头颈部和脑部患者、80%的肝肺癌患者、这些 20%的骨和软组织患者与 3%的其他患者所用的碳离子能量都小于 300MeV/u. 可见, 在建造碳重离子治疗用加速器时, 为达到最好的性能价格比, 碳离子最高能量没有必要用 430MeV/u. 除此以外, 德国 GSI 在 1997~2007 年 10 月共用碳重离子治疗了 384 名患者. 到 2008 年底全球已用碳重离子治疗了 5340 名患者, 还不到质子治疗患者数的 1/10, 并且其中大多数的治疗肿瘤类型是特定挑选的. 至今碳重离子临床治疗人数不够多, 从而还很难从临床治疗统计中总结出科学的普遍治疗规律.

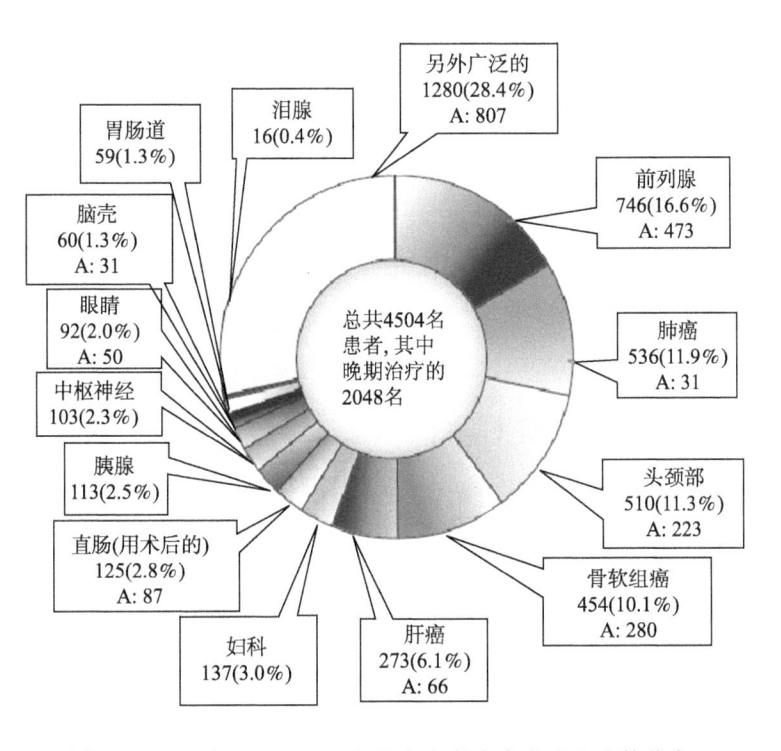

图 9-6-1 日本 NIRS 4504 名肿瘤患者癌症类型和人数分布

日本国立放射科学研究所(National Institute for Radiological Science, NIRS)有许多研究机构, 而 HIMAC 是 NIRS 中的一个研究中心. 从 1994 年 6 月~2009 年 2 月总共治疗 4504 名肿瘤患者在碳离子治疗时的治疗次数见图 9-6-2.

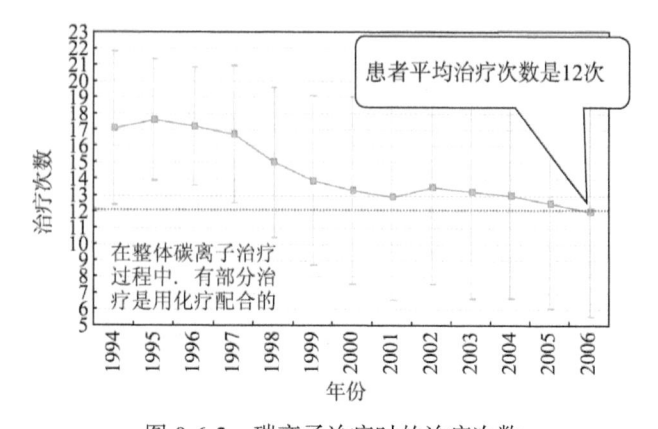

图 9-6-2　碳离子治疗时的治疗次数

9.6.2　日本兵库治疗中心的治疗肿瘤类型

(1) 2001 年 4 月完成总调, 2001 年 5 月开始质子治疗试验, 完成 30 名质子治疗的患者后提交厚生省(相当卫生部). 从 2002 年 2 月开始碳粒子治疗的试验, 完成 30 名碳离子治疗的患者后, 提交厚生省申请正式批准开业[45].

(2) 日本政府厚生省 2003 年批准质子治疗, 患者治疗费 288 万日元. 2005 年批准碳离子治疗. 患者治疗费 320 万日元. 2001~2006 年 9 月在兵库共治疗 1230 患者, 其中用质子治疗的患者有 1099 名, 用碳离子治疗的有 131 名. 图 9-6-3 是 2001~2006 年 9 月兵库的患者人数. 图 9-6-4 是兵库 1230 名患者的癌症类型和人数分布.

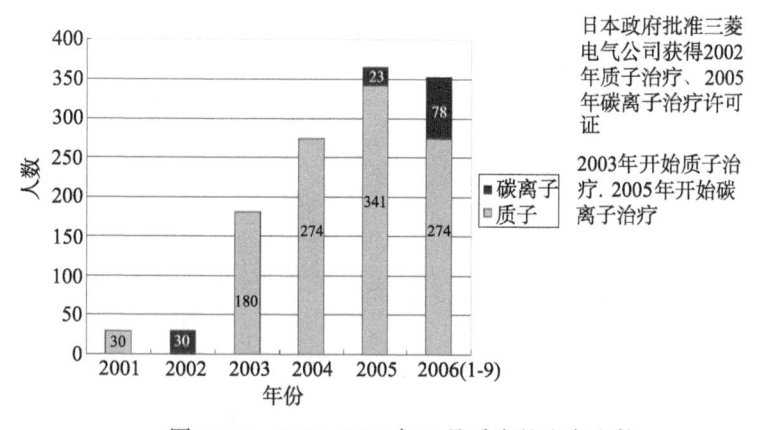

图 9-6-3　2001~2006 年 9 月兵库的患者人数

(3) 总结: ① 颅底肿瘤是十分适应治疗的肿瘤, 可以获得良好的局部控制和最小的边效应. ② 局部的头颈部癌和前列腺癌可有很好的局部控制和 QOL. ③ 质子或碳离子治疗肺和肝治疗效果相同, 其生存率和手术相同.

(4) 未来计划: ① 对有扩散的肺和肝癌患者进行治疗, 并在质子和碳离子之间作随机研究. ② 年准备治疗患者 500 名. ③ 上 9 点到下 5 点每天治患者 100 名. ④ 进行粒子治疗新观念. 质子加碳离子, 碳离子加质子.

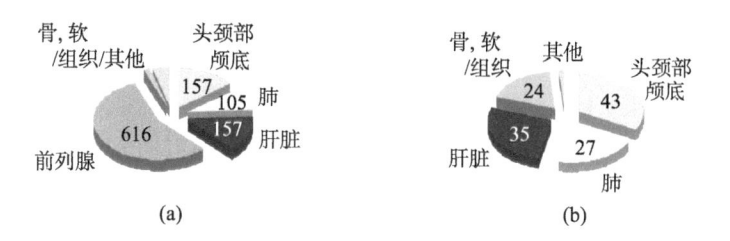

图 9-6-4 兵库 2001~2006 年 9 月共治疗 1230 名患者的癌症类型和人数分布
(a) 质子(1099); (b) 碳(131)

9.6.3 意大利轻离子治疗中心的治疗肿瘤类型

(1) 1992 年意大利的 TERA 基金会设计和建造意大利的强子治疗中心, 有时也称为轻离子治疗中心(CNAO), 即根据 1996~2000 年在 CERN 进行的 PIMMS (Proton Ion Medical Machine Study) 课题的最佳医用加速器设计, 在 Pavia 大学建造 CNAO (Centro Nazionale di Adroterapia Oncologica). CNAO 是一个质子和碳离子的治疗中心, 在第一阶段有 3 个水平和垂直束的治疗室, 随后又扩充了 2 个旋转治疗室, 此装置用主动扫描传递系统和最新的固定和定位验证系统, 此外还有一个物理和放射生物的研究室. CNAO 每年能治疗 3000 多名患者. 已确认有七个感兴趣的治疗领域: 肺癌、肝癌、头颈部恶癌、小儿科的癌、眼癌、恶性毒瘤和中央神经系统癌. 对以上每个领域成立一个专门工作组, 负责 CNAO 使用的选择准则和标准. 对妇产科医学和消化(胰腺、胆管和直肠癌)领域也成立两个专门组. 全体患者都要参加治疗实验, 以便能非常清楚地建立真正的在强子治疗时的肿瘤适应指示.

(2) 开发离子治疗用的 TPS 软件. 碳离子治疗是一个新技术, 必须有一个相适应的治疗计划系统. 中心开发了一个为估算最佳适形剂量用的 ANCOD++治疗计划系统, 它是一种分析码, 用三维像素扫描技术作为主动方法, 将剂量传递给患者. 治疗计划能在碳离子和质子两种情况下, 提供最佳的物理剂量分布, 传递最大剂量到肿瘤, 最少剂量到敏感结构. 剂量验证是用全 Monte Carlo 模拟进行的, 显示出与治疗计划中的计算值是很好符合的. 现要强调上述的工作目的仅是物理剂量的验证, 下一个工作则是要专注于等效生物剂量的放射生物的评估工作.

9.6.4 奥地利离子治疗和研究中心的治疗肿瘤研究课题和计划

1. MedAustron 研究机构

奥地利离子治疗和研究中心(MedAustron)是一个非临床研究机构, 是一个研究支撑中心. MedAustron 研究机构将提供研究工作所必需的物质基础, 并将提供广泛的支撑服务, 以便能在医用放射物理、放射生物学和实验物理领域内开展研究活动. MedAustron 研究机构包含下列内容.

(1) 研究机构. 一个带水平束的辐射室(室 1), 供非临床研究用.

(2) 一个 PEG MedAustron 有限公司提供投资的起动基金和非临床研究用的部分运行资金.

(3) MedAustron 研究机构为在专门的技术物理范围中的学生和青年科学家提供教育和训练. 专门技术包括有关现代高新技术, 如实验粒子物理、探测器物理和加速器物理.

(4) 提供研究的有关物质基础和机构组织, 确保各种实验场所和设备等[46].

2. 研究课题和计划

(1) 医学放射物理. 有放射的诊断和治疗两个方面用途(表 9-6-2).

表 9-6-2 医学放射物理研究

基础研究	① 研究新离子类型的临床潜在特性 ② 研究新离子类型的剂量学特性 ③ 剂量学和剂量计算中供放射肿瘤学用的新放射量的使用 ④ 开发多维探测器和估算 ⑤ 对新型放射, 如氦氧的剂量确定和计算算法
变换研究	有关基础研究成果如何变换成应用
应用研究	有关基础研究成果具体用于应用的研究

(2) 放射生物学. 放射生物学是研究放射线对生物系统的作用(表 9-6-3). 在此过程中, 有许多见识是取自生物学、分子生物学、遗传学、医学、物理和化学等许多学科. 放射生物学发现放射线对肿瘤和正常组织的作用, 导致有意义的先进实验物理. 这方面的研究课题有不少, 如质子和碳离子生物和分子作用的特性; 对单独的放射灵敏度和肿瘤反应的预后, 建立预先的标记; 放射线对正常细胞作用的描述; 放射学、化疗与免役学结合的研究和开发.

表 9-6-3 放射生物学研究

基础研究	① 不同能量和类型的轻离子放射对细胞型的特性, 遗传和生理的参数的冲击 ② 放疗计划系统中开发优化过程用的依赖性生物 RBE 模型 ③ 比较性治疗计划和结合型治疗模型(即光子治疗加上连续离子增强) ④ 适应性 (ART) 和图像导引(IGRT)离子束治疗
变换研究	有关基础研究成果如何变换成应用
应用研究	有关基础研究成果具体用于应用的研究

(3) 实验物理 (技术放射物理) (表 9-6-4)

表 9-6-4 实验物理研究

基础研究	① 核物理：鉴定核子半径；在中间能区 p-p 散射的光学势能；核核相互作用；自旋观察的测量(极化靶) ② 材料研究：单离子(用以对物质进行微量分析的)微探针；高能质子计算机断层扫描 (HePCT)；微电子学和高温超导的的放射灵敏度 ③ 探测器研究：开发和测试粒子探测器；准备和调试大型研究中心的测试系统；放射保护和剂量学：固态超微剂量学 ④ 微剂量学：放射的剂量学(质子和重离子开发半导体微剂量学)；空间照射的模拟 (空间电子器件辐射硬度的研究，开发空间应用的探测系统)
应用研究	① 对已建系统作进一步技术开发和改进，集中于放疗的个别的物理技术观点上的改进 ② 质量保证和辐射保护

9.7 质子和重离子治疗的肿瘤适应患者市场

质子和重离子治疗的肿瘤适应患者市场确实很重要，但至今我们对质子和重离子治疗的最佳治疗肿瘤适应证还不十分清楚之前，是难以作出正确统计的. 现看到有这方面的说法，可作参考. 根据 Amaldi 的欧洲统计数据说明，在欧洲总人口中，每年有 0.2%的癌症患者需要进行放射治疗，其中有 10% (相应总人口的 0.02%) 的癌症患者用质子治疗能得到更好的控制，其中又有 20% (相应总人口的 0.04%) 的癌症具有抗阻性. 在抗阻性癌症中，有 1/3~1/2(相应总人口的 0.01%)癌症患者适用重离子治疗.

当前欧洲的百万人口中每年有 4000 名癌症患者，其中有半数需常规放疗. 根据意大利肿瘤放疗协会在 2003 年的研究报告中指出，在所有进行常规放疗的患者中，有 12%~15%若用质子治疗会有更佳效果. 此外，约有 3%的用 X 射线治疗的患者是抗放射的肿瘤患者，若用碳离子治疗，则比质子或 X 射线治疗有更佳的效果. 从此点出发，具有 5700 万人口的意大利应有一个具有 3 个治疗室的碳离子治疗中心和 5 个基于医院的质子治疗中心.

由于没有中国方面的统计数字，中国的癌症发病率和欧洲相接近，因此若假设将上述欧洲规律用于中国，则在中国 13 亿总人口中，每年有 24 万患者适用于质子治疗，每年有12万名肿瘤患者适用重离子治疗. 当然这仅是一个十分粗糙的统计，没有考虑其他因素，也没有任何权威性，但由此至少可见中国对质子和重离子治疗是有一个广大的需求市场的.

第10章 国际上质子和重离子治疗的发展概况

自 1998 年比利时 IBA 和日本住友成功地研制出用于质子治疗的 230MeV 回旋加速器后, 由于这种回旋加速器的优点, 到目前为止, 全世界已有 30 个以上的质子治疗中心采用回旋加速器. 图 10-0-1 是 2009 年前全球用回旋加速器的质子治疗中心的分布图[47, 48]. 从 2009 年到 2012 年至少又增加十多台. 此外, 全球还有不少用同步加速器的质子治疗中心和若干个用同步加速器的碳离子兼质子治疗中心[49]. 仅日本群马重离子治疗中心只有碳离子, 没有质子治疗. 至今还没有用回旋加速器建成的专用重离子治疗中心. 下面对美国、日本和欧洲三地区的重离子和质子治疗作分别介绍.

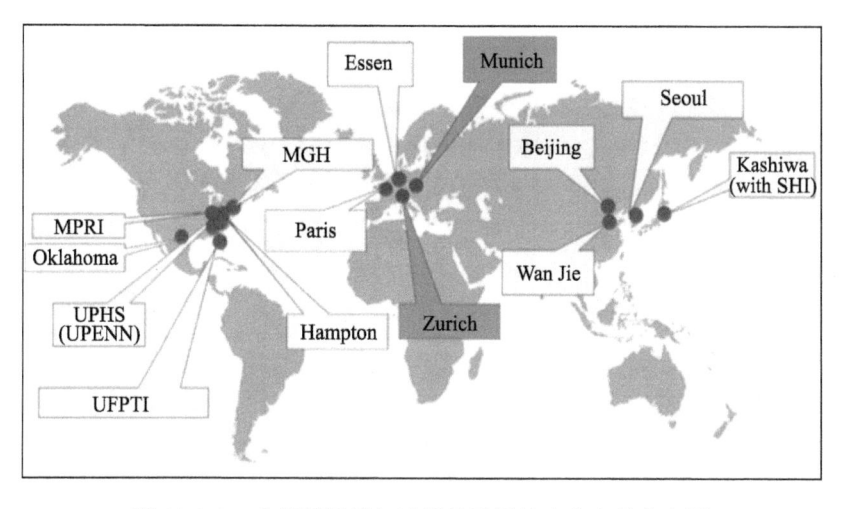

图 10-0-1　全球用回旋加速器的质子治疗中心的分布图

10.1 美国质子治疗的发展概况

到 2011 年 12 月为止, 不算非专用质子治疗中心, 目前至少有 8 个在使用的专用质子治疗中心, 到 2011 年底至少有 10 个在建造的质子治疗中心, 未见有建造专用重离子治疗中心的报道. 现将美国的质子治疗中心概况列于表 10-1-1(非正式统计, 仅供参考). 图 10-1-1 是 2011 年美国已建和在建的专用质子治疗中心的分布图[50]. 表 10-1-1 和图 10-1-1 中有些在建的中心都已建成.

表 10-1-1　美国已建和在建的专用质子治疗中心概况表

编号	名称	地点	资金/10^6 美元	开业
1	Loma Linda 大学质子治疗中心	California	60	1992
2	M G H -NPTC 质子治疗中心	Massachusetts	46	2001
3	M.D. Anderson 质子治疗中心	Texas	125	2004
4	Midwest 质子治疗中心(MPRI)	Bloomington Indiana	20	2003
5	Florida 大学质子治疗中心	Jacksonville Florida	110~125	2006
6	Oklahoma 大学质子治疗中心	Oklahoma	95	2009
7	Pennsylvania 大学质子治疗中心	Pennsylvania	140	2010
8	Hampton 大学质子治疗中心	Virginia	225	2011
建 1	Northern Illinois 大学	Illinois	160	2013
建 2	Central Dupage 医院	Illinois	125	/
建 3	Oklahoma 大学治疗中心	Oklahoma	20	/
建 4	William Beaumont 医院	Michigan		/
建 5	M.D. Anderson Orlanda	Florida		/
建 6	Barnes Jewish 医院	St Louis MO		/
建 7	SCCA, Seattle	Washington	100	2010-2011
建 8	Scripps 质子治疗中心	San Diego, CA		2013
建 9	Mayo Clinic			2015
建 10	McLarent PTC	Michigan		2014

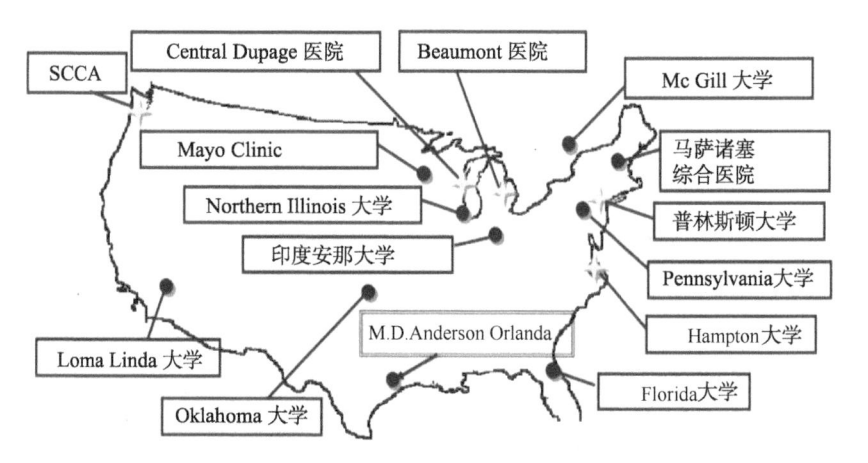

图 10-1-1　美国已建和在建的专用质子治疗中心的分布图(2011)

10.1.1　对质子治疗疗效的意见

多数意见认为质子治疗的优点是：① 对治疗多种癌症，如前列腺、胸部、肺部、头颈部和脑部肿瘤有效；② 质子治疗允许提高靶区剂量且正常组织受损小，副作用小；③ 治疗后的复发率小，可提高生活质量. 少数意见认为：① 质子治疗仅在物理性能的设想上比 X 射线治疗具有更多的优点；② 目前仅多用于前列腺治疗；③ 从目前疗效看，除去用在少数儿科肿瘤外，并无绝对明显的证据证明质子治疗要比 X 射线治疗具有更高超的疗效；④ 根据 2007 年 8 月 Andre Konski 博士作的统计，质子治疗前列腺的费用是 58600 美元，是用 X 射线调强费用 25800 美元的两倍左右；⑤ 目前公布的质子治疗和 X 射线调强治疗疗效的比较，因具有商业性因素，非纯医学性，所以不能全信.

美国的上述两种意见，最后还是多数派占优势，从而促使当前的质子治疗快速发展. 作为放射治疗最发达的美国，在 X 射线的调强治疗和质子治疗方面一直走在世界最前沿. 对重离子治疗，美国 LBL 是重离子治疗的先驱，但自 1992 年停业后，一直未见有关重离子治疗的报道.

10.1.2　美国及芝加哥地区对质子治疗的需求估计

(1) 估计全美有 25 万名肿瘤患者能从质子治疗中受益；

(2) 每年在 Illinois 州新增肿瘤患者有 6 万人，在芝加哥地区有 3.8 万人；

(3) 在 Illinois 州中的新增患者有 60%，即 3.6 万人要接收放疗；

(4) 保守估计 30% 的新增患者适用质子治疗，即 Illinois 州有 1.08 万人、芝加哥区有 0.684 万人；

(5) 假定每个质子治疗中心每年能治 1500 名患者，则在 Illinois 州需 7 个中心，其中 5 个在芝加哥地区.

(6) 当前的质子治疗中心的一半患者都来自外地.

10.2　日本质子和重离子治疗的发展概况

由于日本政府的重视，质子治疗和重离子治疗作为"战胜癌症，提高民众健康"的重大国家战略措施，为此提供大量资金. 日本国立放射科学研究所(National Institute for Radiological Science, NIRS)是日本最大的重离子医学研究机构，主要任务是对重离子治疗进行基础研究，NIRS 中最大的一个研究中心是重离子医用加速器中心(Heavy Ions Medical Accelerator Center, HIMAC)，也是世界上第一个重离子医用加速器中心——癌症患者的治疗是由 NIRS 的医生在 HIMAC 的加速器上进行的，这个中心在有关报告中有时简写为 NIRS，有时简写为 HIMAC，实际上都是指

NIRS 中的 HIMAC. 2000~2011 年, 日本政府、日本地方县政府出资, 先后建成国立癌症中心、筑波大学、兵库、静冈、若狭弯、南东北、群马、神奈川等治疗中心, 若将 HIMAC 也算在内, 建成的已多于 8 个治疗中心, 除群马外, 每个中心都有质子治疗, 其中兵库、群马神奈川和 HIMAC 还有碳离子治疗. 目前正在建造的有名古屋、鹿儿岛、福井、长野、北海道、佐贺等治疗中心. 根据日本媒体的报道, 似乎每个地区都在规划要建一个, 以达到全国质子治疗普及化的要求. 图 10-2-1 是日本日立公司统计的 2011 年日本已建和正建质子和重离子治疗中心的分布图.

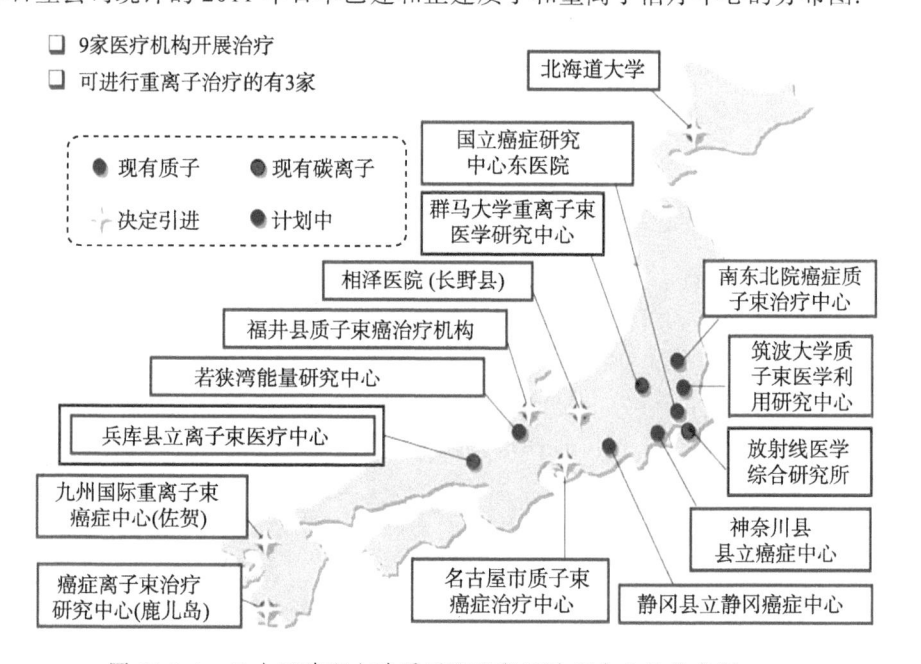

图 10-2-1　日本已建和在建质子和重离子治疗中心的分布图(2011)

10.3　欧洲建造重离子治疗中心的有关情况

10.3.1　欧洲重离子治疗中心的设计情况

早在 1995 年末, 欧洲核子研究中心 CERN 成立了一个 "质子和重离子医用装置研究组" (PIMMS), 在意大利 TERA 基金会支持下, 完成 PIMMA/TERA 重离子治疗方案, 并决定第一个欧洲重离子治疗中心建在德国海德堡, 第二个欧洲重离子治疗中心建在意大利 Pave 的意大利重离子治疗中心(简称 CNAO).

欧洲已使用的质子治疗中心有英国 Clatter Bridge 大学、瑞士 PSI、德国里耐卡医院、法国尼斯大学、意大利卡塔尼亚大学等, 正在建的质子治疗中心有德国 Essen 大学、德国莱恩医院、德国霍尔斯坦医院、法国居里研究所. 欧洲计划和正建造的碳离子(含质子)治疗中心有：德国在海德堡大学的重离子治疗中心，奥地利在 Wiener Neustadt 镇建造的 Med Austron 治疗中心，法国在 Lyon 建造的 ETOILE 中心，在 Caen 建造的 ASCLEPIOS 中心，意大利在 Pavia 建造的 CNAO 中心，瑞典建造的 Karolinska 中心. 所有这些在欧洲建造的项目，通称欧洲项目，都基本上采用 PIMMS/TERA 方案，并在由欧洲放射和肿瘤协会(European Society for Therapeutic Radiology and Oncology, ESTRO)、欧洲癌症研究和治疗组织(European Organization for Research and Treatment of Cancer, EORTC)、欧洲核子研究中心(CERN)和德国 GSI 研究所组成的"欧洲轻离子治疗网"(European Network for light Ion Therapy, ENLIGHT) 的统一指导下进行建造. 目前由于种种原因，真正经费落实正式开工建造的只有三家，即德国海德堡的重离子治疗中心、奥地利的 MedAustron 治疗中心、意大利 Pavia 大学的 CNAO.

10.3.2　德国海德堡重离子治疗中心的建造情况

为了确保科学、技术和临床医学三方面的需要. 海德堡离子束治疗中心(HIT)是由海德堡大学医院、德国癌症治疗中心 (DKFZ)、德国重离子研究中心(GSI)、德国鲁森道夫研究中心(FZR)合作建造的，该中心有三间治疗室，治疗目前难以治愈的肿瘤，主要对象是脑瘤、前列腺瘤和软组织肉瘤，每年能治疗千人以上. 2005年西门子医疗系统集团和 GSI 合作在德国海德堡大学医学院负责安装欧洲首套质子重离子综合性粒子治疗系统. 2005 年 5 月西门子医疗系统集团和德国癌症治疗中心 (DKFZ)签订合作协议，由西门子给中心提供三年资助，西门子有权使用中心放射治疗医学物理部所开发的质子治疗计划和计算方法，包括脑瘤体瘤的计划系统(KonRad)和眼瘤计划系统(OCTOPUS)，并合作开发软件临床测试和后续开发的标准化治疗计划系统，既在德国海德堡重离子治疗中心使用，也为全世界服务. 德国海德堡离子束治疗中心(HIT)已于 2010 年建成.

10.3.3　欧洲各国的重离子治疗发展情况

欧洲各国，特别是瑞士、瑞典、英国、德国、法国、意大利的许多核物理或医学研究所很早就开展质子治疗研究工作，并颇有成就. 自1997 年以来，德国 GSI 对重离子治疗研究做出很大贡献. 过去欧洲发展质子治疗有一个特点，都是附属在物理研究所，没有一个专用质子治疗中心，但从 2002 年后由于德国 GSI 和日本 HIMAC 重离子治疗临床实验得到优良的疗效，又加上各国面对癌症高增长的形势纷纷决定筹备建专用重离子(都内含质子、碳离子，有些还有氦、铍、氧等) 治疗中心，由 CERN 做出一个最佳的重离子治疗方案，作为欧洲各国共享，根据报道，已建的有德国 Heidelberg、瑞士 PSI-PROSCAN，决定建的有意大利 Roma、TOP、LIBO、CNAO、奥地利的 MedAustron、瑞典的 Karolinska 等.

10.4　质子和重离子治疗装置的应用前景

10.4.1　今后会使用的放疗方法

根据前面的有关分析, 归纳瑞典的 Karolinska 和日本兵库、日本南东北等的放疗新方法建议, 在放射治疗中今后会使用表 10-4-1 中列出的几种放疗方法[51].

表 10-4-1　放疗方法

名　称	模　式	说　明
(1) X 射线和电子	常规、适形、调强	一般的局部化, 非抗阻性肿瘤
(2) 质子、重离子治疗	常规和调强	接近敏感器官, 提高局部控制率和生活质量
(3) 质子 + X 射线	适形和调强	改善前列腺等癌治疗效果
(4) 质子 + 化疗结合	适形和调强	改善后期癌症的治疗效果
(5) 质子 + 免疫细胞疗法	适形和调强	治疗肝癌
(6) 碳离子 + X 射线	适形和调强	抗阻型、乏氧型、内嵌型、尖畸型的肿瘤
(7) 碳离子 + 质子治疗	适形和调强	抗阻型、乏氧型、内嵌型、尖畸型的肿瘤
(8) 中子治疗		中子治疗有特别疗效的肿瘤
(9) 氦、铍、锂离子治疗	适形和调强	抗阻型、乏氧型、内嵌型、尖畸型的肿瘤

为了克服碳离子的冷点引起的今后可能复发的后效应; 瑞典的 Karolinska 提出(6)和(9)两种方法. 其中(9)方法是利用氦、铍、锂离子的微观不匀度和宏观不匀度相同, 不再存在冷点后效应, 而其生物效应和抗阻型肿瘤疗效, 虽比碳离子要差, 但比质子要好; 其中(6)方法, 利用 X 射线来消除冷点. 日本兵库提出(7)方法, 利用质子治疗来消除冷点, (3) 和 (6) 两种方法称复合治疗法, 又称预增强法或增强法.

10.4.2　今后质子和碳离子治疗装置的应用前景

根据前面的有关分析, 可以预测今后质子治疗装置的应用前景如下:

(1) 美国的小型(如壁介质)质子治疗装置在技术上过关后, 则将出现大型和小型并存的局面, 大型供大城市和大治疗中心, 而小型将成为中小城市今后普及的主要装备.

(2) 碳离子和质子治疗的投资比, 由目前的 2~4 倍再降到 1.5~2 倍, 随着重离子治疗经验的丰富, 采用重离子兼有质子治疗的中心将增多.

(3) 铅笔扫描治疗头的性能优于质子治疗用的散射被动型治疗头, 使铅笔扫描法占主导地位, 但今后散射治疗头还会使用, 因各有其适合治疗的对象.

(4) 目前超导技术有很大发展, 一旦过关后, 因其节能, 会大力普及推广.

(5) 就质子而言, (超导)回旋加速器的性价比要优于同步加速器. 就重离子而言, 重离子兼质子用的同步加速器要优于用回旋加速器的方案.

(6) 如果在今后瑞典的 Karolinska 用氦、铍、锂离子治疗取得优良疗效, 这种方法具有剂量分布好、生物效应好、有效治疗抗阻型肿瘤、没有冷点和后效应、治疗次数少、相对价格低廉, 因此可能成为未来放疗中较好的方法.

第 11 章　全球的质子和重离子治疗中心概况

21 世纪前后相继建成的一批专用质子治疗中心，经过试运行后，目前基本上都进入正常治疗工作状态. 截至 2008 年 3 月全世界质子治疗中心的治疗人数和运转中心数见图 11-0-1. 可见 2000 年后，治疗中心和治疗人数都快速上升. 根据 PTCOG 2011 年 12 月底的最新统计，至 2011 年 12 月底全球总共有 96537 名癌症患者做过粒子治疗，其中用质子治疗患者 83667 名，碳重离子治疗患者 9283 名，氦重离子治疗患者 2054 名，负 π 粒子治疗患者 1100 名，其他粒子治疗患者 433 名.

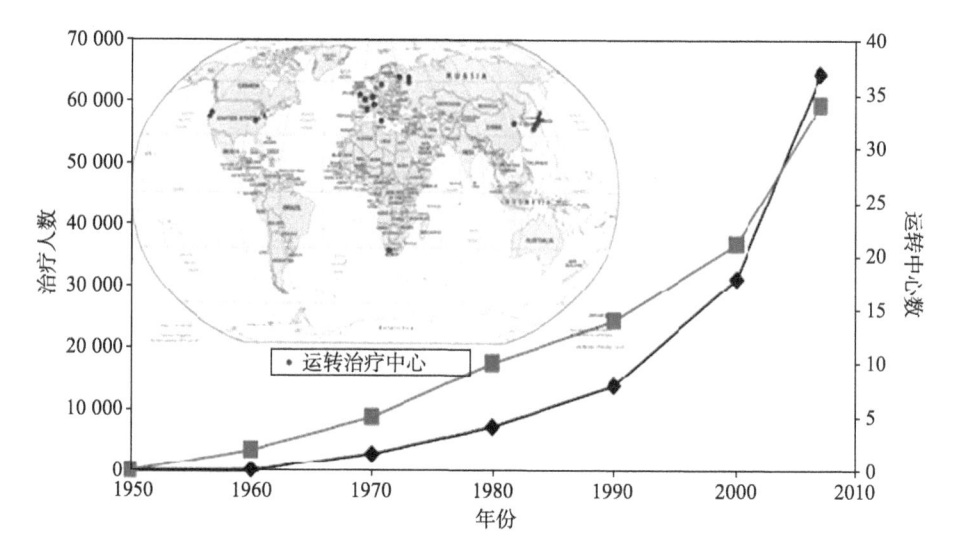

图 11-0-1　截至 2008 年 3 月全世界质子治疗中心的治疗人数和运转中心数

11.1　已停止运行的装置

已停止运行的装置见表 11-1-1.

表 11-1-1　已停止运行的装置 (2010 年 3 月 PTCOG 数据)

国家	地点	粒子	首患者	最后患者	患者数
比利时	Louvain-la-Neuve	p	1991	1993	21(治眼)
加拿大	Vancouver	−pion	1979	1994	467(治眼)
日本	筑波 Tsukuba(PMRC1)	p	1983	2000	700

续表

国家	地点	粒子	首患者	最后患者	患者数
日本	千叶(Chiba)	p	1979	Ap.-02	145(治眼)
俄罗斯	Dubna (1)	p	1967	1996	124
瑞典	Uppsala (1)	p	1957	1976	73
瑞士	PSI(SIN-Piotron)	-pion	1980	1993	503
美国 CA.	伯克利(Berkeley 184)	p	1954	1957	30
美国 CA.	伯克利(Berkeley)	He	1957	1992	2054
美国 CA.	伯克利(Berkeley)	ion	1975	1992	433
美国 IN.	Bloomington(MPRI, 1)	p	1993	1999	34(eye)
美国 MA.	哈佛(Harvard)	p	1961	2002	9116
美国 NM.	洛杉矶(Los Alamos)	-pion	1974	1982	230
德国	Darmstadt(GSI)	C	1997	2009	440

注：p 是"质子"；-pion 是"负 π 粒子"；He 是"氦重离子"；ion 是(泛指)"重离子"；C 是"碳重离子".

11.2　运行中的装置

运行中的装置见表 11-2-1.

表 **11-2-1**　运行中装置 (2011 年 12 月 PTCOG 数据)

钨国家	地点	粒子	首患者	总数	日期
加拿大	Vancouver(Triump)	p (治眼)	1995	161	DEC-11
中国	万杰(WPTC)	P	2004	1078	DEC-11
中国	兰州	cion	2006	159	DEC-11
英国	catterbridge	p (治眼)	1989	2151	DEC-11
法国	Nice(CAL)	p (治眼)	1991	4417	DEC-11
法国	Orsay(CPO)	p	1991	5634	DEC-11
德国	Munich(RTPC)	p	2009	895	DEC-11
德国	Berlin(HMI)	p	1998	1859	DEC-11
德国	HIT Heidelberg	cion	2010	598	DEC-11
德国	HIT Heidelberg	p	2010	94	DEC-11
意大利	Catania(INFN-LNS)	p (治眼)	2002	290	DEC-11
意大利	Pavia(CNAO)	cion	2011	5	DEC-11
日本	千叶(HIMAC)	cion	1994	6569	DEC-11
日本	Kashiwa(NCC)	p	1998	870	DEC-11
日本	兵库(HIBMC)	p	2001	3198	DEC-11

续表

钨国家	地点	粒子	首患者	总数	日期
日本	兵库(HIBMC)	cion	2002	1271	DEC-11
日本	筑波 Tsukuba (PMRC.2)	p	2001	2166	DEC-11
日本	WERC 若狭湾	p	2002	180	DEC-11
日本	Koriyama-city	p	2008	1378	DEC-11
日本	Shizuoka 静岗	p	2003	1176	DEC-11
日本	群马	cion	2010	271	DEC-11
韩国	Iisan, Korea	p	2007	810	DEC-11
波兰	Krakow	p	2011	11	DEC-11
俄罗斯	Moscow ITEP	p	1969	4300	DEC-11
俄罗斯	St. peterburg	p	1975	1372	DEC-11
俄罗斯	Dubna	p	1999	828	DEC-11
南非	iTemba LABS	p	1993	521	DEC-11
瑞典	Uppsala 2	p	1989	1185	DEC-11
瑞士	PSI	p	1996	1107	DEC-11
美国 CA.	UCSF-CNL	p (治眼)	1994	1391	DEC-11
美国 CA.	Loma Linda (LLUMC)	p	1990	16000	DEC-11
美国 IN.	Bloomington(MPRI, 2)	p	2004	1431	DEC-11
美国 MA.	Boston(NPTC)	p	2001	5562	Oct-11
美国 TX.	Houston (MD Anderson)	p	2006	3400	Feb-12
美国 FL.	Jacksonville (UFPT1)	p	2006	3461	DEC-11
美国 PA.	Philadelpia (Upenn)	p	2010	433	DEC-11
美国 IL	CDH Warrenville	p	2010	367	DEC-11
美国 VA	Hampton (HUPTI)	p	2010	No data	DEC-11
美国 OK	Oklahoma , Procure	p	2009	623	

注：PTCOG 是国际性质子治疗合作组的英文简称.

11.3　在建的专用质子和重离子治疗中心

在建的专用质子和重离子治疗中心见表 11-3-1.

表 11-3-1　在建的专用质子和重离子治疗中心(2011 年 12 月 PTCOG 数据)

国家	中心名称	粒子	年	基本配置
中国	北京质子医疗中心	p	2014	回旋; 1x 旋转口, 1x 水平口,
中国	上海重离子治疗中心	p, C	2014	西门子; 同步, 3x 水平/垂直,
中国	台湾长庚医院	p	2014	Shi 回旋; 4x 旋转口, 散射, 扫描
中国	兰州 HITFil	C	2013	400/u 同步, 4x 固定

国家	中心名称	粒子	年	基本配置
韩国	三星癌症中心	p	2014	Shi. 回旋; 2 x 旋转口
美国	McLaren Michigan	p	2014	Pro-tom 同步, 3 x 旋转口, 扫描
美国	North illinois	p	2015	Varian SC 回旋; 2 x 旋转口, 2 x 水平口
美国	Jewish St.Louis	p	2013	Varian SC 回旋; 1 x 旋转口
美国	Scripps.San Diego	p	2014	Varian SC 回旋; 3 x 旋转口, 2 x 水平口
美国	SCCA,Seattle	p	2014	IBA 回旋; 4x 旋转口
奥地利	Med-AUSTRON	p, C	2013	430/u 同步, 1xp 旋转; 1xC 旋转 2x 水平
意大利	Trento	p		回旋; 2x 旋转口,1x 水平口
德国	WPE, Essen	p	2013	IBA 回旋; 3x 旋转口,1 x 水平
德国	PTC Marburg	p, c	2013	430/u 同步, 3 x 水平
瑞典	Skandionkliniken	p	2013	IBA 回旋; 2x 旋转口
捷克	PTC,Prague	p	2013	IBA 回旋; 3x 旋转口,1 x 水平
俄罗斯	PMHPTC Protvino	p	2013	250MeV 同步,1x 水平
Slovak	CCSR,Bratislava	p	2013	回旋; 1 x 水平
Slovak	CMHPTC,	p	2013	250MeV 同步,1x 水平

注：3x 水平口指有三个水平口，其中"x"相同含义.

11.4 新建的中心平均年治疗患者数

新建的中心平均年治疗患者数见表 11-4-1.

表 11-4-1 新建的中心平均年治疗患者数(截至 2008 年的数据)

地点	中心名称	治疗开始日	共治疗患者数	平均年人数
美国加利福尼亚州	Loma Linda	1990	11414	773
美国波士顿	NPTC, MGH	2001	2081	346
日本千叶	NCC	1998	462	50
日本筑波	PMRC(2)	2001	930	155
日本兵库	HIBMC	2001	1230	205

从表 11-4-1 可以看出美国的两个私营治疗中心，年平均治疗人数较高，而日本的三个国营治疗中心，年平均治疗人数都小于 300 人，这可能与体制因素有关. 从此统计数字上还可以看出实际情况和在设计时的预计年治疗人数是有很大出入的.

第12章 全球的质子和重离子治疗装置

世界卫生组织曾对全球每百万人口所应拥有的电子直线加速器的台数做出建议，但至今未对质子和重离子治疗装置做出相应的建议. 以日本为例，2011年日本已建和正建的质子和重离子治疗中心共有 15 个，不到 1000 万人就有一个质子治疗中心，每 4000 万人有一个碳离子治疗中心. 具备全民进行质子和重离子治疗的社会效应和战胜癌症的目标. 2004 年意大利放射肿瘤学会做出以下结论：由于离子治疗的有效实用性，若每 100 万人口中需接受常规放疗 2 万名癌症患者，其中 15%用碳粒子治疗能有更佳的疗效. 如果今后平均投资回收率能达到 50%，则每 100 万人口需有一个年治疗 1500 名患者的质子治疗中心和每500 万人口有一个碳离子治疗中心.

质子和重离子治疗装置是一个高科技装备. 随着技术的更新，商品治疗装置产品的型号和类别也在不断更新，一般高科技商品，小如手机，大如同步光源，为了表达其先进性，往往用"第几代"来表达. 当前国际上对质子和重离子治疗设备还没有正式的"代定义分类". 但为了使"非专业人士"对拟建造和定购的质子重离子治疗设备先进性有一个清晰的了解和利于做出判断，现做出一个非正式的分代方法，供有关方面参考[52].

质子治疗装置虽是高科技，但还是属于比较简单的装备，因此有关供应商有能力进行整体总承，即用户只要选定一个供应商，只需和此供应商签订合同，原则上其他一切二次承包，均由供应商负责. 但对今后的重离子治疗装置，由于设备要复杂得多，初建立的供应商又缺乏这方面经验，很难提供满意的整体系统产品，因此有时难找出一家供应商来全部总承，而需多方面专业单位的合作建造. 用户也需对各方面供应商有必要的了解，并和多家供应商进行谈判和协调，才能得到比较满意的结果.

12.1 质子和重离子治疗装置分代方法

当前国际上质子重离子治疗设备还没有正式的"代定义分类"，下面做非正式的分代方法.

质子治疗设备分代见表 12-1-1，碳离子治疗设备分代见表 12-1-2.

表 12-1-1 质子治疗设备分代表

代次	设备类型
第一代	一切高能质子加速器，主要作核物理实验，兼作质子治疗
第二代	凡专用于质子治疗的装置，带有"常规放疗"的散射治疗头，即单散射治疗头、双散射治疗头、摆动治疗头
第三代	凡专用于质子治疗的装置，带有能进行"适形和调强放疗"的扫描治疗头，即铅笔束扫描头和点扫描头等
第四代	凡用更新技术如超导等开发的加速器，旋转治疗头，治疗计划系统和整体式自控系统建造的质子治疗设备

表 12-1-2 碳离子治疗设备分代表

代次	设备类型
第一代	一切高能重离子加速器，主要作核物理实验，兼作碳离子治疗
第二代	专用碳离子治疗的装置，带有"常规放疗"的散射治疗头，即单散射治疗头、双散射治疗头和摆动治疗头
第三代	专用碳离子治疗的装置，带有能进行"适形和调强放疗"的扫描治疗头，即铅笔束扫描头和点束扫描头等
第四代	凡用更新技术如超导等开发的加速器、旋转治疗头、治疗计划系统和整体式自控系统建造的重离子治疗设备

注：本书采用的分代定义，虽然一般来说，代数越高，产品越新，但并不表示，代数越低，技术越落后.如早期建造的 GSI 高能重离子加速器，主要用作核物理实验，兼作碳离子治疗.其治疗性能仍是目前全世界先进的.

12.2 国际上运行治疗的质子和重离子治疗中心(场所) 的分类

国际上运行治疗的质子和重离子治疗中心(场所) 的分类，质子治疗设备运行的场所见表 12-2-1，重离子治疗设备运行的场所见表 12-2-2.

表 12-2-1 质子治疗设备运行的场所(非正式统计)

代次	运行场所
第一代	俄罗斯 ITEP，俄罗斯莫斯科，俄罗斯圣彼得堡，俄罗斯杜布纳，瑞士 PSI-1，法国 Orsay 和 Nice，瑞典 Uppsala，英国 Clatter bridge，南非 iThemba LABS，加拿大 TRIUMF
第二代	日本 HIMAC，日本兵库，日本筑波大学，日本癌症中心 NCC，日本若狭弯 WERC，日本静冈 Shizuoka，美国 NPTC，美国 Loma Linda，美国 Anderson，美国印第安纳，意大利 NFN-LNS，意大利 Catania，中国山东淄博，美国佛罗里达 FPTI
第三代	德国慕尼黑，瑞士 PSI-2，美国 NPTC，美国 Anderson
第四代	德国慕尼黑 Rinecker 质子治疗中心采用超导回旋加速器新技术

注：当 IBA 和日立的铅笔束扫描治疗头开发后，则 NPTC、Anderson、Florida、日本筑波大学等都由第二代升级为第三代.

表 12-2-2　重离子治疗设备运行的场所

代次	重离子治疗设备运行场所
第一代	德国 G.S.I Darmstadt, 中国兰州重离子研究所
第二代	日本 HIMAC, 日本兵库
第三代	德国海德堡重离子治疗中心

12.3　世界上正在建造的质子和重离子治疗中心 (场所) 的分类

国际上正在建造的质子和重离子治疗中心(场所) 的分类, 质子治疗中心见表 12-3-1, 重离子治疗中心见表 12-3-2.

表 12-3-1　国际上正在建造的质子治疗中心(场所)

代次	国际上正在建造的质子治疗中心场所
第一代	已淘汰无人再建造
第二代	中国北京中日友好医院, 美国弗吉尼亚 Hampton 大学, 美国 Oklahoma 市, 德国 Essen , 法国 Orsay , 美国西雅图市, 波兰科学院, 中国香港养和医院, 日本松元相泽医院
第三代	2008 年 12 月后凡上述中心已有扫描治疗法的设备都可升为第三代
第四代	瑞士 PSI-2 采用超导回旋加速器新技术, 美国 NIPTRC

表 12-3-2　国际上正在建造的重离子治疗中心(场所)

代次	国际上正在建造的重离子治疗中心(场所)
第一代	没有再建
第二代	日本群马, 中国兰州重离子研究所
第三代	奥地利 Med-AUSTRON 重离子治疗中心, 意大利 CNAO 重离子治疗中心, 中国上海
第四代	日本三菱, 日本高能所在研制 FFAG 新型重离子同步加速器, 美国 BNL 在研制快脉冲重离子同步加速器, 比利时 IBA 在研制超导重离子回旋加速器

12.4　国际上能提供交钥匙整体治疗系统的 供应商和类型

国际上能提供交钥匙整体治疗系统的供应商, 质子治疗设备的供应商见表 12-4-1, 碳离子治疗设备的供应商见表 12-4-2. 由于国际上没有任何机构有这方面的权威统计数据, 所以作者的统计只能是不完全的统计, 仅供参考. 若和实际数据有差异, 敬请原谅.

表 12-4-1 国际上能提供交钥匙整体质子治疗设备的供应商

代次	制造厂	样机场所	在世界其他使用场所	总数
第二代和第三代	比利时 IBA	美国 NPTC	美国：Florida 大学，Hampton 大学，Pennsylyania 大学, Indiana 大学, Oklahoma 大学，Central Dupage 医院，William Beaumont 医院, 西雅图市, 诺克斯维尔市, 新泽西州 ProCure 中心; 法国: Nice, Orsay; 德国: Essen, 德里斯顿大学; 捷克：布拉格; 波兰: 科学院; 瑞典: Skandion kliniken; 俄罗斯: Dimitrovgrad; 中国: 山东万杰, 北京中日友好医院; 意大利：Trento	23
	日本日立	日本筑波大学	日本若狭湾, 日本名古屋, 日本北海道市, 美国 M. D. Anderson, 美国 Mayo clinic Rochester, 美国 Mayo clinic Phoenix	7
	日本三菱	日本静冈	日本 HIMAC 日本兵库, 日本南东北医院 日本福井县, 日本鹿儿岛	6
	日本住友	日本 NCC	中国台湾长庚, 中国香港养和医院, 日本松元相泽医院, 韩国三星癌症中心	5
	美国 Optivus	美国 Loma Linda		1
第三代	美/德国 Varian /ACCEL，	德国慕尼黑 Rinecker 质子治疗中心	北 Illinois 质子治疗和研究中心(NIPTRC), 美国 St.Louis, 美国 San Diego	2

表 12-4-2 国际上能提供交钥匙整体重离子治疗设备的供应商

代次	制造厂	样机场所	在世界其他使用场所	总数
第二代	日本三菱	日本兵库	日本群马	2
第三代	德国西门子	德国 Heidelberg 重离子治疗中心	中国上海	2

第一部分 参考文献

[1] 刘世耀. 放射治疗的发展趋向 [J]. 世界医疗器械, 2005, (8): 66-68.

[2] 刘世耀. 中国质子治疗展望 [J]. 世界医疗器械, 2000, (9): 48-52.

[3] 刘世耀. 五年来中国质子治疗的发展特点 [J]. 世界医疗器械, 2006, (10): 84-88.

[4] 刘世耀. 两年来国内外质子治疗的新进展 [J]. 世界医疗器械, 2005, (4): 128-132.

[5] Wei Jie. The proposed therapy facility for Guangchou, lst Workshop on Hadron Beam Therapy of Cancer [C]. Erice-Sicily, 24 April-1 May, 2009.

[6] 刘世耀. 质子治疗的物理性能和工作原理(上) [J]. 现代物理知识, 2003, (2): 28-32.

[7] 刘世耀. 质子治疗的物理性能和基础 [J]. 立体定向外科学, 2009, (9): 42-47.

[8] 郁庆长. 质子治疗技术基础 [M]. 北京: 原子能出版社, 1999.

[9] 刘世耀. 重离子治疗的物理与生物(物理)性能和装置原理 [J]. 现代物理知识, 2003, (6): 29-35.

[10] Kraft G. Tumor therapy with heavy charged particles [J]. Progress in Particle and Nuclear Physics, 2000(45): s473-s544.

[11] Armaldi U. Hardon Therapy in the world [R].University of Milano Bicocca and TERA foundation, Italy. 2000.

[12] 刘世耀. 重离子治疗的发展现状 [J]. 世界医疗器械, 2003, (12): 70-72.

[13] Delaney T F. Proton and Charged Particle Radiotherapy [M]. Philadelphia: Wolters Kluwer Health, 2007.

[14] 刘世耀. 质子治疗的生物性能 [J]. 立体定向外科学, 2009, (12): 123-127.

[15] 刘世耀. 重离子放射物理学与放射生物学性能 [J]. 世界医疗器械, 2003, (5): 45-53.

[16] 刘世耀. 质子治疗的物理性能和工作原理(下) [J]. 现代物理知识, 2003, (3): 40-47.

[17] 刘世耀. 质子治疗设备的现状和发展 [J]. 基础医学和临床, 2005, (2): 123-127.

[18] 刘世耀. 质子治疗和重离子治疗选择准则 [J]. 世界医疗器械, 2004, (5): 58-60.

[19] 刘世耀. 建造重离子治疗装置的要点[J]. 世界医疗器械, 2007, (10): 90-94.

[20] Pedroni E. Will we need proton therapy in the future [J]. Europhysics News, 2000, 31(6): 18-25.

[21] 刘世耀. 质子治疗和当前国际发展状况 [J]. 立体定向外科学, 2009, (6): 45-47.

[22] 刘世耀. 我国质子治疗的进展和其建造要点 [J]. 世界医疗器械, 2002, (12): 45-48.

[23] Konski A, Speier W, et al. Is proton beam therapy cost effective in the treatment of adenocarcinoma of the prostate? [J]. Journal of Clinical Oncology. 2007, 24(8): 3603-3608.

[24] Goiten M. Should randomized clinical trails be required for proton radiotherapy [J]. JCO, 2008, 26(2): 175-176.

[25] Terasawa T, et al. Systematic Review: Charged-Particle Radiation Therapy for Cancer [J]. Annals of Internal Medicine, 2009, 20(8): 556-565.

[26] 刘世耀. 国际上对质子和重离子治疗的最新看法 [J]. 世界医疗器械, 2010, (3): 84-88.

[27] 刘世耀. 质子治疗的科学性和权威性 [J]. 立体定向外科学, 2010, (4): 41-45.

[28] Richard P, et al. The Current Status and Future Directions of Heavy Charged Particle Therapy in Medicine [C]. Application of accelerators in research and industry. Twentieth International Conference, AIP Conf. Proc. March 10, 2009, Volume 1099: 410-425.

[29] Hofmann B, et al. Fallacies in the arguments for new technology: the case of proton therapy [J]. J. Med. Ethics, 2009, 35: 684-687.

[30] 刘世耀. 2000-2010 年国内外质子和碳重离子治疗的进展 [J]. 世界医疗器械, 2010, (9): 40-44

[31] Haberer T. Scanning beam dose delivery [C]. PTCOG 48, Sep 28-Oct 3, 2009, University of Heidelberg, Germany.

[32] Bug E B. Proton radiotherapy at Paul Scherrer Institute [C]. PTCOG 47, May 19-24, 2008, Jacksonville, Florida, Unites States.

[33] Orecchia, R, et al. Indications of Carbon Ion Therapy at CNAO [R]. Application Accelerators in Research and Industry: Twentieth International congerence. AIP covqevence Proceeding, Volume 1099, pp. 399-409, 2009.

[34] Ternier S. Ph.D. Proton Therapy [R]. 2002, Ion Beam Applications, Louvain-La-Neuve.

[35] Slater J. Five years of comprehensive experience with particle therapy: LLUMC [C]. PTCOG 47, May 19-24, 2008, Jacksonville, Florida, Unites States.

[36] Delaney T. Five years of comprehensive experience with particle therapy: NPTC [C]. PTCOG 47, May 19-24, 2008, Jacksonville, Florida, Unites States.

[37] Tsuboi K. Five years of comprehensive experience with particle therapy: PMRC [C]. PTCOG 47, May 19-24, 2008, Jacksonville, Florida, Unites States.

[38] Ultimate Cancer Treatment. Proton Therapy [EB]. Southern TOHOKU Proton Therapy enter, Japan. 2009.

[39] Rinecker Proton Therapy Center Status Report: Clinical Operation Licence to be Issued [R]. RPTC, March 2009. Munich. Germany.

[40] Rinecker Proton Theraphy Center Status Report: Seventh Month of Clinical Operation [R]. RPTC, Oct. 2009. Munich. Germany.

[41] 刘世耀. 质子治疗肿瘤的适应类型 [J]. 立体定向外科学, 2010, (3): 132-137.

[42] Li Jiamm. Clinical report for Wanjie proton therapy center [C]. Zibo: PTCOG 46, Wanjie, May 2007.

[43] Clinical Result of Carbon Radiotherapy (1994.6-2009.2) [R]. Japan: NIRS, 2009.

[44] Kamada T. Five years of comprehensive experience with particle therapy: NIRS [C]. PTCOG 47, May 19-24, 2008, Jacksonville, Florida, Unites States.

[45] Hishikawa Y. Proton and carbon treatment at Hyogo [C]. PTCOG 45 Oct 7-11, 2006 , Houston. Taxax, USA.

[46] Griesmayer E. The MedAustron project [J]. Nuclear Instruments & Methods in Physics Research, 2007, 258(1): 134-138.

[47] Jongen Y. Recent progress in cyclotrons for protontherapy at IBA [C]. Workshop on Hadron Beam Therapy of Cancer, Erice, Sicily, Italy, May, 2009.

[48] Calabretta L. Cyclotrons summary [C]. Workshop on Hadron Beam Therapy of Cancer, Erice, Sicily, Italy, May, 2009.

[49] Noda K. Summary of synchrotron for Hadron therapy [C]. Workshop on Hadron Beam Therapy of Cancer. Erice, Sicily, Italy, May, 2009.

[50] 日本日立制作所. 日立离子束治疗装置介绍 [R]. 日本 Hitchi Ltd. 2011.

[51] 刘世耀. 质子治疗与装置的进展和应用前景 [J]. 医疗装备, 2003, (8): 32-40.

[52] 刘世耀. 全球质子重离子治疗装置及供应商 [J]. 世界医疗器械, 2007, (5): 46-48.

第二部分

治疗装置和系统

第13章 质子和重离子治疗系统的结构

13.1 质子治疗系统的结构

图 13-1-1 是一个典型的质子治疗系统结构图[1]. 质子控制系统以高速以太网作骨架, 即图 13-1-1 中标有 100BASE Ethenet 100Mc/s 计算机网的方块, 通过三个分控制系统和有关装置与设备相连. 这三个分控制系统是: 加速器分控制系统、治疗头与控制室分控制系统、治疗(计划)控制分系统. 在计算机网络的联系下, 按照编制好的应用程序与指令进行统一协调、统一指挥、统一调度, 形成一个完整的具有特定功能的质子治疗装置系统整体[2].

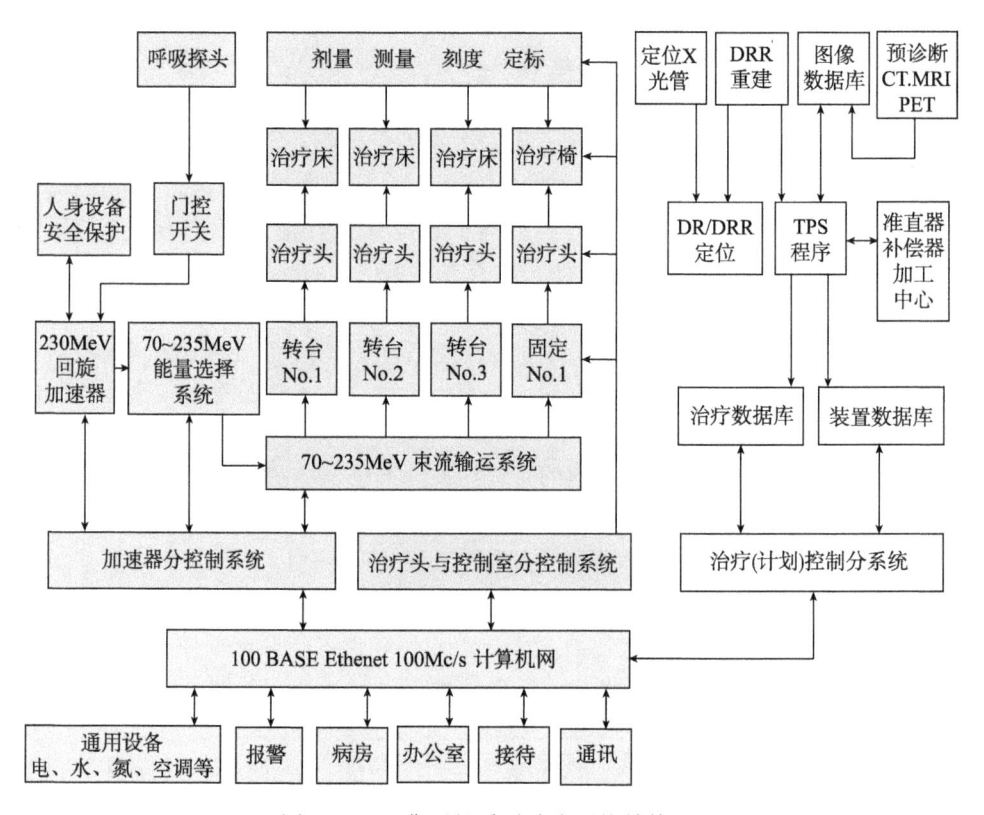

图 13-1-1 典型的质子治疗系统结构图

加速器分控制系统设有三个本地控制器, 可采用 PLC 可编逻辑或其他的控制器. 这三个本地控制器是: ① 回旋(或同步)加速器本地控制器, 对加速器的离子源、磁铁电源、高频系统、引出系统、真空系统、束流诊断、连锁安全保护、开机、停机、启动和有关加速器参数的反馈自动调整等自动控制装置进行控制与监测; ② 能量选择系统本地控制器, 分别对降能器的能量选择, 能选束流线上的偏转磁铁, 聚焦四极棱镜磁铁, X 与 Y 方向导向微调磁铁的电流调节, 真空管道的真空泵组, 阀门与真空量规, 束流线上的束流位置探头, 束流截面探头, 束流强度探头, 束流线上的准直器、狭缝、断束器等进行控制和监测; 对降能器前与进入束流输运线前的两处束流斑点与位置进行自动反馈控制, 使束流斑点大小和中心能自动稳定在规定的要求范围内; ③ 束流输运系统本地控制器, 分别对束流输运线的偏转磁铁、聚焦四极磁铁、X 与 Y 方向导向磁铁电源、有关的束流探头、束流输运的真空系统进行控制和监测, 以及对束流输运系统的开关磁铁进行自动切换. 三个本地控制器通过高速以太网来接收 TPS 治疗计划系统要求的加速器装置和设备的参数置定值, 向 TPS 数据库回送加速器各部分的实际运行值, 建立运行的工作档案, 以备今后查用. 此外, 所有控制站中都有必要的连锁保护以保证设备的安全与人身安全, 还用各种确保安全的措施, 如反复确认、冗余容错技术、备用保护等来加强对系统与设备的安全运行.

治疗头与控制室的分控制系统下设四个本地控制器, 分别对一号旋转束治疗室、二号旋转束治疗室、三号旋转束治疗室和一号固定束治疗室进行控制(假定系统中有三个旋转和一个固定束治疗室). 对于旋转束治疗头来说, 要对所属的旋转台与患者治疗床的定位进行控制, 包括患者上下治疗床、治疗床的六个移动变量的精定位、旋转台的开/停、速度控制、转动方向控制、转动的精确定位和在旋转台内束流光学线的各种磁铁、束流探头等进行监控测量. 对于固定束治疗室, 要对治疗椅的定位进行控制. 不论旋转束治疗或固定束治疗的治疗头都有一个专门控制器, 分别对装在治疗头内部的所有设备与器件, 如束流位置探头、散射系统内的能量与照射野的切换、能量调制器内的量程切换、剂量值的测定、患者定位用的 X 射线管与镜面的进/出控制、多叶光阑准直器的切换等, 进行控制与监测. 所有的治疗头中的束流性能与剂量参数都要用相应的探头进行测量, 如治疗头束流入口的位置是否对准、束流的分布是否均匀、束流的强度是否达到要求值等. 经过束流扩展与能量调制后, 在束流要离开治疗头和进入患者体内进行治疗前, 要安置一个束流截面均匀度测量探头, 验证束流和其形成的剂量分布均匀度是否确保在允许参数容限内. 至少要安装两个束流强度探头, 也是测量剂量强度的游离室探头, 保证在任一个探头失效的情况下, 确保患者辐射的剂量不会超过安全值. 在每一个治疗头相应的治疗控制室中设有一台 PC 作为治疗控制操作的控制台. 医疗人员通过此 PC 控制台的人机界面来监视治疗的全过程, 并作必要的控制与干预.

　　治疗(计划)分控制系统是专门为治疗计划系统和与治疗有关的任务服务的，TPS 本身即"治疗计划应用软件包"是一个三维立体图像的治疗应用软件，此软件要在若干工作站上运行. 要有一个服务器，服务器和工作站形成一个 Server-Client 结构，在服务器上还设有 DICOM3 标准图像传输和服务软件，以传送和存储中心所有图像与其他相应资源，供各工作站调用. 除服务器外，还至少要两个数据库，一个用来存储有关治疗的图像和数据，一个用来存储质子治疗装置或有关设定配置，包括运行置定参数与实测参数. 这两个数据库一般要用，诸如 Oracle 的相关数据库系统(Relational Data Base System)来组成. 由于医疗数据的重要性，这部分需配有一套 UPS 自动切换系统保证停电时的工作正常和不丢失数据.

　　治疗计划分控制系统还要对补偿器与准直器的加工中心进行管理控制. 加工中心一般分为三个部分：一个是 PC 机上设有 CAD/CAM 软件，根据 TPS 送来的必要数据进行专用补偿器与专用准直器的机械设计与机械制造编程工作；二是加工中心内含一个加工补偿器的精密磨床，一个加工准直器的线切割床；三是一个三维测量设备，以测量加工好的补偿器与准直器形状尺寸验证是否符合 TPS 的要求.

　　在图 13-1-1 的最后标有通用设备，报警等的控制方块是中心的有关水电通用设备和行政管理用的功能块，通常也连在网上.

13.2　重离子治疗系统的结构

　　从系统结构原理上看，除去所有设备名称，原用"质子"作定语，现改用"重离子"代替"质子"作定语外，重离子治疗系统的系统结构原理，基本上和质子治疗系统的系统结构原理相同. 但从设备角度看，二者有所不同，如质子和重离子的产生源——加速器、旋转机架、治疗计划等，二者功能相同，但结构和工作原理不尽相同. 但诸如质子和重离子的患者定位系统、患者位置精密准直系统等，二者功能相同，二者设备也相同. 有关这方面的差异，在本书第一部分中已有叙述，不再重复.

第 14 章　质子和重离子的束流产生装置——加速器

14.1　对质子和重离子加速器的要求

加速器一般是用于物理实验的, 加速各种粒子到高能量的装置. 如今我们要用加速器来进行质子和重离子治疗, 首先必须明确我们要一个什么样的加速器. 由图 14-1-1 中的流程可见, 首先我们要明确治疗的要求, 如要求用什么类型的粒子治疗、治疗体内多浅或多深处的肿瘤、这些肿瘤本身有多厚、横向有多大尺寸、允许的半阴有多少、允许剂量下降后沿有多少、每次要照多大剂量等, 即确定治疗参数. 然后再确定需采用的束流传递方案(散射或扫描)和工作模式(常规或调强等), 再由束流传递方案和工作模式确定治疗需要的加速器束流技术参数, 如束流能量、流强、能散度等. 最后由需用的束流参数, 再结合其他方面的要求, 如人力、资金、工期等, 来选择加速器的具体方案.

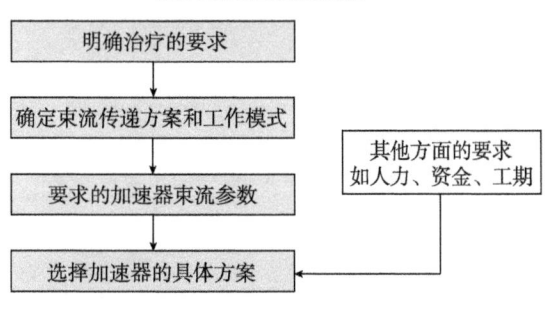

图 14-1-1　要一个什么样的加速器

14.2　质子和重离子治疗加速器的技术参数

粒子治疗对加速器性能和技术参数的要求随着先进粒子治疗方法的出现和治疗精度的不断提高而相应的有更高要求, 特别是近年来扫描治疗法的不断创新, 对加速器也提出许多过去从未提过的高难度要求. 这种治疗所需技术难度有些已超越了物理实验的技术要求, 从而给加速器设计和制造者又一个全新的应用领域.

2009 年 5 月在意大利 Erice 召开的国际粒子治疗工作会议上, E. Pedroni 归纳的最新粒子治疗对加速器性能和技术要求, 有下列几项[3].

(1) 要求治疗的粒子流是细的铅笔状束流, 具有尖锐的横向和后沿下降, 束流截面的高斯分布标准偏差是 3mm, 束流中心的绝对位置精度小于 1mm, 最好是直流束, 能达到 100%工作因子的重复扫描.

(2) 为治疗运动的肿瘤, 要具备快速扫描的重复扫描治疗束, 扫描速度要大于 1cm/ms.

(3) 为使用调强治疗, 要具备在连续快速扫描下进行束流强度的动态调制, 对于 1ms 宽的脉冲束, 其对应的重复频率为 1 kHz. 每个脉冲的调制剂量精度控制可达到百分之几精度.

(4) 每个点的剂量控制精度要求优于点平均剂量的 1%.

(5) 在适形治疗的每一个单次层扫描, 允许有一个非均匀的质子流分布. 要求适形治疗的剂量点动态分布可达 30:1, 也就是点束流强度可变化 30 倍.

(6) 要求在执行沿体积重复扫描时, 同步加速器的束流能量变化要小于 1s, 回旋加速器+降能器+旋转机架的束流能量变化大约为 80ms. 研制中的回旋直线(cyclinac)加速器仅仅需要 1ms.

(7) 旋转机架要求有一个较大范围的 dp/p① 接受度, 以便良好跟踪.

(8) 目前可预见的理想加速器是介质壁直线加速器, 如果介质壁加速器成功, 这将是粒子治疗领域中一个革命性的创新, 从而促使粒子治疗从光子全面走向质子. 激光加速治疗恐非短期能行.

上面 8 点要求, 实际上是当代最新点扫描对治疗机器的高技术要求, 有些要求是超越了一般理解下的加速器要求. 作为常规的作法, 现将粒子治疗对加速器性能和技术参数的常规要求列于表 14-2-1 中.

表 14-2-1 质子和重离子治疗对加速器和技术参数的常规要求

加速器物理量	技术参数
最高能量	质子: 对应体内最大射程 30cm 时, 为 250MeV 碳离子: 对应体内最大射程 30cm 时, 为 425MeV 　　　　对应体内最大射程 20cm 时, 为 320MeV (以上参数值, 已考虑到从加速器引出到等中心治疗点之间的降能值)
能量精确度	对应体内治疗量程的精度是±0.2mm/20min; 1~2MeV/射程 1mm 时, 能量精确度为±(0.2~0.4)MeV/20min
能量稳定度	对应体内治疗量程的精度是±0.2mm/20min; 1~2MeV/射程 1mm 时, 能量稳定度为±0.2~0.4MeV/20min
引出流强	质子: 在 20cm×20cm×20cm 照射容积内剂量率为 2Gy/min, 对应流强是 $1×10^{10}$/s, 考虑流强损失后, 引出流强为: $1×10^{11}$ 质子/s 碳离子: 在 20cm×20cm×20cm 照射容积内, 剂量率为 2Gy/min, 对应流强是 $1×10^8$/s, 考虑流强损失后, 引出流强为: $1×10^9$ 离子/s

---

① dp/p——粒子动量散度, 其中 p 指粒子本身的动量, dp 表示粒子具有的动量分散度, dp/p 越小, 表示粒子易于传输, 传输中束流损失也越小; dp/p 越大, 表示能接受更多的粒子.

续表

加速器物理量	技术参数
系统能量调节分辨率	在量程范围内, 系统能量调节分辨率优于±0.1MeV
能谱宽度	当后沿下降小于1mm, 等中心处束流的能谱宽度<0.1MeV
引出束流横向发射度	在规定的束流能量和强度稳定性时, 为 0.2~0.5πcm·mrad
引出束流的偏角	在规定的引出束流截面时, 其偏角<1mrad

14.3 质子和重离子治疗加速器的类型

图 14-3-1 中有三种不同类型的加速器[4], 世界上专用质子和重离子治疗中心, 基本上采用这三种不同类型的加速器: 直线加速器、回旋加速器和同步加速器[5]. 激光型是未来的希望, 短期内难以实现, 但还得研究每种类型又可按照不同的技术有不同的性能, 从而适合于不同粒子的放疗要求. 回旋加速器, 其主要特点是体积小、重量重、引出能量固定不变、须用外设的能量选择器调节能量、束流是稳定连续、平均流强大、可加速质子和重离子、可用常温磁铁、也可用超导磁铁. 同步加速器, 按引出束流时间可分为快脉冲和慢脉冲周期, 按聚焦方法可分为弱聚焦、强聚焦、交变梯度聚焦(FFAG), 其特点是环形、大直径、重量轻、束流是脉冲周期性、引出能量可变、不需外设能量选择器、平均流强较低、可加速质子和重离子、可用常温磁铁、也可用超导磁铁. 至于当前实用的质子直线加速器是高频或微波型, 其特点是直线型、价贵. 质子放疗专用时只加速到 70MeV, 专治眼睛. 意大利国家新技术能源及环境研究院(ENEA)很早宣布要建一台 70~250MeV 的可变能量质子直线加速器, 至今未看到建成报道. 原则上直线型可以加速电子、质子和全部重离子, 可用常温加速腔, 也可用超导加速腔. 最近美国正在研制一种新型壁介质直线加速器, 还需要相当长时间才能研制成功. 表 14-3-1 是三种不同类型加速器的技术参数.

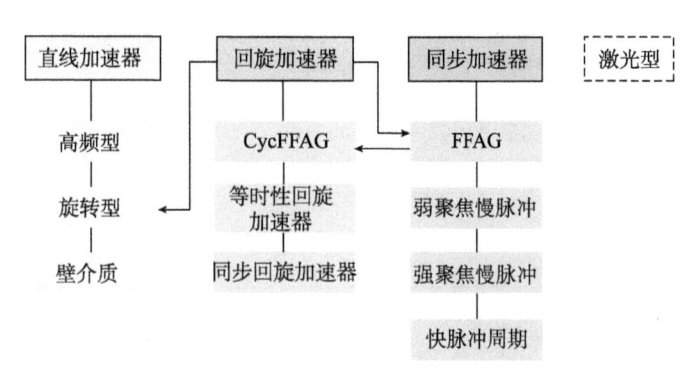

图 14-3-1   三种不同类型的加速器

表 14-3-1　三种不同类型加速器的技术参数

技术参数	同步加速器	直线加速器	回旋加速器
供应商	美国费米, 日本日立等	意大利 ENEA 等	比利时 IBA, 日本住友等
质子流强/(质子/s)	1×10^{11}	5×10^{14}	5×10^{13}
输出能量	70~250MeV 连续可变	70~250MeV 可变	固定 235~250MeV
能量选择器	不用	不用	70~250MeV 能量选择器
能量稳定度	±0.1%	±0.1%	±0.1%
脉冲长度/ms	$(50 - 1) \times 10^{-4}$	1000	连续
入射能量/MeV	3~7	>0.5	0.01~0.1
束流发散度(未规范)	1~3πmm·mrad	0.1πmm·mrad	10πmm·mrad
平均电流/nA	20~40	1~270	>100
尺寸/m	直径 6~8	长 150	直径 4~5

14.4　世界上各治疗中心用的同步加速器性能特性

世界上各治疗中心用的同步加速器性能特性见表 14-4-1.

表 14-4-1　世界上各治疗中心用的同步加速器性能特性

场所	美国 LLUMC	日本 HIMAC	日本兵库	日本静冈	日本筑波	日本群马
供应商	美国 Optivus	日本三菱	日本三菱	日本三菱	日本日立	日本三菱
周长(直径)/m	20	130(42)	93.6	19.8	23	61
最高能量	250MeV	800MeV/u	70~320MeV/u	250MeV	250MeV	400MeV/u
加速粒子	质子	质子到氙(Xe)离子	质子和碳离子	质子	质子	碳离子
离子源	1 个质子源	1 个 PIG 型质子源 2 个 ECR 型重离子源	1 个质子源 1 个 ECR 型碳离子源	1 个质子源	1 个 ECR 型质子源	1 个 ECR 型碳离子源
入射能量	2MeV	6MeV/u	5MeV		5MeV	4MeV
入射器	RFQ 型直线	一个 RFQ 型 800keV/u 直线 (长 7.3m) 一个 6MeV Alvarez 型直线	RFQ 型直线	RFQ 型直线	RFQ 型直线	一个 RFQ 型直线一个 APF 型直线
束流强度	每秒约 10^{11} 质子数	每 3.3 秒的脉冲周期内约 10^9 粒子数	每个引出脉冲 7.2×10^{10} 质子数, 每个引出脉冲 1.2×10^9 碳离子数		每个引出脉冲 $(6\text{~}12) \times 10^{10}$ 质子数	每个引出脉冲 1.2×10^9 碳离子数
引出类型	慢	慢	慢	慢	慢	慢

14.5 直线加速器

14.5.1 直线加速器的基本概念

　　直线加速器分为电子直线加速器和离子直线加速器两种, 这里讲的是质子治疗专用的质子直线加速器. 所有质子直线加速器都是由不同类型的直线加速段串接而成. 若从头开始算起, 由产生离子的离子源, 再进入一种叫高频四极(RFQ)加速段, 再进入漂移管加速段, 再进入称阿尔瓦利兹腔的加速段. 每个加速段原理上都是质子和高频电场相互作用, 而加速细节上各有各的原理. 下面仅将其中起主要作用的漂移管加速段, 作简要说明.

　　图 14-5-1 是漂移管加速段的原理结构图. 在管中装有不同长度的空心管道, 即不同长度的漂移管, 在每两个漂移管间的间隙中建立一个交变的高频电场, 此电场半个周期是正电压, 半个周期是负电压. 质子出现在间隙中时, 电压为正, 获加速; 当间隙上的电压是负值时, 质子躲进漂移管中不受影响. 因为质子加速后, 速度越来越快, 所以漂移管的长度也越来越长, 从而将质子加速到二百多兆电子伏.

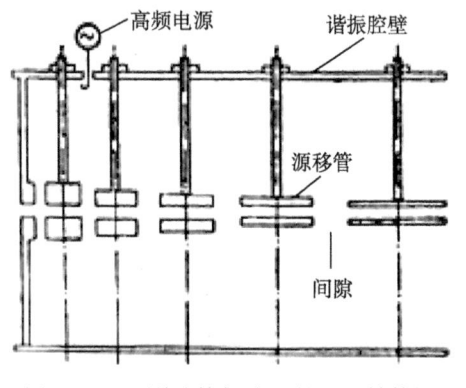

图 14-5-1　漂移管加速段的原理结构图

14.5.2 质子直线加速器

　　早在 20 世纪 80 年代, 不少物理实验室研制成用高频场加速的中高能质子直线加速器, 中国科学院高能物理研究所也研制过一台 35MeV 的质子直线加速器. 从原理和实践角度, 人们想用质子直线加速器作质子治疗. 但二十多年过去了, 现实用于质子治疗的质子直线加速, 仅意大利的 70MeV 治眼的那一台. 其他只见不少方案, 未见使用报道, 下面介绍一台 PL250 型的质子治疗直线加速器方案. 图 14-5-2 是该加速器的总体结构图, 以该图由左向右来算, 一台紧凑型双等离子体离

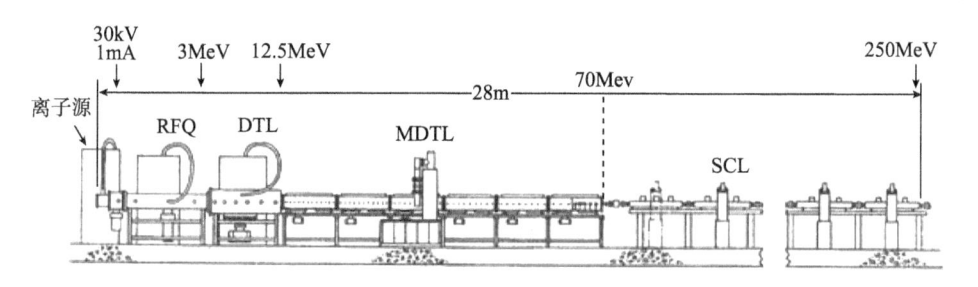

图 14-5-2　PL250 型的质子治疗直线加速器方案

子源, 将 30kV, 1mA 的质子束流入射进右边的长 2.43m, 工作在 499.5MHz 高频的 RFQ 段, RFQ 输出的 3MeV 的质子流又入注入进右边的工作在 499.5MHz 高频的预漂移管(DTL)的第一个腔, 此 DTL 段长 1.87m, 将质子流加速到 12.5MeV, 然后又注入进右边的工作在 999MHz 的主漂移管(MDTL), MDTL 长 7.92m, 质子流从 12.5MeV 加速到 70MeV, 然后再入射进右边的工作在 2997MHz 微波的、边耦合直线加速器(SCL)共有十个加速段, 每段由一个 7MW 的束调管供电, 总共长 14m, 将质子能量加速到 250MeV[6]. 主要技术指标是: 加速质子能量最低 70MeV, 最高 250MeV, 束流脉冲宽度 1~3μs, 峰值束流强度是 300mA, 重复频率 100~300 次/秒, 平均流强因束流是脉冲型, 平均后只有 10~270nA, 能散度±0.4%, 最大功率 350kW, 加速器总共长 28m.

14.5.3　壁介质直线加速器

原则上, 若能设计出比当前使用的更小型的新型加速器, 就能研制出更小型的质子治疗装置. 美国加利福尼亚州劳伦斯 Livermore 武器实验室, 在研制一种新型激光防卫武器中, 研制出一种在 1m 长的介质壁加速管内将电子加速到 100MeV 的新技术, 根据已获得的实验数据, 初估若采用一个 2m 长的介质壁加速管, 就有可能将质子加速到能治疗体内深部的各种肿瘤的能量值.

美国 Tomotherapy 公司出资, 研制开发这台基于介质壁型加速器(DWA)[7]技术的小型质子治疗装置, 设计要求这台质子治疗装置符合标准放射治疗的规范, 其价格要少于 2000 万美元. 研制的介质壁加速器要求能装配进常规小型直线加速器的外壳内, 再安装到旋转机架上, 使介质壁加速器能以患者为中心进行旋转. 加速器的输出质子束流要聚焦在旋转机架的等中心点, 对患者的肿瘤进行质子治疗. 此介质壁加速器还能在治疗过程中改变质子束流的能量、强度和截面, 从而能进行当代最先进模式的质子治疗, 即对治疗复杂肿瘤具有十分理想的疗效调强质子放疗. Tomotherapy 公司准备在加利福尼亚大学 Davis 癌症中心进行患者临床测试治疗, 设想在完成临床试验后, 由 Tomotherapy 公司上市. 图 14-5-3 表示由介质壁加速器直接引出的直线束流, 不需要再通过任何聚焦和偏转磁铁, 直接与扫描治疗头相连, 对患者进行治疗. 介质壁加速的基本原理简述如下: 一个介质壁加速管是一个空心管子, 其管壁高度绝缘, 管内抽真空. 管壁绝缘能承受在短距离内加速质子到高能量所需的高电场梯度, 然后制作一种类似线性脉冲电容器那样的能量存储器件, 学术上称其为 "blumleins" 存储器. 将这种 blumleins 存储器串接起来, 安装在介质壁加速管内, 并使每个串接的能量存储器充能量. 下一步操作是点火, 使串接的 blumleins 存储器按规定程序顺序进行点火. 这种顺序点火使介质壁加速管形成一个高速切换的高压传输线, 产生一个沿绝缘体向左移动的电场. 利用此电场, 加速处在电场中的质子(通俗形象地讲, 即质子骑在电场上, 相当于人骑在马上). 只要电场的向前传播速度与质子的前进速度相同, 一个介质壁加速管在顺序点火后, 就能将质子连续加速最高值, 图 14-5-4 为介质壁加速管的原理示意图, 图上指的 "脉冲形成线" 就是指的串接的 blumleins 存储器. 图上指的 "连续 E 场" 就是指的一个沿绝缘体向左移动的电场.

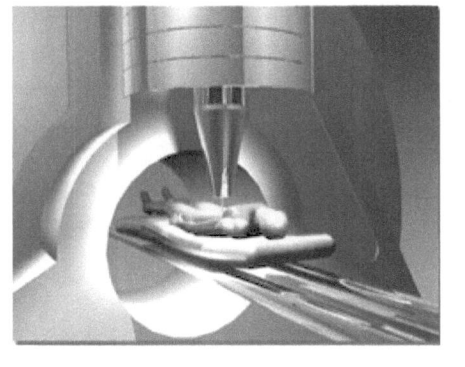
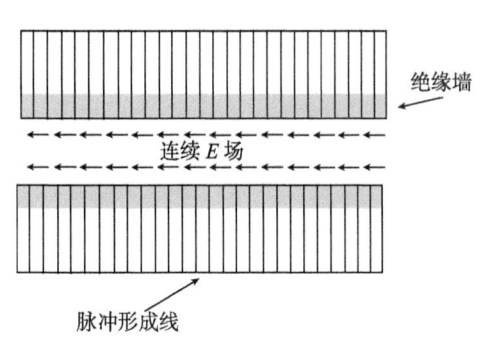

图 14-5-3　介质壁加速器直接引出直线束流　图 14-5-4　介质壁加速管的原理示意图

　　介质壁加速器在运行中, 允许改变 blumleins 存储器上的能量大小和点火的时间, 从而在点火后, 改变被电场加速的质子的能量和强度两个参数. 适用于质子调强扫描治疗. 为了实现上述过程, 除研制 blumleins 存储器外, 劳伦斯 Livermore 实验室发明了一种又快又准的激光点火开关, 以满足了上述的点火技术要求. 介质壁型加速器小型质子治疗装置的设计工作十分复杂, 要涉及上万个零部件, 小至螺丝, 大到磁铁, 都要装配在可转动的机架上, 精密度又要求特别高, 如此巨大的设计工作量都是采用先进而高效的软件工具. 此外, 在新装置中, 只需用低电流常规磁铁, 中子沾污也很小. 相对于当前使用的加速器高科技水平, 此更先进的未来加速器已不仅是现有高科技的升级和提高, 而是一种新技术的创新和跨越, 有极大的技术难度. 目前此新型加速器已有很大的进展, 但离正式应用还有相当长的时间. 有关这方面详情, 请见本书 33.4 节.

14.6　同步加速器

14.6.1　同步加速器的原理

1. 基本概念

假定将粒子入射进一个固定半径的环形空心管道中去，并使束流在空心环中不断地依一个方向旋转，要求粒子每转一圈，就能获得一定能量，使粒子的速度更快，能量更高. 这样循环旋转，最终粒子获得所需的能量，变成高能粒子，将高能粒子从环内引出应用，打在肿瘤上进行肿瘤治疗. 这样一台生产高能(加速)粒子的装备，通常称粒子加速器.

要实现上述要求，也即上述加速器工作所需的必要条件见表 14-6-1.

表 14-6-1　加速器工作所需的必要条件

编号	要求	设备	备注
1	束流能循环旋转	环上安装共偏转 360°角的偏转磁铁	偏转磁铁系统
2	磁场电流随粒子能量变化	磁铁电流上升和下降调节系统	电源系统
3	束流能够聚而不散	沿环上安装若干块聚焦用四极磁铁	聚焦磁铁系统
4	束流能加速灐	环上有高频电压的间隙	高频系统
5	束流不被气体碰撞	环上安有若干真空泵将管内抽空	真空系统
6	束流能入射进环内	环上安装入射用各种特种磁铁等	入射系统
7	束流能从环内引出	环上安装引出用各种特种磁铁等	引出系统
8.	监示束流运行	环上安装束流测量探头和处理装置	束测系统
9	控制束流运行	各种控制器和处理装置	控制系统
10	其他	屏蔽防护和剂量安全等	安全系统

所有上述的专业系统都不许单独随便运行，必须在时间上、功能上严格按一定规律进行配合，绝对不许自由散漫. 如同阅兵典礼上，某一时刻士兵必须抬腿，某时刻又必须降下，这叫纪律. 加速器在工作时也必须遵守各种规律，在这些规律中最主要的是：磁场强度、粒子能量和高频频率三者之间，在时间上和功能上必须遵守严格的规定，通常简称"同步". 主要概念是指若要粒子在固定半径的环内旋转，则一定的粒子能量对应一定的磁场大小. 当粒子能量变大或变小，磁场也必须相应变大变小，二者在时间上维持同步. 此外，要使粒子加速，必须使高频频率作相应变化，从而不管粒子流旋转一周的时间(通常称粒子旋转时间)变大变小，当粒子每次通过加速间隙时，总能加速. 由于这种同步的重要性，人们将"同步"作为这种类型加速器的定语用，简称同步加速器[8].

2. 磁铁和束流性能间的关系

　　加速器理论的本质是带电粒子在磁场中的运动规律. 因此, 谈加速器, 必谈磁场, 必谈磁铁. 图 14-6-1 是加速器中最常用的二极磁铁和四极磁铁. 二极磁铁仅有南北两个极, 在上下两个极面中间安置真空束流管道. 凡在管道中通过的束流, 受到两个磁极间的垂直磁场作用, 必向左或右方向偏转, 故二极磁铁通常称偏转磁铁, 只偏转不聚焦. 四极磁铁有四个磁极, 在中心放置真空管道. 凡在管道中通过的束流, 受到四极磁铁磁场作用, 只聚焦不偏转. 后来又提出一种组合型磁铁, 能偏能聚. 图 14-6-2 即是这种组合型磁铁, 因形状像个 C 字, 所以常称组合型 C 形磁铁, 又因主要功能还是二极偏转功能, 又常称组合型 C 形二极磁铁[9]. 若稍仔细地观察一下, 组合型 C 形二极磁铁和纯偏转 C 形的二极磁铁的不同处仅在磁极面上, 后者是纯平面, 而前者是斜面. 进一步研究知道这种组合铁的聚焦力和磁极面的斜度有关, 斜坡度大聚焦力也大. 为了定量地估计聚焦力的大小, 在加速器理论中定义一个磁场梯度指数 n, 定义为

$$n = -R/B \times \{\Delta B/\Delta r\} r = R$$

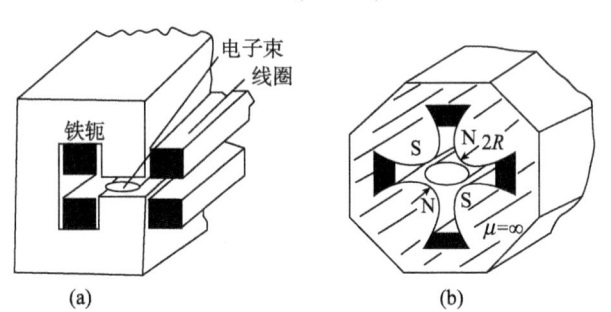

(a)　　　　　　　　　　　　　　(b)

图 14-6-1　加速器中最常用的二极磁铁和四极磁铁

(a) 二极磁铁; (b) 四极磁铁

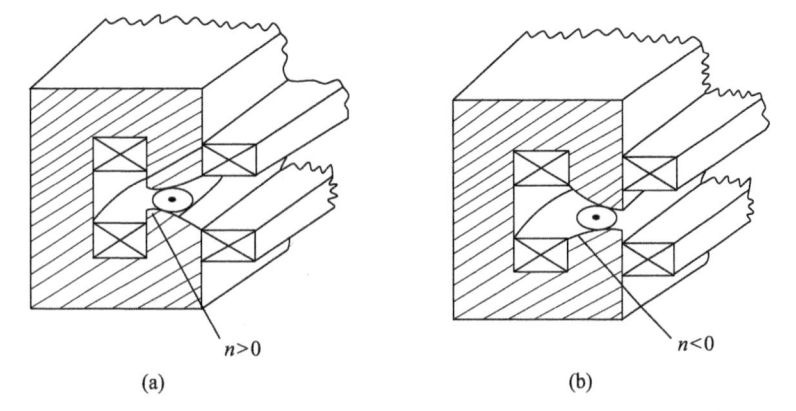

(a)　　　　　　　　　　　　　　(b)

图 14-6-2　组合型 C 形磁铁

式中, R 是加速器半径, B 是磁铁磁场值, $\Delta B/\Delta r$ 是指单位径向位移的磁场增加值(即梯度), 很明显 $\Delta B/\Delta r$ 大, 即斜坡大, n 聚焦力大. $\Delta B/\Delta r$ 本身也有正和负两种值, 即沿半径增大, 磁场也增大时为正值, 这时对应 $n > 0$, 相应是 X 方向聚焦, Y 方向散焦. 而沿半径增大, 磁长反而减小时为负值, 这时对应 $n < 0$, 相应是 X 方向散焦, Y 方向聚焦.

在加速器理论中定义凡用 $0 < n < 1$ 的组合型 C 形磁铁组成的加速器称为弱聚焦同步加速器. 凡用 $n \gg 1$ 和 $n \ll 1$ 的组合形 C 形磁铁组成的加速器称强聚焦同步加速器. 后来人们创造了一种分离型结构, 即用纯偏转磁铁和四极磁铁的组合取代加工复杂的组合型 C 形磁铁. 近年来所有的强聚焦加速器设计都采用分离型结构.

3. 束流的注入、加速和引出的工作周期

束流的注入、加速和引出的工作周期, 也是磁铁的工作周期. 每个工作周期分四个工作段: 开始是束流注入段, 因磁铁本身有剩磁, 剩磁大小并非固定不变, 若要加速器工作稳定, 工作磁场应远大于剩磁. 因而入射时工作磁场要求有相当高的注入能量才行. 一旦入射完, 则进入加速段. 此段中粒子能量越来越高, 为维持在同一半径轨道上旋转, 相应磁场也必须同步增长, 这段在加速器中称为 "RAMP". 当粒子加速到最高值后, 磁场也不再变大, 停留在一个定值上, 此段平顶通常称慢引出段. 一旦引出完, 磁场即下降到注入值, 又准备下一个工作周期.

4. 一个完整的同步加速器的总体结构

上面已描述同步加速器的基本工作原理, 下面结合一下实际. 图 14-6-3 是一个典型的强聚焦同步加速器的总体平面布置图[10]. 可以看见沿着环安放有许多部件, 其中有六块二极偏转磁铁(B 铁), 每块偏 60°, 六块刚好偏转一周. 每块 B 铁前后都

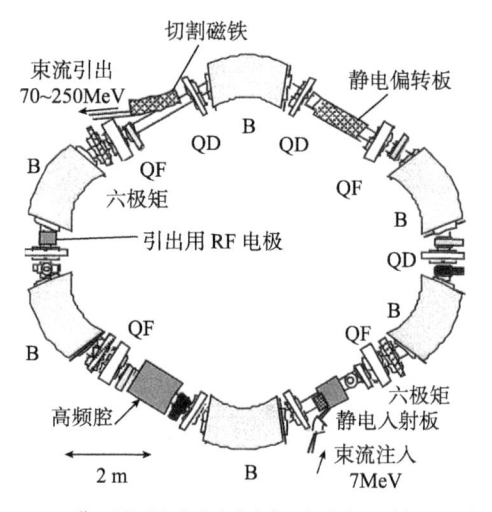

图 14-6-3　典型的强聚焦同步加速器的总体平面布置图

有四极聚焦铁 QF 或 QD, 其中 QF 是指在左右横向聚焦和上下纵向散焦的四极棱镜, QD 是指在左右横向散焦和上下纵向聚焦的四极棱镜. 在每两块 B 铁磁之间有一个直线节, 按长短分有四个长直线节和两个短直线节. 前者有两个分别装有静电偏转板和切割磁铁, 这两个都用来引出、一个装有静电入射板用来注入用, 一个装有高频腔体用来加速粒子. 此外, 在环上还装有测量探头、六极校正磁铁等. 这就是一个完整的同步加速器.

5. 同步加速器的预注入器

注入粒子需要一个相当高的能量, 为此同步加速器还必须有一个注入加速器, 用来产生注入粒子流. 原则上什么类型的加速器都行. 但目前几乎都用三个段的组合, 即离子源、RFQ 直线加速器和漂移管直线加速器. 其详细内容将在后面介绍.

14.6.2 慢周期和快周期同步加速器

上面已提过, 同步加速器的工作是周期性的重复循环. 每一个周期内都分有四个工作阶段, 即粒子入射进加速器的时间、粒子在加速器内加速的时间、粒子从环内向外引出的时间和磁场下降的时间. 凡此工作周期大于 1s, 通称慢周期同步加速器, 凡此工作周期小于 0.05s, 通称快周期同步加速器. 慢周期同步加速器和快周期同步加速器的典型性能如图 14-6-4 所示, 图的上半部分是慢周期同步加速器的磁铁磁场随时间变化的曲线, 是一个梯形图, 在上升前的小段平段是入射段, 随后上升是加速段, 平顶部分是引出段, 平顶部分时间可变化, 随后是减速段. 引出的能量可变, 能散度小于 0.2%. 图的下半部分是快周期同步加速器的磁铁磁场随时间变化的曲线图, 是一个三角形波, 前沿上升即加速段, 到达顶点后, 在 10^{-6}s 引出, 因此引出束流是一个很短的脉冲, 引出能量同样可变, 能散度大于 0.2%, 随后磁场下降到最低值, 即入射磁场, 束流很快射入后, 又开始下一周的加速. 在高能物理实验中快周期同步加速器曾经用作慢周期同步加速器的注入增强器, 起过重要的作用, 如日本在 20 世纪 70 年代 KEK 建的质子同步加速器就用 500MeV 的快周期同步加速器作注入增强器, 美国 FNAL 的同步加速器也用快周期同步加速器作注入增强器. 在质子治疗领域, 日本筑波大学质子医学研究中心十多年来所用的质子加速器就是用 KEK 的那台 500MeV 的快周期增强器. 1992 年美国 FNAL 设计过一台专供质子治疗的快周期型同步加速器, 它的束流脉冲频率是每秒 30 周, 这种快周期, 即使每一个脉冲内的质子数较小, 也能获得足够的束流强度, 调试工作较易. 加速器采用分离式的强聚焦结构, 是目前所知道的世界上第一台分离式强聚焦快周期同步加速器. 加速器采用简单的快引出, 引出的质子既可用于散射法治疗, 也可用于铅笔扫描治疗. 加速器的最高能量达 300MeV, 远高于一般治疗用的 230MeV. 因此, 此加速器不但能治疗, 也能用作质子照相, 还能用于其他质子研究工作. 它的注入能量有 15MeV, 可以减少高频加速电场频率的变化范围和注入时束流的空间电荷效应. 从性能上看, 这台加速器确有特色, 是一台很好的作质子研究用的加速器. 但报道后, 只说不做, 随后未见它的使用. 此后在 2002 年前再没有人提出采用快周期同步加速器用作治疗. 直到 2002 年美国 BNL 实验室提出一个专用质子治疗称 RMCS 的快周期同步加速器方案. 在此方案中的旋转机架十分轻巧, 尺寸小、重量轻. BNL 也立项研制, 在加速器界对此快周期同步加速器也有不同看法, 有专家认为引出能散不是设计中的那么好, 也有专家认为此方案用于碳离子时需很大高频功率. 2006 年 BNL 取消此立项的报道. 但在 2008~2009 年原 BNL 工作人员又再次提出要建造这种快周期同步加速器方案, 名称由 RMCS 改成 RCS 方案. 但不论今后如何发展, 至今为止, 世界上还没有用快周期同步加速器作专用治疗, 因此要使快周期同步加速器再在质子和重离子治疗领域中获得一席之地. 若非有重大技术突破, 否则绝非容易之事. 鉴于这种情况, 今后只重点介绍慢周期同步加速器.

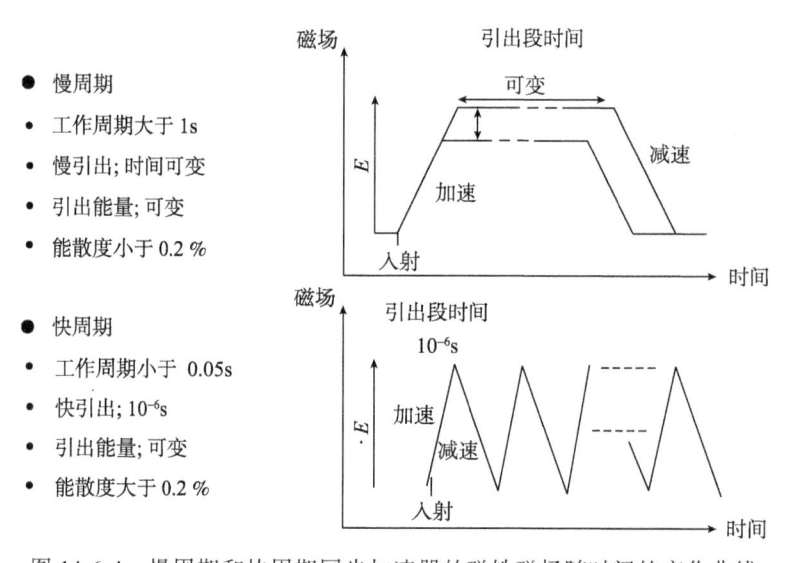

图 14-6-4　慢周期和快周期同步加速器的磁铁磁场随时间的变化曲线

除质子治疗外, 原则上负氢离子也能用于治疗. 为此 1991 年苏联莫斯科理论和实验物理研究所曾设计过一台负离子同步加速器, 质子能量 70~250MeV, 束流强度 8nA, 工作脉冲频率每秒 5 周, 脉冲宽 30ms, 按分类法, 此加速器算准快周期同步加速器. 这是一台采用边缘聚焦结构的弱聚焦同步加速器, 共有 18 块偏转磁铁, 最高磁感应强度为 0.6T, 加速器周长 50m, 注入器用 12MeV 的相位交变聚焦直线加速器, 6 条电荷交换引出通道将束流引出, 随后负氢离子通过剥离膜后变成质子, 通过输运线送治疗室[10]. 由于这样产生的质子发射度很小, 因此输运线磁铁, 特别是旋转机架内的磁铁很小, 使旋转机架重量大大减轻. 这样一个有创意、有吸引力的方案自问世后，未见推广．负离子同步加速器的优点：发射度小、旋转机架轻等，令加速器工作者日夜奋斗也没有发挥出来．负氢离子快周期同步加速器又一个可能应用场所又没有了．

14.6.3　慢周期弱聚焦同步加速器

1. 弱聚焦同步加速的定义

在加速器发展初期，人们发现若将磁铁中的平行磁极面改成稍有倾斜的磁极面，则磁铁除有偏转功能外，又有粒子聚焦的功能．在初期阶段还没有深刻地认识强聚焦作用，仅将原来平行的磁极面稍加倾斜，如获至宝．正如前述，为了定量地估计聚焦力的大小在加速器理论中定义一个磁场梯度指数 n．定义凡由 $0 < n < 1$ 的组合型 C 形磁铁组成的加速器，称为弱聚焦同步加速器．根据上述定义，在一般的弱聚焦同步加速器的 n 都选 0.6~0.7，能同时满足轴向和径向聚焦需求．

除以上定义外，人们发现若磁铁的入口和出口处的磁极边缘不与束流方向垂直，而保持一定的倾斜角，这样的边缘磁场将产生附加的聚焦或散焦作用．如果倾斜角选得适当，将能同时满足束流轴向和径向聚焦的需求．也具有相同的弱聚焦功效．这种弱聚焦方法可以使用并行的磁极面，免去加工复杂的曲线磁面．因此，也获得不少应用，如美国 Loma Linda 大学专用质子治疗中心的弱聚焦同步加速器也采用此法．人们称这种方法为边缘聚焦型，也是弱聚焦同步加速器的一种类型．

2. 弱聚焦同步加速器的缺点

弱聚焦同步加速器中具有稍大的能散度和发射度的粒子，由于聚焦力弱，不足以抑制粒子本身发散的本质，因此它的自由振荡的幅度很大，它的平衡轨道的畸变也很大．导致在一般流强情况下，就需很大的真空管道，相应磁铁间隙大．要求更大的电流线圈数，更大的磁铁尺寸要费铁、费铜、费工、费钱．若要建更高能量和流强的弱聚焦同步加速器，几乎不可能．

3. 弱聚焦同步加速器的发展和衰落

弱聚焦的原理早在 20 世纪 50 年代以前就有人提出，但到 1953 年和 1954 年美国才先后建成两台弱聚焦质子同步加速器，一台是能量为 3GeV 的宇宙线高能加速器，一台是 6GeV 的 Bevatron 高能加速器．苏联联合核子研究所在 1958 年建成一台 10GeV 的质子弱聚焦同步加速器．到 60 年代为止，全世界共造了七台弱聚焦同步加速器[10]．由于上述弱聚焦同步加速器的缺点，此后在高能物理界再也没有人去造能量更高的弱聚焦同步加速器．其原因一是弱聚焦同步加速器的真空盒太大，苏联那个的磁间隙为 40cm，磁铁总重近 40000t，耗电十多万千瓦．若要造几十兆电子伏能量的弱聚焦同步加速器，则造价无法承受．二是强聚焦进入实用，其性能要比弱聚焦好得多．因此，从 20 世纪 60 年代后的 30 年中弱聚焦方案似乎无人再提及, 在这期间建造的高能物理实验用的高能加速器无例外是强聚焦同步加速器. 在 1985 后的专用质子治疗发展前期, 美国 Loma Linda 大学的质子治疗中心和日本静冈治疗中心又选用弱聚焦同步加速器, 前者 1990 年建成, 后者 2000 年建成. 此后 8 年, 未见再造弱聚焦同步加速器, 看来东山再起, 概率很小.

4. Loma Linda 弱聚焦同步加速器

20 世纪 80 年代 Loma Linda 选择用弱聚焦同步加速器, 看来主要出于经济技术比较的结果. 从技术上来说, 专用质子治疗所需质子的能量和流强都不高. 在低能量和低流强要求下, 弱聚焦同步加速器不但未显示其费铁、费铜、费工、费钱的缺点, 可能反而显示其优点, 弱聚焦时可不再用过多的四极聚焦铁, 加工简单, 总价低. 但在造出来后, 暴露出不少技术问题, 如入射能量太低、同步加速器注入时的环接收度太小、慢引出束流不稳定等. 建成初期时, 各界对此议论不少. 后经不断改进, 目前工作已稳定, 效率也很高, 但至今没有再建一台. Loma Linda 质子治疗中心很出名, 它的那台同步加速器也很出名. 谈到质子治疗用的加速器没有人不提这台加速器的, 从质子治疗用的加速器角度看, 这是一台有历史代表性的弱聚焦同步加速器. 下面对其进行介绍. Loma Linda 的加速器是委托美国芝加哥费米高能物理实验室来承建的, 当时为了加工方便、节省投资, 决定采用边缘型的弱聚焦慢周期同步加速器. 这是早期典型的同步加速器. 图 14-6-5 是美国 Loma Linda 的加速器结构图. 由图看出环上共有八块二极偏转磁铁, 每块偏转 45°, 磁铁边缘的法线与束流方向成 18.8°(此倾斜角就是边缘型聚焦的特点), 以保证束流在轴向和纵向都有一个聚焦力. 用长 1.6m 能量 2MeV 的高频四极直线加速器(RFQ)作注入器. 用一台去聚束器来减少束流的能散度和一块 180°偏转磁铁再注入到同步加速器中, 原设

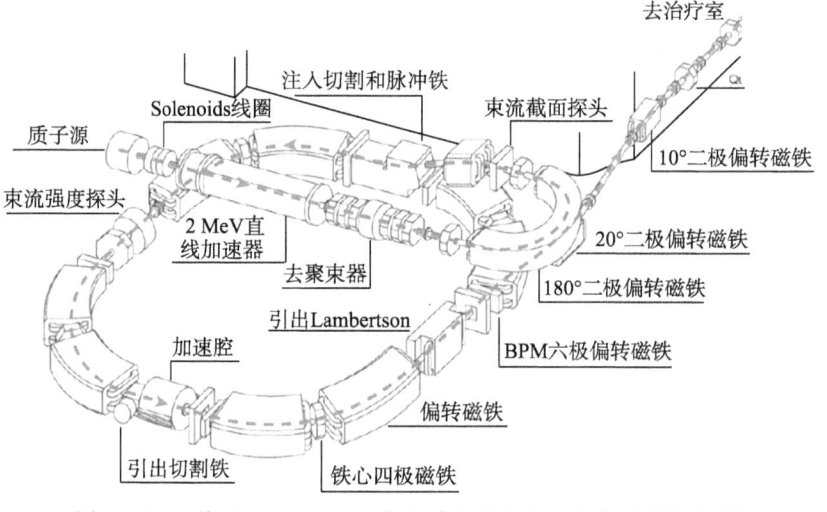

图 14-6-5　美国 Loma Linda 大学质子治疗中心的加速器结构图

计中采用半整数倍的共振法来慢引出, 引出束流的脉冲宽度一般是 0.3s, 最长 1s, 脉冲周期 2.2s, 束流强度是每秒 3×10^{10} 质子数. 后来因束流性能难以满足治疗要求, 因此在引出等方面作了重大改进. 此加速器是目前世界上应用效率最高的一台慢周期弱聚焦同步加速器[11].

14.6.4 慢周期强聚焦同步加速器

1. 强聚焦同步加速器的定义

早在 1950 年美国有人提出过加速器强聚焦原理, 在人类历史上, 人们对新生事物的认识总需一个过程, 所以当时也未引起人们重视. 但随着高能加速器的发展, 要求能量越来越高, 弱聚焦的缺点又越来越暴露. 天时、地利、人和给了强聚焦同步加速器一个美好的发展机会.

从字面上已说明了强聚焦要比弱聚焦有更大的聚焦力. 但大多少才算强? 要大成百上千倍才算强. 科学的定义是: 凡磁场梯度指数 $0 < n < 1$ 的组合型 C 形磁铁组成的加速器称为弱聚焦同步加速器. 凡用 $n \gg 1$, $n \ll 1$ 的组合型 C 形磁铁组成的加速器称强聚焦同步加速器. 一个远小于 1, 一个远大于 1, 确是成百上千倍.

2. 强聚焦同步加速器的历史和特点

从整个加速器发展历史来看, 要使本质是散射的粒子能在有限的空间中运动加速, 粒子的聚焦是个核心关键, 人们对磁场形状和聚焦力的关系逐渐有了全面的认识, 给二极磁铁定义了一个磁场梯度指数 n, n 和 $\Delta B/\Delta r$ 成正比, $\Delta B/\Delta r$ 是指单位径向位移的磁场变化值(即磁场梯度). 人们对加速器的认识深度, 也是对这个 n 值的认识深度, 由 0 开始(无聚焦作用), 大于 0 (有点聚焦作用), 小于 1 (弱聚焦力), 直到远大于 1(强聚焦力)的过程, 也可以看出人们对磁场的认识, 也由空间上的单方向, 空间有无梯度变化, 空间有常梯度变化, 空间有变梯度变化, 再向越来越复杂的空间变化磁场. 在此同时, 在时间上也从静止、简单变化、函数变化, 向越来越复杂的时间空间变化. 在此无尽的认识长河中, 强聚焦起了重大的作用.

强聚焦又名交变梯度聚焦, 前面仅定义 $n \gg 1$ 和 $n \ll 1$ 的磁铁是强聚焦磁铁, 但此二式又代表什么物理概念呢? 强聚焦理论的核心是, 从理论分析和实验证明: 凡 $n \gg 1$ 的磁铁, 垂直方向的聚焦力可大大增强, 但水平方向则受很大的散焦力. 反之, 凡 $n \ll 1$ 的磁铁水平方向的聚焦力可大大增强, 但垂直方向则受很大的散焦力. 如果将这两种磁铁沿粒子平衡轨道交替地排列, 则当粒子沿着轨道前进时, 能在水平和垂直方向都交替地受到聚焦和散焦的作用, 并在一定条件下, 可使粒子在水平和垂直方向都是聚焦作用, 其总的聚焦力是远大于弱聚焦的聚焦力.

在强聚焦应用的早期人们都采用 C 形组合磁铁, 仅将磁极面的 n 值满足强聚焦定义的要求. 后来人们发现可用一个单独的纯偏转二极磁铁和一个纯聚焦作用的四极磁铁代替一块 C 形组合磁铁. 这样可以免去加工复杂的磁极面, 从经济上合算, 因此以后的强聚焦同步加速器都用这方法, 人们称分离型的强聚焦同步加速器.

强聚焦同步加速器有一系列优点: 聚焦好、束流尺寸小、孔径小、磁铁小、省钱等. 质子能量上限也大大提高, 目前未看到上限尽头, 因此高能加速器都采用强聚焦原理. 几十年来世界上所有著名的高能加速器从西欧 PS、SPS, 美 AGS、FNAL 等无例外的是强聚焦同步加速器.

3. 日本筑波大学和美国 M.D. Anderson 的强聚焦同步加速器

日本筑波大学质子医用放疗中心和美国 M.D. Anderson 癌症中心采用图 14-6-6

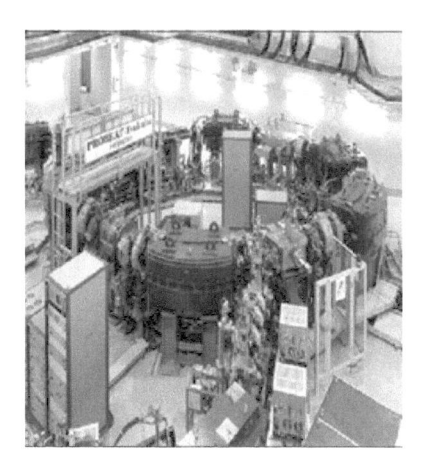

的日本日立制造的慢周期强聚焦同步加速器[12]. 这是一台采用组合偏转磁铁的强聚焦同步加速器, 加速器周长 23.9m (日立在 2011 年 10 月推出一种小型化质子治疗用的同步加速器, 只用四块偏转磁铁, 周长 18m, 比图 14-6-6 的周长 23.9m 要小 5m 多), 呈金刚石型, 直径约 7m, 环上安有 6 块组合偏转磁铁, 每块偏转 60°, 偏转半径 1.9m, 每块都分为三段, 中央段的磁场梯度指数 $n = 6.14$, 两侧的为 $n = -5.855$. 因此, 偏转磁铁的上下极面不是两个平行平面, 而是呈曲线状, 以确保质子束能够得到所需的聚焦性能, 两块偏转磁铁之间是一个 2m 长的直线节, 以供安装高频腔, 注入和

图 14-6-6 日立制造的慢周期强聚焦同步加速器

引出部件和束流参数测量探头用. 采用一台由离子源、高频四极直线加速器和一个漂移管直线加速器组成的 7MeV 注入器进行多圈注入, 当束流注入完毕后, 磁铁电流即向上增加, 与此同时, 质子束在每次旋转通过高频加速腔时, 获得的能量提高. 这样磁铁电流随着束流能量提高而上升, 直到最高加速能量. 采用高频扰动法进行慢引出, 引出最低能量 70MeV, 最高能量 250MeV. 输出束流能散度 < 0.2%, 能量分辨率 < 0.4MeV, 质子流强是每脉冲 10^{11} 个质子, 引出束流能量、宽度和定时都可变化, 并能在 3s 内调到新能量. 加速器和呼吸门控系统相互配套使用, 即可治疗肿瘤本身经常变化的癌, 如肺癌. 在这种动态治疗时, 只在患者呼气时有束流, 吸气时束流自动断开, 不使肺癌边缘的正常细胞因吸气而受照射. 在此情况下加速器自动降低电流, 同时将束流能量降到入射低能量, 再将束流打入废物筒. 从而大大降低屏蔽造价和减少辐射本底.

14.6.5 同步加速器的注入、加速和引出系统

1. 注入系统

注入系统的目的是将注入束流入射进同步加速器的束流存储环, 通过束流加速到额定能量后引出应用. 注入电流一般是直线加速器的引出束流, 能量一般要几个兆电子伏, 以便克服同步加速器上磁铁的剩磁效应. 注入后环内的流强是根据引出流强要求来定的, 再根据注入时的直线流强来确定需要多少圈注入束流. 图 14-6-7 是同步加速器注入系统的装备原理总图[13].

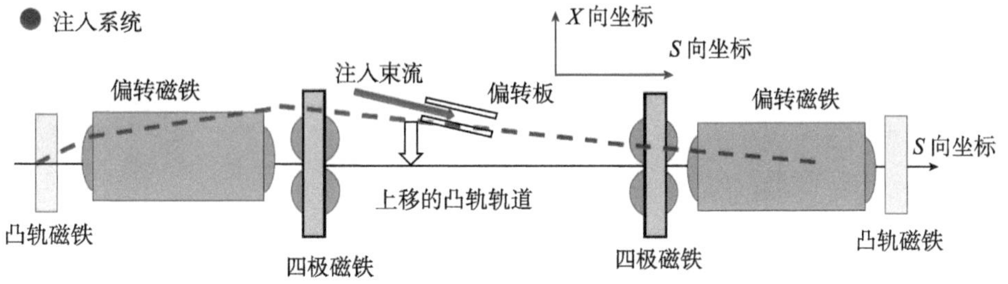

图 14-6-7　同步加速器注入系统的装备原理总图

同步加速器的环上, 专门有一个直线段用作安放注入用的专用设备. 从图 14-6-7 可见, 两个偏转磁铁的外侧, 安有两个凸轨磁铁. 这个凸轨磁铁实际上是一块脉冲磁铁, 通上一个馒头形的脉冲电流, 产生一个馒头形的脉冲磁场. 图上的虚线就是对应这两个凸轨磁铁的脉冲磁场, 在馒头形顶部产生的束流轨道, 即由这两个凸轨磁铁产生的一个"向上移动的"束流轨道. 注入束流就在此时刻注入进来, 通过两块特制的偏转板, 使注入束流沿凸轨的轨道进入环内. 当需要的多圈注入束流都进入环后, 凸轨电流已降为零, 不再起任何作用, 环内束流轨道也复原成原来的闭轨, 准备进入加速阶段.

图上的两块偏转磁铁和两块四极磁铁是原来同步加速器磁结构的组成部分, 虽和注入作用无关, 但在设计注入系统时必须考虑到它们的客观存在, 不能视而不见.

2. 加速系统

加速系统的目的是将注入束流加速到额定能量后, 引出应用. 图 14-6-8 是同步加速器的加速系统的装备原理总图[13].

由图 14-6-8 可见, 在同步加速器的环上安装一个高频腔. 高频振荡器通过一个高频功率放大器, 将高频功率加到高频腔, 在腔内建立一个高频电场. 一旦加上高频后, 环内的粒子不再均匀分布在环上, 而将聚集在高频场上的一定相空间, 形成有固定间距的聚束团(如图上描述的半径较大的一个束团), 整个环上的聚束团数等于所用的高频谐波数. 所有的聚束团都在环内不停地以一个方向旋转, 每当

粒子束团通过高频腔, 粒子都能获得能量得到加速. 高频腔的高频电场频率是束流旋转频率的谐波频率, 在质子情况下, 环周长约20m, 频率每秒1~10 兆周, 高频电压约 10kV. 碳离子的情况下, 环周长约 60m, 频率约每秒 0.5~4 兆周, 高频电压约 2.5kV.

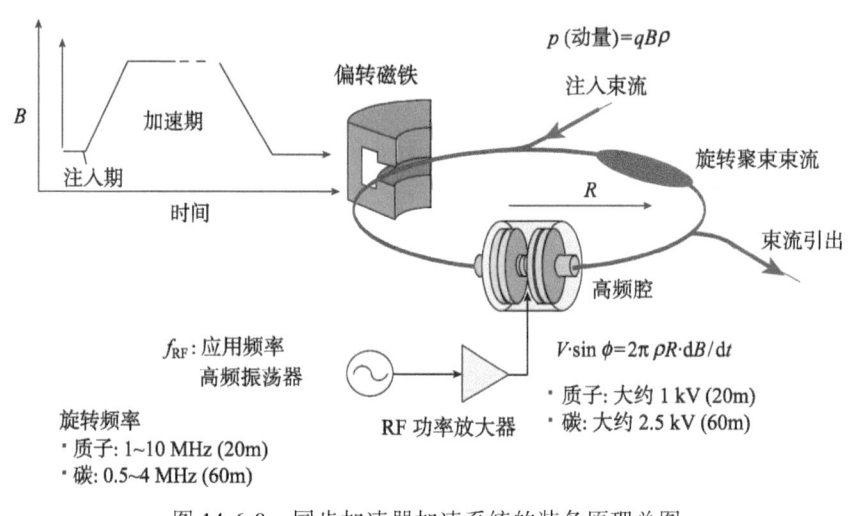

图 14-6-8 同步加速器加速系统的装备原理总图

为了使每次粒子束团通过高频腔, 都要设法使粒子获得能量得到加速. 必须采取粒子运动、磁场和高频之间三者同步的措施, 即当加速粒子能量增加后, 要维持粒子还在同一个半径内旋转, 必须增加磁铁的磁刚度, 现半径固定则必须增加磁场. 此外, 当粒子能量增加, 速度也加快, 旋转频率也变大, 为维持高频腔电场和束流同步, 高频腔的频率也得变快. 如上述的在质子情况下, 频率约从每秒 1 兆周变到每秒 10 兆周. 上面仅是同步加速器的同步基本原理, 在实际上, 为了维持三者精确同步, 也为了减少能散和提高能量稳定度, 还会加上其他反馈稳定措施, 还要复杂得多.

3. 引出系统

加速器引出系统的目的是将注入束流加速到额定能量后, 从环中将束流引出来. 加速器引出的原理比较复杂, 涉及专业面较深, 难以深入了解. 这儿仅以定性方法介绍一下基本概念.

1) 稳定和非稳定区

当同步加速器运行在注入和加速期间, 粒子都在环上的真空管道内循环旋转, 基本上是没有束流损失, 可存储几十个小时. 这时束流在一个稳定区内运行. 如果现在要使束流引出, 首先要将粒子赶出稳定区, 赶入不稳定区后, 才能再谈引出. 因此, 引出的首要条件是将环中束流由稳定区赶入非稳定区. 图 14-6-9 是同步加速器的两个运行状态, 左边是加速时状态, 右边是引出时状态.

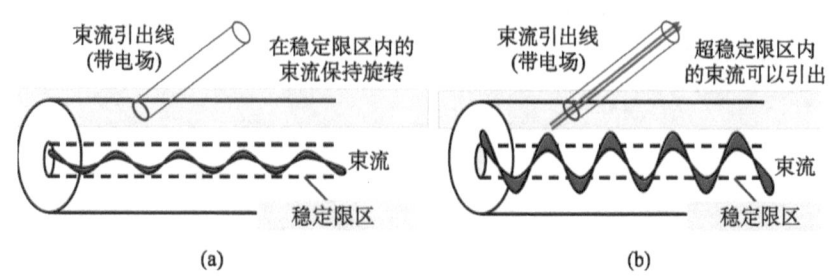

图 14-6-9   同步加速器的两个运行状态
(a) 加速时状态; (b) 引出时状态

从图 14-6-9 中可以看到, 当加速器工作在如图 14-6-9(a)的加速工作状态, 则束流都是在稳定区内, 束流保持旋转, 没有任何束流引出. 当加速器工作在如图 14-6-9(b)的引出工作状态, 则一部分束流仍是处在稳定区内, 这部分束流保持旋转, 但也有一部分束流要超越稳定区, 超越稳定区的束流借助束流引出线(带电场)就能引出.

2) 引出方法

到目前为止, 通常有三种不同的引出方法, 即如何设法改变环内束流由稳定区进入不稳定区的方法, 现简述于下.

(1) 改变束流调谐工作点的方法.

束流在环内旋转时的纵向和横向自由振荡频率值十分重要, 通常称这两个参数为同步加速器运行工作点, 此两个参数很娇气, 稍不合适即引起束流不稳定. 刚好当前要束流引出就是要不稳定, 利用此点来进行束流引出. 实际上是用改变某些磁铁电流来改变这两个参数工作点(即指环内旋转时的纵向和横向自由振荡频率值), 使束流进入振荡而借机引出. 早期的同步加速器慢引出都用此法, 如美国 Loma Linda 早期用二次谐波振荡方法慢引出, 此法缺点是引出束流不稳定, 很少有人再用此法.

(2) 改变束流能量的方法.

当束流已加速到引出能量, 且仍处于稳定旋转状态, 这时再适当改变高频辐值和相位, 使束流再度加速或减速, 能量再变大或变小, 从而引起束流产生径向位移, 使部分束流冲出稳定区而引出, 意大利的 CNAO 用此方法引出.

(3) 增加高频振荡辐值的方法.

在环上引入一个高频电极, 再用一个高频振荡源将高频引入环内, 对环内束流产生一个横向微扰, 使束流的横向自由振荡辐值变大, 部分束流冲出稳定区而引出. 这种慢引出方法又称高频踢出(RF-KO)法, 性能很稳定, 当前许多中心, 如日本筑波、HIMAC、美国 M.D. Anderson、德国 HIT 都用此方法.

3) 高频踢出法的系统原理

图 14-6-10 是一个高频踢出法的系统原理结构图.

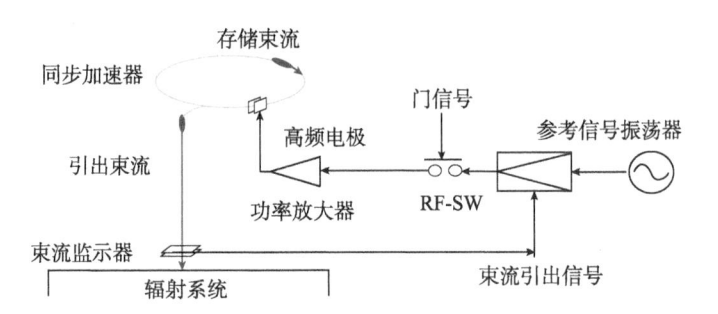

图 14-6-10　一个高频踢出法的系统原理结构图

从图 14-6-10 上可见在环上安有一个高频电极, 一个参考信号振荡器通过"RF-SW 开关"和功率放大器将高频振荡加在环上的高频电极上. 引出电流通过一个束流监示器, 将束流引出信号反馈回控高频供电电路, 以达到稳定引出束流的目的.

14.6.6　固定聚焦交变梯度加速器

1. 引言

不同类型加速器磁场如何对粒子进行聚焦见表 14-6-2。

表 14-6-2　不同类型加速器磁场如何对粒子进行聚焦

类型	磁场	粒子轨道	磁极面	引出能量	聚焦力
回旋加速器	固定不变	从小变大	实心	固定能量	大
弱聚焦同步加速器	从小变大	固定不变	空心环	可变能量	弱
强聚焦同步加速器	从小变大	固定不变	空心环	可变能量	强
固定聚焦交变梯度 (FFAG)加速器	固定不变	稍有变化	空心粗环	可变能量	最强

从前几节中可以看出, 环形加速器的发展史实际上是磁场如何对粒子进行聚焦的发展史. 至今在质子和重离子治疗用的加速器领域中, 回旋加速器和同步加速器都获得广泛使用, 加速器科研人员又提出一个新想法: 能否研制一个加速器, 它具有回旋加速器的磁场固定不变的优点, 没有它的固定能量引出的缺点, 它又具有同步加速器的可变能量引出的优点, 又没有磁场需调变的缺点. 经过理论工作后证实至少在原理上是可行的, 这就是 FFAG 型(固定聚焦交变梯度)加速器.

2. 固定聚焦交变梯度加速器的基本原理

人们研制出如图 14-6-11 所示的两个 FFAG 结构, 即在原分离型的强聚焦磁结构基础上, 将原偏转磁铁用带聚焦作用的偏转磁铁取代, 再度加强聚焦力. 这种过强的聚焦能直接影响粒子的平衡轨道的直径. 使粒子平衡轨道半径不再单纯由能量决定(磁场定值时), 如回旋加速器的粒子轨道是能量低半径小, 能量高半径大. 而能使最低和最高能量的粒子轨道压缩在一个区域内, 这样用一个粗管道就像同步加速器那样用空心环来运行.

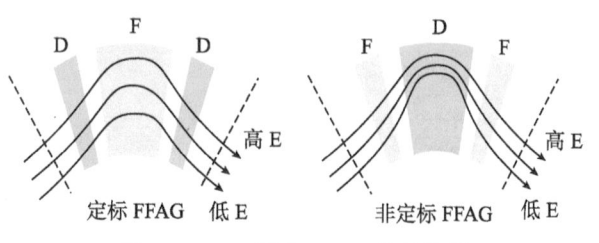

图 14-6-11   两个 FFAG 的结构图

3. 研制中日本 FFAG 的实例

此加速器是基于 FFAG (Fixed Focussing Alternating Gradient) 固定聚焦交变梯度新理论的产物, 从原理上看, 其性能十分优良. 这种引人入迷的新理论, 受到有

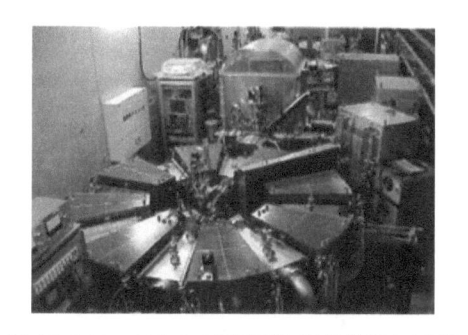

图 14-6-12   FFAG 固定聚焦交变梯度加速器

关各界的重视. 美国 BNL、日本 KEK、加拿大等加速器实验室都对此进行研制, 图 14-6-12 即是日本高能物理研究所研制的样机[14], 从图中看出此样机由八块很厚的扇形磁铁组成. 外貌像回旋加速器那样实心, 又是像同步加速器那样有一个空心环, 而这个环又如此厚. 在目前已研制的过程中发现有许多难题, 如加速流强性能不好、太低等. 要完成这个研制项目, 非一日之功, 还需相当长的时间.

14.6.7   日本新型重离子治疗装置的同步加速器

(1) 2004 年在日本政府领导下, 集中放疗装备的精英, 日本千叶国立放射科研所、日本千叶加速器工程公司(AEC)和群马县群马大学的二十多名放疗装备专家, 基于日本 HIMAC 的设计研制经验, 共同联合设计出一台日本新型重离子治疗装置[15]. 此装置已在 2006 年 4 月在群马大学建造. 占地面积66m × 50m, 考虑到经济原因, 该装置计划年治疗六百名以上患者, 不用旋转机架, 只在同楼层上设有水平治疗, 垂直治疗和水平/垂直双向治疗三个治疗室. 采用同步加速器治疗的最大射程 250mm, 照射野直径 220mm (可覆盖 97%的日本患者), 扩展布拉格峰宽 150mm (可以覆盖

95% 的日本患者). 研制了螺旋形摆动法和光栅扫描法两种治疗头. 为了满足上述要求. 要求碳离子能量是 400MeV/u, 为了治眼黑色素癌, 要求最低能量 140MeV/u、束流强度约 1.2×10^9 pps, 束流利用效率为 40%, 对应剂量可达 5 GyE/min.

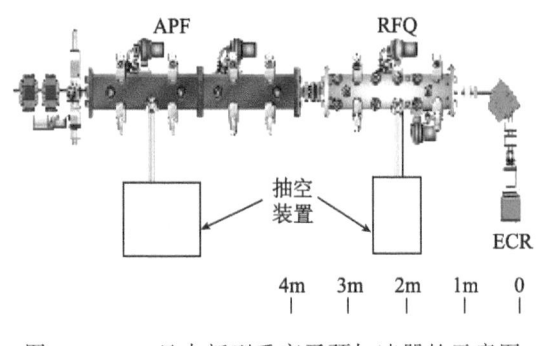

图 14-6-13　日本新型重离子预加速器的示意图

(2) 预加速器. 图 14-6-13 是预加速器的示意图. 碳离子用一个紧凑型 10 千兆周的 ECR 离子源, 注入到一个 RFQ 加速段, 再进入一个交替相位聚焦(APF)的重离子直线加速器. 直线加速器的频率是 200 兆周, 输出碳离子能量是 4.0MeV/u, 能散度是±0.4%, 输出束流强度是 200eµA, 4.0MeV/u.

(3) 同步加速器. 图 14-6-14 是同步加速器的示意图, 同步加速器只有碳离子, 不加速质子, 设计的碳离子能量从 140~400MeV/u. 采用多圈注入法, 以增加流强.

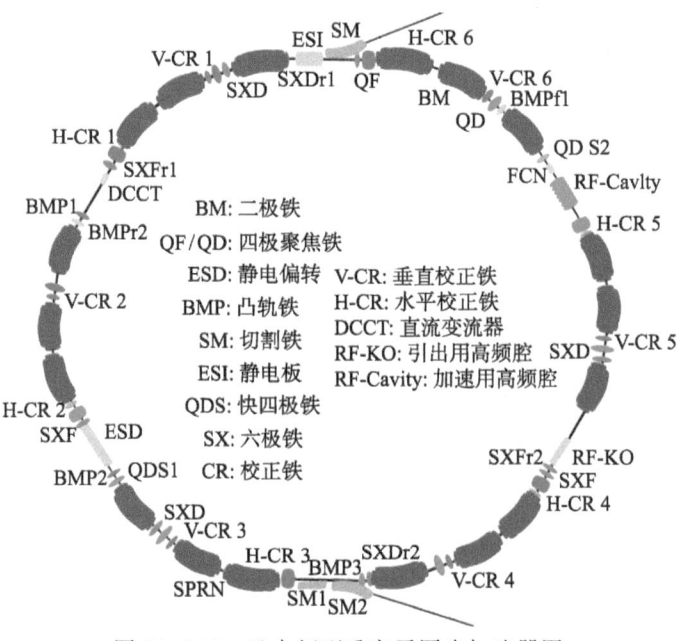

图 14-6-14　日本新型重离子同步加速器图

采用"高频踢出法"引出, 以便用于呼吸门控的治疗法. 为了减少周长, 采用了 FODO 的磁铁结构, 每个单元由三块偏转磁铁和 QF/QD 两种四极聚焦铁所组成. 这样加速器的周长可降到 61m. 专门研制了一台带共基磁铁芯的非调谐式高频腔, 高频腔能够在减少纵向空间电荷效应的条件下, 实现多谐波模式的运行. 在呼吸门控治疗情况下, 有一部分已加速的束流通常要在环内保存着, 从而产生大量中子, 加速器控制能将这部分束流进行减束, 直降到注入时的量. 这样中子辐射大大减少, 从而使原来必要的屏蔽墙省去, 既省钱又省空间.

14.7　回旋加速器

14.7.1　回旋加速器的基本原理

1929 年美国劳伦斯[E.O. Lawrence(1901~1958), 物理学家, 因发明回旋加速器和获得人工放射性元素, 1939 年获诺贝尔物理学奖]首先提出回旋加速器的设想, 1932 年研制成加速质子到 1.25MeV 的回旋加速器模型. 此后几十年间, 回旋加速器有很大发展, 研制成各种类型的回旋加速器, 至今还在物理实验、工业、医学获得广泛应用[16]. 图 14-7-1 是回旋加速器基本原理图. 在两个实心磁极中间安放两个 D 形真空盒, 盒内抽真空, 在磁铁中心有个离子源, 离子在盒内旋转, 当粒子每次经过 D 形真空盒的间隙时, 因间隙上的高频电压而获得加速(图上没有解释), 当粒子加速到最高能量也对应转到最外面一圈时, 用偏转板引出.

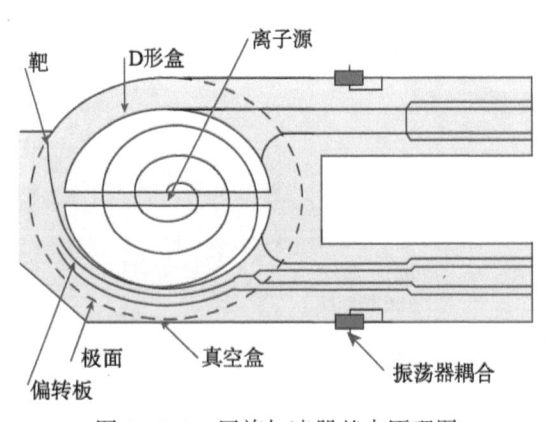

图 14-7-1　回旋加速器基本原理图

14.7.2　比利时离子束应用公司的常温质子回旋加速器

比利时离子束应用公司(Ion Beam Application, IBA)的质子治疗系统是一台等时性回旋加速器, 产生 235MeV 固定能量的恒定质子流. 图 14-7-2 是加速器的总体示意图. 由图可见回旋加速器的磁铁是一个圆筒型磁铁(3). 磁铁中间的上下两个极面间, 设有一个真空盒, 盒内安有两个带高频间隙的 D 型真空盒(7), 磁铁轴心处有一个质子源(6), 质子在 D 型盒内做旋转运动, 每次通过高频间隙(2)就得到能量加速, 一直加速到最高能量 235MeV 时, 用静电偏转电极(5)将质子引出来(10). 图 14-7-3 是 IBA 等时性回旋加速器的照片. 加速器主线圈通有直流电流后, 上下磁极之间产生一个磁场, 根据粒子动力学和离子光学的计算, 若要求磁场能给磁极间隙中运动的束流提供旋转和聚焦双重的作用, 则要求上下磁极面必须设计和加工成有规则的凹凸曲面 (在直径为 224cm 的圆面上划分四个区, 整个磁极面上下空气间隙不是一个常数, 形成峰(9)和谷(8)两种几何空间, 有两个谷空间内安放高频腔, 另两个安放真空和引出部件), 形成一个具有三维变化的磁场 (在中心区的平均磁场 1.76T, 在引出区的平均磁场 2.188T. 高峰处的最高磁场 2.9T, 低谷处的最低磁场 0.9T.), 以达到稳定加速粒子的目的. 上下磁极面之间的 D 形真空盒有两个间隙, 在间隙间加有 60~130kV 高频电压. 在磁铁中心处有一个质子离子源, 先将氢气游离, 成为一个氢离子, 氢离子是一个带正电的质子. 氢离子在有垂直磁场 (对束流具有旋转和聚焦双重作用)的 D 形真空盒内按螺旋圆形轨道旋转, 每次通过高频间隙, 氢离子就得到能量而加速. 这种加速方法具有下述特点: 一是当质子每次通过加速间隙后, 能量增加, 因此旋转的半径也随之增加, 质子的运动轨迹是从中心到外圈, 半径不断增加的回旋曲线, 因此称 "回旋加速器"; 二是虽然质子在外圈时的运动路径要比在内圈时的路径长, 但同时, 质子能量也变大, 旋转速度也变大, 从而保持束流每转一圈的时间始终不变, 因此称为 "等时性回旋加速器". 当质子多次通过高频间隙, 能量越来越高, 一直加速到所要求的高能量, 再用电偏转将质子束从加速器中引出来, 供质子治疗使用.

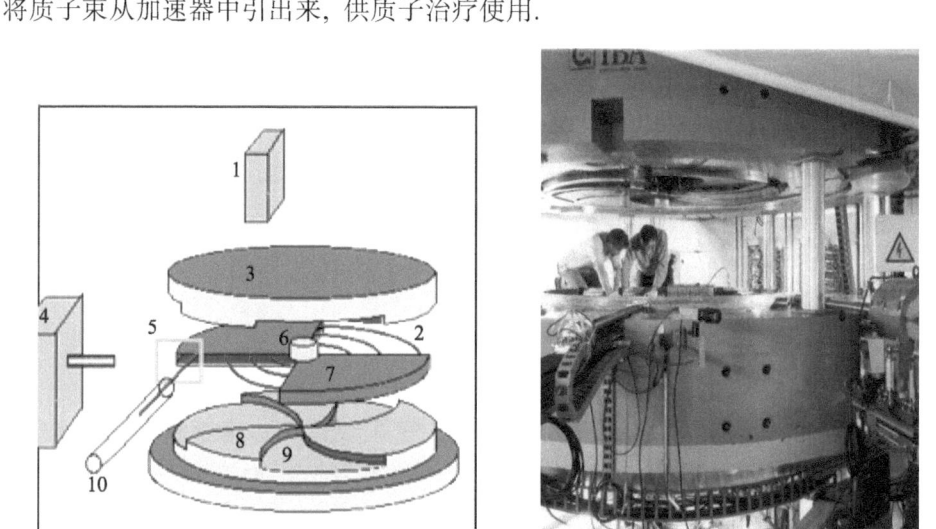

图 14-7-2　加速器的总体示意图　　　　图 14-7-3　IBA 等时性回旋加速器的照片

用一个 107.17Mc/s, 100kW 的四极高频功率管供给加速器高频腔的加速电压,用一个 5kW 的功率管驱动这个 100kW 功率管, 又用一个 100W 的固体预驱动器来驱动 5kW 的功率管. 一个专用高频低电平控制器来控制整个高频系统的高频参数, 即高频频率、高频相位、电压幅值的大小和稳定度(频率稳定度 1×10^{-6}, 幅值稳定度 1×10^{-4}). 此外在一个腔内装有一个调谐电容, 用来补偿热漂移和变形带来的失谐. 每一个腔内装有一个测腔电压的拾取电极, 用来精确地调整电压. 加速器的 D 形真空盒和高频腔体要抽到 $2 \times 10^{-4} \sim 3 \times 10^{-4}$Torr 的高真空. 为此配有一个真空系统, 内含两个 2000m³/s 的高真空扩散泵, 后者又用两个 80m³/h 的旋转前级泵来抽前级真空. 在正常情况下, 从大气压到 1×10^{-4}Torr 的抽空时间约 15min. 工作时的正常运行压力, 根据离子源工作状态, 为 $2 \times 10^{-5} \sim 5 \times 10^{-6}$Torr. 当质子在高频腔内加速到 235MeV 最终能量后, 用一个引出系统将质子从加速器中引出, 再送能选系统. IBA 引出系统包含四个主部件: ① 静电偏转器, 这是一个 58cm 长, 在 4~5mm 间隙内有 140kV/cm 静电场的不锈钢制的静电偏转器; 此静电电场将原旋转的质子束偏离轨道, 以轨道的切线方向引出; ② 静梯度磁场的校正通道, 由静电偏转板引出的束流, 在引出前, 还要穿过一个具有很强垂直聚焦和水平散焦的梯度场, 此结构会引起副作用, 使引出束流性能变坏, 为补偿此作用, 所以专设一个准平行铁板制成的静梯度磁场校正通道; ③ 一对永久四极磁铁, 当引出束流从上述静梯度磁场校正通道出来后, 在垂直和水平两个平方都有散焦, 因此必须要重新加以聚焦; ④ 一对线圈型四极磁铁, 这对四极磁铁是安装在加速器外面的束流引出线上, 目的是使束流在降能器的中心形成一个束腰, 即最小束流截面, 使降能器工作在最佳状态, 离子源是采用潘宁型(PIG)热灯丝离子源. 弧电压是由灯丝热度决定, 弧电流几乎和束流强度成正比. 离子源在短时间内产生等离子体, 电弧能在 15μs 内进行开断切换, 弧电流和质子流很快平衡. 用脉冲调制弧电流的方法就能调制质子流, 达到束流调强的目的. 实验得出, 脉冲调制的前后上升下降沿小于 3μs. 加速器具有很先进的控制. 回旋加速器的设备技术参数, 除去七个外, 都是不随时间变化的常数. 这七个变参数是: 主线圈电流、高频电压、离子源电压、离子源电流、静电偏转电压、两个谐波线圈电流值. 在日常运行或每晨起动时, 不需要操作员调节上述任一个参数, 完全由计算机用一种成熟的计算机算法自动进行精细调整. 但若要工作维持在最佳状态, 则还需要对主线圈电流、高频电压和离子电流三个参数再进行精细调节.

(1) 主线圈电流. 此值确定回旋加速器中的平均磁场值, 要求在细调时, 使此值将加速束流和高频加速电压之间的时间相位差维持在一定的相位内. 虽然主线圈电流的重复性和稳定性已达到$(1 \sim 2) \times 10^{-5}$, 但由于各种因素引起的温度变化, 每日运行时的不同磁滞回线以及一切非重复性等因素, 要求细调来补偿上述不稳定性来保持优化. 为了把束流锁住在高频相位上, 在束流引出处安装一个无阻拦型高频拾取电极, 用来读出束流电流和束流高频相位, 并将此相位误差作为校正信号反馈给主线圈电源, 形成一个闭环反馈稳定控制. 为了自动达到上述细调目的, 加速器控制器 PLC 会在一定时间内, 在主线圈电流预定值上下进行扫描, 直到束流相位锁住在高频腔的电压相位上为止.

(2) 高频腔体电压. 此值确定质子束流的实际加速圈数精确值和径向回旋加速器自由振荡的精确相位, 用此值来细调使引出效率最优和保持在最佳状态.

(3) 质子流强. 利用能选系统上的"狭缝组件"作监测组件, 用一个数字反馈环, 经常自动调节流强在要求值. IBA 回旋加速器 CYCLONE 230 的主要技术参数是: 固定能量 235MeV、最大引出束流 300nA、最小引出束流 1nA、离子源束流的开断时间是 15μs、离子源到治疗头等中心的束流传递时间是 30μs、引出束流的最大发射度(水平, 2σ)非规范值为 5πmm·mrad、引出束流的最大发射度(垂直, 2σ)非规范值为 2~5πmm.mrad、磁铁外部最大直径 434cm、磁铁总高度 210cm、磁铁总重 220t、全束流引出时的电源消耗 446kW、真空备用态时的电源消耗 8kW[17].

14.7.3　欧洲 ACCEL 仪器公司的 250MeV 超导质子回旋加速器

ACCEL 承担 PSI 的质子治疗 PROSCAN 扩建方案. 其中有一项是研制一台 250MeV 超导回旋加速器, ACCEL 和国际著名的美国 Michigan 州立大学国家超导回旋加速器实验室(NSCL/MSU)合作, 于 2003 年建成世界第一台 250MeV 超导回旋加速器, 其性能优良, 也用于德国的 RPTC. 图 14-7-4 是 RPTC 使用的 250MeV 超导回旋加速器, 当上磁轭打开后的内视图[18]. 超导回旋加速器和常温回旋加速器相比, 有下述优点: ① 允许磁极间有更大的间隙, 能减少束流非线性效应, 将引出效率提高到 80% 以上, 减少束流损失, 降低活化辐射本底; ② 铜的消耗小、耗电少、温升慢、从而使束流性能更稳定; ③ 目前采用先进闭路液氦自循环系统, 使维护比常规时更简单, 运行成本低; ④ 引出束流是稳定直流型, 具有高度重复性, 束流强度能快速调整, 在 100μs 内变化 10%, 具有快速启动和截止性能, 完全满足扫描的束流性能要求; ⑤ 体积更小, 外径少于 3.6m, 占地少.

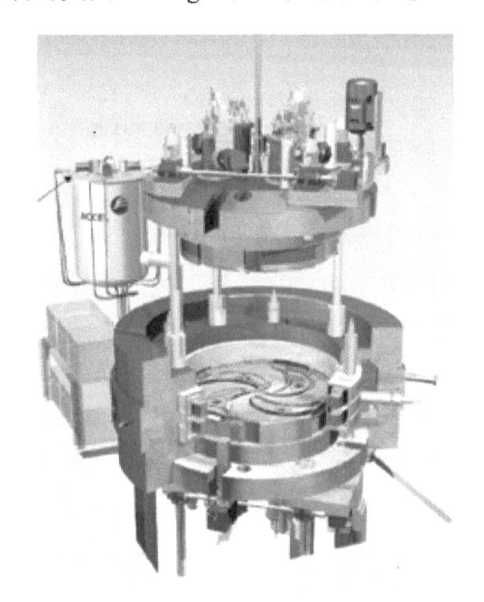

图 14-7-4　RPTC 250MeV 超导回旋加速器

14.7.4　比利时离子束应用公司的超导重离子回旋加速器

1. 基本设计概念

比利时离子束应用公司的超导重离子回旋加速器直径 6.06m, 与同步加速器相比, 是一台较小型的加速器, 用连续高频供电, 是一台连续工作(CW) 型的加速器. 能十分稳定地控制输出粒子束的强度, 适用于碳离子的快速调强铅笔扫描治疗法[19]. 该加速器是固定能量输出, 本身不能改变能量, 在治疗使用时, 必须用一个外置的能量选择系统改变能量. 这个能量选择系统虽不会影响治疗本身, 但从运行和治疗角度看, 它会带来的辐射本底, 能源消耗, 特别是在重离子情况下, 重离子在穿过阻挡物质时, 会因特有的 "分裂效应" 使入射的碳原子核失去若干个中子, 形成质量更轻的射程更长的碳离子, 在布拉格峰后沿下降处, 产生一个小尾巴. 原则上会影响治疗精度, 因此使用外置能量选择系统是一个不足之处.

图 14-7-5 是该加速器的中心平面结构示意图[20], 在图的中心处的浅色物体是凸出的螺旋形电极, 电极设计成这种凹凸的螺旋面后才能获得束流加速时在纵向和横向的聚焦, 才得到稳定的聚焦束. 中心的两个深色螺旋形的盒是高频腔, 用来提供加速用的电场. 再外面的扁平环是低温冷却环, 内放有超导线圈, 用来提供中心电极的高磁场. 在中心上部有一个深色带状物是供引出用的偏转电极. 在磁铁外轭的左右边, 各有一个小柱状接头, 是用作外接冷凝液氦回收. 由此图可见, 现在超导技术已十分成熟, 已到实用阶段.

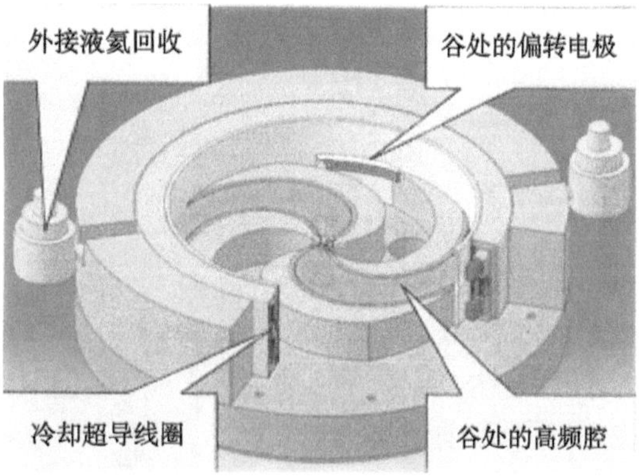

图 14-7-5　加速器的中心平面结构示意图

2. 基本特性

这个加速器的基本技术特性如下: 能加速质子到 260MeV/u. 加速 $^4He^{2+}$、$^6Li^{3+}$、$^{10}B^{5+}$、$^{12}C^{6+}$ 四种重离子到 400MeV/u. 束流在加速器内旋转 1300~1500 圈后, 用偏

转板(重离子)和条状带(质子)引出, 引出效率约 80%. 加速器的磁铁总重 700t, 外直径 6.07m、高 2.76m. 电极半径 1.87m、电极上磁场在峰处是 4.5T, 在谷处是 2.5T. 高频频率用 75 兆周, D 形真空盒的电压在中心是 100kV, 在引出处是 200kV.

3. 注入和离子源

图 14-7-6 是置于加速器中心轴上的外接离子源切换开关. 用一个 ECR 离子源来生产质子, 用一个 ECR 离子源生产 $^{12}C^{6+}$ 离子, 用另一个 ECR 离子源生产 $^{4}He^{2+}$ 离子, 用多端离子源来产生今后备用或研究用的锂、铍、氮、氧离子. 所有离子都是分别由开关上的四个输入口输入. 用户希望用哪一种离子治疗就切换到哪一种离子源, 切换时间小于 2min.

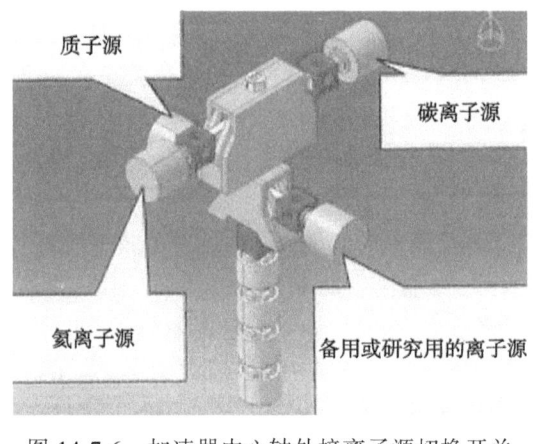

图 14-7-6　加速器中心轴外接离子源切换开关

4. 设计方法

中心的等时性磁铁所需适用于聚焦和最佳引出的磁场是用 3D TOSCA 软件的计算机模拟来获得的, 在粒子加速和引出区使用了多粒子跟踪做了束流动态模拟. 此外, 对轴向入射和用螺旋形偏转板的方法将轴向束流转成横向束流, 对高频腔、离子源和残余气体碰撞而带来的损失等进行了大量的研究工作.

第15章 质子能量选择系统

15.1 引　言

进行质子治疗时，根据肿瘤本身的深度和厚度，可选用不同能量的质子。亚洲人的肿瘤患者中，绝大多数患者的肿瘤最深部位要小于30cm，最浅的部位是眼黑色素瘤。这样所需治疗用的质子能量是70~235MeV。对碳离子而言，由于碳离子治疗装置的价格要比质子治疗装置贵2~3倍，处理方法稍有不同，考虑到80%的肿瘤患者的肿瘤最深部位仅20cm，因此选用能治的肿瘤最深的部位是20cm，对应最高碳离子能量 320MeV。其原因是从经济上考虑，若为了少数肿瘤深部位大于 20cm 的患者，要花更多投资建更高能量的加速器是不合算的。质子能量和体内射程的正比关系确定了在治疗时，需根据肿瘤深度选用不同能量的粒子。目前治疗用的加速器主要是两种类型：同步加速器可以引出不同能量的质子，不再需用另外的能量选择系统；回旋加速器只能输出固定能量的粒子，必须另用一个独立的质子能量选择系统。能量选择系统的功能很简单，只是将235MeV的质子变成70~235MeV的不同能量的质子(上述论点也适用于碳离子，若用固定能量输出的超导碳离子回旋加速器，也得用这种能量选择系统)。图 15-1-1 是 IBA 质子治疗系统的能量选择系统的照片[17]。

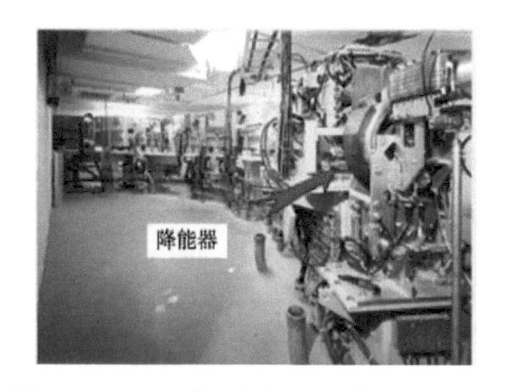

图 15-1-1　IBA 质子治疗系统的能量选择系统

目前都采用质子通过介质，在介质中受阻而降低本身速度，从而达到降能的目的。前面曾叙述过质子在介质中运动，若介质是铅等重金属，但重金属虽降能，又把这些能量都变成辐射能量，沾污环境，难以工作，没法选用. 只能选用轻元素，如石墨，其降能效率虽不如铅，碳粒子(石墨是碳原子组成的)能将降低质子速度的能量以游离能转化成热量消耗，仅少量转化成辐射，使辐射量大大减少. 所以通常选用石墨作为降能器的材料. 由于要求降低的能量有大有小，需用不同厚度的碳. 在实用中将石墨做成一个有斜坡的楔状物结构，如图 15-1-2 所示. 当质子流从斜面的不同点入射时，就可以降低不同的能量. 自 2000 年以来，基于回旋加速器的质子治疗装置的商用供应商有比利时 IBA、日本住友和美国 Varian (原 ACCEL). 比利时 IBA 和日本住友有相同的回旋加速器、ESS、降能系统和降能器的结构.

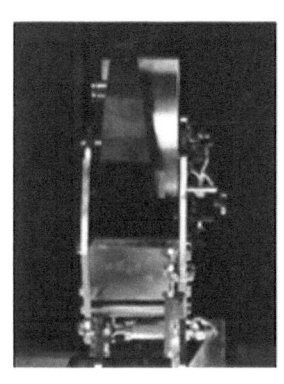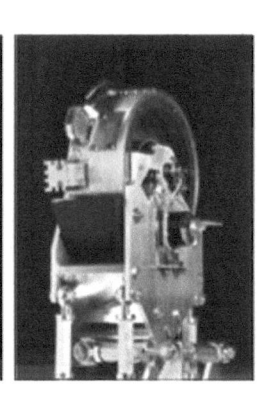

图 15-1-2　能量选择系统的石墨降能器

图 15-1-2 是 IBA 降能器的结构. 而美国 Varian(原 ACCEL)在德国建造的 RPTC 中，装有和 IBA 不同结构的降能系统和降能器，图 15-1-3 是 RPTC 的降能系统和降能器原理结构图. 由图 15-1-3(a)可见，当束流左右两边的石墨制的楔形物彼此接近或离开，相当于插入束流中的石墨厚度变化，从而达到不同降能的目的. 它具有在 80~100ms 内迅速改变相对应 5mm 量程的降压，适用于快速点扫描和治疗移动靶体用的体积重复扫描治疗法.

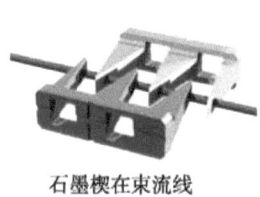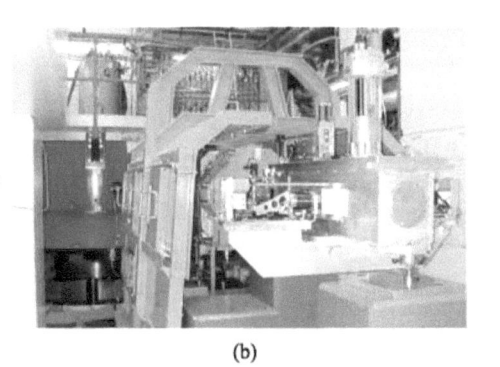

石墨楔在束流线
中彼此运动

(a)　　　　　　　　　　　　　(b)

图 15-1-3　RPTC 的降能系统和降能器原理结构图

15.2　系统的总体结构

15.1 节曾说能量选择系统的功能很简单，只是将 235MeV 的质子变成 70~235MeV 的不同能量的质子. 但在实际运行时，对质子的性能也要有严格的质量要求. 最主要的质子质量要求是能量，但远不够，还有许多其他粒子的参数，如物理参数、质量参数、动态参数等. 因此，用"质量控制"的语言叙述能量选择系统的功能是：将加速器引出的 235MeV 能量质子的质量参数变成每个治疗室治疗头入口处所需要的，能量在 70~235MeV 的不同能量所需质量参数的质子. 这些质量参数有束流中心、束流截面、束流强度、束流发散度、束流能散度、束流的时间分布、束流的色散等. 所以在设计一个能量选择系统时，必须全面考虑有关主要的质子质量参数的形成、控制和调节. 通常是把整体能量选择系统分为若干个不同段，每段具有特定的功能. 将各分段串接后就组成一个完整实用的能量选择系统.

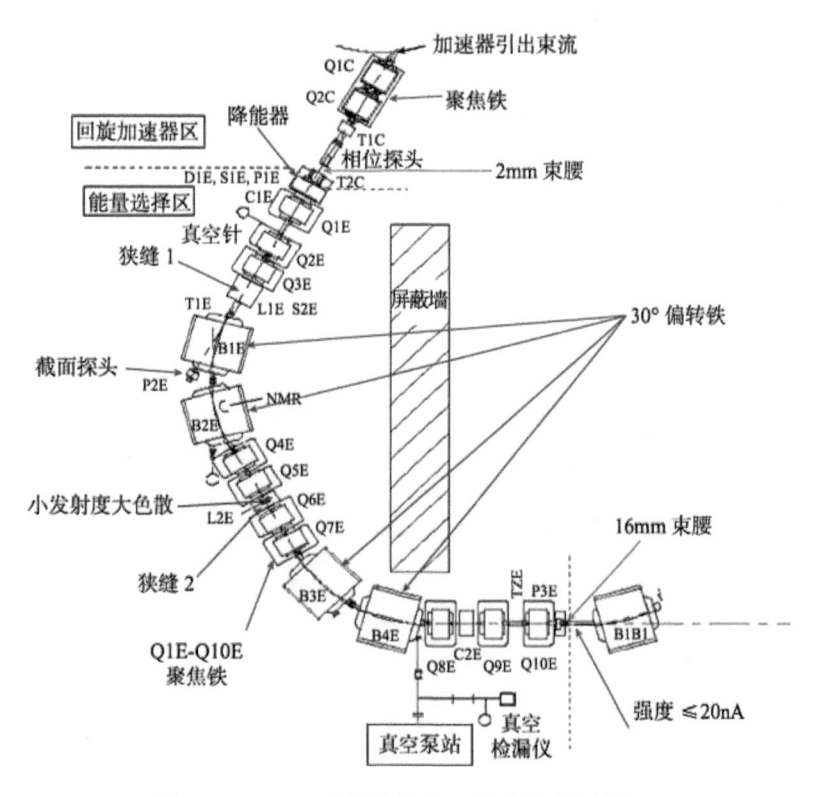

图 15-2-1　IBA 系统的能量选择系统总体结构

图 15-2-1 是当前国际上用得最广的比利时 IBA 质子治疗系统的能量选择系统总体结构, 从加速器引出口处一直到周期结构输运直线的入口处共分为五个不同段, 即能量选择段、发射度控制段、束流能量控制段、束流能散度控制段和直线段入口匹配段. 下面分别介绍[7].

15.3　能量选择和发射度控制段

图 15-3-1 是能量选择和发射度控制段原理图. 回旋加速器引出的束流由两个四极聚焦磁铁 Q1C 和 Q2C 使束流聚焦在降能器 D1E 的中心, 在降能器中心形成一个束腰, 使降能器的工作处在最佳工作点. 降能器前面装有一个多丝束流位置和截面游离室探头 P1E, 当束流位置偏离中心时, P1E 的位置偏离信号经过计算机的控制算法处理后, 自动反馈控制上游的校正二极磁铁 T1C 和 T2C, 使束流位置自动稳定在中心点. 降能器前面还装有一个相位探头, 测量引出束流的高频相位, 用于磁场和高频相锁控制, 还装有一个截束器 S1E, 用于束流调试和运行安全.

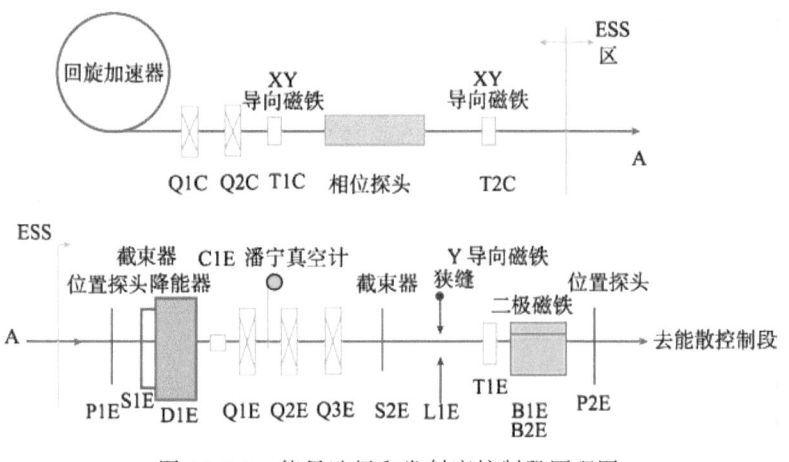

图 15-3-1　能量选择和发射度控制段原理图

降能器是一个不同厚度的石墨锥状体, 石墨锥状体可以转动, 在不同角度时, 对应束流打在不同厚度石墨上. 通过降能器后的束流能量也随着降能器上的不同石墨厚度而下降为不同能量, 流强基本不变, 而束流品质, 尤其发散度要变大. 为了把发散度大于允许值的质子流排除, 一方面用一个固定准直器 C1E 将大于准直孔径的质子流阻挡住, 另一方面在 Q1E、Q2E、Q3E 三合一四极聚焦磁铁聚焦后, 用一个可调狭缝 L1E 再度限制通过的发散度大的束流. 在中控室可以调节狭缝 L1E 的狭缝宽度, 来调节治疗用的束流发散度大小. 从 L1E 出来的束流然后通过 B1E、

B2E 两块 30°偏转磁铁进入束流能量和能散度控制段. 图中的 T1E 是用来校正束流方向或位移的, 截束器 S2E 是用来调试束流和保护安全. 每个截束器的收集筒是绝缘的, 可以用作法拉第测量筒来测量束流流强. 此外, 在 B1E 后面有一个位置探头 P2E, 用来测量通过降能器后的束流截面大小等性能.

15.4 束流能量和能散度控制段

能量选择系统的束流能量和能散度控制段的系统原理见图 15-4-1. 在偏转磁铁 B2E 和 B3E 间安排四个四极聚焦磁铁, 此输运段的中间点的束流性能, 形成一个束腰, 也使这点的束流, 凡能散度大的质子在径向偏离束流中心轨道幅度也大. 在此中间点的地方安放一个狭缝 L2E, 通过此狭缝中心的束流能量值, 将由前面偏转磁铁的电流来确定. 调节此狭缝的间隙值, 又能调节质子束流的能散度. 因此, 通过调节狭缝的间隙值, 就能调节治疗用的质子束流能散度, 也就调节肿瘤治疗参数的后沿下降值. 这样, 从偏转磁铁 B3E、B4E 出口处引出质子束流的能量和能散度已基本上是治疗所需要的值. 剩下的任务仅是如何将能量选择系统出口处 (B1B1)的质子束位置处于束流管道中心, 且束流截面是治疗所要求的截面值. 此两个功能都由图中 B1B1 和 B4E 之间的离子光学组件来实现, 出口处放置一个位置探头 P3E, 若测出位置中心有偏离, 则将此信号自动反馈给导向磁铁 T2E, 束流自动校正在中心. 同样, 若 P3E 探头所测出的实际束流截面值和要求有差, 则自动反馈调节三合一四极聚焦磁铁组(Q8E、9E、10E)的电流, 改变聚焦直到能量选择系统引出处的束流截面符合要求为止[17].

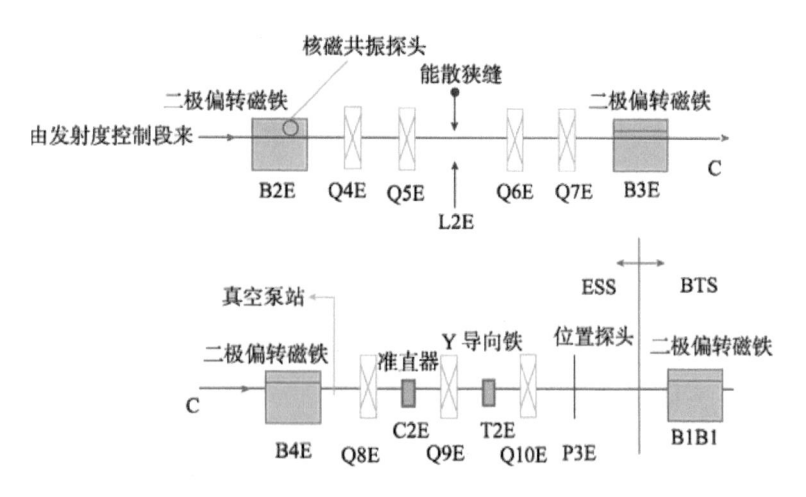

图 15-4-1 束流能量和能散度控制段的系统原理图

15.5　运　用　效　率

质子能量选择系统的工作运行效率是很低的, 即将高能质子穿过石墨来降低能量, 但在穿透过后, 这些质子也向不同方向散射出去, 其中散射角较小的质子只有很少部分, 还能收集起来利用. 特别当降低到低能量时, 穿透石墨厚度越大, 散射也越大, 能用的也越少. 图 15-5-1 是从石墨降能器输出的束流传输效率, 即是质子能量选择系统的运行效率. 由图 15-5-1 可见, 当降到最低能量时的运行效率低于 10%. 质子能量选择系统的能量利用率低和辐射量大这两大缺点更显示出同步加速器的优点. 销售同步加速器的质子治疗装置生产商也在这两点上广为宣传. 更强调同步加速器的优点. 无疑这确实是回旋加速器的两大缺点. 但精明的用户会作更全面的比较再作决定.

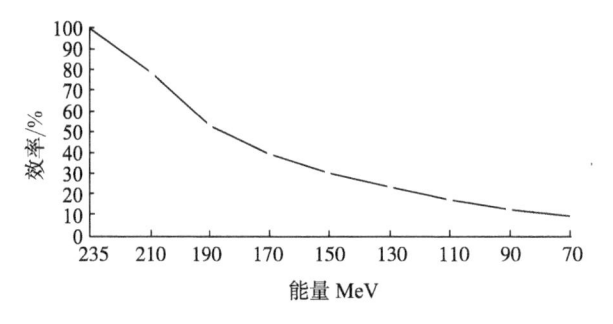

图 15-5-1　质子能量选择系统的运行效率

第 16 章 质子和重离子治疗用的旋转机架

质子治疗只用一个照射方向, 皮肤与肿瘤间的正常细胞要至少受到 1/3 的肿瘤辐照剂量值, 形成不应有的伤害. 为减少这部分伤害, 要增加治疗的焦皮比值. 所以一般治疗时要用若干个不同方向来辐照, 如把总剂量分成三个辐射方向治疗肿瘤, 皮肤与皮下正常组织相应就受到较小的伤害. 因此, 在质子治疗中心都装置一个能转动±180°的旋转台, 这个转台内含许多磁铁, 总质量超过百吨, 要求在旋转时等中心的误差小于 1mm, 有相当难度, 是质子治疗系统中的一个关键装置.

16.1 质子治疗用的旋转机架

目前为止还没有一种公认的标准型旋转机架, 因此各生产厂生产有本厂特点的旋转机架产品, 又不断更新自己的产品. 从而导致了当前五花八门、多姿多彩的质子治疗用的旋转机架. 未见有停止之状. 下面列举若干有代表性的质子治疗用的旋转机架.

16.1.l 美国 Loma Linda 大学专用质子治疗中心的旋转机架

图 16-1-1 是世界上第一台 corkcrew 型旋转机架, 1991 年建在美国的 Loma Linda

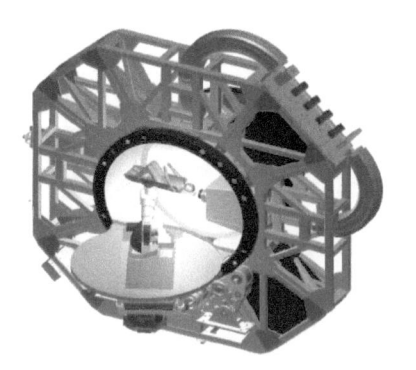

图 16-1-1 Loma Linda 旋转机架

中心. 加速器束流方向和圆环的平面相垂直, 即由纸面向内的方向. 为将束流方向转成在环的平面, 用两个 45°偏转磁铁将束流方向由垂直转到圆环平面. 在此平面上再用两块135°偏转磁铁(图右上侧的二块), 共偏转 270°后, 引导束流垂直向下打在等中心点. 此环的厚度相当薄, 故旋转机架长度也小, 这是一个优点. 但患者定位床安放在环的内径空间内, 因此空间受限制, 给患者治疗带来不便. Loma Linda 用后, 再没有人采用这种结构[21].

16.1.2 比利时离子束应用公司的旋转机架

图 16-1-2 是 IBA 在 1998 年和 General Atomics 公司共同研制, 专用于 IBA 质

子治疗系统的配套部件. 它是由一个十分刚性的衍铁结构作主体, 在上面安装束流通道和内含电子光学所需的磁铁. 整个像鼠笼式的结构可以转动, 此转动是靠左右两个圆环压在若干个小柱形圆环上, 当小柱形圆环转动时, 依靠摩擦力使左右两环转动. 此机架长 9m, 高 9m, 重 100t, 其等中心点的误差在 1mm 内, 为防止热胀冷缩机械变形带来的误差, 空调要求很高, 在整个旋转机架室内任两点间的温差为 20°C ± 1.5°C.

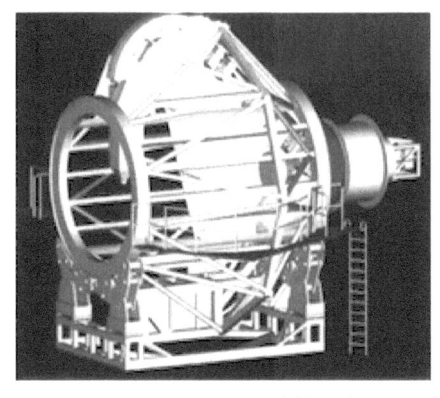

图 16-1-2　IBA 的旋转机架

16.1.3　日本筑波和美国 M.D. Anderson 质子治疗中心的旋转机架

2001 年日本筑波大学质子治疗中心 PMRC 和 2006 年美国 M. D. Anderson 治癌中心都采用日本日立的产品, 图 16-1-3(a)是其结构示意图, 它的电子光学用的磁铁要比 IBA 的多, 长度也更长, 重量要 200t 比 IBA 重出一倍, 但这些代价带来明显的质量提高, 使旋转机架转动更精确和平滑, 校正束流更方便容易, 重量增大也加大刚度, 增大束流定位精度和重复度. 它的主要技术参数是: 旋转半径 5.7m, 转动角度±190°, 转动速度每分钟一圈, 转动分辨率±0.25°, 转动重复性±0.25°, 制动速度故障时能在最高转速下一秒内全部停止转动, 等中心点误差在 1mm³ 的容积内. 患者精确定位准直系统所用的两个 X 射线管也整合在机架的前端, 即接近患者定

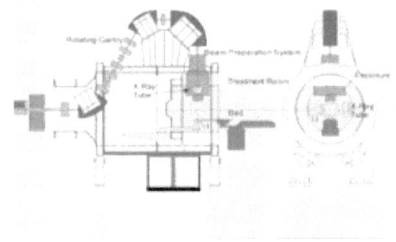
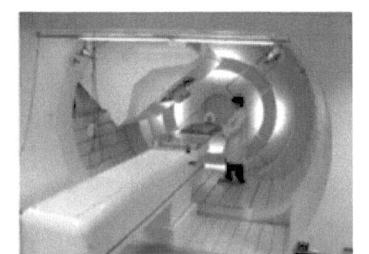

(a)　　　　　　　　　　　　　　(b)

图 16-1-3　日本筑波和美国 M. D. Anderson 的旋转机架

位床那边. 图 16-1-3(b)是旋转机架的前端视图, 从中可见在西北角斜放的柱状物是治疗头, 内装有一个 X 射线管, 准直时自动插入治疗头的中心轴, 准直完自动移开, 在东北角机架内环壁上有一个小型圆柱状物, 是另一个 X 射线管, 它和治疗头内那个 X 射线管正好成直角. 对应这两个 X 射线管用的图像显示版相应的放在治疗床后背面和左面的距离床有半米处的地方, 以接受 X 射线对患者作 0°和 90°的两个 DR 图, 作精密准直用, 图西南角的一个斜放物是患者治疗床.

2011 年 10 月日立推出一种新型 180°局部旋转型旋转机架, 旋转角度从 0°~±180°, 重量很轻, 将在 2014 年应用于美国 Mayo Clinic 医院.

16.1.4 日本兵库重离子治疗中心的质子旋转机架

自日本 1994 年开始发展粒子治疗以来, 日本三菱公司一直起重要的作用. 日本建的第一个粒子研究中心 Himac 是由三菱总承, 主要部件也是三菱制造. 随后日本兵库重粒子治疗中心和静冈质子治疗中心都是由三菱总承且主要部件供应制造商也是三菱. 在日本群马建的重离子治疗中心, 也是由三菱承建. 日本兵库的质子旋转机架是日本三菱制造的第一台旋转机架. 图 16-1-4 是旋转机架的后背部, 其主要技术性能和 IBA 类似.

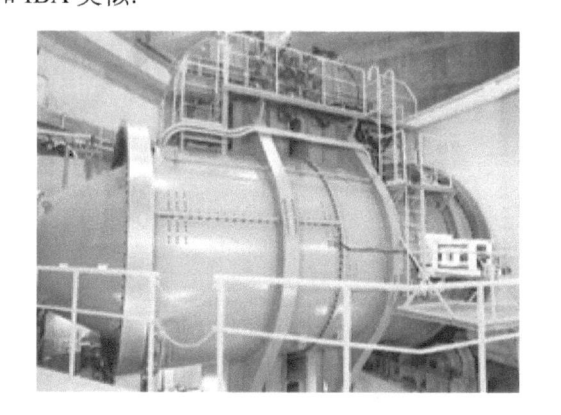

图 16-1-4   日本兵库的质子旋转机架后背部

16.1.5 瑞士保罗谢勒研究所的 PSI-I 型旋转机架

瑞士保罗谢勒研究所, 英文全称 Paul Scherrer Institute, 简称 PSI. 瑞士 PSI 共有两个旋转机架: 一是非等中心型旋转机架, 称 PSI-I 型; 另一个是新建等中心型旋转机架, 称 PROSCAN 型[22].

图 16-1-5 是 PSI-I 旋转机架的截面图. 直径仅 4m, 此值是由 90°角偏转磁铁、治疗头(内含探头和量程移位系统)和患者平台的所占空间决定. 用两个 35°角的偏转磁铁, 使束流产生离转轴 1.27m 的平移, 然后用一个大型 90°角偏转磁铁将束流打在肿瘤上.

束线上共有七块四极聚焦磁铁. 旋转机架的总长度, 从束流离开轴那点到中心点是 7.4m. 扫描铁安在 90°角偏转磁铁的入口处. 设计的尺寸比其他设计小的原因是束流传递和束流光学相结合, 将患者治疗平台装在旋转机架前轮的偏心处 (1.3M). 为了在旋转机架转动时维持患者台在水平面, 需用第 2 个可转动床位的 ϕ 轴.

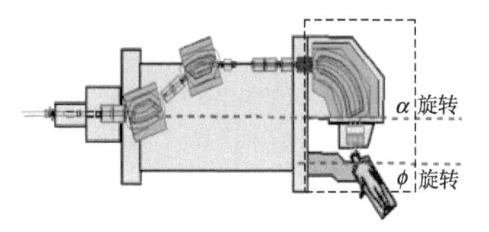

图 16-1-5 PSI-I 旋转机架的截面图

旋转机架沿束线轴做转动的 α 角是 ±185°. 在通常的治疗中心头部立体治疗是用水平束做, 为了能直接在 PSI-I 旋转机架上做此头部治疗, 特在机架平台上安上一个专用支撑, 此支撑给患者床提供一个在水平面上的转动, 如图 16-1-6 所示. 因此, 这种类型的旋转机架共有三个转动, 没有线性位移. 这种类型只能用扫描治疗头, 不能用散射治疗头. 扫描时治疗头只有行扫描, 帧扫描用移动床来得到, 仅适用于低速点扫描.

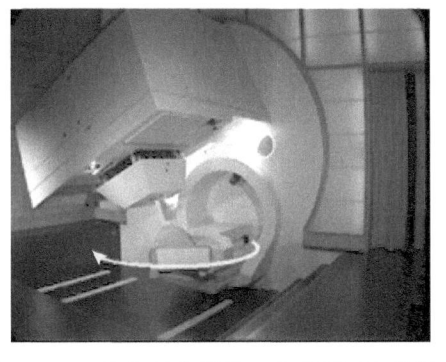

图 16-1-6 给患者床提供一个水平面上的转动

16.1.6 瑞士 PSI 的 PROSCAN 等中心型旋转机架

PROSCAN 等中心型旋转机架是瑞士 PSI 新建的旋转机架. 点扫描法和散射法相比较, 点扫描对器官的运动更加灵敏. 为解决此点, 计划发展一个快得多的束扫描技术, 能在不改变铅笔束的大小而进行多次的靶重涂操作. 在此新研制的 PSI-II 旋转机架中, 为改进扫描而作以下的新选择: ① 机架内安装 X 和 Y 两个磁扫描铁; ② 利用降能器做动态能量变化; ③ 在离子源处进行强度调制. 为了这些新发展, 需重新设计系统的硬件和软件. 同时要考虑到优化照射技术、治疗的精度、患者定位和操作过程的升级等.

图 16-1-7 是 PSI 新建旋转机架的结构外貌图[23], 由于用于扫描治疗故称为 PROSCAN 旋转机架, 图 16-1-8 是此旋转机架内束流线的电子光学安置图. 由图可见, 水平输入质子流通过一个三合一聚焦棱镜组(Q1、QC、Q2)后进入第一块 45° 偏转磁铁 A1, 再经过一对四极聚焦棱镜(Q3 和 Q4)进入第二块 45° 偏转磁铁 A2, 从而完成间距为 3.2m 的垂直平移. 此后束流通过三合一聚焦棱镜组(Q5、Q6 和 Q7) 和导向铁 S 等进入最后一块 90° 偏转磁铁 A3. 两块扫描磁铁 WT 和 WU 放在 90° 偏转磁铁 A3 的输入口处, 经过扫描的束流经过 90° 偏转磁铁后, 垂直向下进入治疗头后, 打在旋转机架的等中心点处.

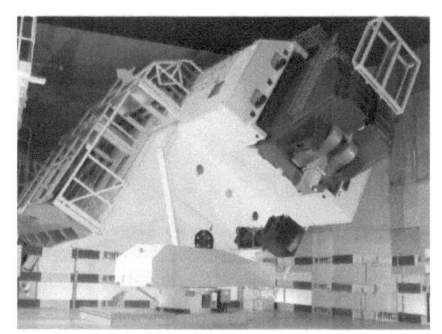

图 16-1-7　PSI 新建旋转机架的结构外貌图

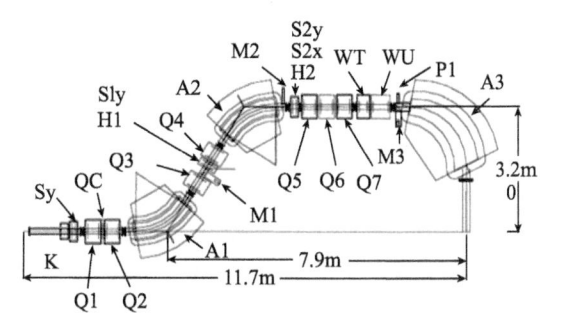

图 16-1-8　旋转机架内束流线的电子光学安置图

16.2　碳离子治疗用的旋转机架

16.2.1　德国海德堡的碳离子旋转机架

德国海德堡和 SEAG 公司合作开发(SEAG 是建造 PSI 旋转机架的公司)的碳离子旋转机架, 机架的粒子束流通道装有一个 90° 角偏转磁铁, 两个 45° 角偏转磁铁, 八个聚焦磁铁, 一个扫描铁, 两个导向磁铁和两个诊断用的游离室, 旋转机架的横向旋转半径是 7m. 结构最大尺寸是 20m. 可供 400MeV/u 的碳离子治疗用. 设计寿命 15 年旋转 30 万转, 整个结构重 630t, 治疗头的旋转部分质量 570t. 其中束流传输部件 140t, 束吸收器 120t, 此外有作机架主支撑用的 130t 室内固定部件. 和旋转角度有关的最大变形约 0.3mm, 由此导致在等中心点处的束流位置变化约 1.5mm. 为了防止温度变化引起机架的变形而增加等中心点误差, 整个旋转机架要置于严格的空调空间[24].

　　图 16-2-1 表示安装后的旋转机架示意图. 从图中可以看出, 重离子旋转机架雄伟壮观, 这个旋转机架比 IBA 的旋转机架重 6 倍, 比日立的旋转机架重 3 倍. 制造方也说, 这是一个试验, 今后是推广, 还是绝后, 目前难作定论. 接近患者的旋转机架部分要安装患者精密定位床、患者精密定位准直系统. 患者精密定位准直系统的两个 X 射线管和一个可选 PET 要整合在可转动部分. 这个部分是器件最密的地方, 同时也是患者治疗的地方, 希望该地区宽广舒适, 给治疗操作、患者上下治疗床充足的视觉空间. 旋转机架的等中心点离地面有 7m, 离边墙有 5m 以上, 为了满足各方面要求, 这部分需特殊设计[25].

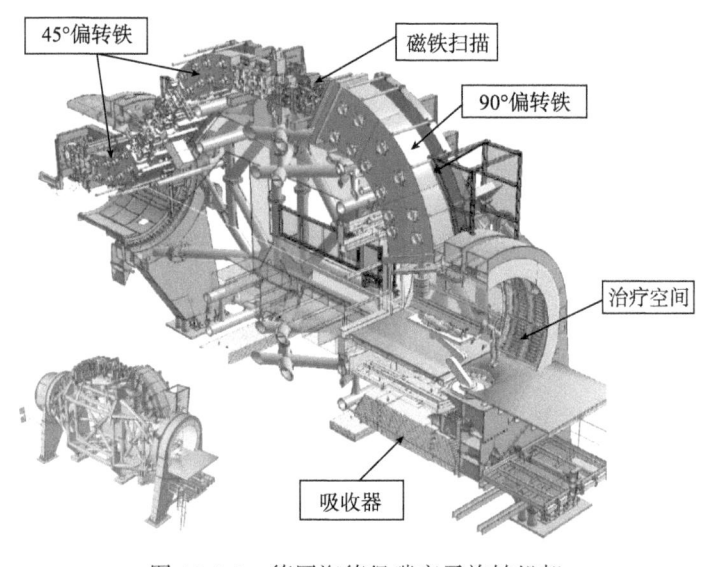

图 16-2-1　德国海德堡碳离子旋转机架

16.2.2　日本 HIMAC 新重离子治疗中心的旋转机架

　　日本早在 1994 年建 HIMAC 重离子治疗中心, 2001 年又建兵库重离子治疗中心. 但始终未建重离子旋转机架, 对重离子旋转机架采取十分谨慎的态度. 2006 年才决心在 HIMAC 新建一台[26], 设计的旋转机架参数是最高能量 400MeV/u, 最大照射野 150mm × 150mm, 最大量程 250mm, 最大 SOBP 宽度 150mm, 总重 300t, 旋转机架上装有粗束光栅扫描治疗头. 图 16-2-2(a)是旋转机架的示意图, 由图可见其长度为 16.5m, 直径宽度为 7.1m. 图 16-2-2(b)是其治疗头的构示意图. 由图中可见治疗头 SAD 长 3.54m, 束流在偏转后, 即用 Y 方向扫描铁形成一个均匀照射野, 立即打在后面的一个散射器和一个测流强的电离室, 形成一个更均匀的照射野, 然后经过一个楔形滤波器的量程调制器对布拉格峰稍加宽展, 最后再通过一个测量横向剂量均匀信号的束流监示器, 才送到等中心点处进行肿瘤治疗.

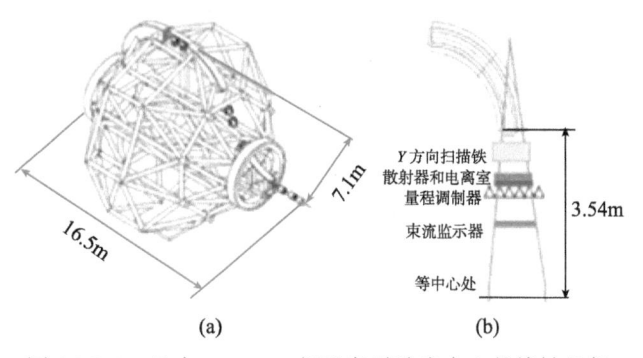

图 16-2-2   日本 HIMAC 新重离子治疗中心的旋转机架

16.3   新型 Riesenrad 型离子旋转机架

西欧核子中心(CERN)的一个"质子离子医用机器研究(PIMMS)组"提出一个全新概念的旋转机架方案, 称为 Riesenrad 离子旋转机架[27,28]. 这个新方案具有很多优点: 基本上不需复杂的电子光学系统, 直接用加速器输出束流治疗, 没有束流失真, 是相当理想的方案. 但难点都在精密机械上, 目前还在研制中. 其基本原理和常规的等中心型旋转机架相反, 迄今已建的等中心型旋转机架, 人是固定在等中心处, 束流以人为中心进行旋转, 实现束流能在任何角度对患者肿瘤进行治疗. 图 16-3-1 是新方案原理图, 束流仅通过一块 90°偏转磁铁. 此偏转磁铁以加速器

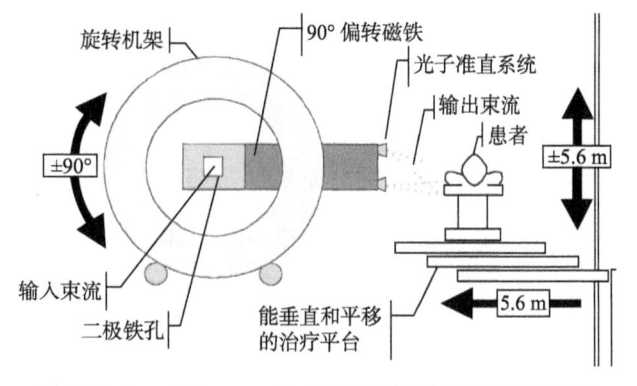

图 16-3-1   "Riesenrad"离子旋转机架的结构原理图

输出束流方向轴进行旋转, 在此 90°偏转磁铁旋转形成的平面上, 以上下左右角全方位发射出去. 这时将人安放在能上下和横向移动的电梯上, 随时跟踪束流. 在动态跟踪中的任何一个静态时刻, 相当于束流在某个角度对准肿瘤. 当偏转磁铁旋转一周, 相当于束流在 360°方位内对肿瘤进行治疗. 图 16-3-2 是 Riesenrad 离子旋转机架的结构原理图. 由两部分组成: 一是 90°偏转磁铁安放在一个圆环状的结构上, 此圆环能带动偏转磁铁旋转; 二是图右边的载患者的电梯装备, 用以跟踪束流.

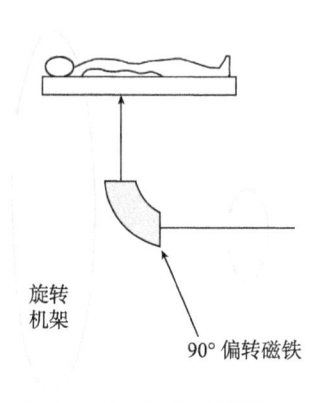

图 16-3-2　新方案原理图

16.4　新型 FFAG 永磁结构的超轻质子旋转机架

至今为止, 质子治疗用的旋转机架总质量都在 100t 以上, 碳离子用的旋转机架总质量在 300t 以上, 都是又大又重又贵, 如何设计出又小又轻又廉的旋转机架已成为众所关心的热点, 但一直未获解答. 2002 年美国 BNL 提出 RMCS 方案, 同时指出这种加速器的引出束流的发散度非常小, 这样可使束流孔径很小, 磁间隙很小, 从而允许采用永磁结构. 如果再采用 FFAG 极强的聚焦结构来安排束流线的电子光学, 这样做成的 FFAG 永磁结构质子旋转机架具有一系列超常优点[29].

图 16-4-1 是一张有关 FFAG 永磁结构旋转机架设计的说明图, 图中说明如果用密度为 11.7g/cm³ 的 No-Fe-B 作永磁材料, 采用 13~25 个 F 和 D 聚焦铁交替串接的磁单元的 FFAG 永磁结构, 这样做成的质子治疗用的旋转机架纵向长 15m, 横向直径 12m, 全部总质量为 5~6t(若仅电子光学磁铁部分仅半吨), 质子射程 25~27cm, 照

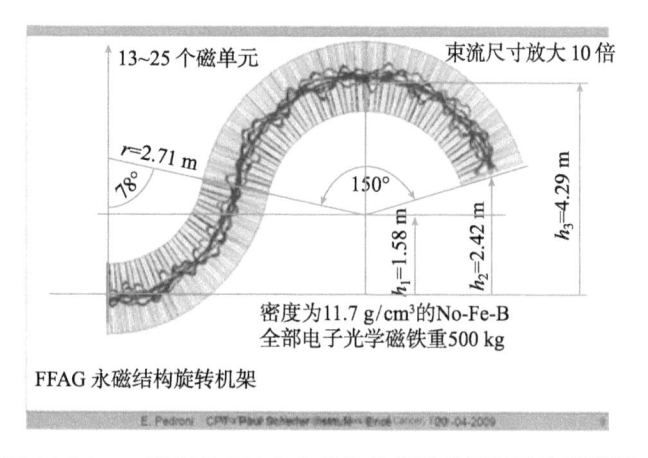

图 16-4-1　一张有关 FFAG 永磁结构旋转机架设计的说明图

射野直径 18cm, 这和目前用的百吨质量的旋转机架相比, 确实轻几十倍. 除质量超轻外, 还有许多其他优点, 如无电无水、没有功耗、磁铁直径仅 18cm、质子对应能量 70~250MeV、允许三维快速扫描, 若改用超导磁铁也能用于碳离子等. 在图中磁铁中心的束流轨迹用深色表示, 实际中束流包络直径很小, 为视觉清楚, 图中将束流尺寸放大 10 倍, 但磁铁尺寸未放大, 故显得二者不成比例. 永磁铁的输出电流进入一个治疗头, 治疗头内装有扫描线圈、聚焦铁等, 才将束流打在等中心点. 后者部分在图中没有画上. 这样一个性能无比优越的旋转机架的确引起人们的极大兴趣.

但是我们必须认识到要将此梦成真, 决非易事, 首先要过三关, 即一是实现 RCS 方案; 二是获得低发射度质子束; 三是解决永磁 FFAG 工艺.

16.5　新型 IBA 的超导碳离子旋转机架方案

至今为止, 世界上仅造了两台碳离子旋转机架, 即日本新 HIMAC 的 300t 一台和德国 HIT 的长 20m、直径 12m、重 600t 那台. 做成那么大, 那么重, 关键是碳离子的磁刚度要求高, 而磁场又高不上去. 2009 年 IBA 提出这个超导碳离子旋转机架方案. 如果采用 3.2T 的超导技术和扫描治疗法, 即可以将此机桨造得很轻[30].

图 16-5-1 是此旋转机架的结构原理图, 束流进入旋转机架, 先后径过两个 40° 偏转磁铁完成相距为 3m 左右的束流平移, 然后通过四极聚焦和扫描磁铁后, 进入一个 90° 偏转磁铁, 束流垂直向下打在患者定位床的等中心点. 这个 90° 偏转磁铁要具有碳重离子的磁刚度 $B\rho = 6.4\text{T·m}$, 现选 90° 偏转磁铁, 弯曲半径是 2m, 则要求

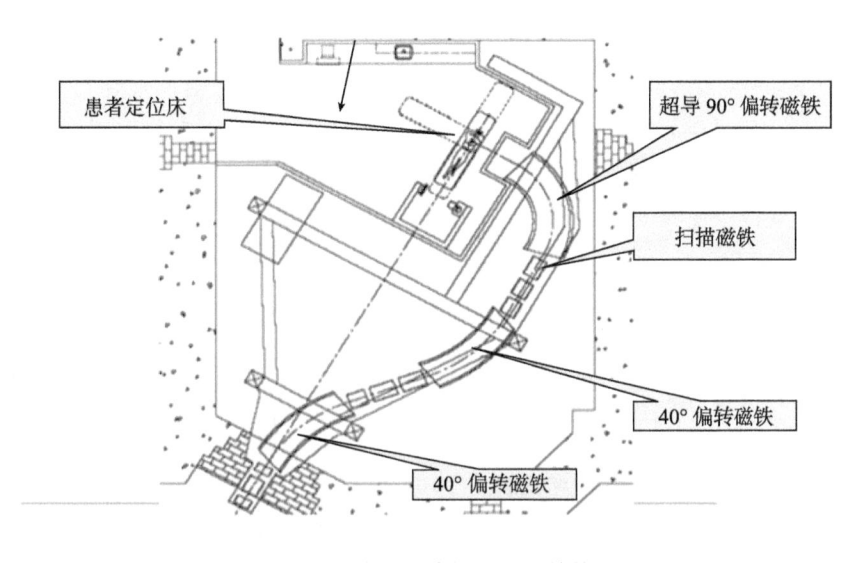

图 16-5-1　超导碳离子旋转机架的结构原理图

磁场 B 是 3.2T, 所以必须用超导. 这样一个碳重离子旋转机架能否实现, 关键就在这个超导磁铁了. 目前, 此超导磁铁方案已定, 有关技术指标也已制定如下: 离子磁刚度 6.4T·m; 中心轨迹半径 2m; 二极均匀场 3.2T; 径向场梯度 0.554T·m; 场强变化率 2T/min; 冷却方法用传导法, 从室温到冷却时间是 7 天.

16.6　旋转机架的技术要求

下列的技术要求和参数决定旋转机架的品质和特点.

(1) 源轴距(SAD). 定义是从有效束源到等中心轴之间的距离(effective source to isocenter axis distance), 实际上此值比"治疗束流线上最后一块偏转磁铁(一般即是治疗头的入口前那一块)和患者之间的距离"要小一些. 但通常仍以后者为 SAD. 用扫描法时, 可以将扫描铁放在最后一块偏转磁铁前. SAD 是不能小于某允许值的, 即要求皮肤剂量和肿瘤剂量的比值不能太大, 同时还能提供足够的照射野, 又不要在扩展中损失过多的能量.

(2) 要给旋转机架的等中心点处留有足够的空间, 以给患者提供足够需用的治疗活动空间.

(3) 要求旋转机架的束流轨迹有一个特定的电子光学特性. 此点和用什么粒子、能量、扩展的方法(能用散射、扫描或二者结合)、旋转机架大小和重量的优化等因素有关.

(4) 要求输入束流是一个消色散束流, 要求有一个圆形的发散度, 这样旋转机架束流的输出流强才和角度无关.

(5) 要求旋转机架机械等中心点误差小于 1mm. 此误差内含机械的变形、定位误差、重复性误差、有关影响等中心误差的测量组件的误差等. 此外, 要求旋转机架的束流线上有中等 10^{-2}Torr 的真空度.

(6) 当要求不同的能量治疗时, 不管是能量调制还是量程, 磁场的切换时间要小.

(7) 旋转机架的主要技术指标是直径小于 13m, 转动角度±370°(在底部重叠), 转动精度±0.3°, 转动步距±0.3°, 转动速度一分转一圈, 制动 1°全停.

16.7　旋转机架的类型

16.7.1　等中心和非等中心旋转机架

等中心旋转机架是旋转机架依束流轴旋转, 肿瘤放在治疗头的中心轴和束流轴的交点, 也就是等中心点. 非等中心旋转机架是旋转机架依束流轴旋转, 患者治疗台则固定在机架的偏心圆某处. 当旋转机架旋转, 患者台也随之转动, 直到相当束流以某个角度照射患者. 其优点是占用空间小.

16.7.2　质子和重离子旋转机架

重离子旋转治疗台的基本结构比质子要复杂, 这是因为碳离子比质子重得多,
要把碳离子偏转, 要求偏转磁铁有一个很大的磁刚度 $B\rho$, 这里 B 是磁场, ρ 是半
径、当前运行的质子旋转机架用的磁刚度为 2.5T·m、碳离子的磁刚度为 6.3T·m, 这
里 T 是特斯拉(Tesla), m 是米.

目前, 除超导外, 常规钢材的饱和磁场难以再变高, 建造重离子旋转治疗台,
只有加大曲率半径, 将装置做成又大又重才行, 需更大的占地空间, 大大增加投资.
早期建的日本重离子医学加速器中心和日本兵库离子治疗中心都用三个分别是
0°(水平)、90°(垂直)和45°(倾斜)的固定治疗头代替旋转治疗台的功能.2009 年德国
海德堡重离子治疗中心建成一台重 600t 的碳离子旋转治疗台. 日本重离子医学加
速器中心建成一台重 300t 的碳离子旋转机架. 还有更多的实验室, 如美国 BNL 等
正在设计新型的重离子旋转机架方案[31].

16.8　等中心旋转机架的分类

图 16-8-1 是已建和未建的质子和重离子旋转机架分类图. 图中列出七种类型.
第一种(A)是 corkcrew 型, 此类型的优点是旋转机架短、占地少, 缺点是等中心点

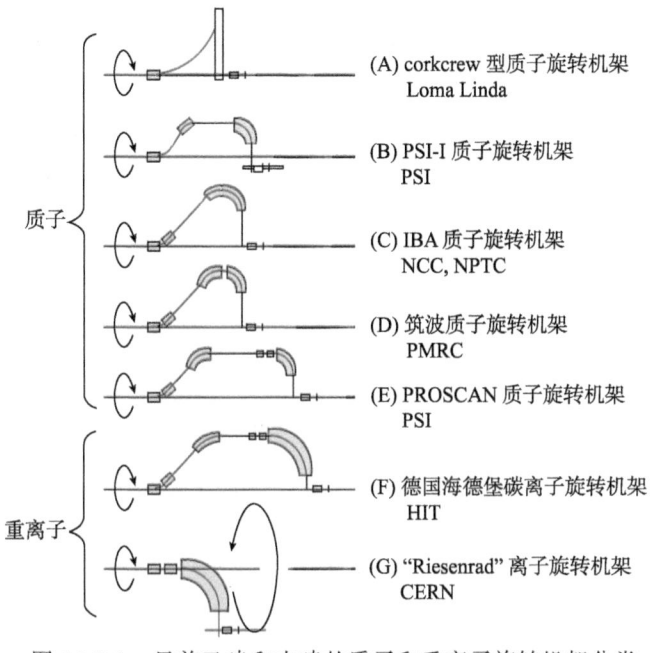

图 16-8-1　目前已建和未建的质子和重离子旋转机架分类

处的患者定位床的活动空间受限制. 世界上第一台 corkcrew 型旋转机架 1991 年建在美国 Loma Linda 中心, 其主要技术参数是: 重 96t, 最大直径 3m, SAD 为 2.75m, 照射野直径 40cm, 等中心点精度范围 0.7mm × 1.6mm. 第二种(B)是紧凑型, 是非等中心型, 1996 年建于瑞士 PSI. 其主要技术参数是: 重 120t, 最大直径 4m, 照射野直径 20cm, 等中心点精度范围 2.0mm, 是目前世界上最小型的旋转机架. 此种类型只能用在扫描治疗头. 第三种(C)是 IBA 公司在 1998 年研制的, 用于美国 NPTC, 后来同类型也用于日本 NCC 和兵库. 其主要技术参数是: 重 100t, 最大直径 9m, SAD 为 2.25m, 照射野 30cm × 40cm, 等中心点精度范围 1~2mm. 第四种(D)是日本日立制造的, 用于日本筑波大学治疗中心 PMRC 和美国 Anderson 治疗中心. 第五种(E)是瑞士 PSI 新建的 PROSCAN 型质子旋转机架. 第六种(F)是德国海德堡重离子治疗中心的碳离子旋转机架. 第七种(G)是由 CERN 设计的正在研制的最新 Riesenrad 型旋转机架.

目前已建的质子和重离子旋转机架的主要性能见表 16-8-1。

表 16-8-1　目前已建的质子和重离子旋转机架的主要性能

性能	Chiba	Tsukuba	Shizuoka	Hyogo	München	PSI-1	PSI-2	Heidelberg	Chiba
能量/MeV	235	250	235	230	250	230	230	430	430
长度/m	10.7	9	9	9.5	10.1	10.2	11.6	19.0	16.9
半径/m	5.0	5	4.8	4.8	5.0	1.4	3.2	5.6	7.1
二极铁	2	3	3	2	2	3	3	3	3
四极铁	9	6	4	7	7	7	7	8	7
重量/kg	100	200		100		120		670	300

16.9　旋转机架的基本结构

图 16-9-1 是 IBA 旋转机架的机械结构原理示意图. 旋转机架的主要功能: ① 将治疗头以引入束流的轴线为中心自由转动±180°, 并且要在转动到不同角度时, 治疗头的等中心点(定义为治疗头轴线和旋转机架旋转轴的交点)误差小于 1mm; ② 必须保证, 在治疗头转动时, 束流输运, 电缆供电, 冷却供水都要相应满足治疗头旋转的要求; ③ 旋转机架本身要具有一定的精密转动参数. 为了保证要求的整体精度, 前环、后环和衍架这三个部件要焊接成一个坚固不变形的主框架. 在主框架内安装由一块 45°偏转磁铁, 一块 135°偏转磁铁, 若干块四极聚焦磁铁、微调磁铁、真空管道与各种束流测量探头所组成的旋转机架内的束流输运段和治疗头. 在旋转机架的轴线上还装有一次和两次屏蔽层, 以减少在患者治疗处的辐射本底, 还装有一个带有槽的环, 用于在治疗头转动时, 收放电缆和水管用. 前环和后环的底部是

安放在六个承重的圆柱形筒上, 此六个圆柱筒安放在一个称为 WiffleTree 结构件的向上曲面上. 前后两个 WiffleTree 结构配件又固定在一个刚性框架上, 此框架又坚固地固定在建筑的地基上. 这样通过六个圆柱筒, 前环和后环能够在曲面上转动, 治疗头沿着旋转机架轴进行转动. 为了防止转动时在轴向有位移而降低等中心点精度, 在 WiffleTree 结构件装有一个轴向位移限制器. 为了使整个结构负荷均匀, 减少变形, 在治疗头对面专设有平衡负重[17].

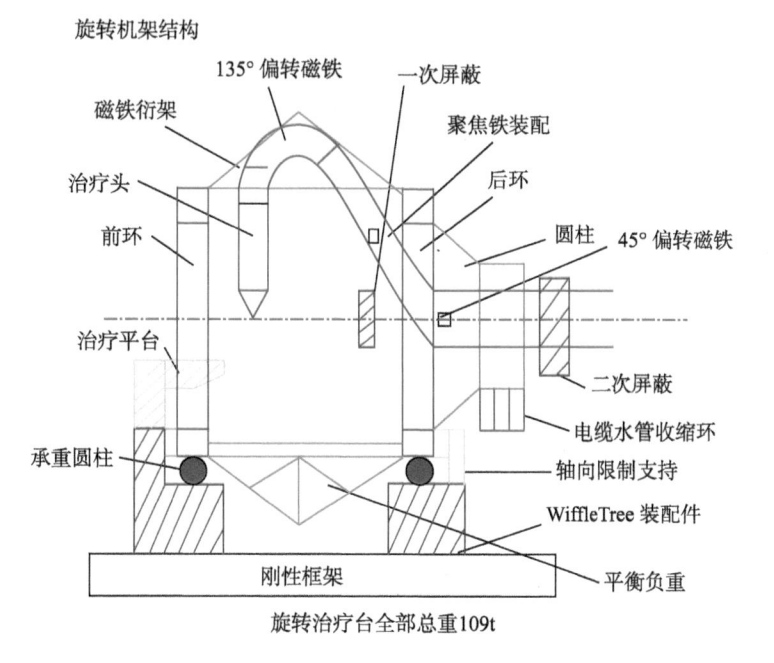

图 16-9-1　IBA 旋转机架的机械结构原理示意图

16.10　旋转机架的电子光学

图 16-10-1 是一台旋转机架的原理结构示意图, 束流由右边进入转动机架后, 要经过许多块磁铁, 最后经过 90°偏转, 再打在肿瘤上. 这个束流要经过由两块偏转磁铁和六块聚焦磁铁所组成的电子光学系统, 称 "旋转机架的电光子学". 为使束流一方面要顺利通过, 不要有过大损失, 另一方面又要使通过的束流保持所需的要求特性. 如何设计这个电子光学系统是设计旋转机架的一个关键[32]. 电子光学系统设计是专门技术, 非专业人员难以了解. 现仅以 IBA 旋转机架的电子光学为例, 将设计的系统安排介绍如下.

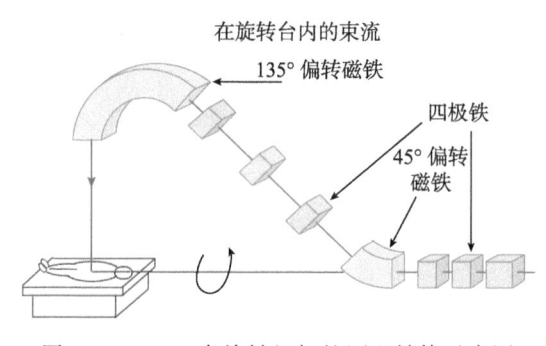

图 16-10-1　一台旋转机架的原理结构示意图

图 16-10-2 是旋转机架内束流输运段中的电子光学系统. 在图中质子流是先通过一个旋转真空密封进入旋转机架, 经过四个四极聚焦磁铁 Q1G1、Q2G1、Q3G1、Q4G1 束流聚焦后, 用一个 45°偏转磁铁 B1G1 使束流向上弯 45°后, 再用一个 135°偏转磁铁 B2G1, 使质子束从上向下垂直方向进入治疗头. 在(散射型)治疗头之前还设有一个真空隔离窗, 即质子在治疗头内是在空气中传送. 在 45°偏转磁铁 B1G1 和 135°偏转磁铁 B2G1 之间装了五个四极聚焦磁铁 Q5G1、Q6G1、Q7G1、Q8G1、Q9G1, 四个六极磁铁 S1G1、S2G1、S3G1、S4G1, 两个单导向二极磁铁 T1G1、T2G1 和三个位置截面测量探头 P2G1、P3G1、P4G1. 这段的粒子光学性能在垂直和横向两个方向上的束流发射度完全相同, 即束流的相空图是个圆形, 通常称圆相空形的束流. 其目的是要求不论治疗头旋转在任何角度, 进入治疗头的质子流性能(包括束流截面大小、发射度、流强)都能保持不变, 满足治疗的需要. 在此束流输运段上安放的 P1G1 到 P4G1 总共四个束流截面探头, 在调试时用来测量束流的发射度性能是否达到所需的圆形束. 此外, 在此段内还有一个引出管道, 专用于真空检测.

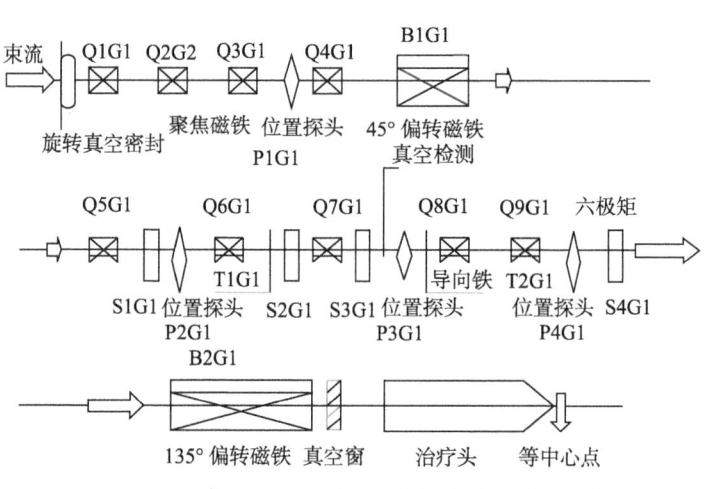

图 16-10-2　旋转机架内束流输运段中的电子光学系统

16.11　旋转机架的控制

旋转机架的控制分为以下两种.

(1) 束流光学段的控制. 在旋转机架束流线入口处, 在 135°偏转磁铁 B2G1 入口处的两个束流截面位置探头, 以及在治疗头的入口处的束流位置探头所测到的束流参数信号, 由控制计算机的一个束流调整算法自动控制稳定在允许准直误差之内.

(2) 旋转机架的旋转控制. 用八个承重圆柱来支撑旋转机架的后环, 其中两个承重圆柱和一个编码系统相连, 用于转动状态(转动角度、转动速度、转动加速度、制动停止等)的测量. 四个筒用作故障时的安全制动停转, 用马达驱动另两个承重圆柱. 当这两个承重圆柱用马达驱动时, 依靠此两个圆柱和后环之间的摩擦力来带动后环转动, 使治疗头转动. 旋转机架的转动角度是±190°, 转动频率是每分钟一转, 驱动速度是 1.2~6r/s. 转动角精度是能在预定要求的所选角度之±0.25°内停转. 加速和减速全是程控, 能在 30°内从零到全速进行加速, 从每分钟一转速到零转速进行减速. 在事故情况下能在 5°内停转. 旋转机架的等中心旋转精度小于1mm 的半径. 由于后环的表面和圆柱筒表面要承受很大的压力和摩擦力, 因此在此两个接触表面不允许加上各种镀层, 而只能用裸的钢面. 为防止表面生锈, 在运行时, 此空间必须保持不高于一定的湿度.

第17章　束流输运系统

17.1　引　　言

束流输运系统的中心任务是如何将同步加速器引出的可变能量质子流或回旋加速器能量选择系统出口处的可变能量质子流，分别按质按量地送到各个治疗室治疗头的入口处，并且能按控制的命令启动或停止束流. 此外，要求在传送过程中的束流强度损失很小，既不影响治疗，也不产生超过允许的辐射值. 一般情况下各治疗中心的束流输运线总长在 50~100m. 要用一根空心管道使粒子流沿着管道中心传送. 但粒子流的物理性能和水、电等不同. 电是沿电线中的导电方向传送，水在空心水管中按压力方向来传送，在传送过程中即使水打在管道壁上，水量也不会损失. 但粒子流的性能不同：一是向前进时呈发散状，即其传送中的横向截面越传越大；二是碰不得，若粒子流碰在管壁上，即刻损失. 因此，要求粒子流不接触周围管壁，只悬空在管道中部，不受任何粒子阻挡的情况下向前传送. 为满足上述要求，首先在管道中抽真空，不让空气中的氧、氮等原子和粒子流相撞，沿管道一定长度要安装若干块四极聚焦磁铁，使粒子流发散一段后，即聚焦回来从而能继续在一个有限直径的管道内传送. 此外，当需要粒子流偏转时，就要安装块一块偏转开关磁铁，当要改变粒子流方向，就要安装一个导向磁铁. 在管道上还装有一些测量和控制组件. 上述一切组装在一起才能形成实用的束流输运系统. 图 17-1-1 是 IBA 束流输运系统的照片.

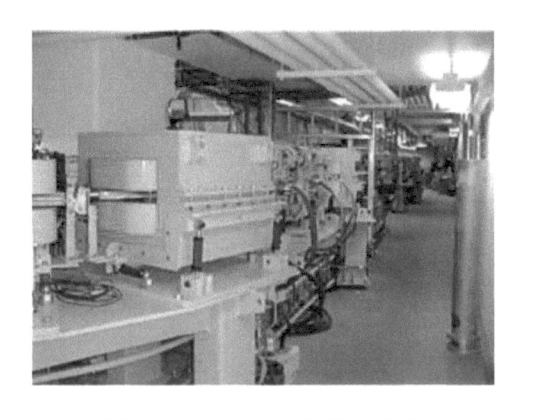

图 17-1-1　IBA 束流输运系统

17.2 总 体 安 排

一般而言从加速器引出处引出的束流，先进入一个主束流输运线，一直通到末端. 在主束流输运线的中间，凡需将束流引入治疗室的地方，安装一块开关磁铁转入支线，由此支线再导入治疗室.

在用同步加速器的情况下，主束流输运线一般分为下面的若干段：① 初始匹配段；② 能选段；③ 周期性输运段；④ 支束段；⑤ 泄束段. 在用回旋加速器情况下，在加速器引出处和主束流输运线之间多了一个能量选择系统，而能量选择系统中已有初始匹配段和能量选择段的功能. 能量选择系统的束流输出直接进入周期性输运段. 图 17-2-1 是一个 IBA 回旋加速器质子治疗系统的输运段总体安排[7].

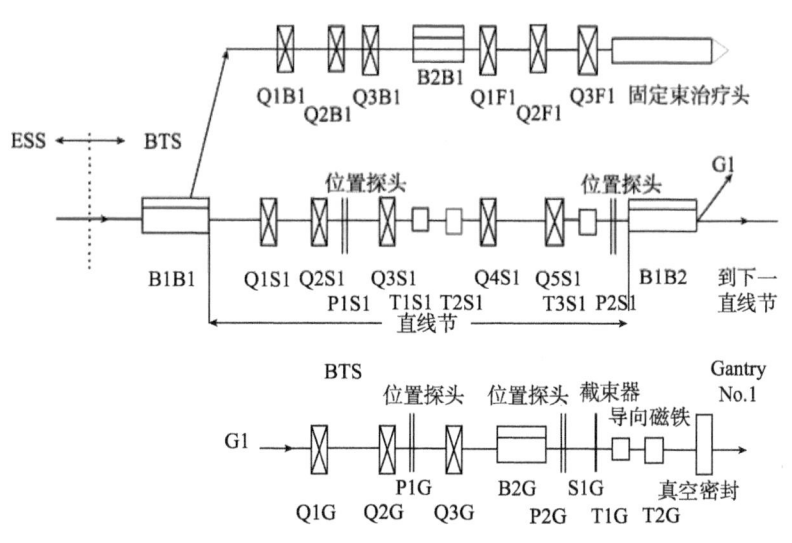

图 17-2-1 IBA 回旋加速器质子治疗系统的输运段总体安排

17.3 固定治疗头的支束线输运线

二极偏转磁铁 B1B1 是一块开关磁铁，具有两种工作状态：电流合上时为"开"，这时能量选择系统 ESS 出口的束流，先偏转再通过由两个三合一四极聚焦棱镜 (Q1B1、Q2B1、Q3B1 组和 Q1F1、Q2F1、Q3F1 组) 和一个偏转磁铁 (B2B1)，进入固定治疗头. 反之，当电流断开时，偏转磁铁 B1B1 不起作用，束流按直线方向进入一个 "直线节" 输运段.

17.4　直线节周期性输运段

直线节的粒子光学性能具有下面的特点：在直线节出口处的束流性能参数基本上和直线节入口处的束流性能完全相同. 每个直线节都由五块四极聚焦磁铁(Q1S1~ Q5S1)、两个束流测量探头(P1S1、P2S1)和三个导向磁铁(T1S1、T2S1、T3S1)所组成，随后进入下面一块开关磁铁 B1B2，电流合上时，束流导向第一个旋转治疗室(G1)；反之，当电流断开时，偏转磁铁 B1B2 不起作用，束流按直线方向又进入下一个"直线节". 以这种串接方式，将束流相继送向其他旋转治疗室.

17.5　旋转治疗头的支束线输运线

开关磁铁 B1B2 电流合上时，束流导向第一个旋转束治疗室，由图 17-2-1 中 G1 点送向第一台旋转束治疗头的束流输送系统由两部分组成：一是进入旋转机架之前的部分，即由 G1 点到真空旋转密封圈之间的束流输运段；二是进入旋转机架后的真空旋转密封圈到治疗头之间的束流输运段. 后面部分的设备原理图已在"旋转机架"一节中讲述. 由图 17-2-1 可见，旋转机架之前的束流输运段是由 Q1G、Q2G、Q3G 组成的三合一四极聚焦磁铁组，一个偏转二极磁铁 B2G(将束流上偏30°)，两个导向引导磁铁 T1G、T2G，两个束流截面探头 P1G、P2G 和一个截束器 S1G 所组成. 束流截面探头和截束器用于束流调试和安全运行.

第18章 质子和重离子治疗用的治疗头

18.1 引　　言

质子和重离子治疗束流在患者肿瘤处产生的剂量要求刚好等于肿瘤 PTV 区的要求剂量. 加速器产生的质子和重离子的性能不能满足此要求. 不能用来直接治疗, 必须通过一个 "束流性能转换装置", 也就是将加速器质子和重离子的束流性能(能量、流强、截面、位置、能散、发射度、时间结构等)转换成治疗所要求的束流(剂量)性能(能量、能量调制度、照射野、剂量率、后沿下降、横向半阴等). 这个性能转换装置, 就是治疗用的治疗头.

从治疗头的功能看, 治疗头是由三部分组成: 一是性能转换, 如横向束流扩展、纵向能量调制、能量转换等; 二是性能监控, 如各种游离室、位置监视器等; 三是适形器, 如患者孔径、患者补偿器、喷嘴等. 这三种基本功能件可组合成各种不同类型的治疗头. 上述的各种单元部件中, 大多数都比较简单, 也容易理解, 一般不再分类. 唯有 "横向束流扩展" 因比较复杂, 通常即以此为分类重点.

在本书第一部分第 3.1 节中已介绍过治疗原理方面的基本知识. 本节的安排先是简单地复述治疗头的分类方法, 再简述影响治疗头性能的有关粒子和物质相互作用的物理作用, 然后详述散射型和铅笔扫描型两种治疗头的性能, 最后介绍世界各大治疗中心所采用的治疗头实例.

18.2 束流横向扩展法

从质子加速器引出的质子流的截面横向扩展成要求的几十厘米的质子照射野, 是束流横向扩展要解决的命题. 常用的束流横向扩展法如下所述.

18.2.1 双散射束流扩展法

图 18-2-1 表示一个双散射束流扩展法的示意图. 从图中可以看出, 输入束流先后打在两个散射板上. 质子束流穿过散射板介质, 质子在介质内要受到多次小角度弹性库仑散射, 从而偏转扩展成二维类高斯分布, 达到在横向束流扩展的目的. 用二次相继的散射方法, 通常称为双散射方法. 束流二次散射后, 能得到较大且均匀的照射野, 但仅此还不能治疗, 必须另外用适形器配套使用, 才能治疗. 图

中的患者孔径(准直器)用以阻挡束流打到肿瘤横向边缘外的正常细胞,补偿器防止肿瘤后部受损. 这种被动散射法是目前国外质子治疗的主要束流扩展方法[33].

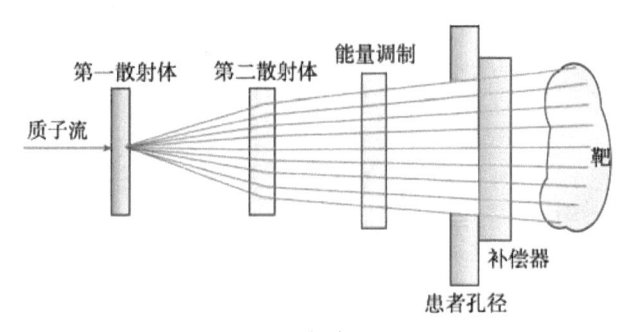

图 18-2-1 一个双散射束流扩展法的示意图

18.2.2 磁铁摆动扩展法

图 18-2-2 是二极磁铁摆动扫描系统的原理图,束流线前后放置两个二极磁铁,它们所产生的磁场 B_v 或 B_h 相互正交又与束流方向相互垂直,两个磁铁都用正弦型交流电供电,频率相同,相位差 90°,适当地选择 B_v 或 B_h 值,则通过磁铁沿中轴方向前进的质子,因受到 B_v 或 B_h 的电磁力而在中轴上下左右来回摆动,形成一个圆环形的剂量分布,环形剂量分布的直径可通过调节 B_v 或 B_h 值来改变,如果用几个直径不同的同心环状剂量分布相互叠加,就可以获得一个较大面积的均匀照射面积. 上述被动散射法要获得大照射野与高均匀度的质子治疗束流是十分困难的,一般 30cm 以上的照射野,要考虑用主动束流扩展法.

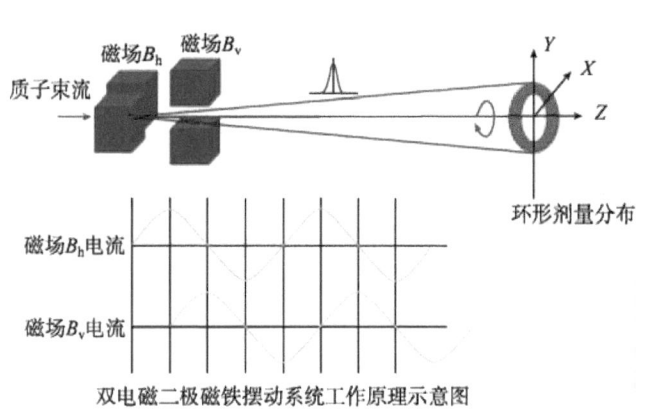

图 18-2-2 二极磁铁摆动扫描系统的原理图

18.2.3 铅笔细束扫描扩展法

图 18-2-3 是铅笔细束扫描原理示意图. 铅笔细束扫描扩展法是一种主动束流扩

展法, 使加速器引出的质子流严格按照预先确定的工作模式来运动, 形成所需三维调制的束流照射野(x 和 y 为横向, z 为纵向能量). 前后放置的两个二极磁铁使束流因二极磁铁中的磁场变化而运动, 形成所需的具有均匀剂量分布的照射野. 这种主动束流扩展法要比用被动散射来扩展束流的方法具有一系列明显的优点: 减少束流路上的介质材料, 从而不改变束流的射程与方向, 提高束流的利用率, 减少照射在患者身上的辐射本底, 照射野尺寸比较大等. 目前扫描扩展法已获得不少成就, 已经投入使用. 但有不少没有解决的疑难问题, 还在继续研制中.

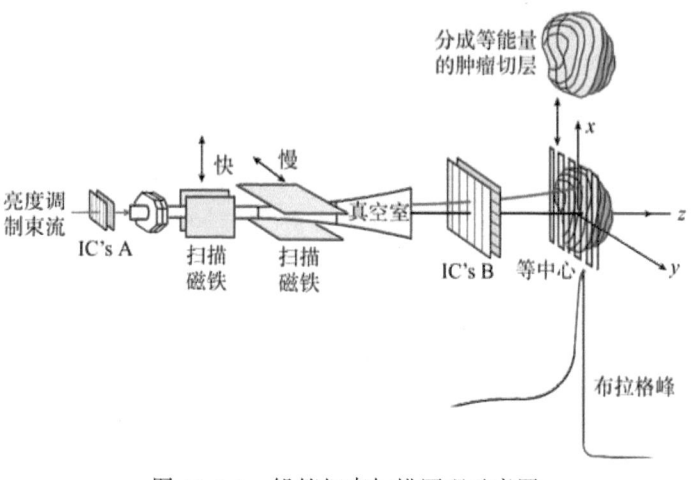

图 18-2-3   铅笔细束扫描原理示意图

18.2.4   点扫描法

扫描磁铁使束斑停在一个点位置上, 在此点位置上的能量沉积达到设定值后, 再移到下一个点位置进行照射, 这种以一个点一个点方式来控制照射, 原则上可以得到任何要求剂量分布的治疗精度, 这就是点扫描法的基本工作原理, 位于瑞士 Villigen 的 Paul Scherrer 研究所对点扫描法有深入的研究实验, 是当前国际上点扫描工作最先进的研究所. 先以 10cm × 10cm × 10cm 的三维辐照体积为例, 当两点间距离为 5mm 时, 则每边 10cm 中共有 21 个点. 在此 1000cm^3 体积内共分解成 9261 点, 由于束斑为 1cm 高斯分布, 每一个几何点上的总剂量分布是周围所有点与本身点在此点上的剂量叠加的总和值, 效率为 58%.

18.3   散射法治疗头

18.3.1   基本方法

各种散射法治疗头原理都相同, 但可以用不同的具体措施实现, 图 18-3-1 中列出四种方法.

(1) 用一个散射体, 称单散射. 其照射野尺寸小, 仅 5cm 左右, 常用于治疗眼部肿瘤.

(2) 除用两个散射体外, 还在第二散射体前安有一个环形止束器, 使在第二散射体后形成一个横向多峰型的剂量分布, 使后面等中心处的剂量分布更平坦.

(3) 将一个具有凹形的铅制筒, 外面再套上低 Z 材料的准直器, 用作第二个散射体, 也能使后面等中心处的剂量分布更平坦.

(4) 如图中所示将由两种材料制成的双环用作第二个散射体, 也能使后面等中心处的剂量分布更平坦.

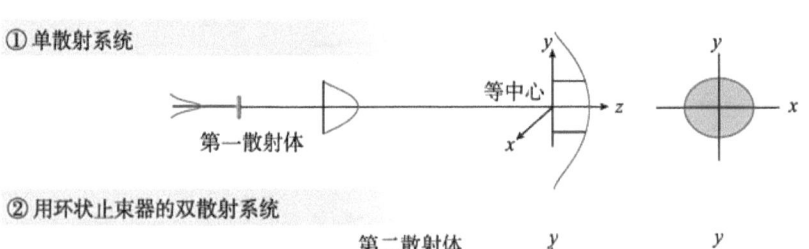

① 单散射系统

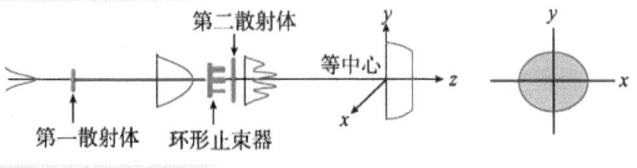

② 用环状止束器的双散射系统

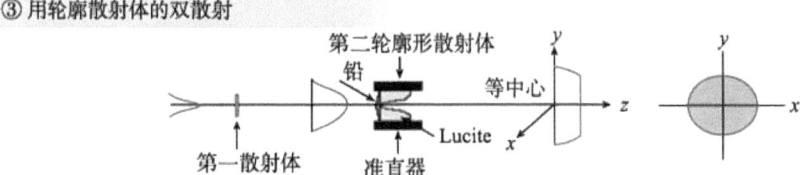

③ 用轮廓散射体的双散射

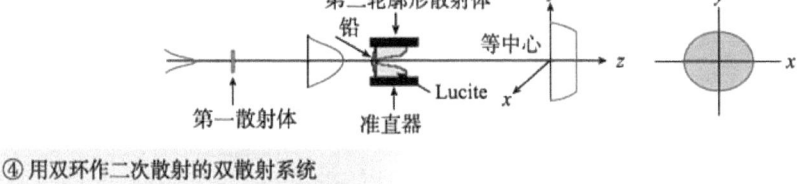

④ 用双环作二次散射的双散射系统

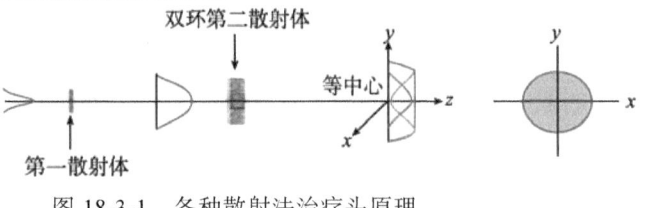

图 18-3-1　各种散射法治疗头原理

18.3.2　散射束流的剂量学特性

(1) 治疗头内的有关部件, 如第一散射体、量程调制器、第二散射体、能量调节器和患者补偿器等, 都对束流有阻挡作用. 它们总的等效水厚度, 同样会冲击束流有关剂量参数, 如后沿下降、横向半阴等性能.

(2) 每种散射束流的开放空间照射野的横向截面, 确定在不同 z 向距离的照射野尺寸. 通过测量该散射束流的发射度可以推算虚拟源的位置, 虚拟源位置一般用虚拟 SAD 来表示.

图 18-3-2 是推算虚拟源位置的方法. 而同一个散射流, 根据不同散射参数有不同的虚拟 SAD, 如 IBA 生产的标准散射治疗头, 内分 B1~B8 八个量程档次, 而每个挡次有从 225~265cm 不同的虚拟 SAD.

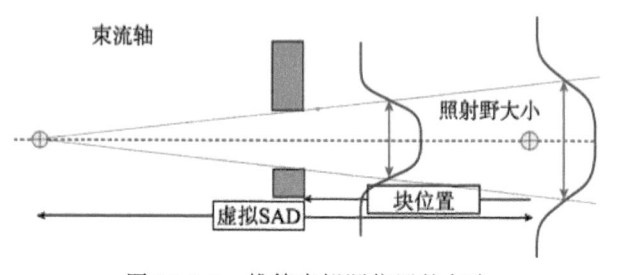

图 18-3-2   推算虚拟源位置的方法

(3) 每种散射束流的 z 方向的束流通量分布, 即是治疗头输出射向开放空间的纵向截面曲线. 利用 z 方向的束流通量分布, 按平方反比定律来匹配束流通量, 推算出其有效源的位置. 有效源位置一般用有效 SAD 来表示.

图 18-3-3 是推算有效源位置的方法. 而同一个散射流, 根据不同散射参数有不同的有效 SAD. 如 IBA 生产的标准散射治疗头, 内分 B1~B8 八个量程档次, 而每个挡次有从 220~260cm 不同的有效 SAD.

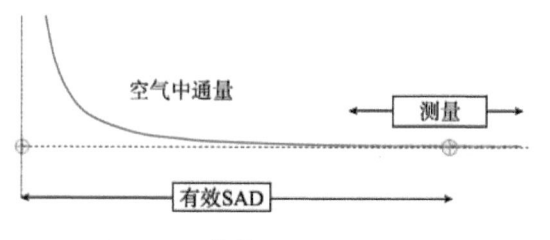

图 18-3-3   推算有效源位置的方法

(4) 每种散射束流有其半边照射野的横向截面图, 用此半边照射野的阴影宽度可以计算质子源的有效尺寸. 图 18-3-4 是推算质子源有效尺寸的方法. 而同一个散射流根据不同散射参数有不同的质子源有效尺寸. 如 IBA 生产的标准散射治疗头, 内分 B1~B8 八个量程挡次, 而每个挡次有从 0.5~5cm 不同的有效源尺寸.

(5) 能量分散度.

每个散射束流, 根据不同的散射情况引出的质子束, 有不同的能量和能量分散度. 看似关系简单, 但分析理论计算相当复杂. 通常的实验作法, 如美国费城的质子治疗中心用 IBA 公司的散射治疗头, 该治疗头又分八个量程挡次, 其中 B1 对应 4.6~5.9cm, B3 对应 7.5~9.8cm, B6 对应 15.6~19.8cm 量程. 图 18-3-5 是 IBA 散射治疗头的能量分散度值. 图上的 B1~B8 是八个量程档次. 横坐标是质子能量, 纵坐标代表能散度, 但用能散度对应的量程差 sigma(mm) 表示.

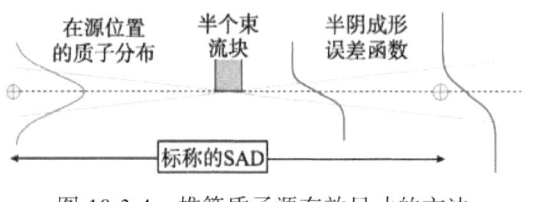

图 18-3-4　推算质子源有效尺寸的方法

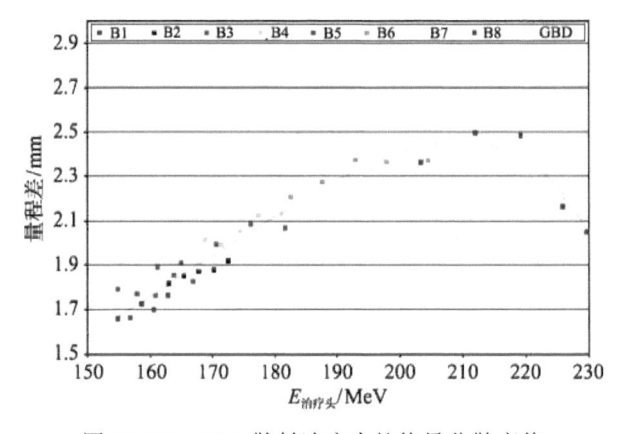

图 18-3-5　IBA 散射治疗头的能量分散度值

(6) 后沿下降. 每个散射束流, 根据不同的散射情况引出的质子束, 有不同的后沿下降. 后沿下降与束流能谱、束流散角、乱散性等许多因素有关, 很难用理论计算. 通常也用实验作法, 图 18-3-6 是 IBA 散射治疗头的后沿下降值. 图上的 B1~B8 是八个量程挡次. 横坐标是患者体内射程, 纵坐标代表 80%~20% 的后沿下降值, 用 cm 表示. 由图可看出对后沿下降一般是 0.35~0.55cm[34].

(7) 半阴. 每个散射束流, 根据不同的散射情况引出的质子束, 有不同的横向半阴. 横向半阴和体内外的各种散射有关, 也和治疗头和患者皮层间的空气间隙大小等因素有关. 理论计算也很难. 通常用实验作法作出和图 18-3-6 类似形状的散射治疗头的的横向半阴图. 由于体内散射对半阴影归最大, 固此一般粗估半阴为 3% 的水量程.

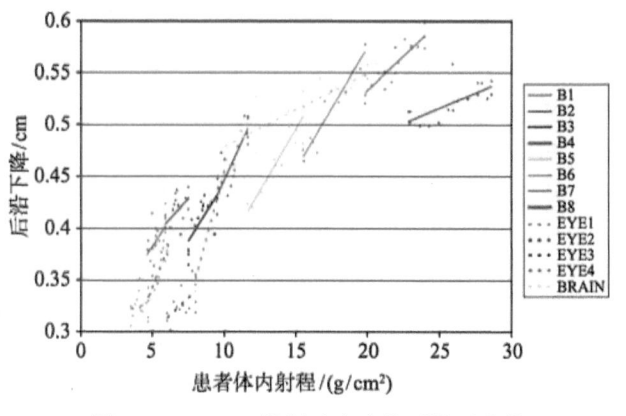

图 18-3-6   IBA 散射治疗头的后沿下降值

18.4   铅笔束扫描治疗头

铅笔束扫描治疗头是指用一个像铅笔那么细的束流对肿瘤进行扫描. 这是一种主动型的束流横向扩展方法, 具有很高的利用率, 是目前最先进的一种束流横向扩展方法. 此方法在半个世纪前已被发明, 但至今仍在研制改进中. 根据不同的扫描方法, 可以有许多类型的铅笔束扫描方法. 一般可以分为静态和动态扫描两种, 前者有点扫描, 后者有光栅型扫描和非光栅型扫描.

18.4.1   铅笔束扫描的原理

铅笔束扫描的原理如图 18-4-1 所示[35]. 图 18-4-1(a) 是一个单铅笔束注入人体(此方向现定义纵向), 在射程末端布拉格峰处沉淀大量能量, 形成一个亮点. 此亮点的纵向位置和质子能量成正比. 图 18-4-1(b)是当扫描点向横向移动, 形成横向行扫描, 结果有一条横向带上有能量沉积. 图 18-4-1(c)是在横向扫描基础上, 再改变质子能量, 则在一个体积内沉淀能量. 图 18-4-1(d)表示若对应肿瘤的三维尺寸进行横向扫描和纵向深度调制, 则能量沉积在肿瘤体积内, 肿瘤左右两边和后部都未受照射, 这就是三维适形治疗时的剂量(美中不足是在肿瘤前部还受到不希望有的照射, 还不是真正的、理想的适形治疗). 铅笔束扫描法可方便地用于调强治疗, 使医生在进行治疗计划时有更多的自由度, 可以在特定器官情况下进行剂量优化, 允许对人体组织有凹凸和孔的情况下作剂量分布, 又可防止有关敏感器官受到照射. 此外, 扫描治疗头的结构简单, 使用组件少, 易于用在旋转机架上. 当前凡用被动散射治疗头的旋转机架都是又重又大, 轻则百吨, 重则加倍. 占地和空间皆为 10m 以上. 唯独瑞士 PSI-I 用于扫描的旋转机架直径为 4m, 既小又便宜.

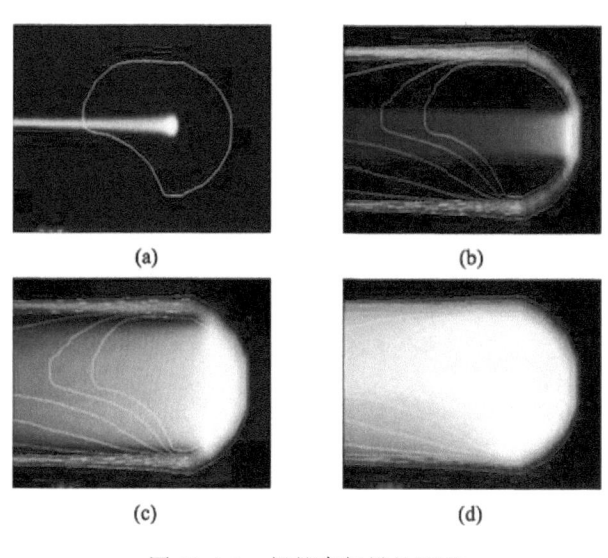

图 18-4-1 铅笔束扫描的原理

(a) 单束; (b) 横向扫描; (c) 深部扫描; (d) 三维适形剂量

18.4.2 铅笔束扫描法的类型

根据不同扫描方法, 可以有许多类型的铅笔束扫描. 图 18-4-2 是铅笔束扫描的类型[36]: 图 18-4-2(a)是静态点扫描, 即先将铅笔束移到某个点位置, 然后静止在此点, 打开束流照射, 待该点剂量到达规定值, 立即停束, 再将铅笔束移到下一个点, 如此重复. 这是瑞士 PSI 1996 年在 PSI-G1 上用的点扫描法. 图 18-4-2(b)是连续点扫描法, 这儿称 "连续", 仅指束流从某点移到下一点之间束流不断开, 束流是连续的, 其他都和静态点扫描相同. 2008 年瑞士 PSI-G2 采用这种点扫描法治疗. 图 18-4-2(c)是光栅型扫描, 即扫描一行一行地连续进行, 像电视机上的光栅那样扫描. 这是德国 GSI 碳重离子的治疗扫描方法. 图 18-4-2(d)是带强度调制的线扫描法. 图 18-4-2(e)是带强度调制的轮廓型扫描法. 这两种都是瑞士 PSI-G2 采用的新型点扫描治疗方法. 最近 1~2 年扫描法向更深更广方向发展, 扫描的路径和格式越来越复杂, 2010 年新开业的德国 HIT 的一份报告中, 曾例举了如图 18-4-3 所示的扫描点阵和路径方式, 可见已相当复杂.

扫描法的优点是束流有效利用率大大提高, 原则上不需要患者专用补偿器和准直孔径, 可降低辐射的本底, 减少中子的污染. 其缺点是对肿瘤本身的位移十分灵敏. 目前扫描法多用于治疗固定不变的肿瘤. 因扫描法治疗的本身疗效, 不但比散射法治疗要好, 而且扫描法还能用亮度调制法进一步提高疗效, 所以受到放疗界的重视和欢迎. 在近几年新建成的有关治疗中心好多用扫描法, 如 2009 年建成的德国慕尼黑 RPTC 用点扫描法进行质子治疗, 新建成的德国海德堡重离子治疗中

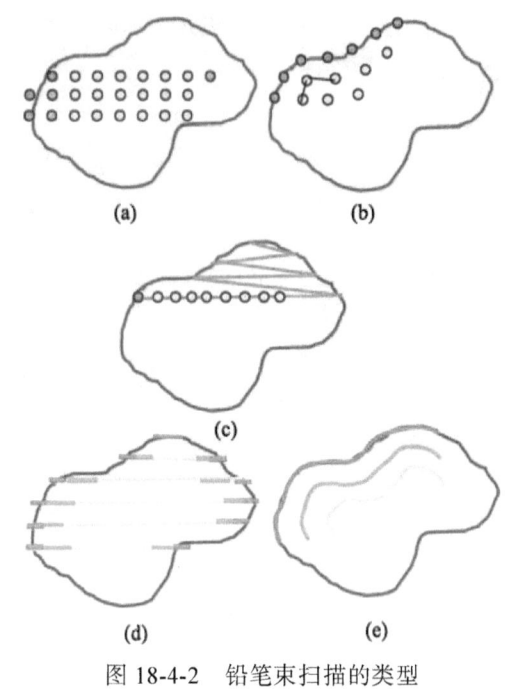

图 18-4-2 铅笔束扫描的类型

(a) 点扫描法(PSI-G1); (b) 点扫描法(PSI-G2); (c) 光栅型扫描(GSI); (d) 带强度调制的线扫描法
(PSI-G2); (e) 带强度调制的轮廓型扫描法(PSI-G2)

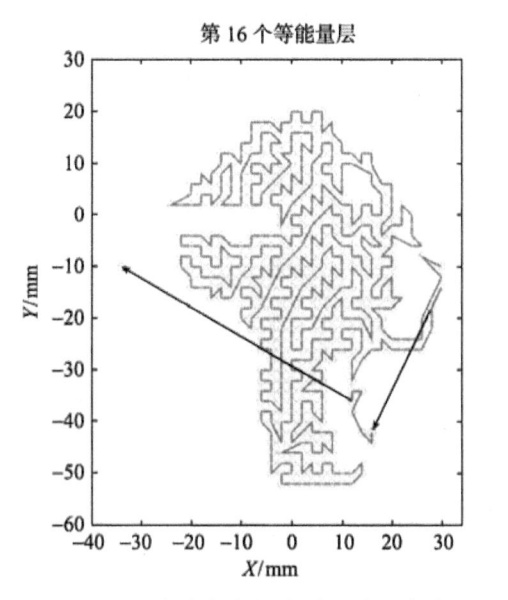

图 18-4-3 复杂的扫描点阵和路径方式

心也采用光栅扫描. 已建的质子治疗中心都在开发扫描法治疗法, 至 2009 年底,美国 Loma Linda、Anderson 和 MGH 都已开发和使用各自的铅笔束扫描治疗法，日本 NCC、HIMAC 使用自己开发的铅笔束扫描治疗法. 一般已建的治疗中心至少有一个旋转治疗室改用扫描治疗法，以便进行调强治疗.

18.4.3　铅笔束扫描法的基本原理

1. 扫描的基本运动

图 18-4-4 是铅笔束扫描的基本运动[37]，即在扫描过程中，束流位于坐标 X_A 的 A 点，具有束流尺寸 σ_A，流强 I_A，并在 A 点上沉淀剂量 D_A 后. 用 t_{AB} 长的时间从 A 点位置移到 B 点位置. 这样从 A 到 B 的移动速度是 $v_{AB} = (x_B - x_A)/t_{AB}$. A 到 B 的电流变化是 $\mathrm{d}I/\mathrm{d}t = (I_B - I_A)/t_{AB}$. 束流移到坐标 X_B 的 B 点后，具有束流尺寸 σ_B，流强 I_B，并在 B 点上沉淀剂量 D_B. 然后以此重复，直到某次扫描完毕. 从以上扫描的基本运动原则可以定义出束流扫描过程中所需的物理量.

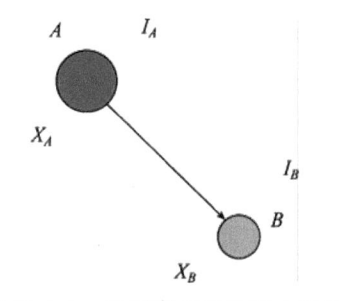

图 18-4-4　铅笔束扫描的基本运动

2. 扫描的基本原理

束流扫描包括若干种研究命题，如点束流是如何移动、点移动的轨迹、点的流强变化规律、点的能量变化规律等. 其中点的移动规律尤为重要. 我们可以定义点在一个等能量横向截面上的移动轨迹是 $F(x, y)$. 此轨迹可以是离散的点阵，可以是连续函数，也可以是由一段直线和曲线组成，也可以是轮廓线、光栅行线. 总之只要能满足所要求的剂量分布，任何情形的轨迹都可考虑. 为了研究点扫描的理论，常用下述的技术名词.

(1) 点，即束流将剂量沉淀的地方.

(2) 时间驱动，即所有束点移动的过程是由预定的时间来驱动.

(3) 剂量驱动，即所有束点移动的过程是由预定的剂量值来驱动.

(4) 束流开/断，指当束流位于规定的点阵上和位于两点间的路程上，或在不同连续段时，束流应有的状态.

(5) 点移动的轨迹，光栅/行线/线段/轮廓/等位等.

研究铅笔束扫描的目的是开发一种三维扫描方法, 具有特定的束流点的运动规律、束流开断控制规律、束流强度调制规律、束流能量调制规律, 从而以最快的速度, 对非规则型的肿瘤的靶体照射, 能获得最小的后沿下降和横向半阴、最好的剂量均匀度或最佳的预定要求的剂量分布. 最近 10 年来, 瑞士 PSI 在点扫描研究作出不少贡献, 但至今对最佳的运动靶体照射和动态扫描工作还没有解决, 还在研究中.

3. 静止点上的剂量分布

一个铅笔束在一个静止点上的剂量分布是整个点扫描的基础. 图 18-4-5 是一支铅笔束在一个点的剂量分布, 一个具有 3mm FWHM 的 275 MeV/u 的碳重离子注入水中的情况. 可以从图中看到有一个穿透深度 15mm 的横向高斯分布曲线. 但从微观看, 除去有对称性外, 图中每一点的剂量值都是不相同的. 铅笔束的束流截面呈高斯分布. 高斯分布常用一个 "标准偏差" 的长度概念, 通常用英文 sigma 或希腊字 σ 代表, 在束流学中 sigma 的物理定义和图像是: 68%的粒子数处于束流截面中心向左/右一个 sigma 的宽度内, 95%的粒子数处于束流截面中心向左/右的 2 个 sigma 宽度内, 99.7%的粒子数处于束流截面中心向左/右的 3 个 sigma 宽度内.

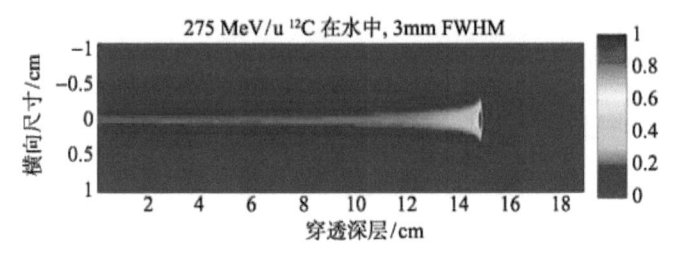

图 18-4-5   一支铅笔束在一个点上的剂量分布

4. 点距和剂量均匀度

图 18-4-6 是不同点距和剂量均匀度的关系. 先看最上面一个图, 这时两个相邻点间的点距相当于 3 个 sigma, 而积累剂量的束流包络不是一个平面, 即剂量是不均匀的. 再看下面一个图, 这时两个相邻点间的点距相当于 2 个 sigma, 而积累剂量的束流包络接近一个平面, 但还不是完全均匀的. 再看下面一个图, 这时两个相邻点间的点距相当于 1 个 sigma, 积累剂量的束流包络是一个平面, 即剂量是均匀的. 因此, 在静态点扫描情况下, 为了保证在扫描方向上的剂量相同和均匀, 两个相邻点间的点距必须小于 1 个 sigma[38].

5. 光栅行扫描时的剂量分布

在进行光栅行扫描时, 束流点以匀速或非匀速从左向右连续不停的移动. 图 18-4-7 是一行扫描后的剂量分布图(仅从静态点扫描看, 这不是一个连续扫描, 而

是一个以点阵距小于束半径的分离型点扫描). 从图可见, 行上任一个点上的剂量
总值是该点本身的剂量与左边点和右边点在该点产生剂量的 n 个剂量的重合叠加
值(在图 18-4-7 上 $n = 1\sim3$ 这时在行上有三种不同的剂量区). 这里仅是近似表示在
光栅行扫描时剂量是不均匀的, 具体的剂量分布与束流半径、扫描速度和束流截面
的分布有关.

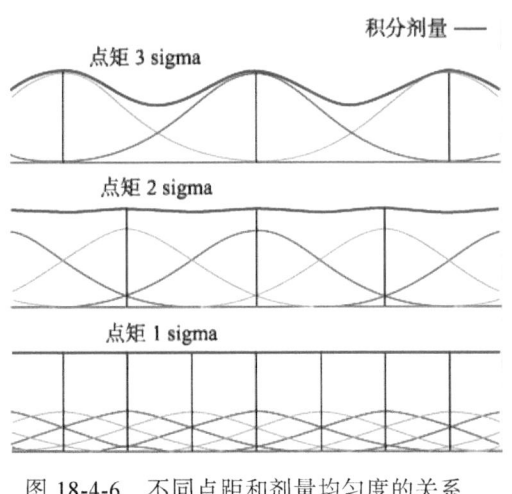

图 18-4-6　不同点距和剂量均匀度的关系

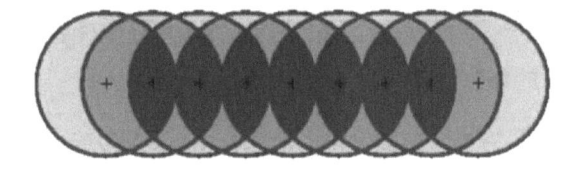

图 18-4-7　一行扫描后的剂量分布

6. 光栅式平面扫描的剂量分布

当有上下许多行都进行行光栅扫描时就形成一个光栅式平面扫描剂量分布.
这时图中每个点的剂量分布不仅是该点本身的剂量与左边点和右边点在该点产生
剂量的重合叠加值. 而是该点本身的剂量与左边和右边、上边和下边各点在该点产
生剂量的重合叠加值. 图 18-4-8(a)表示各叠加重合的情况. 由图可见, 每个点上的
实际剂量是该点和周围许多点的叠加之和, 图上表示出的周围有六个圈, 实际上
要远大于 6 个.

这种光栅扫描形成的越来越多的重叠剂量效果反而带来了有利的后果, 即
最终将扫描面的极大多数中心平面变成较少容差的均匀剂量分布, 把少量不均匀
剂量分布推向边缘, 形成横向分布的半阴. 图 18-4-8 (b)是一个三维(X, Y, I)剂量立

体图. 从图可以清楚看出中心部分是带上下容差的均匀剂量分布. 无疑此图的顶部上下波动是夸大表示, 我们也有能力设法将其进一步减少.

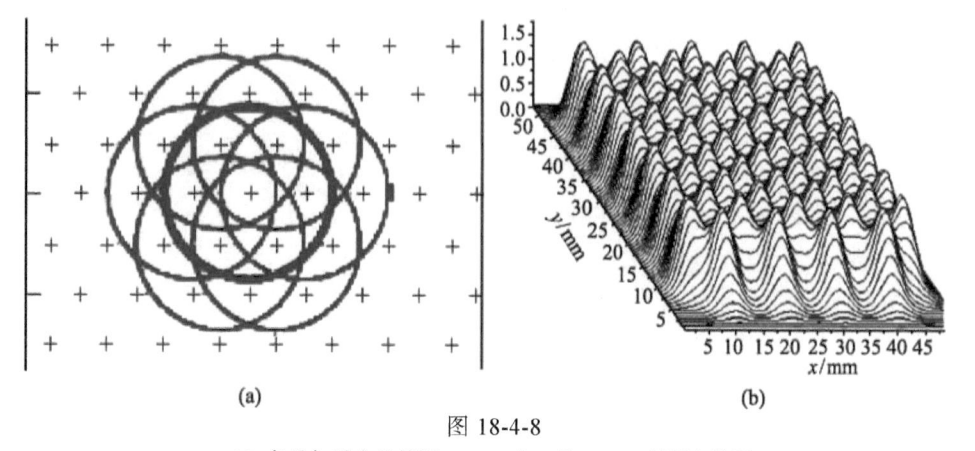

(a)   (b)

图 18-4-8

(a) 各叠加重合的情况; (b) 一个三维(X, Y, I)剂量立体图

7. 铅笔束扫描的三维扫描体积 X, Y

上面描述了横向的有关情况, 若在纵向再用 SOBP 的能量调制方法将纵向分成许多层, 每层多用上面的横向平面扫描法, 则最终能得到一个铅笔束扫描的三维扫描体积 X, Y, Z 用于治疗.

18.4.4　铅笔束扫描的剂量精度

铅笔扫描法可以产生比散射法更好的剂量分布, 即更小的后沿下降和横向半阴. 此外, 用不同的点扫描格式和幅值, 可以进一步减少横向半阴. 下面分别进行讨论.

1. 剂量后沿下降

铅笔束扫描时, 剂量后沿下降是由射程涨落和能散度两大因素决定的. 若不考虑能散, 仅射程涨落的部分大约是射程的 1.1%. 若要求剂量的总后沿下降基本上是由射程涨落引起的最小物理值, 则要求束流能散度小于±0.2%. 因散射体本身又会感生出射程涨落, 铅笔束扫描束产生的后沿下降比散射束流所产生的后沿下降小.

2. 横向剂量下降

扫描束的横向剂量下降, 通常称半阴, 是由多种因素造成的: 患者体内的多次散射、束流线上游的空气和器件、铅笔束本身的相空间分布等. 体内多次散射和射程呈线性上升关系, 不可避免地形成横向下降的最小值. 为了减少束流管道上游的空气和器件的多次散射, 可以将束流管道抽空, 在上游处尽可能少放有关功能器件, 即使要用, 也用薄而轻的材料. 在设计治疗头时, 必须将必要的器件紧靠患者, 或放在远离患者的上游.

　　3. 扫描的锐化边缘方法

　　点扫描束的横向剂量分布是与横向上点的间隔和点的幅值有关. 使用不同的点间隔和不同的点幅值的单能量铅笔束叠加起来的曲线剂量分布横向下降, 在一定的点间隔和幅值变化时, 可以小于由若干相同点幅值, 相同点间隔的单能铅笔束形成的剂量分布横向下降, 这是一个减少半阴的方法. 图 18-4-9 是一种优化的扫描的锐化边缘方法. 从图可见, 凡离剂量横向截面中心轴远的点扫描具有更大的点间距和更大的束流强度, 最接近半阴的两个点扫描具有最大的幅度. 由这种方法形成的点扫描的横向剂量分布半阴要比等间距和等幅度时小 1.7 倍.

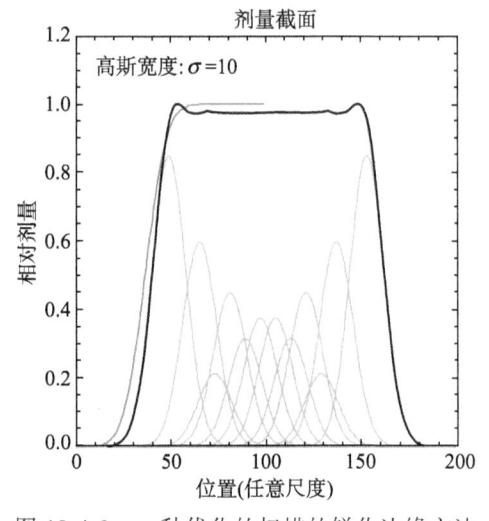

图 18-4-9　　一种优化的扫描的锐化边缘方法

　　4. 束流扫描的准直

　　原则上扫描不再需要用患者专用准直器, 若在扫描情况下再加准直器, 到底是祸, 还是福? 此问题看似简单, 实因肿瘤, 千姿百态, 要完美解答, 也非易事. 但作为一般性, 可有下列建议: 从理论上得出在治疗深部肿瘤时, 其横向半阴主要是由患者体内多次散射造成, 这时束点半阴不能再用准直器减少. 因此, 在量程大于 10cm 时, 准直器不会增加治疗的精度, 不需要再用准直器. 对于浅部肿瘤(量程小于 8m)因为大量固有束点半阴是空气中散射引起, 则可以考虑用准直器.

18.4.5　扫描的测试方法

　　现例举 2006 年 PSI 在调试新的 PSI-G2 的扫描时用的方案. 图 18-4-10 是其扫描的测试和总调方案[22]. 为了减少质子在空气中的多次散射效应, 束流管道要求抽真空. 从图可见, 能量和流强已调制好的束流进入两个扫描磁铁, 一个是横向

2cm/ms 的快扫描, 一个是纵向 0.5cm/ms 的慢扫描, 为了减少空气散射, 束流在真空中传运, 已被扫描扩展的束流在输运末端穿过真空窗进入大气, 先穿过一个可测强度和分布的游离室, 再进入作为量程调节用的有机玻璃片(可调厚度), 最后打在一块闪烁膜上, 束流的轨迹就在膜上显示, 通过镜面反射到 CCD 摄像机记录, 供研究分析用. 工作人员也能实时看到点扫描的一切情况. CCD 照相机具有良好的 0.5mm 的二维分辨率, 0.2%的重复精度率.

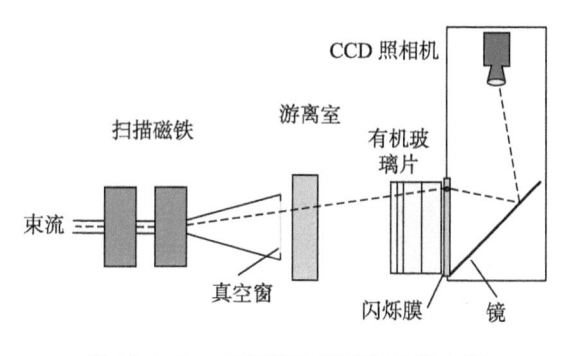

图 18-4-10　　点扫描的测试和总调方案

18.4.6　理想的先进扫描束流传运系统

曾用计算机系统模拟法对束流扫描和靶点彼此因运动而产生的有关问题进行研究, 从而得出下列供先进扫描用的理想束流传运系统的技术要求.

(1) 重复涂层法有助于减少靶体积内的剂量非均匀性, 有利于减少靶体运动带来的剂量误差.

(2) 线扫描比点扫描具有更多优点, 尤其对大体积的靶体.

(3) 最好用稳定直流束, 能有效连续工作, 提高工作效率, 加快扫描速度.

(4) 离子源必须稳定. 目前离子源一般稳定度≤5%, 最好达到<3%.

(5) 为了实现体积重复, 需要用有快速束流横向位移的扫描磁铁, 快速改变能量的装置.

(6) 需要对线扫描有精确的剂量控制措施, 有精密的剂量测量系统.

(7) 在用回旋加速器情况下, 用机械移动法来改变离子流强, 反应时间太长, 要用偏转板(DP) 方法来补偿束流损失.

(8) 德国 RPTC 的超导回旋加速器上的束流偏转板(DP) 方法可用来进行束强调制, 也可和治疗头输出的流强探头形成稳流反馈.

(9) 在等中心点所有能量的质子数相同(最优工作点).

(10) 今后的研究: 用扫描法模拟散射, 重涂法和门控跟踪组合使用等.

18.5　扫描治疗中器官的运动问题

束流扫描在照射野传递期间对器官的运动是敏感的, 这对所有动态束流传递技术, 包括光子的 IMRT 都是一个未解决的问题. 通常束流扫描只对整个靶体积扫描一次或很少几次. 因此, 器官运动能很快地减少靶中的剂量均匀性. 器官运动是点扫描的一个严重问题. 器官运动的灵敏反应带来的误差是当前的扫描技术只能对位于头颈部、脊柱和下部骨盆的不动的肿瘤进行治疗的主要原因. 所以器官运动是改进扫描技术能力的一个最重要的动机.

解决束流扫描中器官的运动问题可以有若干种战略方针. 其中, 一种是在器官运动的周期内重复照射多次的剂量以达到一个剂量的平均效应; 另一种是通过如治疗肺时的呼吸管理或使束流和器官运动同步来降低器官运动的幅值. 下面我们着重介绍和此命题有关的不同的战略项目.

(1) 考虑用粗一些的铅笔束. 选用附加的准直器和/或补偿器以便使束点大小和运动的幅值相匹配. 很明显在 "大" 的器官运动情况下采用 "小" 束流点是毫无意义的. 点的大小要根据治疗的解剖区的动力学来选择. 选一个较大点尺寸会导致一个较粗的扫描栅格尺寸, 从而可以减少传递时间和增加重复涂层的次数. 点尺寸的可变性肯定是今后的一个开发课题.

(2) 在不增加治疗总时间的情况下, 增加扫描速度可以在靶体积中进行多次剂量照射, 运动带来的误差将由统计平均值确定, 此值是随着次数的增加而减少的. 在一个规定的量程的扫描中, 重复的扫描格式可以根据点的强度分布而改变. 使在靶边沿处权重大的点要比靶近邻处权重小的点有更多的重复照射次数. 这种策略可以增加重复的效率和减少由于运动而引起的剂量误差.

(3) 若将束流传递和器官运动的阶段时间间隔相互同步起来, 则可以将治疗时对应的器官运动的范围冻结在更小范园内. 例如, 通过监示患者的呼吸周期可以观察到这点. 高扫描速度可以与小门控宽度和相关的精度结合起来. 束流同步会减少剂量的均匀误差和改善在照射野边上的剂量分布精确度.

(4) 更有吸引力的, 也是更困难的是使束流实时地跟踪和追随靶的运动, 横向束流位置的磁场控制可提供一个简单的实施方法. 但是这个挑战主要是在生理那边, 什么时候在临床实践中能对人体内的器官运动做出控制所需的登记精度. 另一个问题是在跟踪靶的时候, 什么时候不但需要横向校正还需量程校正, 而这些又对束流传递效率有何影响. GSI 的 Weber 等用移动的剂量测定水箱和 4D-CT 在这方面做了重大的开创性研究工作.

因此, 解决束流扫描中的器官运动问题, 铅笔扫描目前有下列几种方案.

(1) 粗束扫描, 使束流斑点的大小和器官的位移相适应, 加大扫描速度, 增加重叠次数.

(2) 加快扫描, 在肿瘤区给以多次的重复扫描, 同时对重点区(如边缘部分)用不同的束流斑点、不同的速度、不同的重复次数.

(3) 用门控方法, 如呼吸同步门控、变形控制.

(4) 实时跟踪, 使束流根据位移活动, 实时同步跟踪治疗.

铅笔扫描时的器官运动始终是我们的一个未研究好的命题. 只有今后的实践才能说明哪一种方法和组合是最好的解答.

18.5.1　器官运动带来的横向剂量误差

图 18-5-1 是在用散射和扫描两种治疗方法时, 在有和没有器官运动情况下的横

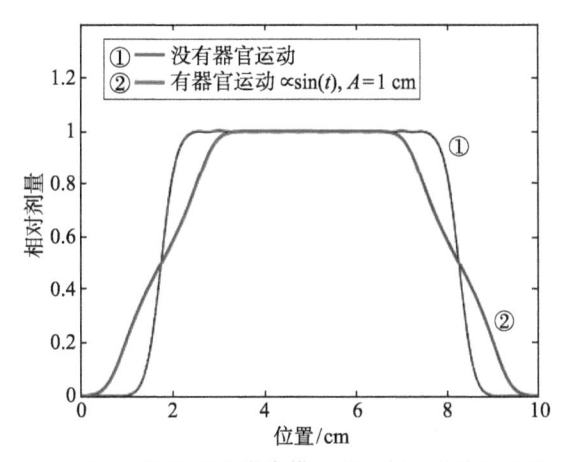

图 18-5-1　器官运动带来横向截面剂量分布的变化

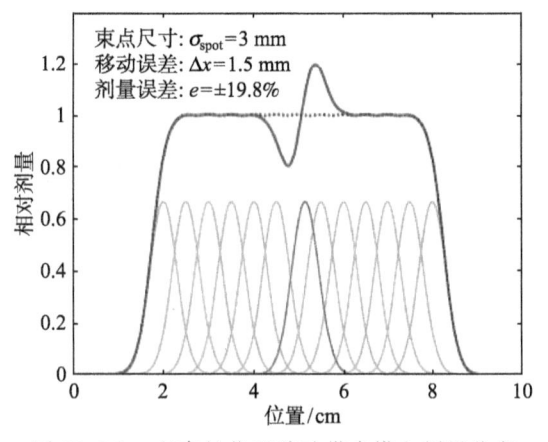

图 18-5-2　点束的位置移动带来横向剂量分布

向截面剂量分布. 由图可见, 由于肿瘤横向截面边缘在运动时进入照射野之外, 而没有照射, 所以边界半阴更大. 若运动是均匀的, 则左右两边也呈对称. 一般处理方法是加大容差, 用门控法减少误差等. 图 18-5-2 是在点扫描治疗时, 点束尺寸是 3mm, 点距 5mm 情况下的点扫描. 若在其中有一个点束的位置比规定位置有一个 1.5mm 的移动误差, 则会给原规定剂量带来±19%的误差, 造成很大的剂量不均匀度. 由此可以得出, 点扫描的束点位置对剂量均匀度十分灵敏. 反之, 扫描时的靶位置移动也对剂量均匀度十分敏感. 目前 PSI 只能治疗位移小于 2mm 的固定肿瘤[36].

18.5.2　对待运动的处理方法

在目前的技术水平情况下, 可能有下述三种解决方法[39]: 重涂处理、门控法、实时跟踪法. 目前还没有找出一种最满意的方法.

1. 体积重涂处理方法

在这三种方法中, 体积重涂是一种十分实用和有效的方法, 得到了广泛的应用. 图 18-5-3 是测定体积重涂的原理图[40]. 从图中可以看出, 如果将图中左边一列的未重涂方法(先涂能量 1 层, 再涂下个能量层)改成中间列的多次连续重叠方法(先连续涂能量 1 层十次, 再连续涂下个能量层十次)这样也满足涂十次的目的, 但在每次和下次涂层时的时间是在同一个时间段, 所以统计误差较大. 相反如果我们用右边一列的方法, 即先涂完体积内各层一次, 再第二次涂体积内的各层. 这种

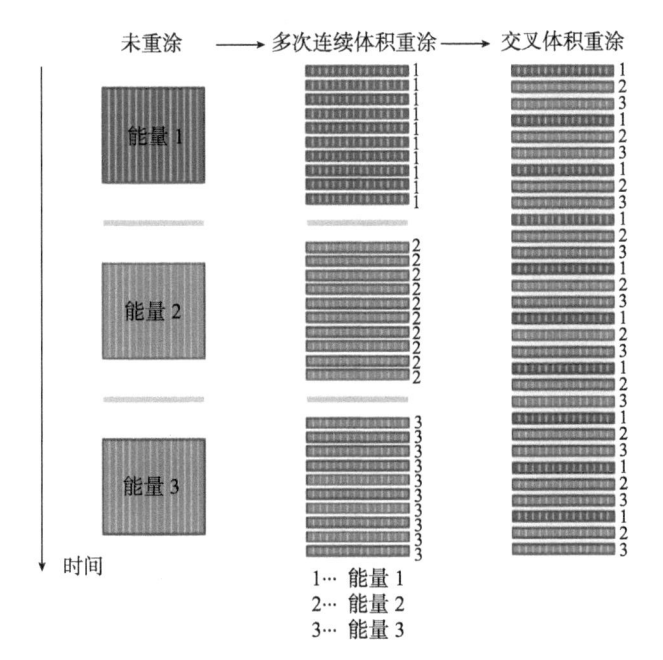

图 18-5-3　测定体积重涂的原理图

每层重涂时间有意间隔开, 从而可使统计误差大大减少, 这种方法称交叉重涂法. 从图中可看出, 测定体积重涂是一种需快速能量改变的三维重涂法. 利用这种体积重涂法, 可大大减少靶运动引起的剂量不均匀性.

2. 门控适形扫描法

门控适形扫描法是过去曾介绍过的呼吸门控的动态肿瘤治疗方法, 现在则进行更深入的研究, 拟向更广泛的治疗运动肿瘤推广. 图 18-5-4 是门控适形扫描法的原理图. 从图可见, 若用一个束流对一个肿瘤进行照射, 肿瘤体积在有规律地变化着. 图 18-5-4(b)表示肿瘤上的一个等能量横截面的变化规律. 图 18-5-4(a)有一个患者呼吸的信号变化. 从上可以制定三个治疗计划: 计划 1 是在时间 t_1 门控内照射, 计划 2 是在时间 t_2 门控内照射, 计划 3 是在时间 t_3 门控内照射. 在此门控期间, 可认为肿瘤体积不变. 在采用这种方法时, 还需进一步研究下述的课题. 而这些课题目前还正在进行中.

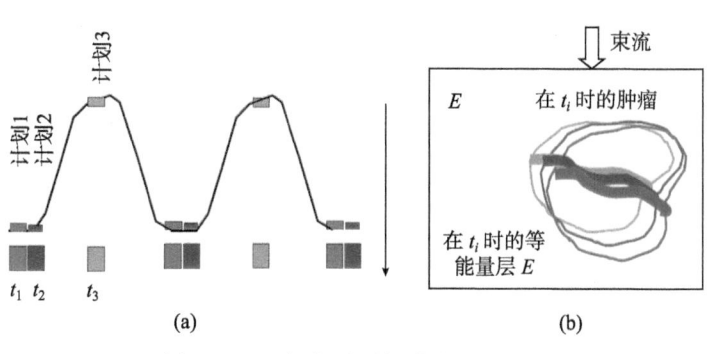

图 18-5-4   门控适形扫描法的原理图

(1) 在诸多可能信号中, 呼吸信号, 如胸带的外接信号、患者皮肤上的标志变化, 选哪一个信号作为门控信号?

(2) 每一个能量层扫描应在一个门控期内完成, 还是若干能量层扫描应在一个门控期内?

3. 肿瘤位置实时跟踪法

日本日立公司和北海道大学在 2010 年 9 月宣布联合采用日本世界顶级的先进医学技术来开发出一个用于治疗癌症的新型质子束流治疗系统(PBT). 此系统曾获得日本政府赞助的 "全球科技创新研发基金" 的奖励和认可. 根据协议, 日立公司将此新系统建在北海道大学.

2010 年 3 月日本科技政策委员会共颁发了 30 个创新研发基金奖, 北海道大学放射医学部研究生院的 Hiroki Shirato 教授的 "分子跟踪的放疗系统开发方案" 获得放射学科的唯一奖. 此方案可促进日本有更先进的癌症放疗.

北海道大学和日立公司将实时移动肿瘤跟踪技术和点扫描放疗技术相结合,

从而开发出全球第一个紧凑和高性能 PBT 系统，用来精确治疗随呼吸运动的肿瘤．此新装置将建在北海道大学医院的附近，准备 2011 年动土，2014 年完工．

　　PBT 将是一个先进的癌症治疗装置．PBT 允许患者在治疗期间保持正常生活．PBT 能很容易地将束流聚焦在固定不动的脑肿瘤．但若要对随呼吸而变动的肺和肝肿瘤聚焦，则需特别小心．因此，将 PBT 和对肿瘤位置的实时跟踪相结合就更显重要．北海道大学开发出将放射剂量聚焦在肿瘤位置上的技术是过去大半个世纪以来的最重大的放疗技术之一．Shirato 教授成功地开发出实时运动肿瘤跟踪技术，即先将一个金制标记(gold marker)嵌在移动肿瘤的外边缘处，用 X 射线的肿瘤萤光图像法将肿瘤的实时移动情况显示出来，一旦肿瘤在扩大，其萤光和金制标记接触，这时立即进行照射，一旦此接触断开即停束，从而保证肿瘤外的正常组织不受放射伤害．Shirato 教授开发采用此技术的全球第一个四维 X 射线放疗系统．用实时图像法准确地对因吸收引起移动的肿瘤进行放疗．日立拥有强大的技术力量，并了解上述技术对加速器、治疗头和控制系统提出的技术要求，2008 年 8 月日立在 M. D. Anderson 实现了点扫描技术．因此，日立和北海道大学的合作研制是最好实现此新治疗系统的措施[98]．

18.6　瑞士 PSI 旋转扫描治疗头的扫描方法

18.6.1　PSI-1 旋转扫描治疗头的点扫描

　　图 18-6-1 是 PSI-1 旋转扫描治疗头的点扫描原理图[41]．从加速器引出的质子流，通过 X 方向扫描铁进入 90°偏转磁铁，从 90°偏转磁铁输出的质子流又通过游离室和量程位移器(Z 方向量程)对患者照射(Y 方向移动患者床)．束流扫描采用如图中左下角所示的点扫描法．这是一种"剂量驱动"扫描[42]．

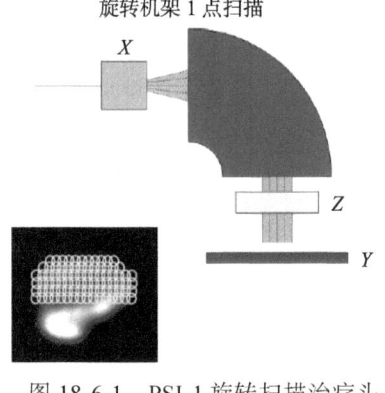

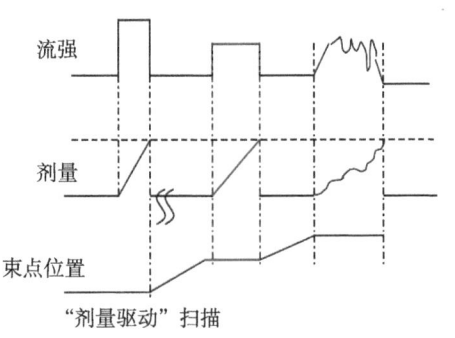

图 18-6-1　PSI-1 旋转扫描治疗头
的点扫描原理图

图 18-6-2　流强、剂量、束点位置
与时间的关系图

图 18-6-2 是流强、剂量、束点位置与时间的关系图. 当束停在第一个束点位置时, 束点位置不变, 打开流强, 剂量增大开始积累, 剂量积累到预置值时立即断开流强, 同时将束位置移到下一个点, 一旦移到下一个点, 停止位移, 打开束流, 在下点上又开始积累剂量, 如此重复. 下面是点扫描的一些特点.

(1) 质子铅笔束尺寸: 束点斑点越小, 束点数量越多, 治疗时间越长, 对运动越敏感. 束点越大, 横向下降越差, 剂量均匀越差. 一般空气中的铅笔束的典型相空间是 $x = y = \pm 3\text{mm}$、$\pm 10^{-7}\text{mrad}$, $p/p = \pm 0.2\%$.

(2) 点扫描需用的治疗时间. 假定辐照体积是 10cm × 10cm × 10cm (典型 1L, 最大不超过 4L), 高斯分布的扫描束尺寸 sigma 为 3mm (7mm FWHM), 平行束扫描 (无穷大的 SAD), 点栅距离 5mm (21 个横向点, 在 z 向因峰宽不同, 点距不均, 有 23 个点. 总点数 ≈ 21 × 21 × 23 ≈ 10000 点. 扫描总长度是 21 × 21 × 10cm = 44m (每个向上扫描长度21 × 10cm. 共 21 个面). 假定治疗用束流接通时间是 1.5min(90s), 90s 内扫描近一万个点, 每个点平均有 10ms(实际上要达到一个均匀 SOBP 分布, 每点的流强权重是不同的, 最后沿的点~60ms, 最邻近~3ms, 为了使权重优化, 允许最低可到点 0.5ms). 一般而言, 治疗时间与靶体积和表面成正比, 并与形状有关. 一般要求照射剂量是每 1L, 照射 1min 和 1Gy 剂量, 对应需 0.2nA 的质子流.

(3) 束流扫描装置: 扫描磁铁在 30ms 可以扫描 20cm 以上长度, 点到点的移位 5mm 的稳定时间是 3ms.

(4) 量程移位器有 40 块板块和控制板块分别进出的 80 个气动阀, 每块板块 4.5mm, 死时间 50ms(运动占 30ms).

(5) 患者床, 每动一步 5mm, 每步死时间 1~2s.

(6) 束流监视器是传输型游离室.

(7) PSI-1 旋转治疗的束流断开时间. 扫描死时间一万个点. 每点 5ms 共计 50s; 量程位移器死时间 21 × 21 × 50ms = 22s; 治疗床死时间 21 × 1s = 21s; 合计断开时间 1.5min.

(8) PSI-1 旋转治疗的治疗时间. 治疗用束流接通时间是 1.5min. 断开时间 1.5min. 全部的治疗时间是 3min, 点扫描工作因子 50%, 但精度非常好, 剂量重复精度 0.2%.

18.6.2　新 PSI-2 旋转扫描

图 18-6-3 是新 PSI-2 旋转扫描束的原理图. 新 PSI-2 旋转扫描束具有一个十分灵活的控制系统, 支持各种类型的扫描; 点–线–面–轮廓, 可到十分高的扫描速度. 对线和轮廓的涂写最高速度是 1~2cm/ms. 束流强度调制最高速度<10ms/线. 一个等能量面要扫描200cm长度, 若以1cm/ms计, 则对一个等能量层的涂写是200ms/面. 能

量变化是100ms/5mm量程. 对一体积涂写是6s/L, 即每1L内, 以每步5mm量程作能量层扫描. 共有20个能量层. 容积重涂能力是在1~2min对每1L重涂10~20次.

图18-6-4是束流、剂量、束点位置与时间的关系[43]. 束流、剂量、束点位置都是连续变化, 从不停止的. 这是一种时间驱动的扫描方法, 与PSI-1上用的剂量驱动的扫描疗法是两种完全不同的扫描. 在前者情况下, 光点位置从不静止, 除远端外, 永远在动. 束流强度也经常要根据要求剂量分布而变化, 最终扫描结果也就应是要求的剂量分布. 一切在动, 彼此相互牵连, 若扫描过快, 又不将亮度降低, 则会形成局部过剂量. 因此, 各方面稳定度要求更高. 在这种工作方法下, 希望是在每个点上有均匀剂量的结果. 此外, 还能有快速重涂扫描的结果.

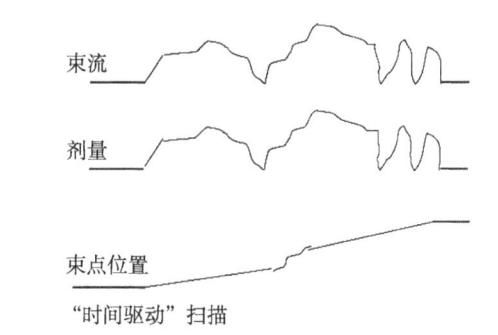

图 18-6-3　新 PSI-2 旋转扫描束的原理图　　图 18-6-4　束流、剂量、束点位置与时间的关系

18.6.3　新 PSI-2 旋转机架的优点

1. 旋转机架 2 比旋转机架 1 有下列改进

旋转机架 2 的双平行磁扫描取代了原旋转机架 1 的单平行磁扫描, 再加移动治疗床形成垂直扫描的方法; 旋转机架 2 入口处束流能量变化取代了旋转机架 1 在患者前安装量程移位器的方法; 旋转机架 2 增加了强度调制.

2. 旋转机架 2 是一个能开发先进扫描技术的工具

旋转机架 2 是等中心型, 直径 4m, 束流能量变化的量程移位器要放在入口处. 双平行磁扫描要放在最后一块 90°偏转磁铁上游. 具有快速改变能量的能力.

PSI 旋转机架 1 和 2 的特性见表 18-6-1.

表 18-6-1　PSI 旋转机架 1 和 2 的特性

机架	X 方向	Y 方向	Z 方向
旋转机架 1	扫描磁铁 5ms/步	治疗床 1s/步	量程移位器 50ms
旋转机架 2	扫描磁铁 4ms/步	扫描磁铁 4ms/步	降能器 150ms/步

18.7　世界各大治疗中心所采用的扫描方法

18.7.1　美国 M. D. Anderson 质子治疗中心的点扫描方法

美国 M. D. Anderson 质子治疗中心是在 2002 年建成开业的, 当时日本日立公司仅提供散射治疗法, 但在 2003 年就签订开发扫描治疗合同, 2006 年第一个旋转扫描试制成功, 2007 年 6 月治疗第一个患者. 图 18-7-1 是点扫描的工作原理示意图, 先将肿瘤依深度分成若干层, 每层上又依 X 和 Y 方向分成许多点, 质子束一点一点、一层一层地进行照射, 扫描是改变点和改变层的方法, 这种照射法称点扫描. 每个同一层要用同样能量的质子照射, 但每层的面积不同, 内含点数也不同, 所需照射时间也不同, 所以要求加速器的引出, 即平顶时间可变, 最大可到 5s, 在改变层时, 要改变引出能量. 现看图 18-7-1 中上面的一条曲线, 这是加速器磁铁的工作周期, 最高的平顶幅值对应于引出能量, 改变此平顶的高低, 即对应改变引出束能量, 平顶的长度是对应引出束流的长度, 调节此长度即改变引出束流的时间; 图的中部表示将肿瘤依深度分成许多层, 上层用较低能量照射, 下层用较高能量照射, 在同一层内, 将肿瘤分成许多点, 用同一个能量来一点一点扫描照射. 图的左边表示不同层用不同能量的单能布拉格峰曲线照射. 图的右边表示点扫描的工作流程, 开始先选一个层, 再通过束流开断和点移动将所有横向上的点照完, 然后再选下一个层, 直到肿瘤全部照完.

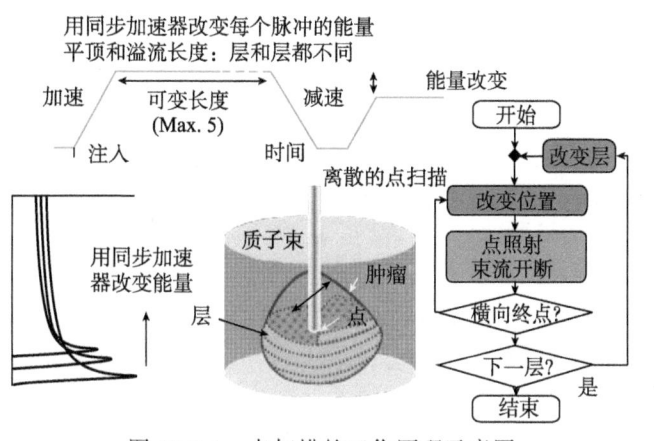

图 18-7-1　点扫描的工作原理示意图

图 18-7-2 是扫描系统各部件的工作时间流程图[44]. 由图可以看出, 这是一个典型的静态点扫描: 扫描磁铁电流停在点 1 位置, 打开束流, 剂量监示器开始积累, 积累到预置 1 值, 立即断开束流, 对位置检查, 若正确无误, 扫描磁铁电流上升,

将束点移动到下一个点 2 位置, 打开束流, 剂量监示器开始积累, 积累到预置 2 值, 立即断开束流, 对位置检查, 若正确无误, 扫描磁铁电流上升将束点移动到下一个点 3……如此重复. 这就是静态点扫描的全过程. 其优点是即使束强, 磁铁电流本身精度和稳定性不高, 仍能得到较高剂量和稳位置精度, 缺点是时间慢, 用时间效率来换精度, 是避开动态对高精度要求、相对技术难度最少的一种扫描法.

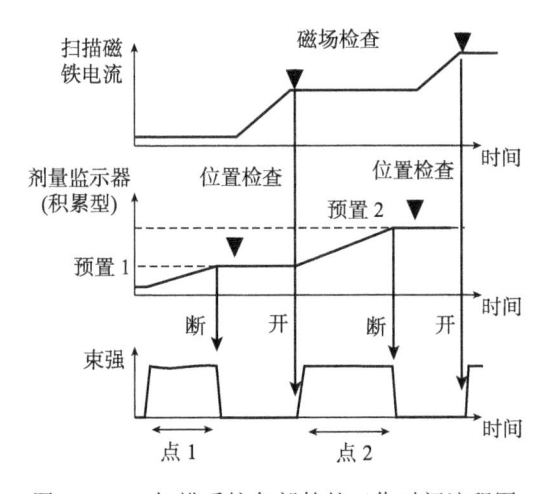

图 18-7-2　扫描系统各部件的工作时间流程图

18.7.2　德国 Rinecker 质子治疗中心的扫描方法

德国 RPTC 的点质子扫描技术, 原本来自瑞士 PSI 的点扫描, 后又经 ACCEL 和 Varian 的参与形成目前的工作情况. 这是全世界第一个全部用扫描治疗法的商用大型的专用质子治疗中心, 在 2005 年第一次建成后, 软件总调集成不过关难以开业, 重新整顿返工, 又花 4 年, 于 2009 年才正式开业. 是目前全球最先进的专用质子治疗中心, 备受全球注目.

图 18-7-3 是德国 RPTC 点质子扫描的安排和格式. 它的扫描不是采用 PSI-1 的

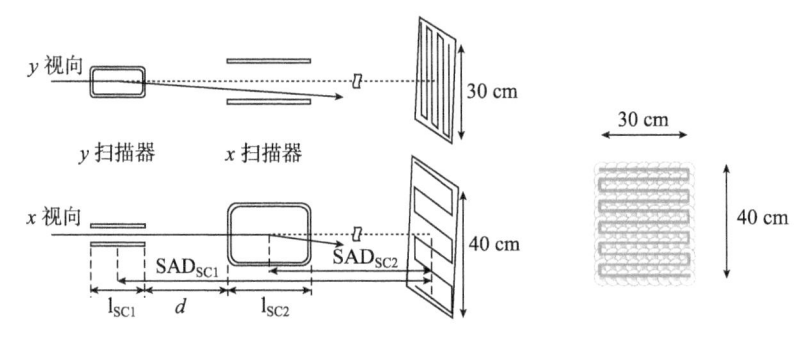

图 18-7-3　德国 RPTC 点质子扫描的安排和格式

"剂量驱动"扫描,而是采用 PSI-2 的"时间驱动"式扫描,因后者比前者有更快的扫描速度. 因此行上的点扫描是连续的. 主要参数有:束流直径(FWHM)10mm,点的间距 5mm(20 像素 ×20 像素 ×20 像素),每点扫描时间平均 5ms,最大 20ms,最小 3ms,束开断时间 50μs,每层照射时间 1~10s,层间切换时间 1s,照射剂量率 2Gy/min,这种"时间驱动"式扫描的技术难度要高于以"剂量驱动"的静态点扫描,在技术上更先进.

18.7.3 德国海德堡重离子治疗中心的扫描方法

从某种意义上说,德国海德堡重离子治疗中心是在德国 GSI 重粒子物理研究成果的基础上建立起来的,德国海德堡重离子治疗中心是德国 GSI 的继承和接班. 虽然从规模上看前者比后者大得多,但从技术上看,前者是后者的复制和部分创新. 图 18-7-4 是德国海德堡重离子治疗中心的扫描方法. HIT 束流的亮度调制变化是采用 RFQ 前的截波(chopper)系统,变化因数可达 1000 倍. 治疗用束的能量变化是同步加速器引出的能量变化和束流线上束流部件的能量变化之和. 束尺寸变化用扫描系统前的四极铁的电流改变实现. 束流引出是采用日本 HIMAC 的高频敲出法,十年来的运行证明 HIT 的束流有很高的位置稳定性和时间稳定性. HIT 的治疗性能参数见表 18-7-1.

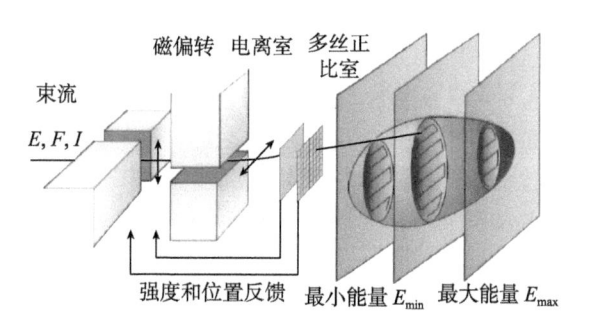

图 18-7-4 德国海德堡重离子治疗中心的扫描方法

表 18-7-1 **HIT 的治疗性能参数, 质子/碳对 1L/2Gy**[*]

	点距/mm	层距/mm	束宽/mm	照射时间/s	横向半阴(80/20%)/mm	剂量均匀性/%
碳	2	3	5	63	4.9	2.4
质子	2	3	5	44	5.8	1.7
质子	3	3	9	81/96	7.5	1.5
质子	4	4	10	55/60	8	2
质子	5	5	12	35/42	9	2.5

* 用不同点距、层距、束宽对每 1L 的体积照射 2Gy 剂量时的治疗参数.

18.7.4　德国重粒子物理研究所的扫描方法

德国 GSI 重粒子物理研究所是研究重离子治疗和重离子点扫描的最早研究所, 从 1994 年到 2010 年关闭的 15 年间作出很大贡献. 具体表现在以下的成果中.

(1) 创造了三维主动光栅式动态点扫描传递工作方法, 具有用同步加速器主动跟踪束流参数量程、束斑和强度的实时功能.

(2) 创建铅笔扫描数据库: 量程分辨率为 1mm 量程、总共可有 253 个量程段, 7 种不同的束斑尺寸, 15 种束流强度级, 共有 25000 种不同的运行组合的治疗参数组成的数据库.

(3) 具有经审批的控制和安全措施的光栅扫描治疗方法.

(4) 束流剂量监示器能在扫描速度等于或小于 40m/s 情况下, 实时跟踪束流扫描过程中的束强.

(5) 根据 25 年的放射生物学研究, 创建一个生物相互作用模型.

(6) 建立一个束流的物理输运模型.

(7) 建立一个 TRIP 计划系统.

(8) 建立一个在线(束)正电子放射断层扫描学.

(9) 建立一个 QA 系统.

(10) 建立一个离子旋转扫描的样机.

在 2010 年, 以上 10 项成果全部交移给德国海德堡重离子治疗中心. 德国重粒子物理研究完成历史使命而关闭.

18.7.5　美国麻省总医院 MGH-IBA 的扫描方法

18.7.1 节中在谈起美国 M. D. Anderson 质子治疗中心点扫描方法时, 曾说过静态点扫描的优点是即使束强、磁铁电流本身精度和稳定性不高, 仍能得到较高剂量和位置精度; 缺点是时间慢, 用时间效率来换精度. 而动态扫描是一种时间驱动法, 通常对每一种束流参数, 如扫描电流、束流位置、束流流强和束流尺寸等都有高稳定和精度要求, 任一种参数的误差都会引起剂量分布的不均匀. 因此, 动态扫描的技术难度更高, 不但各参数要求小的允许容差, 还需引入实等反馈控制, 减少系统误差. 虽然难度大, 但能得到快速高效的效果, 若能再提高质量, 则更是难上加难, 若能实现当然更理想了. IBA 近年来在美国 MGH 对此命题进行研究, 从 2001 年立题至今, 十年作出开创性结果, 并已批准正式用于治疗, 下面对此予以介绍.

1. 扫描头的参数

研制扫描工作中经常要涉及的重要参数有下列几种.

(1) 铅笔扫描中的误差有量程、斑点、位置和流强四种, 凡随机误差可用多次喷涂方法去除，主要是系统误差.

(2) 这四种参数的稳定性和准确性由下列器材引起.

量程——ESS;

斑点——可选的输运方案和磁铁电源;

位置——扫描铁电源;

流强——电流调节电路和快剂量计的精度.

(3) 允许的偏差：如果我们选伽马指数值是 2.5mm 和 2.5%，则有下值：量程的偏差为±0.5mm; 截面的偏差为±15%(额定值); 位置的偏差为±0.7mm; 电流的偏差为额定电流的±2.5%、3%或 5%. 详情请参看本书 25.5.2 节.

2. 扫描工作中要涉及的基本部件和功能件

基本部件：扫描控制器、监示束流部件.

功能件：① 四极矩——用来调节等中心点的束斑大小，斑点大小变化范围是2.5~10mm; ② 真空盒——防止空气中散射; ③ 扫描铁电源——用两个 5kC/s 和 8kC/s的 IGBT PWM 变极器，带有内电压调节回路、外数字调节回路，其扫描性能速度快是 2000cm/s、慢是 200cm/s; ④ 离子源——用束流强度数字调节预控制器的离子源控制单元(ISCU)控制离子源弧电流，在加速器输出处有个游离室将所测流强反馈到 ISCU，与参考值比较后再回控.

3. 扫描治疗头的方案

扫描控制流程见图 18-7-5[45]. 从图可见，此方案有两种工作模式，即动态连续扫描和静态点扫描，共有三种自动反馈稳定控制回路.

(1) 束流位置自动反馈稳定控制回路由扫描控制器、扫描铁电源、扫描铁 3 种部件组成. 扫描控制器发出 X 和 Y 驱动命令，命令扫描铁电源供给扫描铁电流. 扫描铁的霍尔探头反馈磁场信号到扫描控制器.

(2) 静态点扫描流强反馈稳定控制回路由质子源、游离室、静电计、扫描控制器 4 种部件组成. 扫描后的测量流强通过与需要值进行比较，再反馈控制达到稳定的目的.

(3) 连续扫描(又叫动态光栅)流强反馈稳定控制回路由质子源、游离室、扫描控制器 3 种部件组成，束流位置在等中心点的束流不间断地在上下、左右、前后进行特定动态轨迹的运动. 流强可以根据需要的调强规律进行变化.

初步测试：光栅法——230MeV 能量，速度 500cm/s，调制度 1~20，流强0~40μA，用胶片测量均匀剂量分布.

IBA 在研制铅笔扫描工作中采用的一个 "伽马指数的判别准则"，实际上是判别一个肿瘤靶区剂量分布是否符合要求的准则，是验证沉积剂量分布的符合度的一个数学模型. 详情请看本书 25.5.2 节内容.

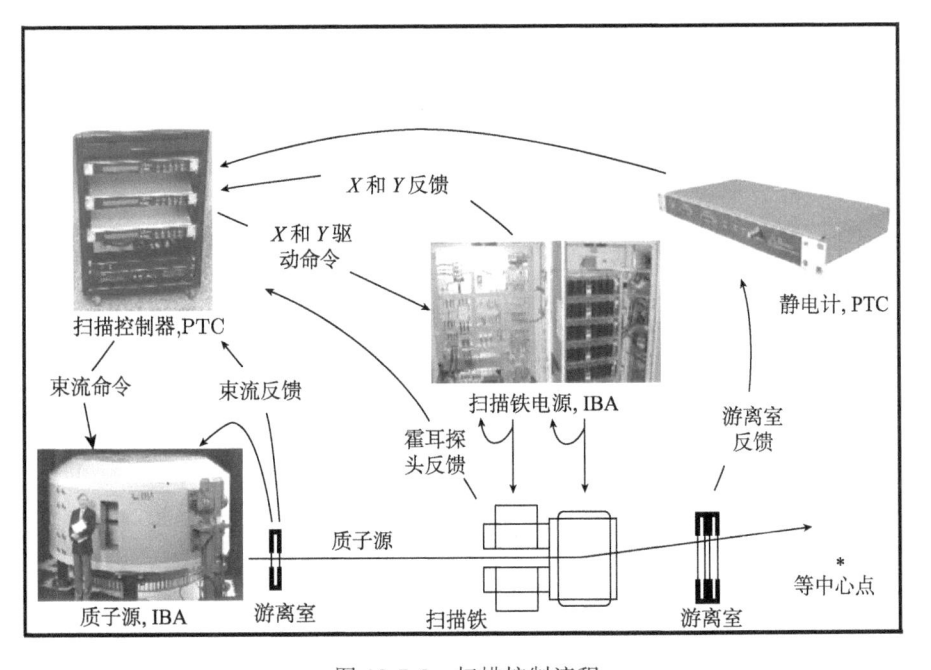

图 18-7-5　扫描控制流程

18.7.6　扫描治疗头的发展史小结

近 10 年来, 扫描治疗头始终是粒子治疗技术一大热点, 成为各研究和治疗中心的重点攻关对象. 几年来铅笔束扫描获得很大进展, 如 1979 年日本 NIRS 研制点扫描成功并用于临床试验; 1996 年瑞士 PSI 用静态点扫描治疗; 1997 年德国 GSI 首先用光栅式的碳重离子扫描治疗; 2007 年美国 M. D. Anderson 中心研制点扫描成功; 2008 年 IBA 公司在 MGH 首次研制动态扫描成功, 并获得美国 FDA 批准; 2009 年德国 RPTC 正式采用点扫描开业. 表 18-7-2 是扫描法的历史进展. 表 18-7-3 是扫描对治疗系统的要求. 以最新的德国 HIT 束流参数为例.

表 18-7-2　扫描法的历史进展

时间	地点场所	扫描方法	束流状态	研制单元
1996-11	瑞士 PSI Village (p)	点扫描	点间停束	PSI-ACCEL
1997-12	德国 GSI Darmstadt (C)	光栅扫描	束流不关	Siemens
2007-05	美国 M.D. Anderson, Houston (p)	点扫描	点间停束	Hitachi
2008-12	美国 Franceis H. Burr PTC, Boston	点/光栅	点间停束/光栅不停束	IBA
2009-03	德国 RPTC. Munich(p)	点扫描	点间停束	Varian
2009-11	德国 HIT, Heidelberg (p. C)	光栅扫描	光栅不停束	Siemens
其他	日本 NIRS Chiba, 美国 MPRI Bloomington, Loma Linda			

表 18-7-3   扫描对治疗系统的要求

离子种类	质子，碳离子，氦离子，氧离子
粒子强度	碳离子每次引出的粒子数：$2 \times 10^6 \sim 8 \times 10^7$ 质子每次引出的粒子数：$8 \times 10^7 \sim 4 \times 10^{10}$ (每个引出脉冲，即每次引出粒子数，也即每次引出粒子强度可变化近百到千倍) 每次引出时间由 1~5s，按 0.5s 为一档，共 10 档变化 (若每次引出粒子数不变，不同引出时间就有对应的每秒不同的引出粒子数)
粒子能量	碳离子能量：88~430MeV/u；质子能量 50~221MeV (相当于患者体内(等效水)量程 2~30cm，每次能量的变化相当于水中量程变化 1~1.5mm)
聚焦	束流的直径可从 4mm 变化到 10mm，中间可变化 40 步
每个光栅点的照射时间	1~100ms
参数变化值	2 种粒子种类；每种能量变化可达 255 种，引出时间可变化 10 种，束流聚焦可变化 40 种，粒子强度可变化近千倍.
测量剂量所需时间	10μs
测量束流位置所需时间	50~500μs

18.7.7   散射法治疗头性能的一些补充

在散射法治疗头一节中，由于彩图空间安排限制，有些性能没有写出，现补充如下.

1. 能量调制

患者肿瘤总有一个厚度，要求产生一个相应的扩展布拉格峰 SOBP. 这种专门产生扩展布拉格峰 SOBP 的部件，称为能量调制器. 常用的能量调制器有搓板式滤波器和旋转型滤波器两种，调制器可放在束流线的上游处，优点是尺寸小、易遥控，缺点是散射大. 也可放在束流线的后端，患者肿瘤前，缺点是尺寸大.

为了使束流能量调制度刚好对应肿瘤的 PTV，我们需用照射野、肿瘤深度和能量调制度 m 三个参数表示，其中能量调制度 m 是肿瘤厚度和深度之比. 为了使单元能量调制器能适用于不同深度和厚度的肿瘤治疗. 通常将旋转型调制器中的阶梯台数对应工作在 $m = 1$. 当在调制度 $0 < m < 1$ 时使用，则用束流强度调制法，使大于 m 时的流强变为零. 此方法的缺点是平均流强和工作调制度 m 值成正比. 当前 IBA 的散射治疗头内的能量调制就用此方法.

2. 双散射法

在设计时要考虑能耗要小、效率要高、照射野尺寸要大. 为满足此三点，通常将第二块散射体作成某种特殊对称型，如上面提到过的凹筒型、双环型等. 第二块散射体对束流的中心位置有很高的灵敏度，只要有很小的偏心，照射野的剂量均匀度就有一个倾斜. 因此, 如何确保束流中心位置固定不变十分重要.

3. 患者专用的适形硬件

散射治疗时, 患者专用的适形硬件, 即患者专用孔径、专用补偿器、特定喷嘴等都起重大作用. 既阻挡散射质子, 又减少辐射本底等作用. 因此, 患者专用孔径、专用补偿器是散射治疗的不可缺少部件, 与扫描治疗相比, 这也是散射治疗的一个缺点.

4. 中子剂量

当质子在物质中减小速度时, 有些质子产生核反应, 这些核反应产物中也有快中子. 快中子随后又能再进行核反应, 而高 RBE 的慢中子是这些核反应中最普通的产物. 因此, 中子能在患者靶的或近或远处沉淀不需要的剂量. 这是一个在治疗时潜在的令人担心的危害源. 一般而言, 中子主要是产生在大批质子损失大量能量的地方. 首先是用于停止在靶体积中的治疗质子. 不论用什么样的束流应用技术, 这些中子都是不可避免的. 设计的目标总是使尽可能少的质子停在喷嘴和准直器中. 如果当中子剂量超过一定允许值时则将是个十分重要的事故.

对一个被动散射治疗系统, 可将中子源分为外中子源和内中子源两种, 后者属体内多次散射, 不可避免. 前者则和束流的利用效率有关. 但一般被动型有效利用率低, 不足 50%. 而 50% 以上的质子是打在准直器等的壁上, 而在此远离靶的地方产生的中子内, 仅少数打到靶区, 影响治疗. 因此, 一般情况下外源虽大于内源, 差别不大. 一般情况的散射系统外源强度为 1mSv/Gy 数量级.

18.8 世界各大治疗中心所采用的治疗头实例

18.8.1 比利时 IBA 的散射治疗头

图 18-8-1 是 IBA 的标准散射治疗头, 从 2001 年在 NPTC 研制成功, 并经美国 FDA 批准, 至今世界上已有二十多个专用质子治疗中心用这种治疗头. 由图 18-8-1 可见, 输入质子流经过测量束流中心和强度的游离室 A, 随后进入第一块 (固定) 散射体. 第一块散射体是由六块不同厚度铅箔通过二进位组合成不同总厚铅散射体. 第二块散射体和第一块散射体之间有一定的距离, 利用此空间安放一个能量调制器, 能量调制器含三个小轮, 每个小轮上有三个能量调制用的阶梯状刻槽, 三小轮又装在一个大轮上 (同时也起到散射作用, 形成第一散射体的一个组成部分). 此外, 此空间也用来安装均匀和铅笔束扫描用的扫描磁铁. 在第二散射体后面, 先有一个减少辐射本底和验证质子能量用的可变准直器, 再后面有两个测量束横向和纵向均匀度的游离室 B. 在治疗头最后面专门安有患者孔径和补偿器, 有一个喷嘴,

有可选 10cm、18cm 和 25cm 不同尺寸直径环, 用来匹配患者专用部件尺寸, 使治疗头输出口接近患者皮肤, 使二者的空气间隙尽可能小, 减少散射本底. 此外, 在喷嘴和游离室间留有相当大空间, 用以装卸患者定位准直用的 X 射线管.

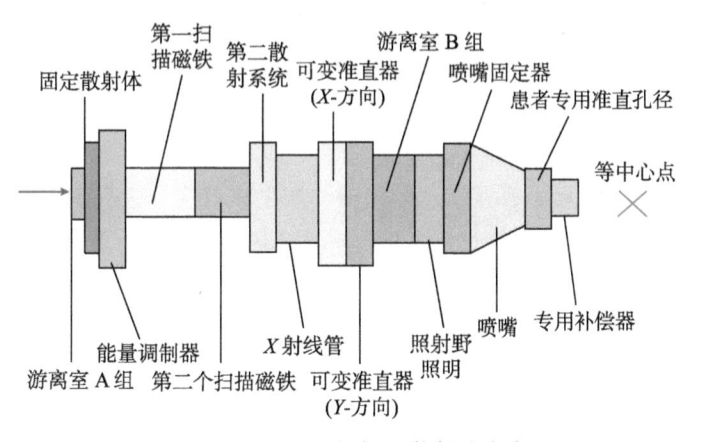

图 18-8-1 IBA 的标准散射治疗头

18.8.2 日本日立公司粗束摆动扫描治疗头

图 18-8-2 的治疗头是由日本日立公司研制, 2001 年用于日本筑波大学质子治

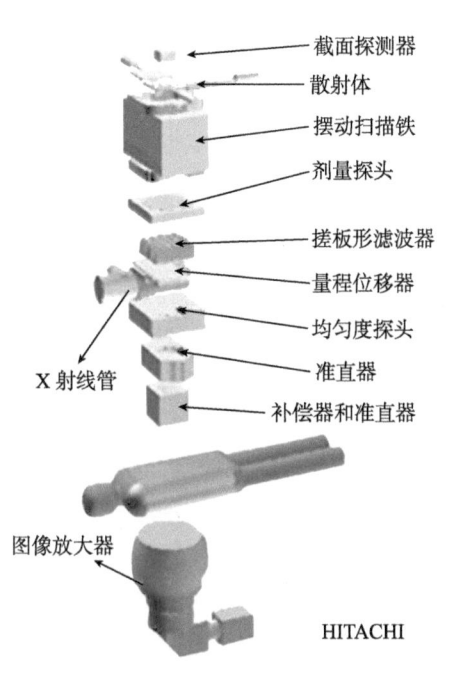

图 18-8-2 日本日立公司研制的治疗头

疗中心, 是与患者相连的最后一个界面. 由下面各部件串接组成: 质子先穿过一个测量束流中心和截面用的束截面探测器, 随后进入一个散射体, 将束流的直径变宽, 由细束变粗束, 再用摆动扫描铁做横向扫描, 其后用一个剂量探头测流强, 用一个搓板形滤波器和一个量程位移器进行能量调制和细调, 再用一个测剂量均匀度探头和准直用的 X 射线管, 通过准直器和患者补偿器和患者准直器对患者治疗.

18.8.3　日本国家癌症治疗中心散射治疗头

日本国家癌症中心, 英文全称 National Cancer Center, 简称 NCC, 共有两种治疗头: 一种是专用旋转机架上的摆动扫描型, 如图 18-8-3 左图; 一种是双环双散射型, 可用于固定和旋转两种情况.

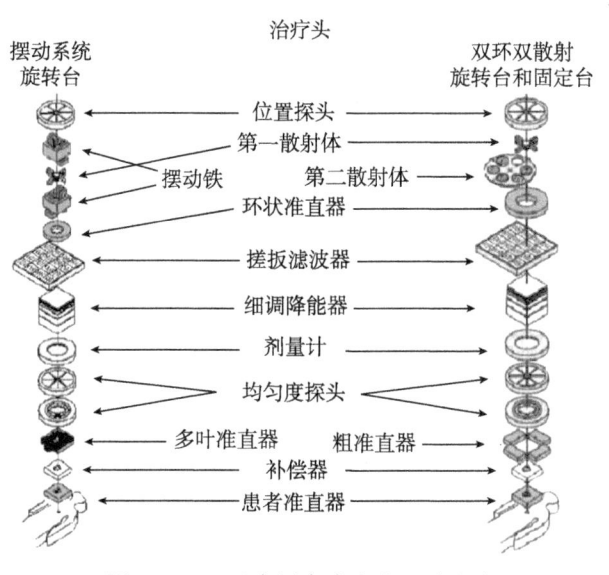

图 18-8-3　日本国家癌症中心治疗头

1. 双环双散射型

质子先通过一个位置探头, 进入第一散射体, 再进入第二个可选散射体. 用一个环状准直器去除多余的边缘质子后, 进入楔形能量调制器, 根据不同要求的能量和调制度, 可选不同尺寸的滤波器. 随后有一个细调能量的降能器, 测流强和束流均匀度的三个游离室(剂量计、均匀度探头), 粗准直器. 最后通过补偿器和患者准直器治疗患者.

2. 摆动扫描型

质子先通过一个位置探头, 进入摆动扫描铁, 在进入第二个摆动磁铁前, 先用一个散射体将束流的直径变宽后, 再进入第二个摆动铁, 进行粗束摆动扫描. 此后的束路径和散射型相似.

18.8.4　德国 RPTC 散射治疗头

这是 2002 年由 ACCEL 公司原为 RPTC 设计的散射治疗头. 由图 18-8-4 可见,质子先通过一个束流中心探测器进入一个量程调制轮和一个可装卸的 X 射线管,打到第二个轮廓散射体, 随后通过一个冗余式剂量计、位置游离室, 一块反光镜, 最后通过一个多叶光阑和射程补偿器治疗患者. 用 MLC 代替患者的专用光阑是个改进.

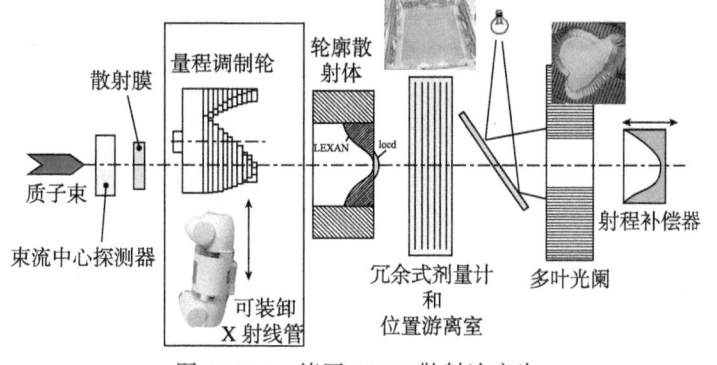

图 18-8-4　德国 RPTC 散射治疗头

18.8.5　德国 RPTC 扫描治疗头

这是 2002 年由 ACCEL 公司为 RPTC 设计的点扫描治疗头. 由图 18-8-5 可见,质子通过一块偏转磁铁, 先进入一个可装卸的束流中心游离室, 束流中心游离室一般损耗很小, 绝大部分的治疗头的束流中心游离室固定在束流通道. 与众不同地设计成可装卸的. 又先后通过 X 和 Y 扫描铁, 穿过较长的真空盒后, 经过剂量和位置探测器, 可变量程位移器和准直器对等中心点肿瘤治疗.

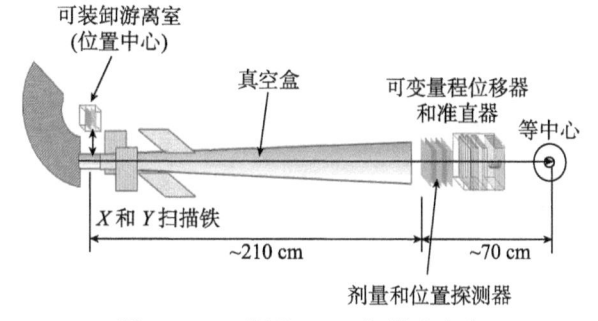

图 18-8-5　德国 RPTC 扫描治疗头

18.8.6　日本兵库散射治疗头

2000 年由日本三菱公司为兵库重离子治疗中心研制的质子重离子散射型治疗

头, 如图 18-8-6 所示, 束流先经过一个高精度束流截面探测器(因束流中心对照射野的均匀度十分灵敏, 故必须用负反馈稳定方法使束中心自动维持在中心. 因此必须要有一个高精度束流截面探测器), 然后打在第一散射体上, 它是用一个多板二进制组合的散射体, 对应不同挡可选择. 此后经一段距离打在可选的多挡第二散射体上. 随后先后经可选多挡剂量探测器、可选多挡楔形能量调制器、束流横向纵向均匀度测量探头、量程移位器、多叶光阑、主次剂量强度探头、补偿器和患者准直器, 打到等中心点处的肿瘤. 用主次两个剂量强度测量探头, 是安全法作出的规定, 世界上任一个治疗中心都有两个冗余式强度测量探头[46].

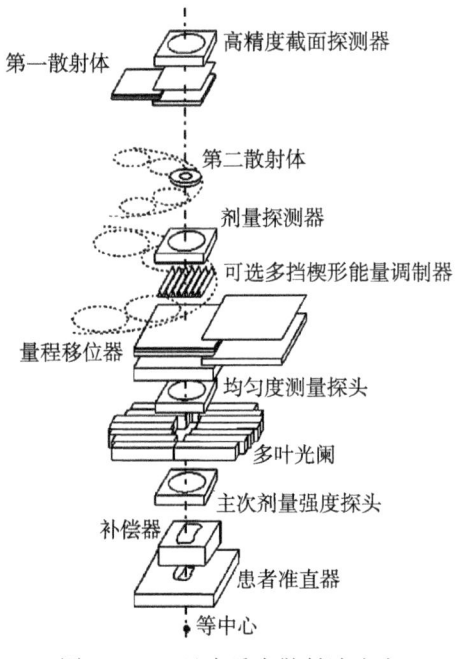

图 18-8-6　日本兵库散射治疗头

18.8.7　日本群马大学用的螺旋形摆动法散射治疗头

图 18-8-7 是日本群马大学用的螺旋形摆动法散射治疗头的束流传递系统结构图. 从图中可看出, 质子束首先进入两个束流探头(主检测仪、副检测仪), 测量入射质子的位置和强度, 然后进入两个相互垂直的摆动磁铁, 各通相位差为 90°的正弦电流. 这种称为摆动扫描的横向扩展质子, 在后面的散射体上形成一个横向分布大截面质子束, 再通过散射体后形成一个横向分布均匀的质子场. 质子流通过一个楔形滤波器, 扩展布拉格峰的宽度变化由 4~15cm, 再用量程位移器调节质子能量与患者治疗射程相同, 再用一个束流探头测质子横向均匀度, 再经一个多叶光阑和患者补偿器, 对准横向和后沿精确定位治疗等中心的肿瘤.

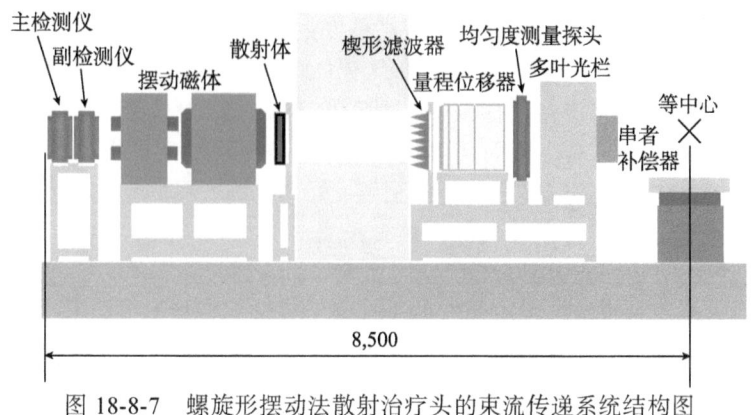

图 18-8-7　螺旋形摆动法散射治疗头的束流传递系统结构图

18.8.8　日本新 HIMAC 固定束带呼吸门控的光栅扫描治疗头

日本新 HIMAC 固定束带呼吸门控光栅扫描治疗头有高的精确度, 不仅适用于治疗肿瘤体积随呼吸而变化的癌, 还能提高治疗头颈部肿瘤的精度. 目前的设计参数在用一个 140~430MeV 能量的碳重离子时最大可提供±150mm 的横向照射野. 图 18-8-8 是治疗头的原理图. 系统由一对扫描铁、一个剂量探测器、一个楔形滤波制成的能量调制器和一个量程调节器所组成. 慢扫描速度是 5~10mm/ms, 快扫描速度是 100mm/ms. 有效面积是 20mm^2 的两个平行板式剂量探测器用作剂量管理. 探测器中用多丝正比计数器监示束流位置和强度. 楔形滤波器对布拉格峰稍加展宽. 量程调节器用来精确调节患者量程. 此调节器放在最靠近等中心点, 从而尽量减少此位移器中多次散射引起的束流尺寸变化.

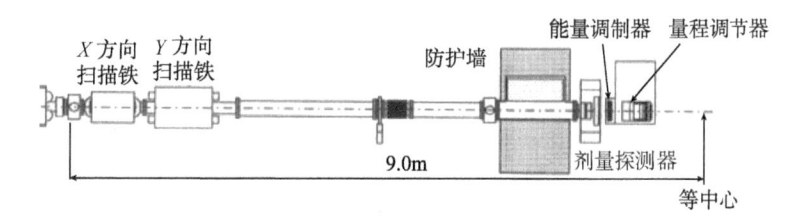

图 18-8-8　新 HIMAC 固定束带呼吸门控的光栅扫描治疗头

18.8.9　美国中西部质子放疗研究所的 MPRI-IBA 治疗头

美国中西部质子放疗研究所(称 MPRI)设计要求治疗头参数 SOBP 是从 2~15cm, 照射野是从 2~30cm 直径, 射程深 27cm. 利用 IBA SAD = 2.5m 的旋转治疗台框架作为研制此新扫描治疗头的机架. 由图 18-8-9 可见, 原 IBA 的治疗头框架有左右两个部分组成. 在左边部分现改装成由 MPTC 设计的束流位置游离室 ICBM、摆动铁和由六个不同厚度板组成的 2~15cm SOBP 量程调制器. 在右半部分中原 IBA 设计的有关部件, 即 X 射线楔和量程验证器, 截面剂量探头和反射光源, 以及喷嘴. 患者孔径和补偿器等都保留照常使用.

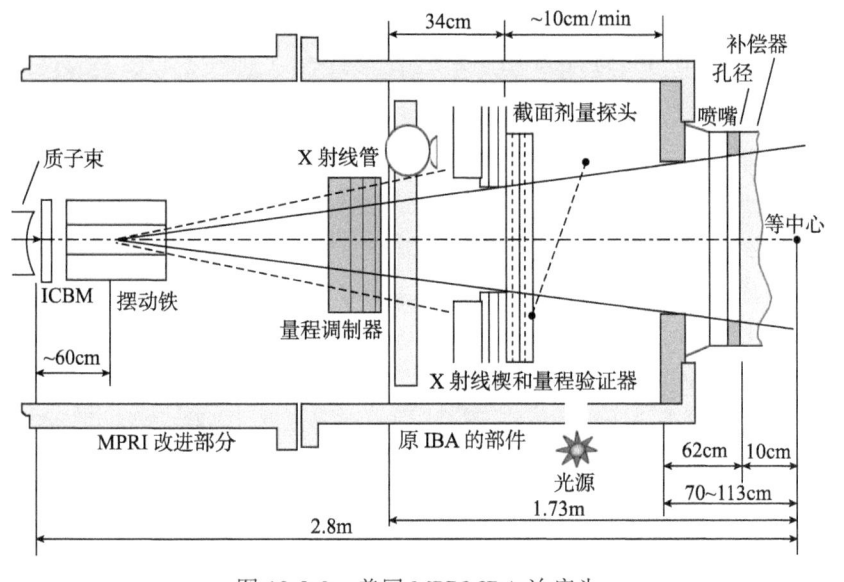

图 18-8-9　美国 MPRI-IBA 治疗头

18.8.10　日本 HIMAC ^{11}C 同位素扫描治疗头

图 18-8-10 是 HIMAC ^{11}C 同位素扫描治疗头. 碳同位素先通过一个四极聚焦棱镜, 将束斑聚小后, 再用一个铅笔束准直器将准直后的碳离子送入两块扫描磁铁. 紧靠输出放一块散射体, 将细束条变粗束条, 然后通过主次两个剂量计、点位置监示器、PSD 探测器、多叶光阑、楔形滤波器, 再经过射程细调位移器和正电子照相到患者床位.

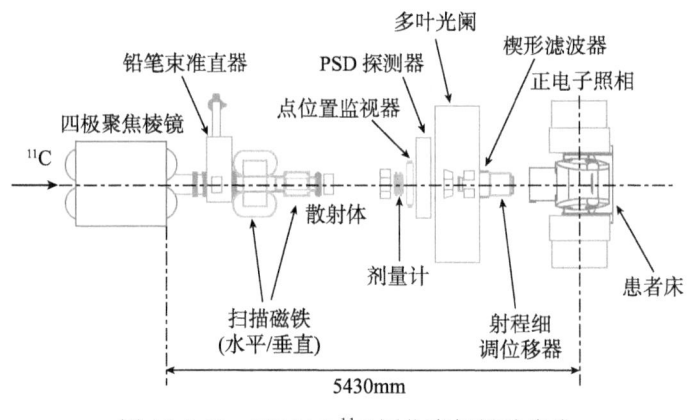

图 18-8-10　HIMAC ^{11}C 同位素扫描治疗头

第19章　质子和重离子的精密定位和准直系统

肿瘤放疗的基本原则是明确和简单. 仅需用一束粒子流照射在患者的肿瘤体积内, 设法在肿瘤的体积内给予足够的放射剂量, 肿瘤外的正常组织放射剂量越少越好. 要达到此目的需解决下述四个命题: 一是要确定束流的物理参数, 即对应肿瘤在体内最深处所需粒子的能量值, 覆盖肿瘤横向尺寸所需束流照射野的大小, 与肿瘤纵向厚度相适应所需的束流扩展布拉格峰宽度(即能量调制度), 能满足肿瘤照射剂量的束流剂量率和照射时间等; 二是为保护肿瘤横向边缘的正常组织不受照射而采用的有关措施, 如散射治疗法用的准直光阑、多叶光阑、患者准直孔径等; 三是为保护肿瘤后部边缘正常组织不受照射而采用的有关措施, 如散射治疗法用的患者补偿器; 四是所有治疗装备和治疗配方都进行了质量论证和控制. 满足上述四点后, 就可以将患者肿瘤放在治疗头的束流输出处, 启动束流进行照射完成治疗. 但是"如何将患者的肿瘤放在治疗头的束流输出处"是一个首先需解决的重要和现实难题. 如果在操作时患者肿瘤的实际安放坐标和治疗要求的安放坐标不一样, 不论是在上下、左右、前后有超过允许的偏差, 都会引起小则是医疗质量差, 大则是医疗事故. 鉴于此问题的重要性, 在放射治疗中作为一个称为"患者精密定位和准直"的专题进行研究.

19.1　患者精密定位的内容

肿瘤不是一个边界清楚, 体积和尺寸不变的刚体, 而是一个边界模糊, 本身大小随时会变化的非刚体. 同时在测量其物理参数, 如体积大小时, 其数值不但和测量方法的定义和手段等有关, 还永远有个测量误差. 对待这种复杂情况, 在放射治疗的计划中, 往往将肿瘤体积制定三种定义: 一是基于 CT 等图像的靶体积, 称"原肿瘤体积"(GTV); 二是基于用微观的肿瘤观, 将 GTV 的边缘加以扩充, 以确保边缘处已扩散的癌细胞也能杀死的"治疗靶体积"; 最后一种是考虑到定位等各种操作误差和肿瘤本身的动态变化, 制定出一个确保 CTV 得到治疗的"计划靶体积". 换而言之, 在实际治疗时, 只要把肿瘤体积看成是 PTV, 如果能将 PTV 内的癌细胞都杀死, 也能确保肿瘤内的癌细胞都能杀死. 当然在此定义下, 意味着不可避免地总是有一些正常细胞也被杀死.

从基本原理看, 患者精密定位的过程是: 先用 CT 等诊断仪给出患者的 GTV; 肿瘤医生再由 GTV 定出 CTV 和 PTV; 放射师精细地调整患者定位椅或定位床位置, 使治疗头引出的束流精确地打在 PTV 肿瘤上, 从而实现肿瘤治疗.

在用旋转治疗头进行放疗的实际操作过程中, 制作治疗计划时的肿瘤体积坐标是用肿瘤 CT 图像的等中心平面 x, y 坐标为参考坐标. 而进行实际照射时的治疗头上安装的患者孔径和补偿器的尺寸坐标都是用与治疗头垂直中心 z 轴相垂直的 x, y 坐标为参考坐标. 束流也是沿着治疗头的垂直中心送到等中心点. 这是彼此独立的两个参考坐标.

治疗时, 如图 19-1-1 所示, 患者躺在治疗床上, 用专用患者固定装置将患者固定在床上, 使得在整个治疗过程中, 患者肿瘤和定位床二者之间不再有位移, 然后初步调节装有六维自由度的治疗定位床, 用目视法与激光使患者的肿瘤部位放在旋转机架的等中心点处. 这个过程称为 "患者粗定位". 然后, 用一套 "数字化影像定位系统" (digital imaging positioning system, DIPS) 作为观察手段, 精细地调节六维活动度的定位床, 通过 DIPS 的图像, 将患者肿瘤的治疗中心点精确地安放在旋转机架束流的等中心点处. 这一过程称 "患者精密准直" 过程, 那套 DIPS 系统常称 "患者定位准直系统" (PPA). 只要这两个相互独立的等中心点重合, 即这两个等中心点的三维 x, y, z 坐标相符, 束流形成的 PTV 和患者要求放疗的 PTV 二者坐标相符, 从而达到精密患者定位和治疗的目的. "患者精密定位" 的精确度和一系列装置的工作性能有关, 如加速器的束流中心位置、束流的倾斜度、束流传递系统中有关转动器件的偏心度、精密定位床的移动误差、束流位置验证系统中测量传感器的误差、患者专用固定器件的性能等都会直接或间接引入误差. 本章仅介绍其中有关的重要部件.

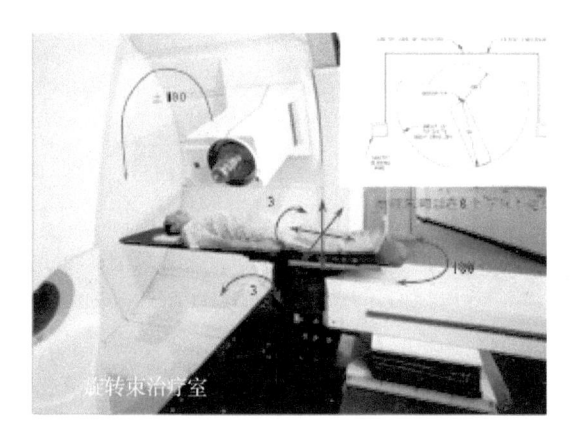

图 19-1-1　患者躺在有六维自由度的定位床

19.2　患者肿瘤固定装置

　　患者肿瘤固定装置用于固定患者的肿瘤部位, 要求在 CT 诊断和质子治疗时患者的肿瘤部位都要固定住, 不能随便变化. 除去不可避免的生理因素, 如在呼吸时肺的容积变化等, 在多次诊断与治疗时, 每次要求患者的肿瘤部位位置相对于治疗床都有一个相对固定的坐标. 图 19-2-1 是一个患者头上安装头部固定器后正在进行治疗.

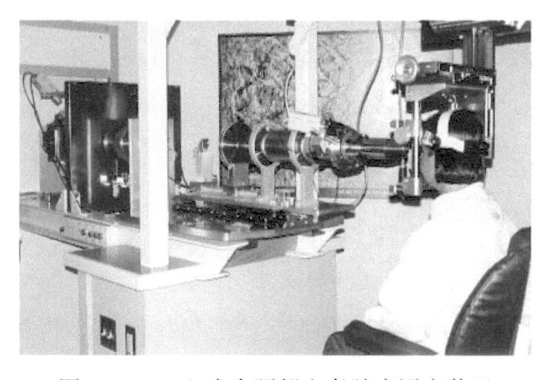

图 19-2-1　坐式头颈部患者肿瘤固定装置

　　患者肿瘤固定装置分为两类: 治疗床的仰卧或全身固定模具与治疗椅的坐姿或头颈部固定装置. 前者主要适用于体部内脏肿瘤, 后者主要适用于头颈与眼鼻部肿瘤. 对于全身固定模具, 本身形状与尺寸基本上是与患者身体轮廓相吻合. 模具采用对 X 射线透明的热塑材料来制作. 这种材料在 65°C 的热水中浸泡后即能熔化. 成形的模具本身在很长时间内不会变形, 模具也可以选用其他材料来制作, 主要是要求该材料的溶点在 70°C 左右, 在固态时不易变形, 并具有较好的透明度等. 当模具覆盖患者大部分身体时, 为了允许空气流动, 可采用穿孔结构以使空气保持流通, 保证患者能较为舒适地接受治疗.

　　坐式头颈部固定装置, 其结构要比全身固定模具复杂, 主要由面罩、颚部模具以及头部框架三部分组成. 面罩用于固定头部, 一般用网状材料制成, 其网眼应尽可能小, 网络重叠处厚度应与其他地方一致, 以保证束流尽可能均匀照射. 罩的结构还要不影响患者的呼吸和视觉. 颚部模具包括牙套和颈框, 牙套给无牙患者准备用于下颚的固定. 颈框是做成与患者颏颌部相吻合的形状, 用来限制头部和颈部的运动. 可以将颈框连接到治疗椅的支撑臂上来锁定位置, 以达到患者颈部与治疗椅准直. 碳纤维板有合适的硬度与质量, 并且很容易制成不同的形状, 是一种制造颈部模框理想的材料. 在不影响束流的情况下, 用一个 "∩" 形的框架垂直连接在颈部模框上来调整头部的角度和位置. 框架上的锁定系统用来防止患者在治疗过程中可能的位移. 当用固定治疗头治疗眼部肿瘤时, 还需要固定住眼球, 因为眼部照射治疗的时间一般为30s左右, 因此可以通过使患者眼睛盯住某一闪光点的方式来自发地固定.

对患者的肿瘤部位进行定位, 其实质是确定治疗头内的束流配送系统与靶区之间的位置关系. 在设计治疗头内配送系统中的补偿器与准直器时, 要考虑到允许患者身体有微小的运动而不影响治疗. 同样, 在设计这种患者肿瘤部位固定装置时, 也应允许有不超过一定限度的运动.

由于患者在诊断与治疗时, 是用同一个模具, 因此要求固定材料不应影响诊断. MRI 成像要求定位材料不能含有铁磁物质. CT 成像中要避免金属材料. 如果有用作位置基准的标准, 其体积应小于 2mm³. 固定专用材料还不应减弱 X 射线的强度, 从而影响 CT 的成像质量.

固定设备应能使患者迅速、安全和轻松地固定与脱开. 这样万一在发生意外事故情况下或者患者本身突然感到极大痛苦情况下, 患者都能迅速脱离这个固定装置.

19.3　患者精密定位椅

治疗中心设有固定束治疗室, 用于头颈部肿瘤治疗, 在这种情况下患者是坐在椅上治疗. 因固定束治疗头的位置固定不变, 人坐在椅上也固定不变, 只有移动椅子的上下、左右、前后和用左右转动方法, 才能将肿瘤的位置调整到治疗头引出的束流精确地打在肿瘤的 PTV 肿瘤上, 从而实现肿瘤治疗. 这个具有多维移动功能的椅子称精密定位椅. 如图 19-3-1 所示是一个患者正坐在定位椅上进行治疗, 在市场中可以看到许多型号的精密定位椅, 如法国 Orsay 质子治疗中心研制的一个专用于治疗头颈部和眼部肿瘤的机器人椅, 具有下面的六维运动功能. 椅子本身可沿其垂直轴做 360°的转动, 可采用手动操作, 在任何转动位置上, 都有精确的刻度

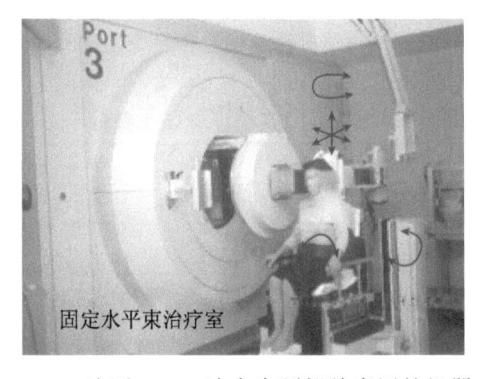

图 19-3-1　法国 Orsay 治疗头颈部肿瘤用的机器人椅

值，并将此刻度值送入计算机. 椅上装有六个步进马达和六个传感器. 计算机能使椅子以上下、前后、左右方向为三个虚轴，进行三维的直线移动，还能对上述三个虚轴做 15°的旋转，所有六维参数都送入计算机.

19.4 患者精密定位床

　　旋转治疗用的患者精密定位床允许将质子流在任何一个治疗角度时对患者病灶的任一个部位进行精确的辐照治疗. 图 19-4-1 是用于美国麻省总医院 F. H. Burr 治疗中心的定位床，它是由美国 General Atomics 和比利时 IBA 研造的. 治疗床的定位装置有六维移动自由度，其中三个是线性移动以达到对准所需的治疗体积，一个是旋转运动，以使患者能根据治疗头的角度来定位. 达到使治疗床上的 50cm × 50cm × 50cm 的拟辐照容积内任何一点能正确对准旋转台的等中心点. 治疗容积本身能够进行大于 180°的旋转，转台本身能进行大于 360°的旋转. 这两种功能相结合后就能在原则上使治疗容积内的任何一点都具有 4π 的照射度. 为了确保有一个能接受的患者治疗准备时间，要求在微调治疗头内束流位置与方向时，允许能用治疗床的微小的前后与左右倾斜的变化方法来维持原来的定位精度，不需要再改变患者的已进行的精密定位. 此定位床的技术参数见表 19-4-1.

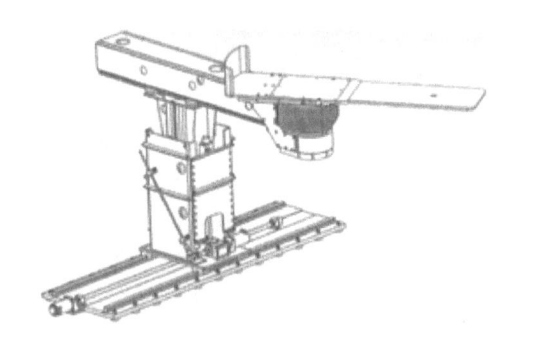

图 19-4-1　美国麻省总医院的定位床

表 19-4-1　定位床的技术参数

垂直方向最大位移	横向最大位移	纵向最大位移	旋转角	左右倾斜	前后倾斜	精度
56cm	225.6cm	147.5cm	±180°/95°	±3~15cm	±3~15cm	±0.5mm

注：旋转角；患者操作时可±180°，患者治疗时±95°.

　　对精密定位床的一般技术要求是：要求线的(直角坐标)精确度是 0.5~1mm，倾斜度小于 0.3°，重复精度是 1/2~1/3 上述值. 在完成患者定位过程中的总误差应小于患者固定器件有关的误差. 为安全和舒适，对移动的加速度、速度、角度、噪声和振动都要予以限制.

19.5　患者精密准直系统

患者躺在定位床上, 移动定位床, 使患者的肿瘤部位放置在治疗头的等中心点左右, 患者(粗)定位完毕, 下一步是患者精密准直. 各大治疗中心往往采用一些不同的专用装置、方法和系统来完成此任务. 现将几种有代表性的患者精密准直方法分别介绍如下.

19.5.1　数字化影像定位系统

数字化影像定位系统是一种治疗室内的数字放射图像法(in-room digital radiography), 设备简单、使用方便、高精确度, 从而波广泛应用. 当前美国、日本、西欧、韩国和中国装有日本三菱、日立、住友, 比利时 IBA 的质子治疗装置的治疗中心都用此法. 具体内容在 19.6 节专文介绍.

19.5.2　治疗室外的计算机断层图像法

治疗室外的计算机断层图像法是在瑞士 PSI 研究所用的准直方法, 设备简单、使用方便、可节省患者占用治疗室的照射时间, 但精度较低. 此方法是用一个专用患者运输系统, 系统有一个可搬运的载体. 此载体既可以安放在 CT 床上进行诊断, 也可以放在治疗床上进行治疗. 载体上有精密刻度, 使载体在两个床上的安装精度是 1mm. 在使用时, 先用固定装置将患者固定在此载体上, 将载体安在 CT 床上进行诊断后, 获得一个垂直和水平的视图, 将作为后面患者准直的参考图像. 将此载体又放在治疗床上进行精准直. 医生根据解剖学在肿瘤区内选定 3 个标记, 在正常组织内选定 3~4 个标记, 通过调节定位床, 使在治疗床上所看到的各标记和诊断时的参考影像上各标记相符时, 即准直完毕. 此方法的准直精度是头颈部±1mm, 体部±1.7mm.

19.5.3　放射标记法

放射标记法是不用安置解剖学标记间接准直的方法, 可以在肿瘤内或其邻近组织内置一些放射标记, 用此作参考直接进行准直, 但这些标记会影响重离子的剂量分布, 影响大小与标记的材料大小、束流的方位、距离后沿下降等因素有关, 如在前列腺肿瘤上用不锈钢标记会产生 5% 的平均剂量扰动.

19.5.4　超声图像法

在放射治疗前列腺肿瘤时, 可用超声图像的图像引导放疗法(image-guided

radiotherapy, IGRT)对患者进行准直. 用超声图能直接看见前列腺, 不需要用骨上标记来作肿瘤定位. 这样也避免了用埋种(based seed)放射标记法带来的剂量分布中的冷点. 但在用超声 IGRT 对患者进行准直时, 需要比埋种法的 3mm 安全边界更大的 9mm 安全边界.

19.5.5 质子放射照相学

1. 基本概念

X 射线的主要物理性能, 即 X 射线在穿透物质时, 其强度的衰减是和物质的密度成正比的. 靠这个物理性能发明了 X 射线放射照相, 后来又发明了 X 射线断层扫描 CT. 这二者都对医学诊断做出重大贡献. 人们想能否用质子取代 X 射线, 做出质子放射照相学和质子断层扫描 CT?

从理论上看, 质子在穿透物质后, 在物质后面放置的质子探测器, 可以测出如图 19-5-1 所示中的三种信息: 能量损失、强度衰减和多次库仑散射. 从这些信息中, 可以获得物质的有关信息, 并可用图像表示. 这就是质子放射照相学[47].

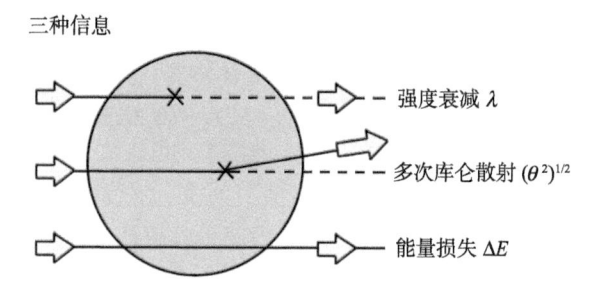

图 19-5-1   能量损失、强度衰减和多次库仑散射

从 1995 年开始美国 LAMPF 国家实验室对此作了大量研究工作, 主要是用于核武器的材料动态性能研究. 其他研究所也在其他领域的应用作了大量研究工作. 归纳起来有两种应用: 一种是如图 19-5-2 所示的动态性能研究用的质子三维放射图像. 图中表示有一个内聚性爆炸物, 在爆炸时, 冲击波对裂变物质加压, 使裂变物质的体积达到临界值而形成核爆炸. 人们可以通过质子照相, 得出爆炸后过程的瞬间变化的三维动态变化图. 另一种如图 19-5-3 所示的静态照相, 可以像电子光学那样安放各种聚焦组件(四极聚焦磁铁), 从照片中反映出目标的有关细节, 离子治疗的质子放射照相学是属于此类型.

2. 质子和物质的相互作用

从最基本的物理概念来看, 质子和物质相互作用主要分为下面几种.

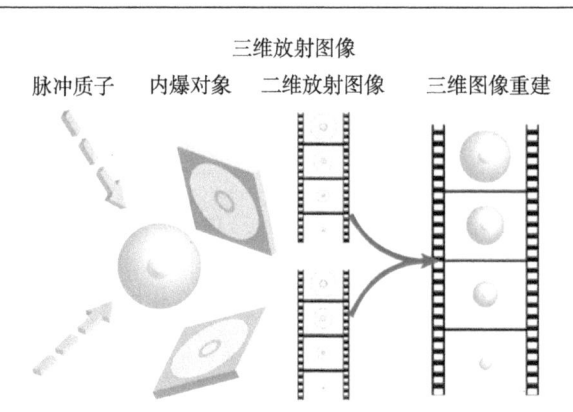

图 19-5-2　动态性能研究用的质子三维放射图像

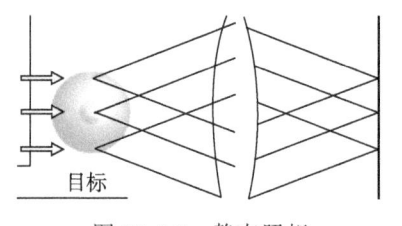

图 19-5-3　静态照相

(1) 高能质子和原子核的相互作用, 主要是通过原子力(短程强作用力, 使核子束缚成紧凑态的力), 而很少通过库仑力(长程的带电粒子间的静电力). 高能质子通过原子力与核直接作用, 通常要散射一个大角度, 质子本身的能量也有明显地下降.

(2) 每个质子在通过一个特定的原子核时, 即使靠得不近, 但所有邻近的原子核对质子的合成库仑推力也导致质子改变方向, 使入射角有所扩散.

(3) 在物质中质子和电子间也会发生库仑作用, 但电子质量太小, 从而会使电子的速度和方向有大变化, 但质子重, 仅稍改方向.

(4) 原子核截面很小, 高能质子在物质中要通过一段(比 X 射线更长)更长距离. 这种性质有利于照射厚的对象.

(5) 质子照相和 X 射线照相进行比较各有优缺点. 例如, 质子照相的位置分辨率不如 X 射线照相, 价格也比 X 射线贵, 但质子照相有更高的穿透功率、更高的探测效率、较小的散射本底, 加速器可以直接产生高能质子, 不需另打靶转换, 此外, 质子照相装置还可以改变成 X 射线照相装置如用钨靶将质子能转换成 X 射线, 具有多脉冲工作能力, 有利高速动态照相等 X 射线照相所没有的优点. 因此, 各有特点, 各有不同的应用场所. 况且 X 射线照相技术已开发近百年, 十分成熟. 而质子照相技术开发仅 10 年, 还刚开始, 其前景如何还有待研究开发.

3. 质子放射照相学的最初实验

1995 年美国 LAMPF 国家实验室用 188 MeV 的高能质子对一个厚 6mm 的上面刻有深 3mm 的"LANL P-RAD"的钢板进行照射，在钢片后，安置一个多层的质子探头. 共做了三个实验：一是没有钢板，则探测器给出一张纯色的图. 二是有钢板，则显出一张带刻字的红色图(即图中的深色字). 三是在钢板和探测器之间放一个四极聚焦磁铁，电子光学中四极聚焦磁铁的作用相当于几何光学中棱镜的作用，则显示一张倒写的紫色图(即图中的倒写深色字)，如图 19-5-4 所示.

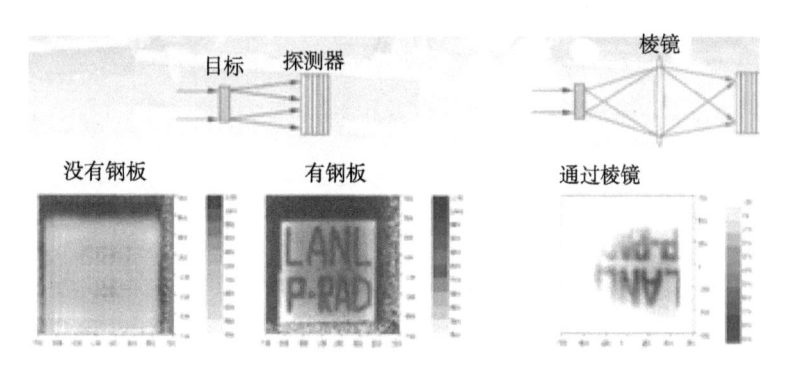

图 19-5-4　美国 LAMPF 质子放射照相学的实验

从上面实验中[48,49]可见，当足够高的高能质子透过物体时，在穿过的质子流中含有此物质的有关信息，并且能像光学那样具有相似的光学特性. 质子这种穿透特性给出的照相称为质子放射照相学.

4. 质子放射照相学的物质动态性能研究

在上面曾谈到"内聚性爆炸物"的爆炸动态照相. 这是质子放射照相学最重要的应用，所以这里作一个详细介绍. 图 19-5-5 是"内聚性爆炸物"的结构图，图 19-5-5(a) 是静态图，中心是由次临界状态的裂变核元素组成的核心，四周用六块高能量化学爆炸物包住.

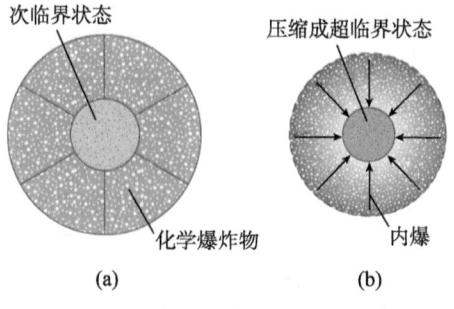

图 19-5-5　"内聚性爆炸物"的结构图

图 19-5-5(b)表示在爆炸时有一个很强向心的内聚力,向次临界状态的裂变核元素加压使核元素由次临界状态变成超临界状态而爆炸. 图 19-5-6 是一个用在该"内聚性爆炸物"上的 6mm 厚的铜制盖板,当爆炸时瞬间动态变化的质子三维立体放射图. 这对研究核武器的结构和物质材料十分重要. 质子放射照相对于核武器的应用发展作出了贡献. 同时也促进质子放射照相技术在离子治疗中的应用.

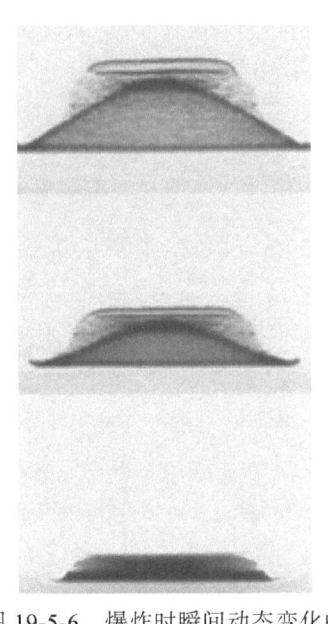

图 19-5-6　爆炸时瞬间动态变化的质子三维立体放射图

5. 质子放射照相学在离子治疗中的应用

质子重离子治疗, 为什么想用质子照相呢[50]? 这得从CT的缺点引出, CT在实际工作时, 不用吸收系数和密度. 而是换算成 CT 值, 用 CT 值表示密度, 单位为 Hu(hounsfield unit), CT的吸收系数和 Hu 之间存在一个专门的换算表. 如水的吸收系数为 10, CT 值定为 0Hu. 人体骨的 CT 值定为 +1000Hu, 空气密度定为–1000Hu. 质子和碳离子治疗中, 必须将 CT 的 Hu 单位再换算成离子特定的停止功率(ions specified stopping power), 而这种换算有很大的误差, 从而难于准确地定出质子重离子的准确射程.

换而言之, 医务人员在做治疗计划时, 给出体内射程和对应治疗用的碳离子能量. 但当真用此能量治疗时, 实际的体内射程并不是计划中的值. 若此误差比要求小, 有些肿瘤没有照着. 若比要求大, 则肿瘤后面的敏感器官受损. 这是一个长期以来医务人员想解决的难点[52]. 人们发现若采用质子照相, 则可以获得一个"患者特定的 CT 的 Hu 数换算到质子停止功率的校正曲线", 从而在治疗时能定出一个准确的治疗粒子的能量. 目前此技术还在研制中, 人们仅在狗身上做质子照相试验, 已得到一定的有用结果. 预计不远的将来, 能用在离子治疗的临床应用中.

图 19-5-7 表示质子治疗和质子照相二者之间的关系. 在患者上下的 XY 横向平面放有两个束流(如位置、截面、强度)探头. 在下面一个探头后面, 又放一个以能量为层次的多层质子探测器. 在治疗时图中质子束停留在肿瘤的后沿, 没有质子能

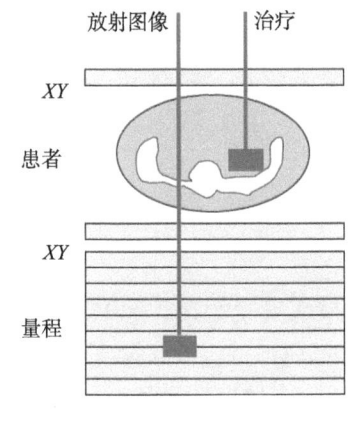

图 19-5-7　质子治疗和质子照相二者之间的关系

穿透患者. 在照相时, 质子能量要足够高, 大于患者的身体厚度(如厚 30mm, 质子能量要大于 235MeV), 如图中的质子能穿透患者身体, 并在多层质子探测器获得患者肿瘤的质子放射图.

6. 瑞士 PSI 的质子放射照相

图 19-5-8 是瑞士 PSI 旋转头上的质子放射照相. 两个内部装有质子放射照相仪器的长方形盒, 安装在 X 射线的边上. 在照相工作时, 把这两个盒旋转 90°, 放在束流下面, 一个盒放在患者前, 另一个放在患者后. 在遥控下, 通过患者之前(入处)和之后(出口)的质子的坐标就产生质子照相图像. 采用几层的闪烁堆站, 就能测出穿透患者和空间坐标相符的质子的剩余量程, 测出的质子照相图是一张穿过患者身体的质子的二维平均剩余量程分布图. 图中能给出的最感兴趣的信息是量程信息, 利用此信息可以直接检验患者体内计算的量程的精确度. 图 19-5-9 是假人体(rando phantom)的质子照相图像, 其黑白灰度即对应不同的剩余量程. 质子照相可以直接测出患者中的质子剩余量程的量程校正图像. 可以和治疗计划中计算出的预计量程相比较, 如果二者符合, 则证实治疗计划中预估的量程和治疗束的实际量程具有相同的精度, 因而束流的确是及时停在灵敏器管前面. 这个治疗必须满足的条件原本无法落实, 有了质子照相才算真正得到验证[51].

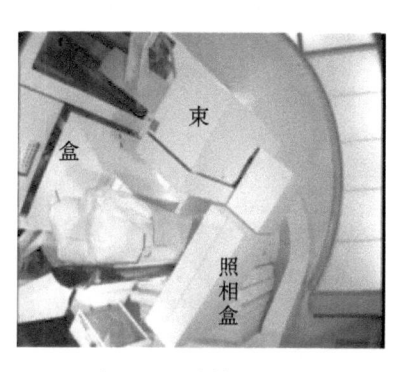

图 19-5-8   瑞士 PSI 旋转头上的质子放射照相

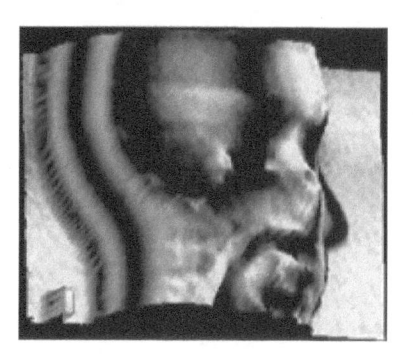

图 19-5-9   假人体的质子照相图像

19.5.6   正电子发射断层扫描的放射照相学

1. 基本概念

将人体代谢所必需的物质, 如葡萄糖、蛋白质、核酸等标记上短寿命的放射性同位素, 如将 F^{18} 制成显像剂, 简称 FDG, 注入人体, 然后进行扫描成像. FDG 分布在各处的组织中, 随该处组织的新陈代谢作用而衰减. 人体在健康和患病组织的新陈代谢状态下, FDG 分布也不同, 如恶性肿瘤的代谢不好, FDG 的核素标记多, 正常组织代谢好, FDG 的核素标记少. 因此只要将放射标记 FDG 打入人体, 测量这种标记物在人体内的分布，凡多者表明代谢不好，少的表明代谢好，由此来判断病状. PET 仪器就是用来测量人体组织中各点的新陈代谢好坏的仪器，PET 不但能显示出哪处新陈代谢不好，还能告诉那个地方的准确空间坐标值，电子计算机经过复杂数据处理，将各个坐标连起来，形成 FDG 在体内分布的立体结构图，即是正电子发射断层扫描的放射照相[52].

2. PET 测量的原理

PET 基于正电子和负电子相碰后的湮灭效应. 根据核物理理论，只要某处有正电子，则此电子必定和该处的负电子产生湮灭反应，即这两个正负电子自身都消灭掉，转化成一对相同的 511keV 能量的光子. 这对光子是沿着两个相反方向的直线(180°±0.5°)射出去. PET 仪器利用此特点来探测何处发射两个方向相反，能量各是 511keV 的光子，一旦发现追查其发射源的空间坐标，此处就是新陈代谢不好，还有放射标记之处.

3. 离子射程的验证

碳离子治疗时，医生们根据 CT 断层照相判断出肿瘤的深度，确定需用的碳离子体内射程. 然而不能简单地认为，该患者体内组织的密度是以水密度的假定来转换成所需用的碳离子能量. 必须要确定出在该患者的特定体内组织情况下，对应需用多少能量的碳离子. 因此，在计算时患者体内的密度是通过 CT 的测量参数来反映出来. 但根据 CT 的理论，这种方法计算出的最大体内射程具有很大的误差.

在质子放射照相一节中已叙述了 CT 难于准确地定出质子的射程. 这是一个长期以来医务人员想解决的难点. 如何能实时测量出重离子在体内的射程是碳离子治疗质量验证的关键.

4. PET 在离子治疗中的应用

用 ^{12}C 离子治疗时，人们发现，当高速 ^{12}C 离子和沿路中静止的 ^{12}C 离子相互碰撞后，根据原子核中的分裂理论，高能 ^{12}C 原子核中有 1~2 个中子被打出来，从而变成高能 ^{11}C (少一个中子)或高能 ^{10}C (少两个中子)继续前进. ^{11}C 是放射性同位素，半衰期 20min，^{10}C 也是放射性同位素，半衰期 20s. 二者在衰变中都发射出正电子. ^{10}C 衰变太快，没法利用. 如果利用 PET 来测量 ^{11}C 的正电子，就能测出重离子在体内的射程. 图 19-5-10 将肿瘤放在 PET 的中心，用上下边的 BGO 晶体测出 ^{11}C 发射正电子地点，就能实时测出碳离子在体内的射程终点坐标. 这个方法十分成功，获得广泛的应用. 图 19-5-11 是正在工作中的束流在线 PET 测量仪，患者的头部肿瘤放在治疗头的等中心点，同时也放在 PET 的上下两个探头的中间. 这样安排，边照射，边测量，做到实时同步. 图 19-5-12 是德国海德堡重离子治疗中心新研制的碳离子治疗专用 PET 结构图，其覆盖的测量立体角比一般 PET 要大，也有较高的灵敏度.

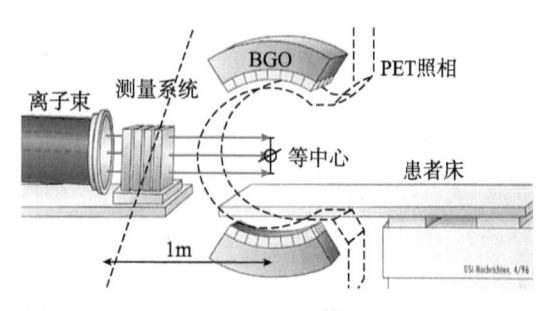

图 19-5-10　BGO 晶体测出 ^{11}C 发射正电子地点

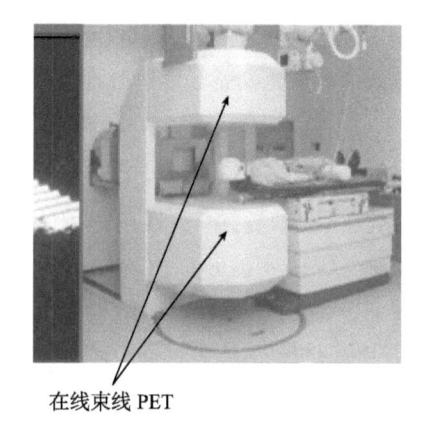

图 19-5-11　束流在线 PET 测量仪

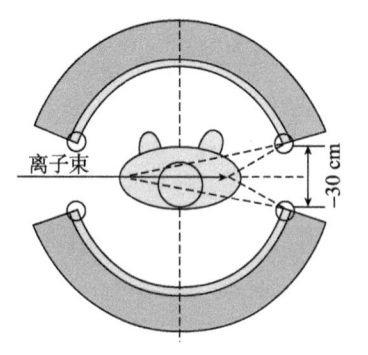

图 19-5-12　海德堡重离子 PET 结构图

5. GSI 的碳离子治疗专用 PET

图 19-5-13 是德国 GSI 重离子研究所研制的一台碳离子治疗专用 PET(正电子发射断层扫描仪)的原理结构图. 简介如下.

患者的头部放在 PET 的上下探头中间, 用 ^{12}C 离子束进行照射. 只要在射程内的 ^{12}C 离子中, 都有约千分之一的 ^{11}C, ^{11}C 又不断发射出正电子. 正电子产生湮灭, 即向上下相反方向发出一对能量相同的光子. 反之, 在射程以外的地方, 不再有 ^{12}C 离子, 也没有 ^{11}C, 也没有光子发射. 这样测出 "有和没有" 光子发射的纵向交界处, 就是碳离子的实际的射程. 上下的 PET 探头是由 BGO 晶体、光电倍增管和高速模拟电子学的组件所组成. 当光子打在 BGO 晶体上, 晶体立即发出微弱的光, 光电倍增管紧挨在晶体后, 就能放大收集这个弱光信号, 并经处理后转换成数字化数据待处理. 由于要确保获得的信号是由一对能量相同且方向相反的光子所产生的真信号, 不是由本底和噪声等引起的假信号. 在探测器的头部装有若干电路: 一是晶体发光时间确认, 用来确定这个光信号的正确时间; 二是放大器的阈值器, 用来验证这一对信号的能量是相同的; 三是时间符合电路, 验证这对信号是同时产生的. 检查后的信号送数据收集器, 此数据收集器实际上是一台实时计算机系统, 内有 CPU、本地数据寄储器、历史记录数据等. 此外由游离室送入一个束流状态信号和由加速器控制送来一个束流参数信号, 都作为协调控制用.

PET 数据收集机将有关信号收集后, 送上以太网, 将数据送到网上的 PET 计算服务器进一步计算处理. 网上还连有 PET 控制工作站、治疗控制站、治疗计划服务器, 以及 PET 旋转机架和线性移动控制等[53].

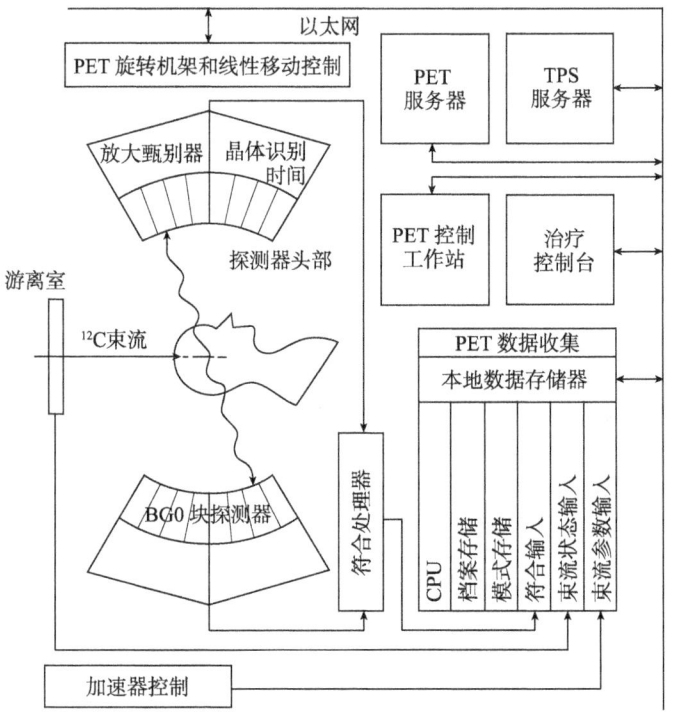

图 19-5-13　德国 GSI 专用 PET 原理结构图

19.6　数字化影像定位系统

19.6.1　准备工作

采用数字化影像定位系统(digital imaging positioning system, DIPS)准直, 患者精密准直系统的核心技术是数字化影像定位系统, 其硬件配置是需用两套相互正交的摄像管和平面数字影像板, 第一套的摄像管放置在治疗头内, 准直时摄像管自动置在治疗头的轴线上, 不用时自动抽出离开轴线. 对应的平面数字影像板安放在患者的背部, 约在等中心点的下面 50cm 处, 这块板平时也内藏在旋转机架内专设的一个空间, 准直时自动抽出在准直位上, 完后自动归原处. 另一套摄像管和平面数字影像板在准直时, 自动安置在和治疗头相垂直的平面上, 摄像管放在患者左右边上的离等中心点 3m 左右的地方, 影像板放在距等中心半米处另一侧, 用完后自动复归到原处.

在开始准直前, 先要准备两幅取自 CT 图像的准直参考图. CT 诊断图像是断层扫描的序列图像, 是一个 DICOM 的标准的 2 维数字图像数据. 治疗应用程序(TPS)将 CT 断层序列图像转化成一个 3 维图像称为数字重建图像(digital reconstruction rediography, DRR). 从这个 3 维图像中可找出有兴趣的区域(region of interest, ROI), 从 ROI 中可以明显地区分出患者的肿瘤位置, 灵敏器官与周围正常组织的相互空间关系. 医务人员就从中来选择治疗方法、剂量计算等, 从而制定出全部治疗计划. TPS 再从 DRR 图像中作出另外两个 DRR 图像, 一个是从 0°来看(如从肿瘤顶部来看)的 DRR 图称为 DRR1 图, 一个是从 90°来看(如从肿瘤边上来看)的 DRR 图称为 DRR2 图. 图 19-6-1 是准直时需用的四张放射图像; 图 19-6-1(a) 是 CT 诊断图像 0°的 DRR1 图; 图 19-6-1(b) 是 CT 诊断图像 90°的 DRR2 图; 图 19-6-1(c) 是用治疗头内的 X 射线管拍摄一个 0°的 DR1 图像; 图 19-6-1(d) 是位于治疗床边上的另一个 X 射线管拍摄一个 90°的 DR2 图. 在上面的 DRR 和 DR 图上, 除本身的定位直角坐标线外, 医生要根据生理解剖学的原理作出若干易识别的标记, 如在耳边、头壳、眼附近作若干个标记, 在精密准直时用. 在图 19-6-1 中, 因图太小, 看不清这些标记. 有兴趣可参看文献[54].

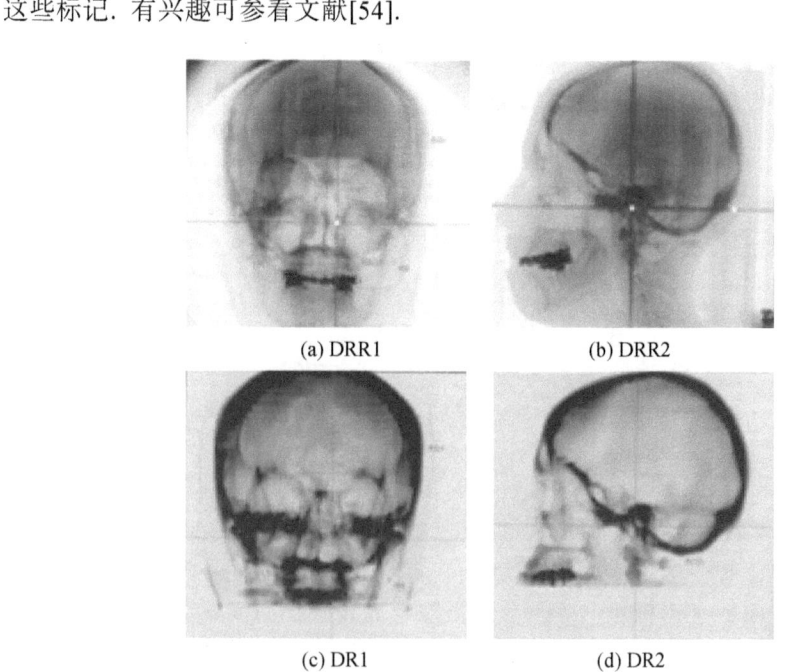

(a) DRR1   (b) DRR2

(c) DR1   (d) DR2

图 19-6-1　数字化影像定位系统 DRR 和 DR 图

19.6.2　准直过程

图 19-6-2 是患者精密定位和准直的全过程. 先用患者固定装置将患者固定在床上, 用激光模拟定位进行预定位, 用 X, Y, Z 三维线性移动和床的转动作粗定位后, 即进行精密准直, 方法是先用在治疗头内的 X 射线管拍摄一个 0° 的 DR1 图像, 再用位于治疗床边上的一个 X 射线管拍摄一个 90° 的 DR2 图像. DR1 图上的十字线是患者在定位床上治疗的直角坐标线, 图上也有 DRR1 上相同的相应标记; 在 DR2 图上的十字线是患者在定位床上治疗的直角坐标, 图上也有 DRR2 上相同的相应标记. 两个 DR1 和 DR2 再和由 TPS 根据 CT 图像所得的 DRR1 图与 DRR2 图像作比较. 根据 DRR1-DR1 与 DRR2-DR2 两个图像的比较差值, 用计算机控制的六维精密移动和转动来(手动或自动)进一步精细调节治疗床, 重复进行上述的比较, 直到 DRR1 与 DR1, DRR2 与 DR2 两个图像基本重合, 就完成精密定位.

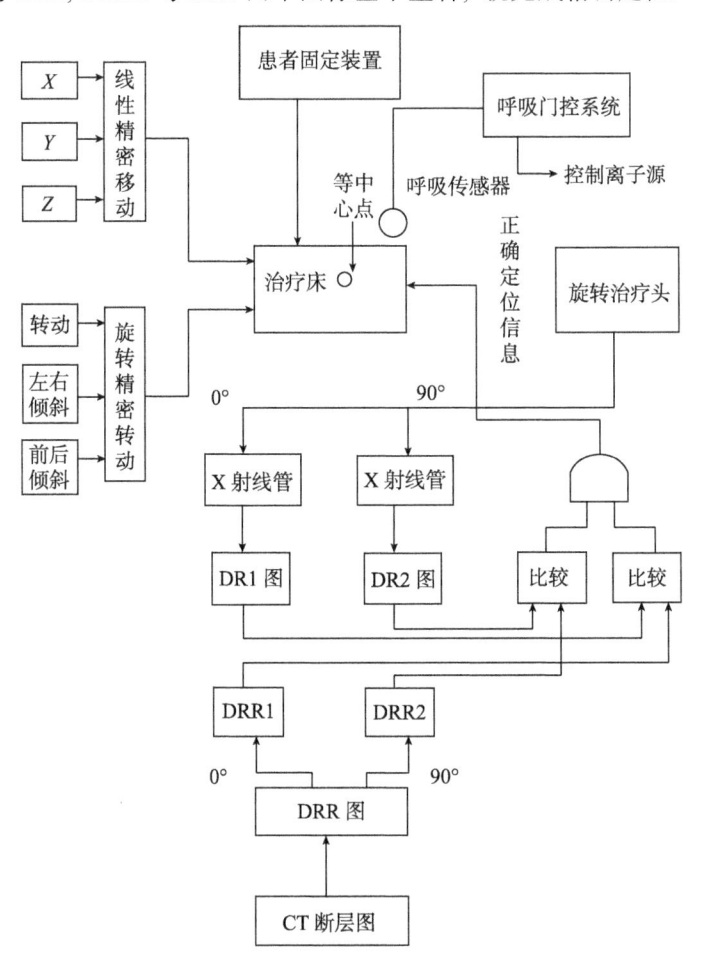

图 19-6-2　患者精密定位和准直的全过程

DRR 与 DR 两个图像基本重合是表示 DRR1 和 DRR2 上面的所有标记和 DR1 和 DR2 上面的所有同名的标记都符合, 也表示 DRR 图上的十字线, 即 CT 诊断的直角坐标线, 也和 DR2 图上的十字线, 即患者在定位床上治疗的直角坐标线相符, 从而确保治疗的辐射 PTV 和患者肿瘤的 PTV 在空间完全重合.

通常在 X 射线治疗用的患者定位装置, 其定位精度仅要求 5~10mm. 治疗的角度旋转动态范围也小. 而质子治疗时要求的定位精度为 1mm 之内, 要求治疗的角度旋转动态范围也大, 灵活性要求也高. 质子治疗专用精密定位装置允许将质子流在任何一个治疗角度时对患者病灶的任一个部位进行精确的辐照治疗. 上述定位步骤仅适用于肿瘤体积大小基本不变的情况. 对于肿瘤本身有体积动态变化的部分肿瘤(如肺癌), 则还必须再加一个呼吸门控措施. 将一个呼吸传感器安放在患者的有关部位, 来取得患者的实时呼吸信号, 利用呼吸规律来反映肿瘤的变化规律, 用来控制加速器的离子源, 从而再用此规律来同步加速器的质子束, 达到同步治疗的要求[1].

19.7　机器人患者定位系统

19.7.1　引言

自 2007 年 3 月美国印第安纳大学中西部质子放疗所(MPRI)的医疗组用机器人患者定位系统治疗肿瘤者后. 各质子重离子设备供应商, 如比利时 IBA、德国西门子等都宣布在他们的患者定位系统中使用机器人[45]. 估计质子重离子治疗患者精密定位系统在今后将广泛地使用机器人. 其原因主要有两方面. 一是质子和重离子治疗用的患者定位系统要求比常规放疗用的患者定位系统具有更高的精确度, 无法利用价格较低廉的、批量生产的常规放疗用的患者定位装置, 而必须委托其他厂家加工制造, 虽然精度高, 但是生产量少, 价格昂贵. 现在可用市场上批量生产而价廉的机器人, 从经济上十分合算. 二是从技术和功能上, 用机器人控制操作的患者定位系统, 技术上机器人的 0.2mm 重复精度不低于原来的定位精度, 操作上的灵活性更胜于以前. 用机器人后, 患者的上下床更方便. 因此, 采用机器人的定位系统, 既便宜又方便, 获得供应商的青睐[55, 56].

19.7.2　美国 MPRI 的机器人患者定位系统

美国印第安纳大学旋转加速器装置和中西部质子放疗所的医疗组 2007 年 3 月以世界上第一个机器人患者定位系统在旋转机架上治疗了一名肿瘤患者. MPRI 的旋转机架允许质子流从多种方向射入患者身体. 而旋转机架和患者定位系统的组

合允许 MPRI 可以利用附加的束流角度,以减少健康组织损伤的方式,治疗脊椎、头颈和脑肿瘤患者.

图 19-7-1 是 MPRI 的固定治疗室,由 ES1 偏转磁铁来的质子流,先到一个开关磁铁,分别将质子流导入两个分支,一个是专治眼黑色素瘤的眼睛治疗头,用一个 UP20 型小机器人作为患者定位椅的定位系统. 另一分支进入一个水平固定摆动扫描治疗头,采用 IBA 的喷嘴,用一个 UP200 较大型的机器人作为患者治疗床的精密定位系统. 该定位床也可在机器人配合下治疗脊椎、头颈和脑肿瘤.

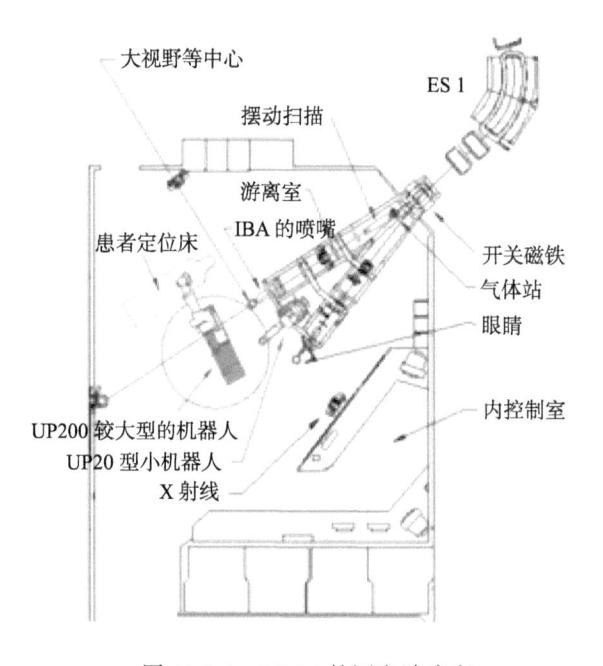

图 19-7-1　MPRI 的固定治疗室

19.7.3　Motoman UP200 型机器人的技术特性

图 19-7-2 是 MPRI 采用的 Motoman UP200 型机器人的外形照. Motoman UP200 型机器人是一个快速灵活、威力强大的工业自动化机器人. 这个高速机器人在点焊和重负荷搬运的应用中都具有最小的足迹和优越的性能,它的可举高度达 2.446mm,质量 200kg. 这个 Motoman UP200 机器人能有非匹配的灵活性,如工作时可以将工作包络扩展到身体的后部,允许将工具放在背上并方便地握住焊枪. UP200 的技术特性是:六轴自由度的运动,荷重 200kg,垂直行程 2952mm,水平行程 2446mm,可重复性,±0.2mm 机器人重 1350kg.

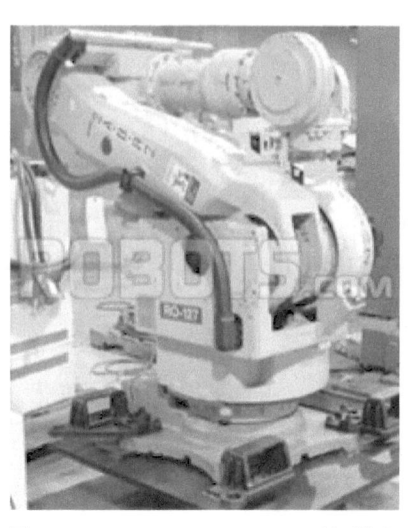

图 19-7-2　Motoman UP200 型机器人

19.7.4　德国西门子的机器人患者定位系统

德国西门子在 2007 年宣布在患者定位系统中大量采用机器人, 在西门子的讲座中有图 19-7-3 中的 3 张用机器人来帮助患者的照片. 从左到右是患者向前倾斜15°进行治疗, 协助患者上下床、旋转 100°进行治疗[57].

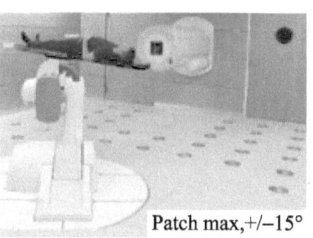
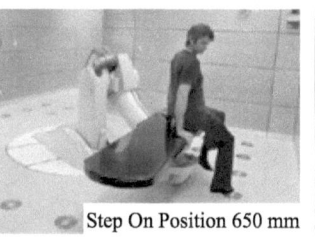
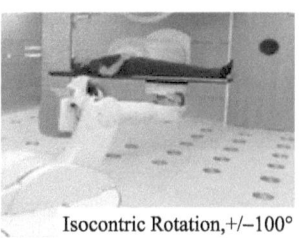

Patch max,+/–15°　　　　　Step On Position 650 mm　　　　Isocontric Rotation,+/–100°

(a)　　　　　　　　　　　　(b)　　　　　　　　　　　　(c)

图 19-7-3

(a) 从左到右是患者向上下倾斜以 15°治疗; (b) 协助患者上下床; (c) 旋转以 100°进行治疗

19.8　影像引导下的放疗定位新技术

X 射线、电子、质子和重离子的三维适形放疗(3-DCRT)和束流调强放疗(IMRT)等现代放疗技术的主要优势是提高肿瘤靶区剂量分布的适形性, 增加肿瘤靶区与周围正常组织的剂量梯度. 让肿瘤是高剂量区, 而正常组织受到很少剂量, 对肿瘤进行"精确"照射. 但用这些技术进行放疗时, 放疗实施过程中产生的微小误差都可能造成肿瘤靶区的低剂量和周围正常组织的高剂量照射，不仅使这些技术本身的优势没有得到发挥，反而会造成正常组织损伤增加，更为严重的是肿瘤靶区的"漏照". 为了确保精确实施放疗计划，采用影像引导下的放疗方法(IGRT)可以成为 3-DCRT、IMRT 等现代放疗技术发挥优势的重要保证. 因此，IGRT 可以作为精确实施放疗计划的一种验证手段. 第一个用 IGRT 技术的是 2003 年 7 月在 Netherlands 癌症研究所的新 Elekta Synergy™ 系统进行的. 图 19-8-1 是指在影像引导下的束流调强放疗，简称 IG-IMRT 的精确放疗图像，图中直线为传统放疗光照范围，曲线为精确放疗光照范围. 从图可见，用 IG-IMRT 的精确放疗比传统放疗精确得多[58, 59].

当前所有高精尖的放疗技术都存在治疗靶区移动问题：肺部、呼吸运动，肠管蠕动，膀胱、直肠尿液的充盈度而发生位置移动，放射治疗的肿瘤靶区也会由此产生每次治疗中以及治疗间发生位置移动，这些原因使得 X 射线刀、光子刀、体部 γ 射线刀，以及质子和重离子治疗都无法对体部肿瘤进行真正意义上的精确治疗. 而 IGRT 除去上述在治疗静态肿瘤的优点外，对治疗动态肿瘤也有很大的帮助，在相当大的程度上可解决此难题.

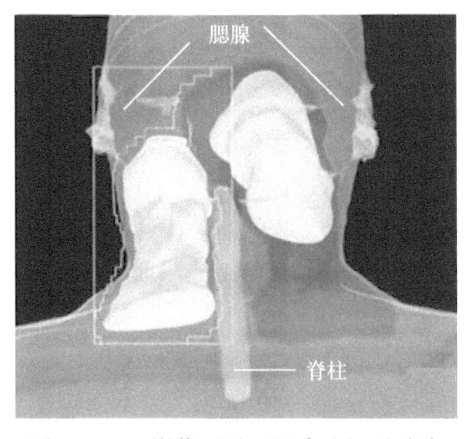

图 19-8-1　影像引导下的束流调强放疗

考虑在三维放疗技术的基础上加入了时间因数，并利用图像来观察肿瘤的动态变化，这样 3D-CRT 变成 4D，并称为四维影像引导放射治疗技术，能够充分考虑解剖组织在治疗过程中的运动和分次治疗间的位移误差，如呼吸和蠕动运动、日常摆位误差、靶区收缩等引起放疗剂量分布的变化和对治疗计划的影响等方面的情况，并能根据器官位置的变化调整治疗条件使照射野紧紧"追随"靶区. 这样通过影像的引导可以减少由于摆位或器官移动造成的肿瘤位置变化后带来的放疗误差. 使之能做到真正意义上的精确治疗. 这是 IGRT 的另一个优点，并很快成为

IGRT 的最主要优点. 下面归纳了 IGRT 的一些主要特点.

(1) IGRT 是一种将传统的治疗计划 PTV 图像考虑进去的一种放疗过程, 从而确保患者是在正确准直定位下的精确治疗. 这种 4D 图像能将各种肿瘤运动 (如肿瘤的收缩和膨胀、肿瘤和周围解剖上的变化)都考虑进去. 根据图像随时间的变化, 改善治疗场的适应性, 减少对正常组织的损害.

(2) 当前先进调强放疗是指通过改变靶区内的射线强度, 使靶区内的任何一点都能得到理想均匀的剂量, 同时还可按医生的要求将各要害器官所受剂量限制在可耐受范围内, 使紧邻的正常组织剂量降到最低. 但是没有解决放疗中如何消除器官的生理运动的影响. 而靶区运动带来的误差远远大于摆位误差. 解决呼吸运动带来的误差目前有门控系统和红外线跟踪系统等(如对肺癌). IGRT 可以考虑各种类型的摆位误差, 在患者治疗前、治疗中利用各种先进的影像设备对肿瘤和危及器官进行实时的监控, 以使肿瘤完全在治疗计划系统所设计的剂量范围内, 实现肿瘤的精确放射治疗. IGRT 引导的 4DCRT 涉及放射治疗过程中的所有步骤, 包括患者 4DCT 图像获取、治疗计划、摆位验证和修正、计划修改、计划给予、治疗保证等各方面. 其目的是减少了靶区不确定性因素, 将放疗过程中器官/靶区随时间而运动的全部信息整合到放疗计划中, 提高了放疗过程的精确性.

(3) 实现 IGRT, 首先必须将放射治疗技术和影像技术紧密结合, X 射线 IGRT 就是在一台最先进的直线加速器上整合一台特殊的 CT 成像设备, 在进行肿瘤治疗前, 进行实时的三维图像引导, 并与治疗前的定位 CT 进行位置比较和实时调整, 从而实现精确放射治疗. 与传统的治疗床不同, 它可以进行六个自由度的平移和旋转, 可保证肿瘤治疗的位置精确. 该设备尤其适用于肺癌、肝癌、前列腺癌、肠癌、妇科肿瘤等多个部位的肿瘤的精确放疗[60].

因此, 不论是 X 射线或质子 IGRT. 首先要安装一套能检出治疗中的肿瘤变化的影像技术装置. 原则上, 只需满足此条件, 任何图像、超声、模拟、数学都行. 可用如下所列的 IGRT 影像技术: ① 检出肿瘤运动的方法有表层和皮层的标记、电子窗口影像、室内超声定位、基于标记的局部化荧光镜的跟踪、平板影像、kV 级锥形 CT、MV 级锥形 CT; ② 在治疗机上安装 MV 级或 kV 级的 X 射线射野影像监视器(EPID)可在治疗中实时监测和验证射野几何位置乃至野内剂量分布, 当前在多数加速器上均可安装 EPID 设备, 先进的 EPID 设备还可以进行剂量分布计算和验证, 如果将治疗机与影像系统结合在一起, 每天治疗时采集有关的影像学信息, 确定治疗靶区, 做到每日一靶, 也称为 IGRT; ③ 目前临床应用的影像指导设备除了 EPID 外, 还包括 kV 级 X 射线摄片和透视、MV 级断层 CT、放疗室内 CT、kV 或 MV 锥形 CT 等. 研究热点集中在锥形 CT、机架上的 kV-kV 系统或 kV-MV 系统, 这些系统能联合 X 射线透视监测和靶区成像, 提供放疗时三维软组织靶区影像和实时射线监测, 使放疗靶区确定建立在内靶区基础上, 而不是建立在体表标记或印记上, 对放疗过程的在线或离线修正起着重要作用. 将加速器与 CT 作为一体安装在同一室内, 适用同一个床, 可进行摆位前 CT 扫描(螺旋或锥束容积扫描)等, CT 定位后把治疗床向前或旋转 180°, 患者不动就可以完成定位与治疗. 最新型的 CT 加速器也已经投入临床应用. 另外, 组合有多种影像(CT/MRI/PET)为一体的 IMRT 治疗机, 其目的也是为了提高各种影像设备图像融合的准确性, 以利于更为合理准确地勾画靶区.

(4) 商品型的 IGRT 产品. Varian 产品, 如 Varian 医用在板图像器. Elekta 产品, Elekta 提供 iViewGT^{TM}手提式图像系统. 但是当肿瘤被敏感器官所包围, 这种系统要靠埋在肿瘤中的代用标记来反映肿瘤位置. 入口处的图像不能用来区别软组织.

(5) IGRT 通常都和调强疗法结合使用. IMRT 能产生较高的剂量梯度, 使正常组织少受伤害. IGRT 具有有效和安全传递较高剂量梯度和定义一个较小的建立边界的能力. 今后趋向是大多数放疗都会用 IMRT. 所以所有的 IMRT 可能都要用图像引导. 在有些放疗癌症, 如前列腺, 往往 IGRT 比 IMRT 还重要.

19.9　动态适应的放疗定位新技术

当人们发现 IGRT 方法能治疗运动中的肿瘤后, IGRT 就很快向这个新方向发展, 人们将 IGRT 称为"动态靶的 IGRT". 随后, 有人为了更好地改变运动肿瘤的 PTV, 使照射更精确, 从而将一种"自适应"技术引入 IGRT, 由于适应的英语是"adaptive", 所以人们又往往将带有自适应技术的 IGRT 称为"IGART". 这种新技术发展迅速, 逐渐成为治疗运动肿瘤的主要方法. 使过去的只能治疗固定的静态肿瘤发展成能治疗运动的动态肿瘤, 这是更大的进步. 为了强调用"适应"技术, 治"动态"肿瘤, 也为了和其他 IGRT 技术区分, 目前通常称这种技术为动态适应的放疗技术(DART). 下面我们从治疗一个前列腺的治疗例子来看动态适应的放疗技术(DART)的内含要点[61, 62].

(1) 3D-CBRT 治疗前列腺的缺点.

用 3D-CBRT[①]治疗前列腺, 首先用 CT 或 MRI 扫描, 小心地确定患者前列腺的尺寸大小和位置, 然后依此制订治疗计划. 在正式照射时, 即根据初始诊断 CT 信息来定位, 使束流的剂量分布和由初始 CT 制订的 PTV 相互适形. 一般情况下, 一个放射疗程要在 7~8 周期间照 35~40 次治疗, 才算结束. 每次照射时, 都用和第一次用的相同的定位, 这时如果患者在 7~8 周治疗期内, 肿瘤本身大小和位置固定不变, 而且每次患者在治疗床定位绝无误差, 则这种治疗是精确的. 但实际上, 患者

---

① 3D-CBRT 是 3 Dimension-Comformal Beam Radiation Therapy 的简称, 即三维适形束流治疗.

前列腺本身并非刚体, 随时在变, 位置也非刚体, 也随时会变, 在用 3D-CBRT 治疗前列腺时, 每次照射时的 PTV 都不同, 每次用一种对应固定 PTV 的剂量分布去照射不同 PTV 的肿瘤, 则谈不上精确二字.

(2) 若用先进的 DART 技术来治疗前列腺就能避免上面的 3D-CBRT 治疗的缺点. DART 技术的要点是用动态适应技术, 克服每次治疗时束流的适形剂量分布和实时肿瘤 PTV 二者失去同步的误差. 下面简要介绍一下自适应放疗(adaptive radiotherapy, ART)的概念. 在 ART 中, 每次照射时, 束流传递的性能会自动修正, 它能补偿因肿瘤运动带来的各种误差, 其补偿程度是用 IGRT 方法时的简单地调节患者定位所不能做到的.

在 IGRT 技术的基础上. 再引入自适应放疗技术. 从而使 IGRT 的疗效进一步提高, 使放疗更精确发展成先进的 DART 技术. 自适应放疗的概念是: 肿瘤及周围正常组织在每次治疗中和各次治疗之间都可能随时发生变化. 单次放疗中的位置不确定因素有: 解剖结构的移动、变形, 正常的生理过程, 如呼吸、心跳、胃肠蠕动等. 分次放疗之间位置不确定因素有: 肿瘤退缩或进展、形状改变, 骨性标志的位置变化, 肠腔、膀胱等脏器的充盈状态等. 忽视这些变化, 将影响到肿瘤的实际照射剂量, 造成肿瘤欠照和正常组织损伤增加. 1997 年 Yan 等提出了自适应放疗技术. 该技术的运用过程是: 自疗程开始每个分次治疗时获取患者二维或三维图像, 用离线方式测量每次摆位误差, 根据最初数次(5~9 次)的测量结果预测整个疗程的摆位误差, 然后根据此误差, 调整 PTV 和 CTV 的间距, 修改治疗计划, 按修改后的计划实施后续的分次治疗. 有两种适应性放疗: 一种方法是在开始几次治疗时, 每次治疗前都进行摄取图像, 并通过计划系统研究计划靶区, 综合分析结果, 确定最终的计划靶区; 另一种方法是通过与治疗机形成反馈回路的运动探测器检测器官运动情况, 当靶区运动超出照射区域时反馈信号将自动停止照射, 并进行靶区校正. A. Martinez 等将两者统称为图像引导的自适应放疗, 英文全称是 Image Guided Adaptive Radiotherapy, 简称 IGART.

(3) 从上例可以将 IGART 或 DART 叙述为利用一种"解剖和功能图像"来帮助作出有关治疗计划的决定, 当肿瘤本身也像器官本身一样移位时, 往住会引起照射束失去某部分靶, 使该部分肿瘤漏照. 在用 DART 情况下, 每次照射前, 医生需要患者当天当时的肿瘤位置新图像, 医生再根据原来的治疗计划对此进行必要的调整. 所有这些步骤都是尽量保护正常组织不受伤害. 而把照射流直指肿瘤. 图 19-9-1

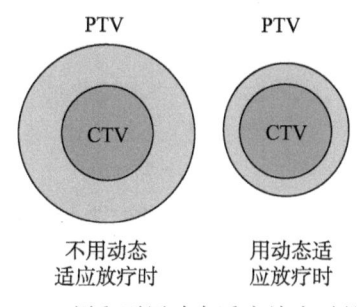

图 19-9-1　用和不用动态适应放疗时的 PTV

是用和不用动态适应放疗时的 PTV, 可见用 DART 时, PTV 可大大减少.

（4）根据植埋"基准的标记"技术, 有可能安排一种使束流传运成和特定位置坐标上的患者前列腺肿瘤实时的尺寸和位置严格正确适形的程序. 有三种适应的治疗方法, 即在线适应法、实时适应法和离线适应法. 医生可以根据患者的新信息的时间和内容来选用, 现分述如下.

离线适应法. 仅在二次治疗次数(fraction)之间使用, 估计是由于 2 次治疗之间, 患者不在医院而在家休息, 故称离线. 在此期间, 患者会发现在自身上有关解剖和生理上的某些变化, 治疗医生可根据这些变化的大小修改治疗计划. 很容易地修改成更精确和有效的新治疗计划.

实时适应法. 在治疗时边治边监控的方法. 实时适应法用于呼吸门控. 根据呼吸情况, 使束流仅在特定时间段下打开, 允许照射. 这种治疗要连续实时监控, 实时采集治疗参数以使束流和患者解剖器官相适形, 确保将最大剂量照射肿瘤, 避免伤及敏感器官.

在线适应法. 仅在治疗时使用, 估计是治疗时患者在医院, 故称在线. 医师只根据当天发现的患者身上有关解剖和生理上的某些变化, 当仅用 IGRT 单独重定位法不能校正的情况下, 则修改放疗计划后再进行治疗. 在线适应法确保治疗连续进行.

有关支持 DART 的商品医用仪器: 有些公司, 如 Calypso Medical 开发出一种专治前列腺的肿瘤治疗仪, 实时连续地监示前列腺的位置, 一旦其位置移动超过允许值, 即报警并在治疗中自动修正. 也有将一个专用标记器, 治前埋入肿瘤, 当肿瘤位置变化, 它会发出警告信号. 总之各种新方法、新仪器在日新月异地发展中.

从上面可知, 动态适应法治疗运动肿瘤, 需要有关解剖和生理上的有关信息, CT 能很好地提供解剖上的有关信息, 确定肿瘤精确位置. PET 能很好地提供生理上的有关信息, 给出癌细胞的状态. 过去这要在两个机器上分别进行. 今天 GEMINI PET/CT 的出现二者合二为一, 能又快又好地得此两个信息. 图 19-9-2 是 GEMINI PET/CT

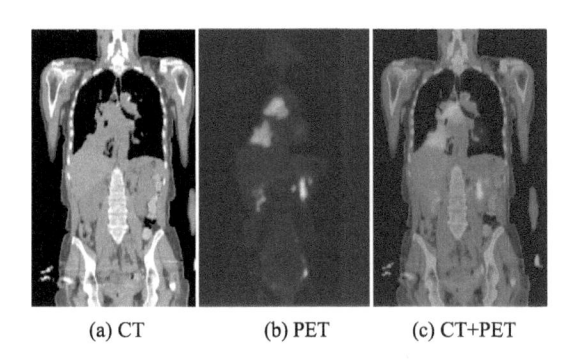

(a) CT　　　　　(b) PET　　　　　(c) CT+PET

图 19-9-2　GEMINI PET/CT 的三种诊断图像

的三种诊断图像. 医生得此信息, 只要用有关现成商品软件, 如 Philips Pinnacle 放疗计划软件, 就立即能制订出治疗计划.

19.10 锥形束 CT 和四维 CT

CT 作为三维影像引导工具, 在影像引导下的放疗革新和应用中扮演着重要的角色. 近年发展起来的基于大面积非晶硅数字化 X 射线探测板的锥形束 CT(cone beam CT, CBCT), 具有体积小、重量轻、开放式架构的特点, 可以直接整合到直线加速器上. 机架旋转一周就能获取和重建一个体积范围内的 CT 图像. 图 19-10-1 是 MDCT 和 CBCT 的工作原理图, 图(a)是多探头(multi-detector)CT. 只具有一个扇形束的片状图像, 而图(b)是锥形束 CT, 具有一个锥状束的立体图像. 这个体积内的 CT 影像重建后的三维患者模型, 可以与治疗计划的患者模型匹配比较, 并得到治疗床需要调节的参数. 根据采用放射线能量的不同分为两种, 即采用 kV 级 X 射线的 kV-CBCT 和采用 MV 级 X 射线的 MV-CBCT.

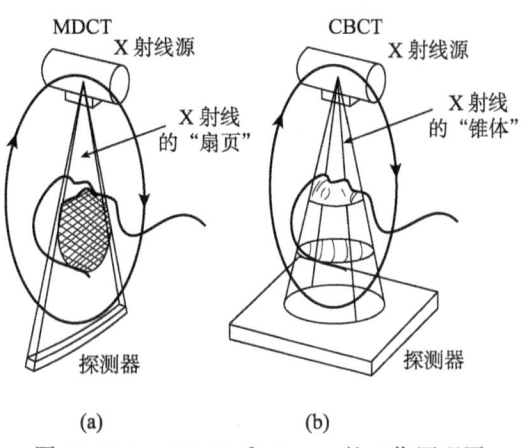

图 19-10-1   MDCT 和 CBCT 的工作原理图

(1) kV-CBCT 平板探测器的读数装置和探测器结合在一起, 本身就具有提高空间分辨率的优势, 因此 kV-CBCT 可以达到比传统 CT 更高的空间分辨率, 密度分辨率也足以分辨软组织结构, 可以通过肿瘤本身成像引导放疗. 而且该系统的射线利用效率高, 患者接受的射线剂量少, 使它可以作为一种实时监测手段. CBCT 具有在治疗位置进行 X 射线透视、摄片和容积成像的多重功能, 对在线复位很有价值, 成为目前 IGRT 开发和应用的热点. 但其密度分辨率, 尤其是低对比度密度分辨率与先进的 CT 比, 还有差距.

(2) MV-CBCT 是用低剂量, 可以获得无脉冲伪影的三维图像, 融合计划 kV-CT

图像,并进行位置校正,椎管和鼻咽融合精确到 1mm. 也可以应用 MV-CBCT 进行在线校正.MV-CBCT的X射线源和治疗束同源是其优点. 而且MV-X射线具有旁向散射少的特点, 适用于评估精确电子密度, 故可以同时作为剂量学监测设备. 但与kV-CBCT 相比, 它在图像分辨率、信噪比和成像剂量上处于明显劣势.

无论采用何种 CT 技术, 如果在 CT 扫描和加速器照射时加进了时间变量因素, 就称为四维放射(four dimensional radiotherapy, 4DRT), 相应地加进了时间变量因素的 CT 扫描, 称为四维CT(fourdimensional computed tomography, 4DCT). 4DCT 扫描截取患者在某一时段内不同时刻的 CT 扫描序列, 图像按相位重建, 得到该时段内肿瘤和重要器官的 3D 图像随时间变化的序列. 应用 4DCT 模拟定位, 治疗时再应用 CBCT 获得的肿瘤或重要器官的 3D 图像与 4DCT 序列的 3D 图像比较后的结果, 控制加速器的照射.

19.11　容积CT扫描

1. VCT 的概念

VCT 即容积 CT, 它不同于以往 CT 的单层或多层扫描, 而是某个特定解剖范围的整体扫描, 这项技术称为容积CT扫描(Volume CT), 全球第一台 64 排容积CT是 2004 年 11 月 29 日公布并正式在美国投入临床使用. 美国通用电气公司(GE 公司)开发的 LightSpeed 64 排容积 CT 是新一代顶级产品. 在 LightSpeed VCT 上, 1s扫描完成一个器官, 5s 扫描完心脏, 10s 就可以扫描完全身, 扫描时间与 16 排 CT相比缩短 4 倍, 造影剂用量减少了一半, 并且图像分辨率较前者有了极大的提高.如同 1998 年多排螺旋 CT 的问世, 容积 CT 的诞生及应用已成为 CT 史上的另一个最重要且具有历史意义的里程碑. 其中, 最重要的突破是在心脏、急诊和功能灌注方面达到了全新应用境界.

LightSpeed 64 排 VCT 是容积 CT 的代表, 把 CT 扫描带入了全新的"容积时代". 64 排VCT 应用真正各向同性体素的数据作重组处理, 图像在冠状面、矢状面、斜面和曲面的分辨率达到了原始横断面图像相同的分辨率,从而克服了以往CT容积成像在非横断面观察时存在的阶梯感以及对细微结构显示不清的缺点, 使得容积重建方式不但能进行更好的

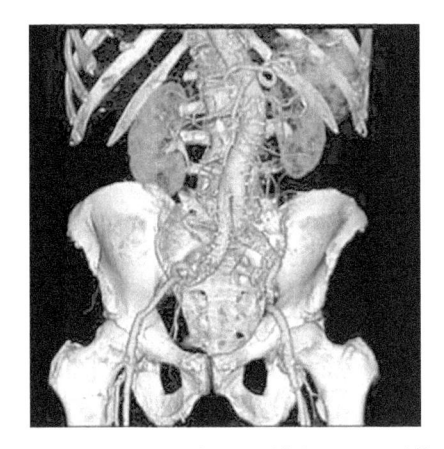

图 19-11-1　GE 公司 64 排容积 CT 图像

空间定位, 更可以直接用于病变的诊断. 图 19-11-1 是 GE 公司 64 排容积 CT 的图像.

2. VCT 带来的主要贡献

(1) 动态地减少图像采集时间: 相对于 16 排 CT 而言, 图像采集时间缩短了 4 倍, 患者需要屏住呼吸的时间更短, 感觉更舒适.

(2) 进一步提高了图像质量: 图像质量的提高得益于容积采集和重建, 它包括了各向同性体素的数据, 运动呼吸伪影的进一步减少, 每一个采集模式的薄层扫描以及多平面的三维重建, 从而进一步提高了解剖结构显示的清晰度.

(3) 进一步降低了患者的 X 射线辐射剂量: VCT 的球管每旋转一圈曝光可完成多达 64 层面的扫描和数据采集, 比同样层厚的普通 CT 及单层 CT 机的 X 射线利用率增加近 64 倍, 使扫描相同范围所用的 X 射线剂量减少, 也使患者在检查中接受的辐射剂量大大减少.

(4) 造影剂用量减少: VCT 可以用更短的时间覆盖预定范围, 使分期扫描更加准确, 使用的造影剂用量减少, 减少了毒副反应的发生率, 其检查更加安全, 造影检查从此成为常规应用, 极大地提高 CT 检查的准确性.

(5) 提供了新的诊断方法和途径: 容积 CT 为新的临床诊断模式开辟了窗口. 例如, 可以在 5 个心跳周期之内获得一个完整的心脏冠脉造影图像, 使得医生能够利用无创的方法诊断人类三大疾病威胁之一: 心血管疾病. 心脏、灌注检查和大范围三维处理重建的应用, 使 CT 成为最不可替代的检查手段之一, 高级临床功能是否完善已成为评估高端 CT 价值体现的最好标准, 新一代容积 CT 已成为满足这些功能的最佳选择.

(6) 丰富的影像信息: VCT 检查可获得更丰富的影像信息. 例如, 一次肺扫描, 同时可获得多方位高分辨肺扫描图像, 一次造影剂增强可获得多时像的增强数据. 亚毫米层厚的数据采集令精细数据的测量更准确, 多种重建方式也为临床手术提供更丰富的参考信息.

第 20 章　质子和重离子的治疗计划系统

20.1　引　　言

质子和重离子治疗是用质子或重离子作为放疗用的粒子射入人体, 粒子在人体内和人体细胞产生相互物理作用, 粒子能量转化成剂量, 将被照射的细胞杀死. 放疗医生的任务是如何设法在照射中将肿瘤的癌细胞全部杀死, 同时尽可能设法减少正常细胞的死亡, 达到治疗肿瘤的目的.

当前生产供应商提供的质子和重离子治疗装置, 是一个完整的具有治疗肿瘤功能的设备系统, 能产生各种能量、各种视野、各种调制度的治疗用束流场, 能加工制造患者需用的各种准直孔径和补偿器. 但设备本身恰恰是不包括治疗计划系统. 因此, 装置本身不了解患者的病情, 也不知道如何用这个工具去治疗患者. 只有装置是不能治病的, 必须在装备和患者之间安排一个中间媒介, 知道如何去用这个装备来治疗特定的肿瘤患者. 这个中间媒介中最主要的主角是设计和制定患者治疗计划和治疗方案的医务人员, 他们能应用程序和参数等具体地给出执行方案. 把这些数据置入计算机后, 在少量必要的人工决策和干预情况下(如患者确精定位准直中的某些步骤)先进的治疗装置就能自动完成这个治疗过程. 从而解决上面提出的两个关键问题: ① 设法将癌细胞全部杀死; ② 减少正常细胞的死亡. 达到治疗肿瘤的目的.

设计和制定患者治疗计划和治疗方案是一件十分复杂的任务, 其中有大量的剂量计算任务, 大量的图像处理和数据处理. 一个高明的治疗计划专家, 若不借助专用的工具, 则要以日、月时间完成一个治疗方案. 这显然不能满足治疗的要求. 因此, 医务界专门编写一个协助医生设计和制定患者治疗计划和治疗方案的一个专用软件, 该软件是一个应用软件, 内含有各种功能的应用程序, 能快速、准确地按医生需要完成各种复杂的剂量计算、图像处理和数据处理. 从广义角度看治疗计划系统应是包括一切和治疗计划有关的硬软件, 但从狭义角度理解, 这个应用软件称为 "治疗计划系统". 本节简要地从制定治疗计划工作流程、治疗计划系统的基本功能、工具和应用角度来介绍这个系统.

20.1.1　治疗计划工作的基本流程

在通常的治疗情况下, 治疗计划的基本流程是由下列步骤所组成.

(1) 首先要有一张患者肿瘤的诊断图像,并已由肿瘤医生判定需进行放射治疗. 所需诊断图像可以是多元性的,即各种不同类型的诊断图包括:单个的 CT/MRI/PET 图、经融合后的复合诊断图、带有人工的解剖参考标记的注册图等.

(2) 肿瘤医生必须在这张患者诊断图上精确地勾画和定义出各种不同结构, 即肿瘤区、敏感器管、正常组织等,以备在照射治疗时,赋以不同剂量,分别对待. 这个过程通常称轮廓勾画、区域分割等. 这是一个要求精确、过程复杂、费时费工 的过程. 因此,治疗计划系统必须提供各种自动、半自动和手动的勾画和分割工具, 加速这个过程.

(3) 肿瘤医生和物理师必须根据患者病情,从各种放射治疗模式中选一种最 佳治疗方法. 如果不能一次选定,也可选若干种治疗方法,分别做出对应治疗计划, 然后经方案评估后,再选出最佳的治疗方案. 可选的治疗方法有很多,如用 X 射线、 电子、质子和重离子,用常规放疗法,用先进放疗法,如 3DCOM、IMRT、IGRT、 DART、呼吸门控、4D-CBCT 等.

(4) 放疗医生和医学物理师根据所用的治疗方法和治疗要求. 制定出各种治 疗参数,如照射次数、照射方向、照射剂量,通过剂量计算制定出各种剂量分布图 等. 由于剂量计算精度要求高,费时费工,所以各种治疗计划系统也都会提供各种 先进剂量算法.

(5) 通过上面的 4 个步骤,就能得出一个初步的、原始的患者的治疗计划.

(6) 利用计划系统中提供的有关虚拟模拟的三维定位工具,确定出患者精确 定位的有关数据,如治疗等中心点的精确位置、激光的定位数据等. 过去用 X 射线 模拟机给出的二维定位参数,当前都已用 CT 模拟给出更精确的三维定位参数取而 代之.

(7) 使用系统提供的建立照射野的有关自动和半自动工具,确定出所需有关 照射野的治疗参数,如照射野大小和方向、所用准直孔径、补偿器等尺寸参数.

(8) 用治疗计划系统提供的图像编辑和后处理工具对所制定的治疗计划进一 步优化,最后得出一个患者的完整治疗计划方案.

(9) 若开始时制定出若干种不同的治疗计划方案,则要用计划系统提供的方 案评估工具和方法,经比较从中选出一个使用的方案. 如果开始时只作一个方案, 虽不必和其他方案作比较,但也要自我评估一下,没有问题才能确定下来.

(10) 一旦对某患者制定出一个治疗计划方案后,在正式用它进行治疗前,还 必须再进行方案的质量认证过程,这是一个十分重要的过程,下面专门讲述.

治疗计划的基本流程,综合上面的 10 个步骤,可以归纳成图 20-1-1 治疗计划 的基本流程图.

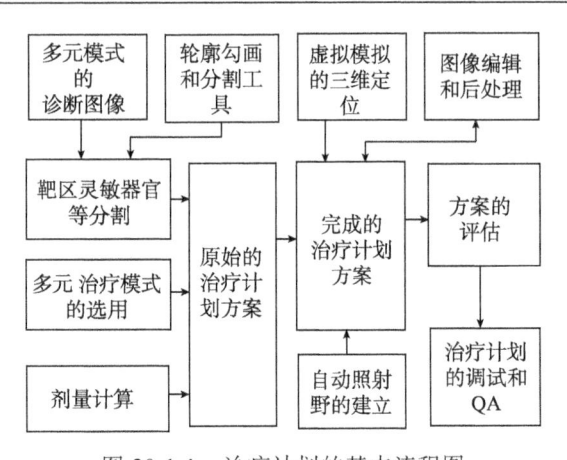

图 20-1-1　治疗计划的基本流程图

20.1.2　治疗计划的初始调试和质量验证

由有关单位研制生产出来的, 在市场上销售的各种治疗计划系统只是一个供放疗计划用的"专用"应用软件. 这里用的"专用"是指专用于制定治疗计划, 同时它又是一个"通用"的应用软件, 这里用的"通用"是指可适用于各种不同类型、不同厂家、不同性能的放疗装置, 即在原始的治疗计划系统中是不包含任何特定放疗装置的专用信息. 当某种放疗装置选用了一个特定的原始治疗计划系统后, 为了使该原始治疗计划系统为该特定的放疗装置服务, 能使该治疗计划系统成为该放疗装置硬件系统的一个软影像, 即一个具有放疗装置相同性能的软放疗装置, 必须将放疗装置的有关性能送入这个计划系统中去. 这个由原始治疗计划系统转变成一个能正式治疗用的治疗计划系统的过程是一个相当复杂的过程, 称"治疗计划的初始调试、验证和 QA", 本节专述此命题.

治疗计划的初始调试、验证和 QA 的工作原理见图 20-1-2. 该图分为上下两个部分, 上半部分是"治疗计划的初始调试", 下半部分是"治疗计划的验证和 QA".

1. 治疗计划的初始调试

当粒子治疗装置安装和部分总调完毕后, 在装置的计算机系统中已装载三个软件系统, 即治疗控制系统 TCS、治疗计划系统 TPS 和肿瘤信息系统 OIS(有关 OIS 后面专门再谈). 刚装载进装置的治疗计划系统称初始治疗计划系统. 初始治疗计划系统对装置性能一无所知, 为了使该治疗计划系统能对装置性能了解, 并能建立一个和装置性能相同的束流模型, 首先的任务是要将装置上实测的若干关键数据送入这个初始治疗计划系统中.

"治疗计划的初始调试"即是将在"被调试的粒子治疗装置"上实测数据曲线送入原始治疗计划系统后, 在系统内建立起一个精确地反映装置性能的可用的束流模型. 从使用者方便的原则来看, 要求输入数据越少, 输入越方便越快, 模型精度

治疗计划的初始调试

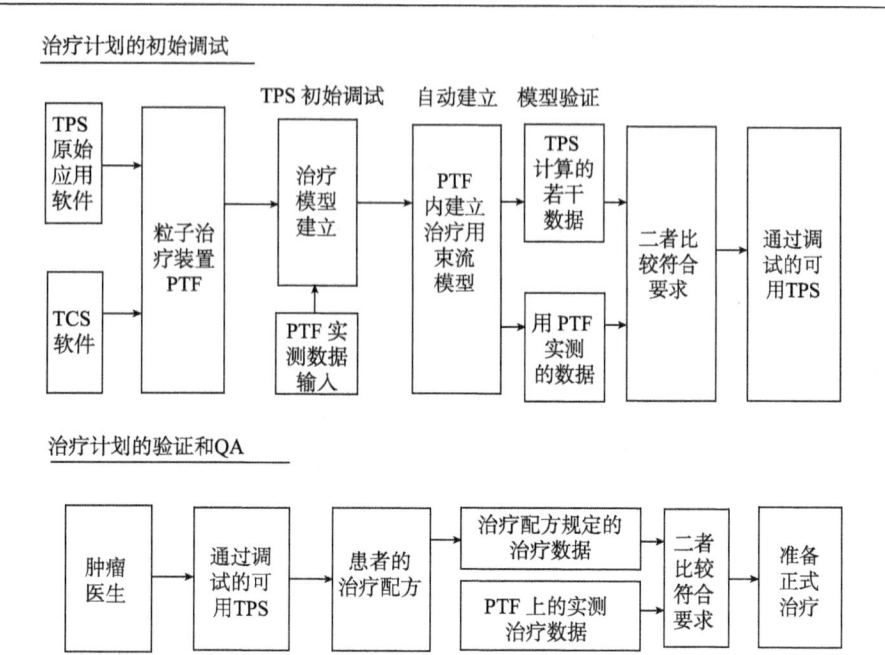

图 20-1-2　治疗计划的初始调试、验证和 QA 的工作原理图

越高的初始调试方法越好. 但这个命题涉及如何设计束流数学模型的专门学术, 非本书议论的范围. 这里仅强调如何应用. 现以 Varian 公司 Eclipse^{TM}治疗计划系统为例来说明: Eclipse^{TM}中有一个自建束流模型软件, 只要输入规定的若干种实测装置性能的曲线后, 系统会在不长时间内自动建立起一个束流模型. 这个建立的束流模型需经过进一步验证才能使用, 验证方法是先用此已建立束流模型的 TPS 计算出某一个输出的束流参数性能曲线, 如某能量和某条件下的束流 SOBP 曲线, 再用装置实测一个同条件下的束流 SOBP 曲线, 对此二者比较, 若曲线符合度优于规定容限, 则算通过, 证实此束流模型可用, 即初始 TPS 调试成功, 现在 TPS 已可使用.

2. 治疗计划的验证和 QA

肿瘤医生和医学物理师用这个治疗计划系统地制定出患者的具体的治疗计划后, 在正式使用前, 为确保治疗安全, 防止在实施此治疗计划时的意外, 还必须进行治疗前的计划的验证和质量保证, 此过程简称治疗前的 QA. 此 QA 很简单, 即用计划方案中规定的设备运行参数对装置进行水箱模拟治疗, 再实测其治疗参数, 再和计划方案中规定的治疗参数相比较, 若差值在允许容差内, 就算通过 QA, 允许正式用于患者治疗.

20.1.3　应用治疗计划系统的工作人员

在治疗中心直接参与患者肿瘤放疗的医务人员有四种: 治疗行政管理人员、放射肿瘤学家、医学物理师和放疗剂量师. 他们都必须从不同的角度使用治疗计划系统所提供的有关工具达到有关的治疗功能. 因此, 他们都会从不同角度关心和评估治疗计划系统. 下面分别予以介绍.

1. 治疗行政管理人员

虽然表面上治疗行政管理人员不直接参与具体的治疗计划工作, 但他们需从更高的层次来负责患者的治疗工作, 他们的主要责任有下述几种: 管理整个中心的财政、改进治疗的质量、改善治疗服务和确保投资的安全等. 他们希望给下面具体工作人员配置高效先进的系统, 要求各种具体功能, 如剂量计算、虚拟定位、轮廓分割、验证评估等都具有精确性、快速性、完善性等. 因此, 他们对所配置的治疗计划系统的性能十分关心, 并作为采用的决策依据.

2. 放射肿瘤学家

放射肿瘤学家是制定患者肿瘤治疗的主要责任者, 是选择放射治疗方法、制定具体治疗计划和方案的决策者, 虽然有关具体的剂量计算、靶区勾画、结构分割、轮廓、虚拟定位等具体工作可由医学物理师和放疗师进行, 但他们做出的最终方案还由放射肿瘤家批准决定. 因此, 他们首先要对治疗计划系统所支持的各种先进治疗模式, 如 3DCOM、IMRT、IGRT、DART、呼吸门控、4D-CBCT 等有深入的了解, 对提供的各种应用技术和工具的性能和精度也应清楚. 因此, 作为一个放射肿瘤学家, 必须对所用的治疗计划系统有全面深入的了解, 加上积累的丰富实践经验, 才能做出优质的患者治疗计划.

3. 医学物理师

医学物理师的主要责任是在放射肿瘤学家领导下, 进行具体的剂量计算、虚拟定位、轮廓分割等工作, 确保制定的各种治疗图中参数的精度, 并确保所有计划方案中的治疗数据的质量和完整性. 医学物理师对治疗计划系统所提供的算法和工具最有发言权, 对它们的性能要求、优缺点最有发言权.

4. 放疗剂量师

放疗剂量师的主要责任是具体执行医生所制定的治疗计划和方案中所规定的有关治疗过程中的操作, 如对患者的精确摆位、治疗时有关准直器和补偿器的定位等, 因此他们必须对治疗计划中的内容有深刻和正确的理解, 才能正确无误地执行计划, 此外他们也应熟悉有关工具的使用和了解其性能.

20.2　治疗计划系统的基本功能

对任何一个治疗计划系统, 可以允许有各种特色和侧重面, 但至少要具备下列基本功能.

(1) 非共平面束流的剂量计算.

(2) 多次散射的 3D 剂量计算：内含多次散射效果的 3D 剂量计算必须有一个适用的差分铅笔束(DPB)算法. 剂量计算算法要经过测试, 计算结果也必须与用在真实的患者几何尺寸情况下的 Monte Carlo 算法结果进行比较.

(3) 模拟束流传递系统：不管是散射法, 还是扫描法, 治疗计划软件必须具有全面模拟现实束流传递系统的能力, 其中包括几何上的考虑, 如束源的直径和束流的发散性. 此外, 如果选用扫描型传递系统, 则必须具备一个治疗计划系统和整体治疗加速器控制系统(ITACS)的接口, 以便根据传递系统规定的精度来执行治疗计划.

(4) 必须具有设计模糊 3D 补偿器的能力, 模糊补偿器是一种特殊器件, 设计用来使靶区的照射剂量不足的可能性降到最低值. 通常的做法是先根据患者 CT 数据计算出补偿器上每个点的厚度, 然后再将计算"点"用一个指定"半径"代替, 再计算出新情况下的最小补偿器厚度, 以后者厚度取代前者. 所选用的取代"点的半径值"是表示患者在治疗中可能移动的最大值, 通常要由治疗计划员选定.

(5) 计算最坏情况下的剂量分布：治疗计划系统软件应有能力制定出最坏情况下的剂量分布, 从而能显示出当患者在治疗中的位置运动以及补偿器准直不好的影响. 此外, 当计算剂量用的输入量, 即 CT 数, 束流量程和束流强度有不确定值时, 软件也能显示上述不确定值反映出来的剂量分布.

(6) 确定计算的分辨率：用户可以指定计算(即计算希望用 CT 矩阵的点数)的分辨率, 也能指定出执行计算用的 CT 平面分辨率.

(7) 快速剂量计算：剂量计算的速度必须使计算 3D 剂量分布所需时间小于治疗计划系统规定的时限.

(8) 剂量–体积直方图：软件必须能计算和显示指定靶区和关键组织处的剂量–体积直方图.

(9) 系统友善的人机界面：对一个具有一年以上治疗计划工作经验的工作人员, 应不困难地学习和使用这些软件. 此外, 必须提供使用操作手册.

(10) 不同的剂量显示能力：必须有等剂量线和彩色显示, 可以在图像终端上显示等剂量分布的在线注解, 用户可以随时输入有关批注, 必须有一台打印机, 可随时将有关显示打出来, 用作患者文件.

20.3 治疗计划系统的基本图像操作

对任何一个治疗计划系统, 允许各有各的特色, 但至少有下列基本图像操作功能.

(1) 编辑 CT 数：必须具有将患者外部的 CT 数置成零和改变特定区域内 CT 数的编辑能力.

(2) 窗口和灰度分辨度：必须具有窗口操作的能力，必须具有 CT 扫描中内含灰度分辨率对应的灰度级数.

(3) 图像放大缩小能力：必须具有将图像中所选的部分放大和缩小的能力，这点在等高线轮廓图像模式中尤其重要.

(4) 等高线轮廓图：必须具备下列三种等高线轮廓图的工作模式. a 用鼠标或轨迹球在两点之间画曲线; b 能用直线将两点连接起来，将楔子(spline)平滑地内插在两点之间，能有自动阈值模式，在治疗计划系统中内含有适用的可靠自动等高线工作模式; c 有修改等高线的能力，将邻近层上相同结构中的等高线内插在指定的 CT 层上.

(5) 数字式重建放射图(DRRs)：必须具有重建 DRRs 的能力，可以利用患者扫描的指定部分建立 DRRs 图.

(6) 等高线结构投影在 DRRs：可以将等高线轮廓图的结构投影在 DRRs 图上.

(7) 准直器设计：有自动将一个特定的行程加到准直器上的能力和用手动加上或修改一个可变准直器的行程的能力.

(8) CT 图像和其他图像之间的相关性：除去显示 CT 和 MRI 图像外，还必须能显示和操作其他如 SPECT、血管造影和伽马照相仪的图像数据. 各图像间还必须有相关性，即在一种图像模式中定义的有兴趣体积能传送到另一种图像模式. 其中必须包括两个 3D 数据组之间的相关性(即 CT 和 MRI 扫描)，也同样包括用 3D 数组的 2D 投影的相关性. 此外，还必须能把从 CT 计算的剂量分布传送到另一种图像模式.

(9) 束流方向的眼视图：治疗计划系统化必须具有制作束流方向的眼视图的功能，包括 DRRs 图和通道覆盖图. 要制作一个通道覆盖图，必须先将剂量师勾画好的患者骨解剖投影在束流方向的眼视图上. 解剖图尺寸要放大到和用作患者准直时用的通道图一样大小. 这个覆盖重叠在通道图上，从而可评估患者的准直情况. 上述过程是手动进行的，若用信道胶片和透明信道覆盖技术，再借用高技术，则此过程也可电子自动化.

20.4 散射束流场的治疗计划设计工作

20.4.1 基本任务

在用散射束流场来治疗患者时，治疗计划的任务是对每一个治疗场(即通常指的一次照射，在此照射期间束流方向不变，照射野不变，患者补偿器、专用准直孔径不变),设计出患者补偿器和专用准直孔径的物理尺寸,并确定治疗头的 SOBP 量程、调制度和剂量值. 患者在治疗时的位置,则由外界皮肤的变动、体内解剖组织、剂量的结构和肿瘤体积四个因素决定,在设计时都应考虑清楚. 下面以图 20-4-1 说明在理想情况下(即指体内密度是恒定值)的治疗计划设计过程,图中 TV 是肿瘤体积,CS 是敏感结构. 图的最左是患者准直孔径,其大小是根据肿瘤在束流方向的眼视图上的投影加上阴影等容差来决定的,随后即补偿器,补偿器的尺寸要求粒子的射程刚好和肿瘤后沿相符,再后是皮肤层,体内用实线画出的轮廓线是肿瘤边界,其外一个用虚线的外圈表示等剂量轮廓线,凡此虚线和肿瘤边缘相差之处表示适形治疗的误差,可以看出图中所用的治疗计划后沿最陡,横向阴影较大,肿瘤前部损害最大. 治疗计划选的 SOBP 最大量程是束流在到达后沿时,穿过最厚的体内厚度,如图中 A 所示. 调制度是依肿瘤最厚的地方,如图中 B 表示. 由图可见,由于后沿下降阴影是由布拉格峰的后沿形成,横向阴影由束源的粒子、束流在介质和补偿器中散射的粒子、束流在体内的多次散射等多因素形成,从而造成后者大于前者的情况. 但在实际治疗中,因体内组织的非均匀性和布拉格峰处的 RBE 有变化等使体内射程本身是个不确定值,有若干毫米的涨落,所以难以用下降后沿陡的特点造成高梯度剂量来躲避敏感器官. 此外,这种散射治疗还带来一个缺点,即由于 SOBP 的宽度固定不变,而肿瘤的宽度又不固定,二者之差处的正常组织都要受到和肿瘤相同剂量的损害. 在实际治疗中,还需考虑许多实际因素,如若患者的补偿器有个横向位移(患者本身移动)则使剂量分布有极大变化,甚至使治疗失败. 为了确保治疗成功,要使用当患者肿瘤有移动情况下确保肿瘤照射剂量的"修正法补偿器设计"等措施[32].

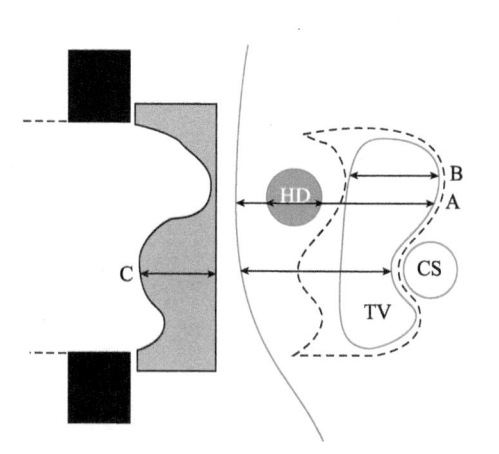

图 20-4-1 理想情况的治疗计划设计过程

20.4.2 肿瘤体积

理论上只要照射体积和肿瘤体积相等就达到理想治疗. 实际上肿瘤边界本身

不清晰又在动, 定位等都有误差, 因此要复杂得多. 人们为解决此矛盾, 定义了三个不同物理内容的体积, 即显形靶体积(GTV)、治疗的靶体积(CTV)和计划的靶体积(PTV). 这三者的关系是 GTV 最小, 若考虑肿瘤边缘处扩散的癌细胞则形成 CTV. 若再考虑到患者移动和定位误差则形成 PTV. 换而言之, 若在真实照射时, 只要用 PTV, 则保证 CTV 内得到照射, 也就保证了看得清的 GTV 和看不清的边缘处肿瘤细胞都能照射到. 上面这种分类法促进了治疗的规范化. 但是必须指出, 在某些情况下不一定正确. 现举如下例子.

图 20-4-2 是肿瘤在肺中的模拟图, 图中纯灰色的直径为 50mm 的圆柱形是 GTV, 外面由实黑线画的直径为 60mm 的外圆是 CTV, 再外面用虚线所画的直径为 80mm 的圆是 PTV. 用一个 SOBP 散射场进行照射, 形成图中的等高剂量分布. 剂量等高线分 50%、80%、95%, 最粗的 100%. 图 20-4-2(a)是正常设计下肿瘤和剂量分布图, GTV 包含在 PTV 中完全理想. 图 20-4-2(b)是 CTV 右移 10mm 后的肿瘤和剂量分布图, 这时 CTV 仍在 PTV 中, 原以 PTV 为目标的治疗计划, 经 CTV 移动后则 CTV 中部分肿瘤得不到照射, 这时原认为 "只要依 PTV 计划, 而 CTV 又在 PTV 内, 则保证 CTV 的照射" 就不正确了.

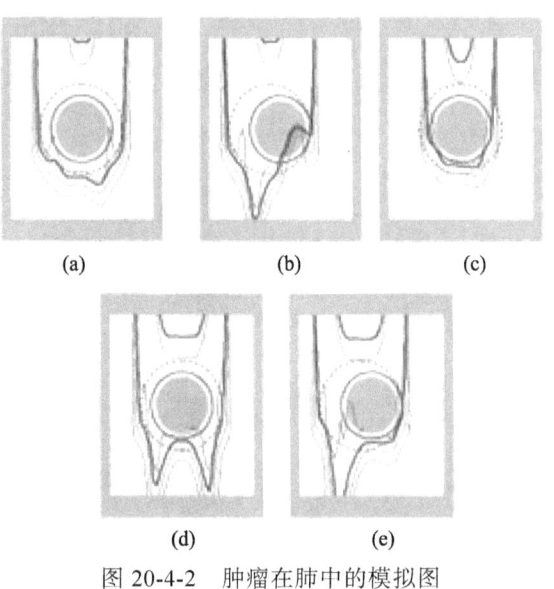

图 20-4-2　肿瘤在肺中的模拟图

再来看图 20-4-2(a), 可以看出以 PTV 为适形对象要把肿瘤剂量同样照射在 PTV 和 CTV 之间的正常组织. 为改善此缺点, 重新作以 CTV 为适形对象的治疗计划, 如图 20-4-2(c)所示. 这时 CTV 保证照射, 又减少周围正常细胞的伤害. 从中看出, 适形对象用 CTV 比 PTV 好. 再看如何在 CTV 有 10mm 右移情况下保证 CTV 的照射. 现以图 20-4-2(c)为基础, 再将原准直孔径加大 10mm、将补偿器设计改用修正补偿器设计法，这样设计出来的剂量分布见图 20-4-2(d)，图 20-4-2(e)是图 20-4-2(d)中 CTV 右移 10mm 的情况，可见这时 CTV 照射有保证，但这是付出代价，即图 20-4-2(d)中在后沿两边的两个剂量反峰，使那两处的细胞受到损害。上述的例子说明治疗计划的复杂性和灵活性，对一个特定患者做出一般的治疗方案并不难，但要做出一个优化方案是十分困难的[54]。

20.4.3　修补式治疗计划

有时肿瘤是非规则形的，又生长盘旋在一个敏感器官附近，用任一个束流角度都无法将全部肿瘤照射到。因此，必须用若干次不同角度才能进行治疗。在这种情况下，就可以采用多次照射的修补治疗计划。当然用 X 射线或质子的亮度调强扫描法也能有效治疗。但质子本身的性能，用散射场的修补治疗方案，也是有效的治疗方法。现以图 20-4-3 为例来描述修补治疗计划的含义和治疗过程。从左上角图可见现将治疗计划分三次不同角度的 A、B 和 C 照射。A 是主照射的方向，它的照射场称"穿透"场，即求能覆盖尽可能多的肿瘤，其补偿器要求建立起肿瘤的边缘状。B 是第一个修补照射场。要求 B 场尽可能覆盖 A 场的横向 50%阴影以外的肿瘤区，其补偿器要求在 A 场的横向 50%阴影上也建立后沿的 50%阴影，这样 A 场和 B 场在边界上共同建立一个 100%等剂量区，即 A 和 B 平滑的连接起来，最后再用第二个修补场 C，用同样方法将 A 和 B 剩下的肿瘤都照射着。并且 B 和 C 间也平滑连接。这样 A、B、C 三个照射如同一个照射那样的完整。

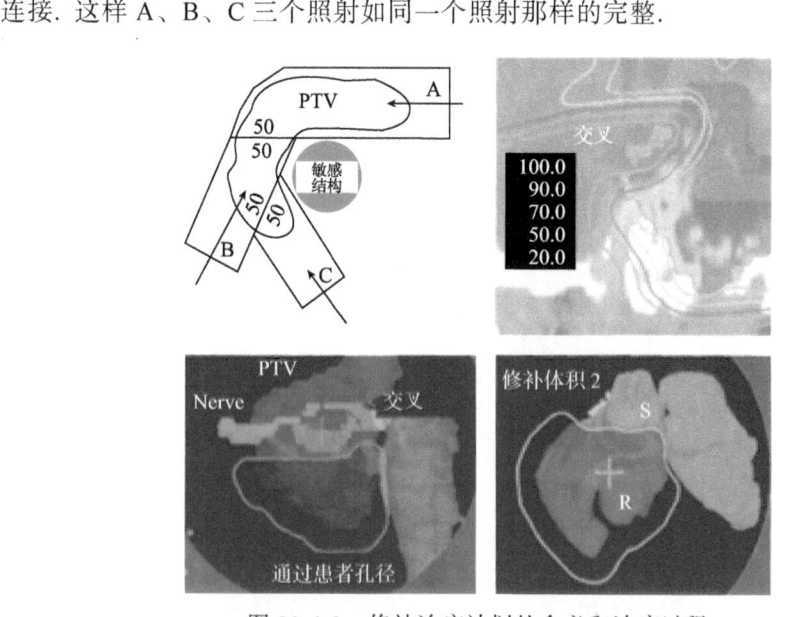

图 20-4-3　修补治疗计划的含义和治疗过程

左下图是 A 方向"穿透"场的目视图，右下图是 B 方向第一个修补照射场的目视图,图中 R 和 S 的肿瘤是 A 主照射剩下的部分,其中 R 部分是第一修补 B 场的照射部分,而 S 肿瘤是 B 照射后还剩下由第 2 修补 C 场的照射部分,右上图是环绕视交叉(optic chiasm)的冠状平面(coronal plane)上的剂量分布图[54].

20.5　扫描调强治疗计划设计工作

20.5.1　引言

上面叙述了在散射治疗场情况下有关治疗计划工作中的一些重点情况. 从目前治疗情况看,各大治疗中心基本上是用这种散射场方法治疗. 从瑞士 PSI 显示独家用点扫描治疗的优越性后,人们开始欣赏扫描的优点,研制各种扫描治疗法已成为一个热点.

现在扫描法也可分为两种:一种不用亮度调制,仍用单视野场和均匀剂量法来治疗,通常称 SFUD(single field uniform dose)法;另一种是亮度调制法,通称 IMPT (intensity modulation proton therapy). 因下述两个原因:一是 X 射线的亮度调强治疗方法(IMRT)在过去十多年有很大发展,可以和常规质子治疗方法比美,为了突出质子的优点,常用质子亮度调制法(IMPT)来比较;二是 2006 年以前国际上只有 PSI 有质子亮度调制,他们在治疗中都以 IMPT 法为主. 因此,无形中说到扫描,就必指调强扫描的情况.

由于历史原因,使"调强"两个字含意不清,从"调强"字面理解. 只是在治疗过程中可以把束流强度变大变小,来达到非均匀剂量场的目的. 但在实际操作过程中,既有调束流强度,也有不调束流强度,而调照射时间. 后者就不是"调强",而是"调时". 严格而言,当前的"调亮度强度",实际上是"调剂量值".

20.5.2　亮度调制的基本方法

亮度调制的方法归纳在图 20-5-1 中. 图中显示出扫描束灵活地在介质中产生各种类型的剂量分布,都可以用作调强方法. 图中的黑点表示布拉格峰的能量沉淀,黑点的大小表示亮度的大小.

(1) 二维调制法——见图 20-5-1(a),将具有固定调制度的 SOBP 铅笔束,对肿瘤进行治疗. 每个横向位置上的铅笔束的能量依肿瘤后沿变化,SOBP 调制度固定不变,亮度不变. 换个位置后,能量依新位置时的肿瘤后沿适应,但 SOBP 调制度仍固定不变,亮度允许变.

(2) 2.5 维调制法——见图 20-5-1(c),将具有固定调制度的 SOBP 的铅笔束,对肿瘤进行治疗,每个横向位置上的铅笔束的能量依肿瘤后沿变化,而调制度是根据肿瘤厚度变化,亮度不变. 换个位置后,能量和调制度是根据新位置时的肿瘤后沿和宽度相适应,但亮度允许变化.

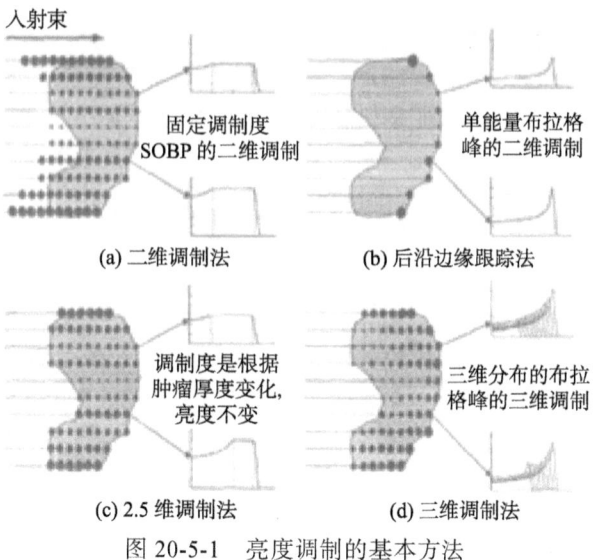

入射束

固定调制度 SOBP 的二维调制

(a) 二维调制法

单能量布拉格峰的二维调制

(b) 后沿边缘跟踪法

调制度是根据肿瘤厚度变化，亮度不变

(c) 2.5 维调制法

三维分布的布拉格峰的三维调制

(d) 三维调制法

图 20-5-1　亮度调制的基本方法

　　(3) 后沿边缘跟踪(DET)法——见图 20-5-1(b)，单能量布拉格峰形成的铅笔束，给不同的剂量强度，沉淀在肿瘤的后沿边缘上.

　　(4) 三维调制法——见图 20-5-1(d)，单能量布拉格峰均匀分布在整个肿瘤体积内，分两种做法：一是分层扫描法，即将纵向分成等能量间距的层，在每层上用一个相同能量和不相同的亮度进行二维扫描；另一种称深度扫描，即当铅笔束固定在一个位置上，依次变化能量，变化亮度，从最浅处扫到最厚处后，再换下一个位置. 深度扫描是一种最快的扫描方式.

20.5.3　动态三维铅笔束亮度调强扫描的概念

　　上面讲述了铅笔束亮度调强的基本方法，但没有清楚地给出一个调强治疗的全过程，图 20-5-2 用来表达一个动态三维铅笔束亮度调强扫描全过程的概念.

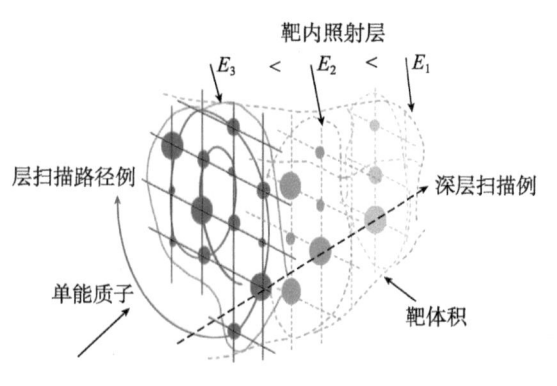

靶内照射层

$E_3 < E_2 < E_1$

层扫描路径例

深层扫描例

单能质子

靶体积

图 20-5-2　动态三维铅笔束亮度调强扫描

如同前面讲的层扫描先将肿瘤依纵向等能量间距分成许多个层次, 每层对应一个能量, 如图上的 E_1、E_2、E_3 层次. 在扫描每个层面时, 都是用一个单能量布拉格峰的束流, 但其亮度可以随时变化, 其变化规律由该层上要求的不均匀度规律来定. 在实际运行中, 可以有各种先后次序方法, 可用层扫描完成该肿瘤层照射, 扫完一层, 进一层. 也能用深度扫描法, 解决一点上的不同深度的肿瘤照射, 再换一点, 直至全部照射完.

20.5.4　调强法和其他治疗法的比较

我们用模拟剂量计算法, 以一个骨盆内的肉瘤(pelvic sarcoma)为例, 以三种不同治疗的计算方法绘制出不同的剂量分布图, 来显示调强法的优良性. 三种治疗法都用三个照视面, 都用相同的照视面角, 仅是每次采用不同的治疗法. 图 20-5-3 的(a)是用散射治疗法; (b)是用 SFUD[①]铅笔扫描法; (c)是用亮度调制扫描法. 所有上半边的图是每一个单独照视面的剂量分布, 而在下边半的图是用相同方向、不同治疗算法的三个照视面的总剂量分布图. 先看散射法, 对每个照视面, 由于散射法的 SOBP 由肿瘤厚度决定, 所以只能固定不变. 从而在肿瘤前面的正常组织受到很大伤害, 肿瘤的 PTV 剂量比较均匀, 后沿陡度还可以. 从这三个照射面的总剂量分布来看, 虽然总体来说 PTV 得到照射, 但股骨前端和周围有一定伤害. 再看 SFUD 铅笔扫描, 对每个照视面看, 由于扫描 SOBP 可变在中部, 即股骨前端的剂量比散射时小, 从三个照射面的总剂量分布来看, PTV 得到照射, 且股骨前端和周围伤害比散射要小.

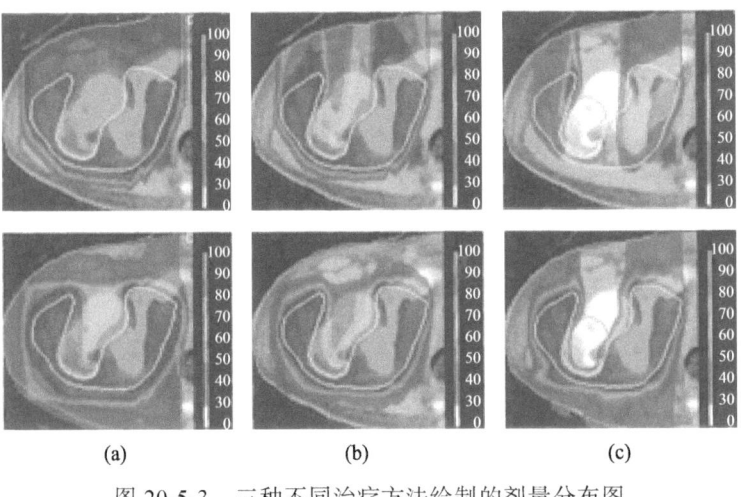

图 20-5-3　三种不同治疗方法绘制的剂量分布图

---

① SFUD 是 Single Field Uniform Dose 的简称, 即每次用一个均匀剂量的照射野进行照射.

再看调强扫描, 对每个照视面看由于调强, 因此在中部, 即股骨前端的剂量基本没有, 从三个照射面的总剂量分布来看 PTV 得到照射, 股骨前端和周围伤害很小. 从上例可以充分看出质子调强的优点.

20.6　美国瓦里安公司的 Eclipse^{TM} 治疗计划系统

20.6.1　引言

美国瓦里安公司简称 Varian Eclipse^{TM} 是由美国 Varian 公司研制[63, 64], 将各种现代放射治疗, 包括三维适形、调强放疗、电子和质子放疗和浅部治疗等, 经简化处理成一个功能完善的整体治疗计划系统. 剂量师、物理师和医生们可用 Eclipse^{TM} 中大量有价值的功能和工具, 为患者制定、选择和验证最佳的治疗计划. 保证高标准的安全和有效的医疗模式. 快速地去制订每个患者的治疗计划. 图 20-6-1 是 Varian 公司研制的现代放射治疗软件解答图.

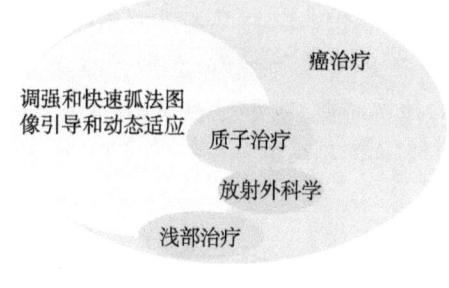

图 20-6-1　Varian 公司研制的现代放射治疗软件解答图

20.6.2　治疗技术

根据现代治疗和技术需要而设计的 Eclipse^{TM} 治疗计划系统支持当前最先进的放射治疗方法, 诸如图像引导放疗(IGRT)和动态适应放疗(DART^{TM})等. Eclipse^{TM} 的高效率和性能促使成长中的放射治疗能更快地采用先进技术, 进一步改进治疗质量.

Eclipse^{TM} 将先进治疗技术简化处理, 帮助医务人员能快速、高精度地制订各种常规和先进治疗计划, 改进和提升患者安全和治疗质量. 下面列举其中主要的内容.

1. 速弧式(RapidArc^{TM})放疗技术

国际上最新型的放疗设备系统 RapidArc^{TM} (当前使用在光子)是将国际上最新型的高精尖加速器与最先进的 Eclipse^{TM} 软件结合在一起的放射治疗设备系统. 弧形动态调强放射治疗机 RapidArc^{TM} 系统是利用围绕在患者身边的弧形治疗仪进行准

确有效地放射治疗, 比现有的调强放疗更加突出高效精确的特点, 使单次放疗照射时间最快可缩短至 2min. 放疗速度比传统的调强放疗快 2~8 倍. 治疗速度加快实现了治疗精度的提高, 因为在治疗过程中患者或肿瘤移动的概率降低, 缩短了患者在治疗床上停留的时间, 提高了患者的舒适度. 这套放疗系统还扩大了放疗的范围, 如对以往有肿瘤发生多处转移的患者, 运用这套系统进行放疗将达到良好的效果.

2. 交互式 IMRT 计划

IMRT 是当前最先进的放疗方法, 具有很好的治疗疗效, 但同时又是最费工、费时、价贵的放疗方法, 因而难于普遍使用. 但在 Eclipse^{TM} 中, 在各个治疗功能步骤上都提供了许多先进高效的技术方法, 如快速照射野的建立、有效的虚拟模拟定位、自动的轮廓勾画和分割工具、快速的剂量计算、灵活的方案评估、方便的调试和 QA、交互式的优化步骤等, 将 Eclipse^{TM} 中威力强大的三维适形计划工具和交互式剂量-体积优化处理相结合. 自动地优化束流几何尺寸, 选择 IMRT 的最佳束流角度. 快速地做出实时决策. 从而使这种先进 IMRT 治疗方法得到很大的推广. 当前 Eclipse^{TM} 所产生的 IMRT 计划已在世界上几百个医疗机构中数千计的患者中广泛地成功应用.

3. 图像引导治疗

图像引导治疗(IGRT)允许在治疗过程中跟踪患者肿瘤的变化, 如在呼吸门控的条件下治疗头颈部肿瘤时, 治疗师能用 Eclipse^{TM} 中的整合锥形束 CT (CBCT) 进行快速计算和治疗计划, 在整个治疗过程中, 能在实时观看肿瘤治疗图像的情况下, 用此图像的变化引导下一步的治疗行动.

4. 动态适应放疗

动态适应放疗(DART)能够将所需的全部患者治疗参数, 不需再输入输出, 就能适用在电子医用记录和治疗传递系统. Eclipse^{TM} 能为 DART 重建基于图像和实际治疗参数的剂量分布, 提高治疗生产率, 改进治疗的功效.

5. 四维计划

Eclipse^{TM} 治疗计划系统的四维计划功能中内含有等剂量轮廓图和照射野的建立. 在计划的全过程中, 这二者不但能像在三维计划中那样快速和有效, 还附加一个四维可视性的好处. 利用专门设计的工具, Eclipse^{TM} 能显示靶和敏感结构的运动. 通过这些可视信息, 放疗师用图像能很容易地设计三维适形和 IMRT 治疗的计划.

这些图像可以是实时正电子管理(RPM)系统信号得出的回顾性入库(retrospectively binned)图像, 或者是用 RPM 门控的图像收集的信号. 放疗师借助这些图像信号. 显示 4D 图像系列. 这些 4D 图像显示和从在线图像器传送来的 CT、PET/CT、PET、MR 和锥形束 CT 的图像是相适应的. 4D 图像可以 2D、3D 和数字重建放射图(DRR)

的视图显示. 显示有关运动图像, 放疗师能看见和证实这些运动.

6. Varian 定向聚合计划

Varian 的定向聚合计划软件对所有基于加速器的立体放射手术和放射治疗(SRS/SRT)程序, 提供完整的治疗计划解答. 利用此软件放疗师可以快速制定高度适形的治疗计划, 其中有用不同厂家生产的锥形或多叶光阑来协助保护健康组织, 治疗模式、实时剂量更新和优化三者的结合, 对颅骨内的和颅骨外的 SRS 二者都可以加速计划过程.

7. 质子治疗

Eclipse^{TM} 质子计划将最新的快速精确质子计算算法和 Eclipse^{TM} 治疗计划系统的能力相结合, 做出质子单独计划系统. 质子计划也能和其他光子等治疗模式结合和比较, 或用作一个增强疗程中的基础剂量.

Eclipse^{TM} 支持不同类型的质子流束线以及治眼计划, 放疗师用自动质子计划工具可很容易地用质子物理特性优点来减少健康组织的损害.

20.6.3　Eclipse^{TM} 的计划技术

Eclipse^{TM} 的治疗计划是一个快处理过程, 原本是物理人员典型的费时任务, 有了 Eclipse^{TM} 计划技术就相当快和简单了. 下面列举其中主要的内容.

1. 灵活的图像管理

用 Eclipse^{TM} 制定治疗计划, 可以采用各种类型的多元化诊断图像, 如 CT、PET/CT、MRI、锥形束 CT、复合的融合图像等, 所有的上述图像都采用 DICOM 3.0 标准, 利用有关工具, 就能很方便地精确定义出靶区和敏感器官. 在 Eclipse^{TM} 中提供产生 DDR 图像的工具, 在患者治疗床上的精确定位和准直中用这种 DDR 进行比较.

用 CBCT 诊断图像时, 医务人员可以每日测试患者肿瘤中生理解剖和位置上的治疗变化, 再根据这种变化及时调整患者的治疗计划做到诊断和治疗间的实时性. 在使用 4D 和最强投影图像(MIP)时, 医务人员可以估算出患者在呼吸时, 器官随时间的变化.

2. 全面的虚拟模拟定位

Eclipse^{TM} 能从任何 DICOM 3.0 兼容的图像组, 包括 CT、MRI 和 PET, 产生的 3D 患者模型进行全面的虚拟模拟, 从而完成有关治疗精确定位的所需功能, 如用 CT 模拟定出三维的模拟中心位置, 模拟中心放在等中心位置, 将等中心参数传送到激光标记系统中, 将所有虚拟模拟信息存入数据库, 产生 DRR 图像, 建立有效的照射野等. Eclipse^{TM} 将虚拟模拟和治疗计划整合到一个系统, 通过完善的分段软件, 加速虚拟模拟和计划处理. 这些软件包括全面的治疗模式的模板、自动照射野的定位、自动的带有柔交互用户界面适形的照视野孔径等.

3. 轮廓和分割工具

Eclipse^{TM}能在 CT/MRI/PET 融合图像, 在有人工标记或解剖标记的注册图像上定义出靶区和各种结构. 提供半自动/自动的用于轮廓勾画和分割的工具, 从而高效地完成下列的一些功能: 对勾画的轮廓赋以不同色彩以增强可视度; 能用眼视角度观看患者的三维结构; 灵活的结构定义, 用结构模板来定义结构名和性质; 用基于 CT 数值的和基于逻辑判别的图像分割功能. 在 IMRT、3D 适形和质子治疗计划中, 分割危险的器官和精确描绘靶的体积是个难点, Eclipse^{TM}的等高线轮廓工具能将结构分割时间从小时减少到分. 医务人员能在具有先进绘画和编辑能力的又是含糊不清的多形态图像中精确地定义出处在险情下的靶和器官的位置, 增强模板和有力的结构后处理加速了等高线轮廓的处理过程.

4. 自动建立照射野

Eclipse^{TM}中提供了许多高效的能自动建立照射野的各类工具, 从而能快速完成许多有关建立照视野的功能. 例如, 自动的等中心点安放、自动孔径、自动后沿和补偿器. 在模拟期间定义出平面、眼视式或三维模型的视图来建立照视野, 能用鼠标去定位等中心点, 调整几何尺寸. 定义视野孔径, 若需重新安排视野可以重新改变视野孔径的形状来配合靶形等.

5. 剂量计算

Eclipse^{TM}中采用了一种先进的三维的铅笔细束剂量算法, 它具有一系列的优点, 如将束流在水中和在空气中的剂量算法区别开来, 计算基于 Monto Carlo 方法确保精度, 在计算中对量程和散射误差做出补偿, 对各种粒子(光子、电子和质子)都能计算、加速的优化过程等. 这样医务工作者就能精确和快速地计算出光子、电子、质子和浅部治疗的剂量分布. 模式算法和 Eclipse^{TM}的灵活构架相结合后, 对每一个治疗模式都能选择最佳的算法. 用交互式剂量–体积优化法, 能快速地将 IMRT 计划普及化.

6. 计划评估

在实际治疗中, 为更好地优化治疗计划方案, 肿瘤医疗小组往往做出若干个方案, 通过比较, 从中选出一个对患者最有效的治疗疗程方案. Eclipse^{TM}中就提供一个比较全面、使用方便、内容丰富、速度很快的计划评估程序. 医务人员使用时, 就能结合、比较和评估不同治疗模式的候选计划. Eclipse^{TM}工作站是连接在一个网上, 在任何地点任何时间都能进行计划评估, 大大加快计划的处理过程.

7. 调试和 QA

在 Eclipse^{TM}中为治疗计划系统本身的调试、验证和 QA 提供了大量有效的应用工具, 促使原本费时费工、操作复杂的调试和 QA 工作变成快速简单, 诸如简化的束流数据输入, 内含的自建束流模型, 促使 TPS 的初始调试大大简化, 利用输出口的水箱测量, 快速做出治疗前的 QA, 这方面内容前面已详细谈过, 这里不再重复.

20.7 国际医科达公司的 XIO 治疗计划系统

20.7.1 引言

国际医科达公司简称 Elekta. CMS 公司(现 CMS 公司已被 Elekta 公司收购, 在收购前称 CMS-XIO, 收购后, 又称 Elekta-XIO 或 Elekta-CMS-XIO)的 XIO 治疗计划系统, 是一个先进、易操作、人性化的治疗计划系统. 它包含了强大的图像传输、轮廓勾画、照射野的布置和修改、剂量的运算和分析等功能. XIO 提供 CT、MRI 和 PET 多种影像的全自动融合的软件. 多层的靶区或正常组织可以迅速地同时勾画完成, 照射野的布置和修改可以通过鼠标或键盘来完成, 并能同步观察到照射野、剂量对肿瘤的覆盖情况. 系统提供了多种先进的计算方法供用户选择. XIO IMRT 代表了现代科技水平的计划软件, 它能生成非常复杂的计划,可以和原始计划进行融合或比较. 图 20-7-1 是 Elekta 的 CMS-XIO 和 IMPAC 产品的商标.

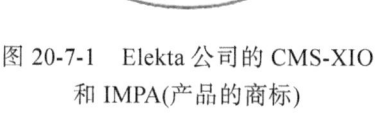

图 20-7-1 Elekta 公司的 CMS-XIO
和 IMPA(产品的商标)

20.7.2 XIO 的治疗计划技术

1. 计划能力和工具

XIO 完整的计划能力能支持很多的治疗模式, 包括 2D、3D、基于 MLC 的 IMRT, 基于固体补偿器的 IMRT、浅部治疗和质子治疗. XIO 的计划工具十分容易使用, 既节省时间, 又可提高工效.

2. 精确和灵活的剂量算法

XIO 选用了许多种强有力和先进的剂量计算算法, 包括快速傅里叶卷积(FFT)算法、多网格超叠(multigrid superposition)算法、快速超叠(fast superposition)算法、蒙特卡洛(Monte Carlo)算法、Clarkson 的 3D 铅笔束算法等, 来提供和确保治疗计划的精度和正确度. 治疗工作人员可根据每个患者特定病情来从中选用最适宜的算法. CMS 的多网格超叠算法代表了先进的三维算法, 在提高运算速度的同时保证精确的结果. CMS 始终通过持续的努力提高计算方法的速度和精度.

3. 直观和完整的 IMRT 治疗计划

IMRT 是一种精确的、易使用的基于处方的调强治疗方法, 这是一个 CMS 持续多年的主要研发项目, 以与学术机构共同开发为基础, 具有极高的 IMRT 计划能力. XIO IMRT 还提供了 QA 工具, 方便检验计划. 使用 XIO IMRT, 只需几分钟, 就能帮助设计出非常复杂的计划. XIO IMRT 能将常规的照射野和 IMRT 的照射野相互结合, 混合匹配常规计划和 IMRT 计划.

4. 输入患者影像数据

XIO 能够充分利用 CT/MRI/PET 等各种图像. CMS 的图像融合软件采用专利技术, 可以快速完成影像自动配准. 无论想要将 MRI 与 CT 图像配准, 还是将 PET 与 CT 图像配准, 只需点击一个按钮, XIO 就可以完成这一工作, 充分利用各种数据, 在多种图像包括 CT、MRI 或 PET 上查看和勾画轮廓. XIO 采用 Windows 风格的界面, 使用起来更加流畅. 所有的照射野和显示工具尽在您指尖下的图标中.

5. 智能轮廓勾画

先进的自动轮廓勾画包括拥有专利的自动轮廓勾画技术(autosegmentation), 使您能够快捷方便地确定靶区、矢状位、冠状位和三维影像的实时轮廓更新. 灵活的轮廓勾画和编辑工具, 能够在您输入的最少三个点的基础上进行轮廓勾画和自动生成.

6. 照您工作的方式建立计划

新的 XIO 界面采用 Windows 风格的用户界面, 绝大多数功能都可用鼠标选取图标来快速调用. 使用 XIO, 您就可以按照您喜欢的方式设定系统. 例如, 动态三维图像显示患者解剖和实时成像; 利用图像和文件菜单结合, 方便快捷地调用计划设计的各种功能; XIO 多实例, 同时运行多个 XIO 进程, 调用不同患者的资料等.

7. 质子治疗计划

研制 XIO 的 CMS 公司在 1998 年将新研制成的质子治疗计划安装在美国麻省总医院, 此后, CMS 一直对质子治疗计划作新的贡献, 质子治疗使肿瘤学家可以更好地控制放射剂量分布, 从而导致较小的有害副作用, 更直接照射肿瘤和增大对肿瘤的控制. 全球有不少质子治疗中心依靠 CMS 来解决治疗计划之需, 当今 CMS 比其他的治疗计划供应公司更有活力, CMS 还在继续提高 XIO, 并决心给质子治疗的患者一个更好的质子治疗计划.

8. 随着最新技术增加性能

当前计算机技术的不断更新, 如双核到四核处理器向更高速处理器发展, 内存容量从 GB 向 TB 前进, 64 位的操作系统将变为主流. XIO 将密切注意计算机技术的新技术, 并用于进一步提高实时图像的处理速度、加速剂量计算时间, 提高计划精度. XIO 还将系统走向多工作站、多地点的网结构, 创建一个粒子治疗计划更完好的治疗环境.

第21章 质子和重离子治疗辐射安全系统

21.1 引 言

　　质子和重离子治疗的辐射安全连锁系统有三个目的[65]: ① 保护个人的安全,这里个人是指一切会接触辐射的人员,包括工作人员、患者和参观陪同人员; ② 保护患者在治疗时不会受到不正确的照射和过量剂量的危害; ③ 保护环境和设备不会因热、电、辐射和活化而受损. 不同国家有不同的辐射保护法规, 所以没有一个统一的国际规范. 但是各国共识,虽然质子和重离子治疗系统的主要目的是治疗肿瘤,但是确保人身安全仍是首要任务,将人身安全控制系统和机器控制系统区别处理是必要的. 2007 年后全球新建的专用治疗中心的辐射安全和连锁系统都遵守这一原则. 例如, 在瑞士 PSI, 除去机器控制系统, 新建的独立安全系统是由 3 个子系统组成, 即个人安全系统(PSS)、患者安全系统(PaSS)和运行允许系统(RPS). 将安全和装置控制区别对待可以减少系统的危险和复杂度. 例如, 每个安全子系统有自身的开关、执行组件和计算机系统. 虽然某个执行组件可以由若干个安全子系统共同来控制. 但它们都有(从这些不同的安全分系统来的)单独的输入和输出信号. 若

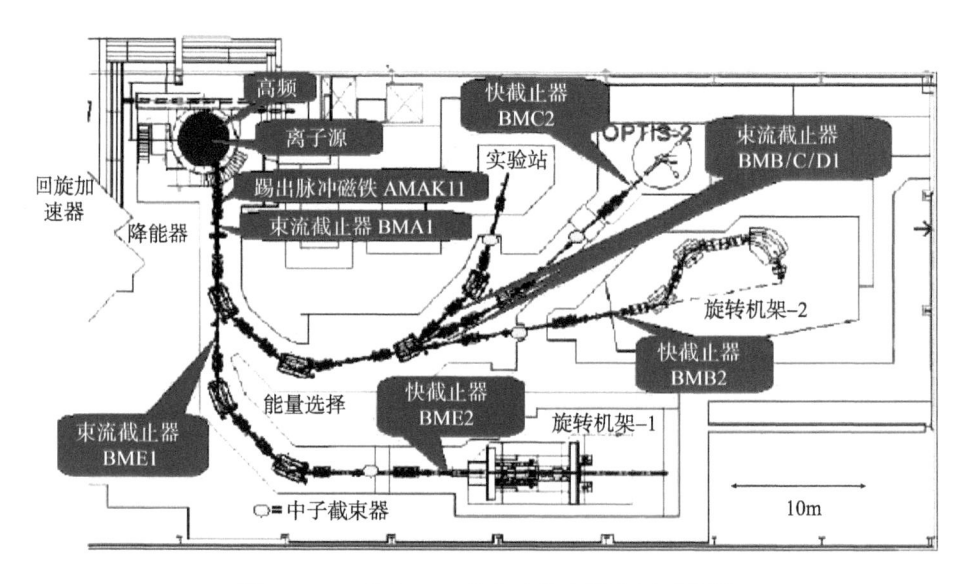

图 21-1-1　瑞士 PSI 的束流截止器安置系统图

某系统有一个非正常的输入信号,此时有关的安全子系统都有能力响应,送出一个断开束流或阻止再接通的状态信号.这些详细的状态信号可以用作事故诊断信号,能进一步帮助操作员深入分析,并找出不正常或事故的根本原因.图 21-1-1 是瑞士 PSI 的束流截止器安置系统图.其中 BM×× 即是束流截止器的执行组件.

在设计安全系统时,为了确保人身安全,必须分析一切可能对人身造成伤害的事件(以辐射为主),针对杜绝此种事件而相应制定出一系列的"安全决定和要求".如考虑到产生"剂量监测系统无法正确读出剂量"的事件,引起"治疗区域的超剂量"的伤害,特作下述安全决定"必须执行这样一道程序,以保证游离室以及相关的剂量测量电子单元在适当的时间间隔下进行验证和核对,若发现工作不正常应立即停止束流".

质子和重离子治疗系统的"辐射危险分析"和"安全决定",不但要考虑单个设备故障的危险事件,也要考虑多种设备同时故障的危险事件,还要考虑因故障处理不当的危险事件.为确保万无一失,即使可能产生的危险概率只有千分之一,也不能放过.因此,设计者要通过成百上千条"危险分析",对应做出成百上千条"安全决定",所有安全要求都应符合应用于医疗设备的危险管理的 ISO 14971 标准.

21.2 安全要求和标准

设计需要的安全要求、危险限量都和本地区的现有法规有关.一般来说,市场商品的法规比较明确,如美国的 FDA 批准、欧洲的 CE 批准.而对一些正在研究开发的项目,往往根本无法规可依,这时应与当事人、有关方商定,如何制定测试和验证报告,以便以后能通过治疗审批.有关方案报告中至少要有安全系统、危险分析、操作指令、已作试验数据等内容.

对质子和重离子治疗来说,至今基本上没有专门的法规.在此情况下,考虑到光子和质子辐射的共性和异性,对共性一面,离子治疗可考虑采用现有光子法规.例如,在光子法规中规定,在治疗头中必须有两个剂量探头,一个当 100% 信号(相当治疗剂量)时停束,一个当 110% 信号时停束.这个规定几乎都同样用在所有的质子治疗中心.

21.3 危 险 分 析

对医用器件的危险分析要求和内容随不同国家而异.没有一个普遍的规定,也没有一个统一的处理方法.但人们可以参考现有成功的医用装置的工作方法.ISO 14971 (2007)文件给出了医用器件如何处理危险的通用方法.人们可以从中了解在一个危险管理过程中的下列步骤.

危险分析：通过故障的树形结构分析，确认危险情况和危险量化.

危险评估：决定是否需要降低危险度的措施和步骤.

危险控制：描述降低危险的测量和控制(定义、实施和验证).

剩余的危险评估：在实施降低危险措施后的危险度.

信息产生：审阅实际的实施法，并观察如何实际执行.

当一个严峻度和危险性的组合危险超过一定的阈值时，必须采取测控措施. 这种测控措施的耐用度和可靠性必须随危险度的增加而增加. 增加冗余度是增加耐用度和可靠性的一种方法，即增加能独立处理事故的独立安全系统的数目，当前已有一些专业公司专门开发出使用于危险分析的工作软件.

21.4　连锁分析和其质量论证

在特定的安全系统控制下，当一个装置、部件、组件或信号在特定的容差下处于不正常状态时，就要发出一个连锁信号. 一旦机器状态恢复正常后，应尽快复原此连锁信号，使恢复正常工作状态的时间不要过长. 当连锁信号不是由部件的失效引起，也不是仅在很短时间间隔内引起，而是由于某些部件的瞬态过程失效，或者由于信号中噪声引起的瞬时电流过大所引起时，尽快复原此连锁信号更加必要.

为了能正确识别连锁响应的原因，清楚的信号指示、发生响应的时间登记和其他有关事件的显示，对诊断和恢复是十分重要的. 图 21-4-1 是在 PSI 控制系统用户界面上显示的特定束流截止器"BMx1."的状态信号("Offen"是开，"geschlossen"是关).

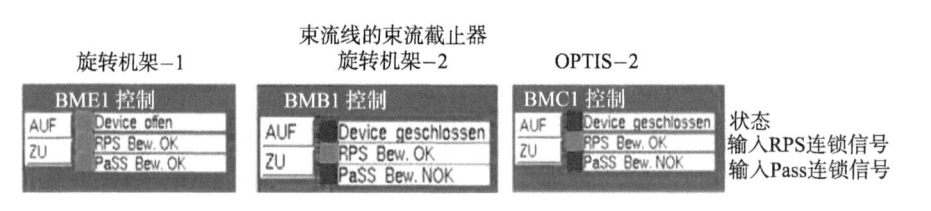

图 21-4-1　PSI 控制系统上显示的特定束流截止器"BMx1."的状态信号

当需要主屏上显示出更详细信息时则可以进一步单击有关信号键得到. 根据连锁信号响应所反映的故障情况，必要时治疗工作可以自动中断. 但对此中断的原因和中断前已治疗的剂量值应立即显示和记录. 当中断原因复原后，束流则不能自动恢复，必须用人工来恢复照射，这样才更安全. 由于在实际上不可能对所有可想象的非正常情况都做试验. 因此，通常是设计一个在系统验收和诊断时用的一个较全面的系统连锁诊断程序，基本上可以检查到隐含的各种事故. 此外，在系统总调时, 也可以针对某种事故作专题测试程序, 如束流强度突然变大、磁场失调、降能器位置错误等. 在中心的各种质量论证(QA)和质量控制(QC)中, 连锁信号的质量论证具有十分重要的位置. 在不同的 QA 中测试不同的内容. 重要的连锁信号的质量论证在每天的 QA 中都要进行.

21.5　断开束流的方法

如何断开束流, 有许多方法断开束流, 反应时间从几个微秒到几分之秒, 断开的后果也不同. 小故障只需执行一个中断, 若一个中断不能完全起作用, 则必须另加一个中断. 严重故障时可以中断所有执行器. 断开同样的束流, 允许使用不同的束流截止器. 例如, 在用预注入器的同步加速器时, 要去除已存在同步加速器环中的束流, 可用中断离子源法, 也可用在环内先减速降能再用踢出的方法.

21.6　束流中断部件

可以用不同方法来停止同步加速器中的束流, 可以断开高频开关, 可以断开引出磁铁的电流, 停止慢引出, 可以用快脉冲开关将束流引入废物筒, 可以断开离子源等. 在回旋加速器情况下, 可以用正常的或快速的机械束流停止器和束流线中的快速偏转磁铁来中断束流. 此外, 也可以关闭加速器的高频加速电压, 或关闭离子源弧电流, 或用加速器中的静电快偏转板等. 不同的束流中断部件会产生不同的剂量误差. 在正常运行情况下, 需要根据 "使辐射和活化最小" 的原则来停止束流, 能 "最快返回正常态" 的原则来选用停束器. 在测出错误状态情况下停机, 则主要是根据需要的反应时间来选用某个安全系统来断开束流. 要牢记反应时间和剂量率的乘积决定患者在治疗故障停机期间接受的额外剂量值. 患者安全系统还要限制下述两种事故情况下的额外剂量: 一种是当系统有双探测系统时的额外剂量, 这种额外剂量必须小于10%的单次照射剂量(IEC, 1998 年); 第二种是更严重的, 属辐射事故类, 在此情况下 PPS 要防止额外剂量大于3Gy. 在用回旋加速器情况下, 有可能因离子源孔径突然裂开而束流猛增. 为限其值, 在加速器中部需按有一个固定准直器.

21.7　控制系统和安全系统之间的关系

前面已经提起, 区别处理机器控制系统和安全控制系统是有利于安全的. 加速器和束流线的运行是由控制系统负责的, 安全系统是控制系统以外的一个独立系统. 二者之间仅有数据交换, 但此两系统之间又有不少共性, 现作下述说明.

21.7.1　控制概念

束流的产生和用此束流来治疗患者是两个不同性质的任务. 而这两个任务对患者安全又起到不同的作用. 在治疗中往往对治疗装置的控制更为重要. 因此, 必须严格区分加速器和束流线的控制和治疗装置的控制. 图 21-7-1 是控制系统的结构图. 在此图中左边的 "机器控制系统" (MCS)是控制加速器和束流线, 只控制机器本身性能. 图中右边是治疗区自身的治疗控制系统 TCS, 治疗系统可以有几个 TCS, 正在工作的 TCS 叫主 TCS, 每个主 TCS 可以通过一个 "束流分配器" 和 MCS 通信, 有个软件包准许提出请求的工作 TCS 成为主 TCS, 此主 TCS 可以访问加速器和束流线, 同样准许主 TCS 有一些选用的动作. 包括控制降能器、束线磁铁、发出出束和停束命令的权力.

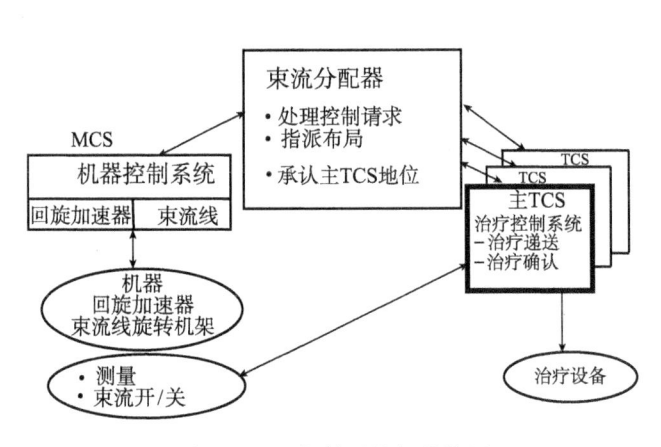

图 21-7-1　控制系统的结构图

主 TCS 通过 "束流分配器" 要求 MCS 根据预先拟定的置定表来置定束流线. 主 TCS 可以独立, 和 MCS 无关情况下启动、验证、使用和停止束流. 在许多个 TCS 中, 每次只有一个能成为主 TCS, 并通过 "束流分配器" 置定束流线上的部件. 主 TCS 也能独立进行必要的测量和开断束流.

21.7.2　工作模式

为了允许进行不同要求的控制功能, 控制系统定义三种工作模式: ① 治疗模式, 专用于治疗患者; ② 诊断模式, 用来调试束流线, 通常不允许再治疗, 但可用于结束一个治疗, 当治疗室控制有请求时, 只允许上述的两种工作模式, 在治疗时,只有取得申请权的主 TCS 才能将装置置于治疗或诊断模式, 从而利用束流治疗; ③ 机器模式, 用于机器日常启动、加速器和降能器测试, 在机器模式时, 这时必须关闭所有束流截止器, 装置的安全系统置于虚拟用户.

21.7.3　治疗手续和典型操作动作

在 PSI 主控室, 全天有人值班, 每天早上负责准备和检查加速器和束流线, 并将当天治疗需用的若干种束强的特定机器参数选出储存备用. 当这些任务完成后, 主控权即转到第一个治疗区, 对该区进行 QA, 此 QA 包括扫描参数、剂量传递和连锁系统的建立和检查. 每个治疗室内有一个放疗师. 在白天直到最后一个患者治疗完, 放疗师负责置定患者治疗用的或切换治疗室用的机器和安全系统的参数. 当一个特定的治疗室准备给患者治疗时, 该室的放疗师要向 "束流分配器" 申请, 请求允许启动. 只有当 "束流分配器" 同意, 并给该治疗室赋予主治疗室后, 才能具体执行.

21.8　瑞士 PSI 的安全系统

PSI 的安全系统是由三个子系统组成, 即个人安全系统(PSS)、患者安全系统(PaSS)和机器安全系统(RPS), 现分别介绍如下.

21.8.1　个人安全系统

个人安全系统要保证人身安全, 但不能影响使用的灵活和快速. 个人安全系统有下述的特征.

1. 目的

PSS 的目的是使中心的任何人免受剂量或超剂量. 当发生任一种辐射事件时, PSS 必须发出一个相应的连锁响应. 根据不同辐照程度和法规, 有关地区可以定义成 "禁止"、"锁定"、"控制"、"管理"、"公共"、"只限工作人员" 等. 有时也可用颜色来表示辐射水平 ("红"、"黄"、"绿"), 或用指示灯 "束流上" 或 "束流断". 在有些地区, 还装有中子和 γ 射线测量仪, 以探测该地区的辐射水平.

2. 工作模式

PSS 依照有关地区的辐射情况, 将有关地区规定为下列的辐射状况.

(1) "自由", 可以不受约束的打开门.

(2) "限制", 控制室工作人员可遥控打开, 其他人员必须在控制室门锁屏上打开.

(3) "锁住", 此门锁住. 此区可能有束流或过剂量.

(4) "警告", 束流断开后, 此门才可打开.

治疗室只有 "自由" 和 "锁住" 两种状态. 若处于门锁状态, 则或是门锁住, 或有一个光栅警告闸, 当有人进室则发警告. 若处于自由态, 则束流截止器必须插入, 以确保室内无束流. 当将室内状态从 "自由" 变成 "限制" 时, 则首先是搜人, 当最后一个人离开时, 他必须将沿途的若干个按钮按下, 确认无人. 同时应发一个警报, 叫人立即离开此室.

3. 断开束流的规则

PSS 基本上是开断高频和离子源. 当束流运行时, 有一个条件不满足, 即断开高频和离子源, 从而断束. 当复原时, 高频和离子源不允许自动合上. 只允许操作员加高频.

4. 功能性的实施方法

系统是在一个专用 PLC 上运行, 它由"失效–安全"的部件组成与其他系统完全分离开. 这个系统有自己的专用执行部件的管理敏感器, 如限程开关、终点开关. 这些开关登记束流截止器连接的执行部件的状态. 当 PPS 产生一个连锁响应, 束流截止器会落入关闭状态. 为了防止因停电、停气而不能执行此关闭功能, 这些截止器是用自身的重力作用("失效–安全"的部件)自动关闭, 然后要用压缩空气来打开, 在有些连锁响应时, 同时会有几个截止器一起中断束流.

21.8.2　患者安全系统

1. 目的

患者安全系统的目的是确保患者治疗安全, 具体要求可归纳如下.

(1) 确保不发生严重的意外辐射, 用剂量探头和束流断开方法保证"过剂量"不大于 5% 的总照射剂量, 约 3 Gy.

(2) 确保正确和规定的辐射剂量, 治疗头内必须多装一个冗余的测剂量用的探头, 即第二个剂量探头, 确保在主剂量探头损坏的情况下, 也能在超过 0.1 的本次规定照射剂量时立即断束.

(3) 确保将剂量加在患者的正确位置, 由治疗头内的测位置探头, 降能器后的测能量装置和患者精定位系统三个测控措施来保证.

(4) 在任何时间必须知道剂量值和位置. 若束流中断, 中断前的剂量值和位置必须记录在案.

2. 功能要求

患者安全系统最主要的要求是当治疗头监示器已到容许值, 或其他监示原始束流有过流时发出连锁响应. 通常我们可用常规记录仪将有关数据都记下, 但有时涉及数据量太大, 没有必要全部记录, 因此选用一些关键参数来处理就够了. 为防止严重过剂量, 并可靠地断开束流, 通常用多输入, 能独立断开束流的冗余控制器. 患者安全系统本身必须和其他系统独立出来, 安全系统所用的输入状态信号必须取自最原始的发源处, 不要取自转接过多次的不可靠处. 同理输出执行必须直接到执行器, 不要再转接而失误. 在置定数据时, 要直接使用从 TPS 处引出的参数, 这样数据相对可靠.

3. 患者安全系统中点扫描的实施方法

PSI 点扫描的技术应用对设计患者安全系统具有特殊的含意. PSI 一号旋转机

架是用分离的点扫描传递剂量. 从控制系统角度看, 治疗是用一系列的单点束流形成的散射束传递剂量. 从患者安全的观点看, 剂量是用一系列的静态点剂量传递来实现的. 为确保患者安全, 每一点的剂量要在线检查, 剂量传递是用治疗头内的 1 号流强监示器的信号来监测的. 再用另外两个 2 和 3 号流强监示器进行剂量验证. 在点间的传递时间内, 束流是用快脉冲铁 AMAK11 断开的, 因此传递时间内没有束流. 2 号监示器的预置值总是治疗值加一个安全容差. 如果 1 号监示器失效, 则 2 号监示器断开束流. 这时引起的点过剂量估计最大为 0.04 Gy. 因为这也算是一个故障, 所以也要发出一个连锁响应. 而测量系统经过检查, 若一切点扫描仍正确, 则 TCS 可以继续下一个点扫描. 每点的最大剂量和最大停留时间由一个监控器监示. 在治疗期间, 对每个点的有关安全都要检查, 如果剂量和点位置的实测值和预定值有差别(1 和 2 号监示器, 多丝位置监示器), 或其他技术故障, 则立即有一个治疗中断和本地连锁信号, 并作相应处理.

21.8.3　机器安全: 运行允许系统

1. 目的

PSI 的机器连锁系统称 RPS, 它检查所有束流线和加速器的状态信号, 并和所需的地区运行要求比较. RPS 的主要任务是防止机器损坏、防止非必要的活化、防止发出比允许值更高的剂量. 它不检查束流光学和磁铁电流. 但为了束流诊断, 也需在线监示有关数据. 此外, 当关键器材失效时, 如电源过热, 真空下降, 则 RPS 要断开束流. RPS 和 PaSS 的责任严格区分开, 二者没有依赖关系.

2. 功能要求

不要求 RPS 用于个人或患者安全, 所以对 RPS 的冗余和失效安全的要求不严格, 但仍需满足一定的安全标准, 并且还需有快速的时间反应和处理能力. 这是因为在治疗时, 不但要求高效, 还对一切事故要能快速评估和及时处理. 为此有些本地安全系统内含有独立的执行机构, 允诺采取先执行后上报状态的方式, 以保证快速实时性. RPS 的实施束流断开方法是用三重冗余法: 第一重是用脉冲磁铁将束流快速踢走; 第二重是若第一重措施在 50~100μs 内不起作用, 则停高频断加速; 第三重断离子源防止活化.

21.9　比利时 IBA 的安全连锁系统

21.9.1　安全连锁系统结构图

IBA 的治疗安全系统 (TSS)是 IBA 专用辐射安全总系统的一个分系统. 由于防止计算机可能带来的软件错误, 该治疗安全系统全部用硬件组成. 系统的辐射安全连锁功能必须完全满足"安全危险分析"中几百条"安全要求"和"安全决定"，从而确保避免一切可能的辐射事故，确保一切人员的人身辐射安全. 图 21-9-1 是治疗安全系统(TSS)构成的方块原理图. 治疗安全系统有下述的多重冗余安全连锁 特点.

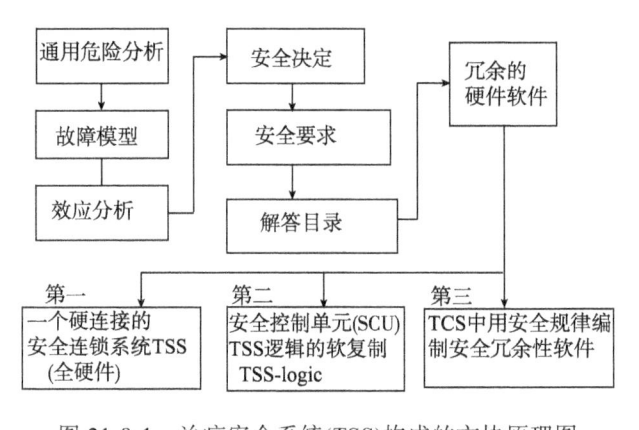

图 21-9-1　　治疗安全系统(TSS)构成的方块原理图

为确保万无一失, 有关安全功能一方面必须全部满足在"危害分析(包括辐射危害分析)"中所提出的所有安全要求[66], 还需在实施时, 在硬件和软件的安全措施中采用 3 到 4 个多重冗余安全措施. 质子治疗安全系统中一般用下列的四重冗余安全措施.

(1) 安装直接控制离子源的"离子源停束单元"(图 21-9-1 中没有给出).

(2) 安全连锁系统 TSS 有一个专用硬件连接的连锁系统, 质子治疗建筑、设备和单元部件中的一切有关关键辐射安全连锁信号彼此都用"闭接点"串接成一个"安全锁链". 当任一个安全连锁条件不成立时, 对应连锁接点就打开, 断开这个安全链, 切断质子流[67, 68].

(3) 所有连接到"安全连锁系统"的硬件安全连锁信号都接到"安全控制单位 (SCU)"的 PLC, 形成一个软件安全连锁系统. 一旦硬件安全连锁系统失效, 软件安全连锁系统起第二重备用安全连锁作用.

(4) 除去上述两个硬件和一个软件安全连锁系统以外, TCS 还有一个有关安全功能的应用程序, 该应用程序并不是取代上述硬软件安全连锁系统, 但一旦上述多重冗余安全连锁系统都失效时, 也就立即切断质子流, 因此这是第四重冗余的安全系统.

21.9.2　IBA 安全连锁系统构成图

图 21-9-2 是治疗安全系统(TSS) 的系统构成图, 辐射安全连锁系统有下列的特点.

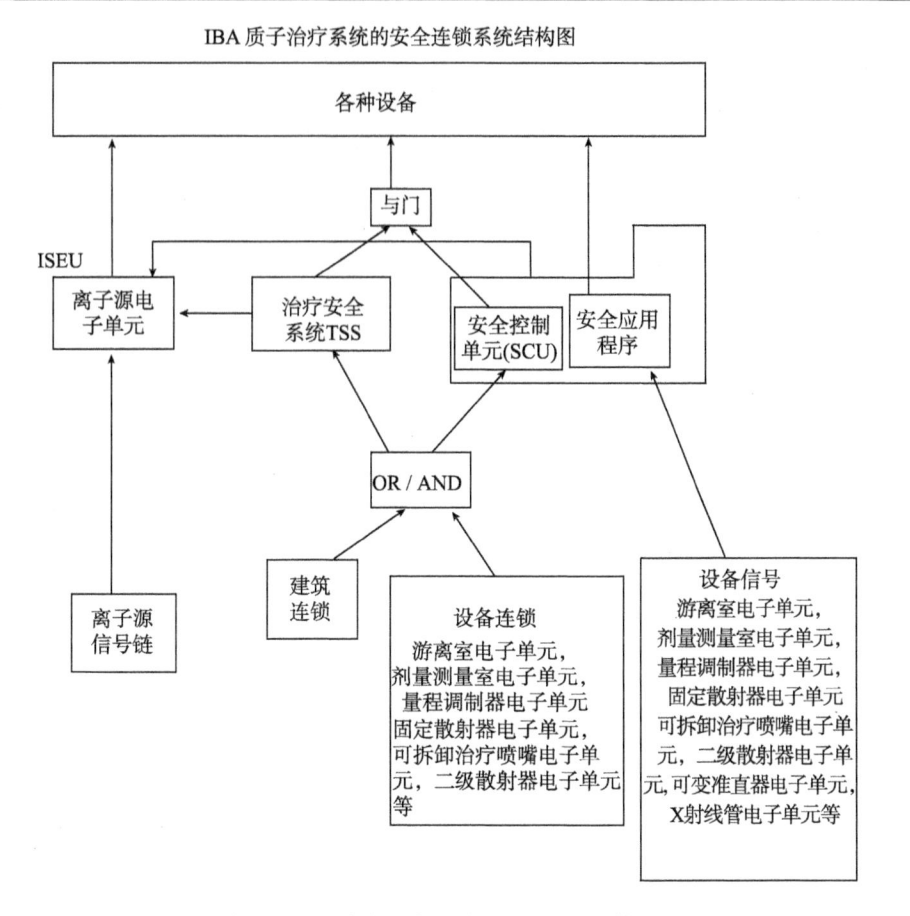

图 21-9-2   治疗安全系统(TSS)的系统构成图

(1) 安置直接控制离子源的"离子源电子单元". 凡由测量剂量的"游离室电子单元"传来超剂量信号或由量程调制器电子单元传来的错误调制量程信号等都在几十微秒时间内切断离子源, 确保辐射安全.

(2) 治疗安全系统是一个专用的全部用硬件连接的安全连锁系统, 把质子治疗建筑、设备和单元部件中一切关键的辐射安全有关连锁信号(如离子源供电电源、束流线上的截束器、旋转机架和患者定位系统的马达、治疗室和加速器大厅门开关等), 彼此用"闭接点"串接成一个"安全锁链". 当任一个安全连锁条件不成立时, 对应连锁接点就打开, 断开此安全链, 切断质子流.

(3) 在治疗控制系统 (TCS)中专设一个由 PLC 制成的安全控制单元 (safety control unit, SCU), 所有 TSS 连接的硬安全连锁信号都接到 SCU, 形成一个软安全连锁系统. SCU 既是硬安全连锁的一个冗余安全系统, 以备硬 TSS 失效时还起到安全连锁作用, 又能对 TSS 所有的硬安全连锁信号状态在 TCS 中进行监测和显示.

(4) 除去上述的硬 TSS 和软 SCU 安全连锁系统以外，系统本身还有一个有关安全功能的安全应用程序，该应用程序并不是取代 TSS 和 SCU 的安全功能，但一旦 TSS 和 SCU 这两个安全功能失效时，也能取代 TSS/SCU 的安全功能.

(5) TCS 安全应用程序中执行的安全规范： 首先要确保每一个患者接受的特定质子治疗剂量必须在允许容差内；其次必须确保患者医务人员和访问者不受一切可能的辐射伤害；最后安全程序中所用的输入信号和安全逻辑算法与 TSS/SCU 有所不同，不是简单的重复.

(6) TSS、SCU 和 TCS 的安全系统都通过 ISCU 来切断质子离子源，而 ISCU 的反应时间，即是切断离子源所需的最短时间.

21.9.3 治疗安全系统 TSS 的功能和对建筑的安全连锁要求

IBA 质子治疗设备的整体系统要涉及公用装备及建筑物的辐射安全设计. TSS 要控制在进行治疗及束流存在时的房间出入口. 这些出入口都装有出入口传感器和/或信息输出器. 凡有质子束流的所有房间，提供下列安全的器件[69, 70].

(1) 在每一个出入门要有一套开关装置，并要有"关门"状态的显示.

(2) 一个大声蜂鸣器、电喇叭或类似警报装置. 当发出声响时报警门即将关闭. 而在患者区(治疗室)必须是患者喜爱的声音(如敲鼓声).

(3) 一个寻找按钮，由离开房间的最后一个人操作，此按钮的位置要安放在有利于最后离去的那人能有效地检查是否还有其他人还在房间里的地方.

(4) 一个场地紧急按钮，此按钮要使人们很容易看到，安放的位置要求使在此屋内的工作人员跑动不超过 50 英尺(±15m)，即可到达该紧急按钮. 该按钮通常处于闭合接触状态，只需轻轻一按即可打开，并保持打开状态直到事故恢复为止. 图 21-9-3 是建筑中安全连锁的分区.

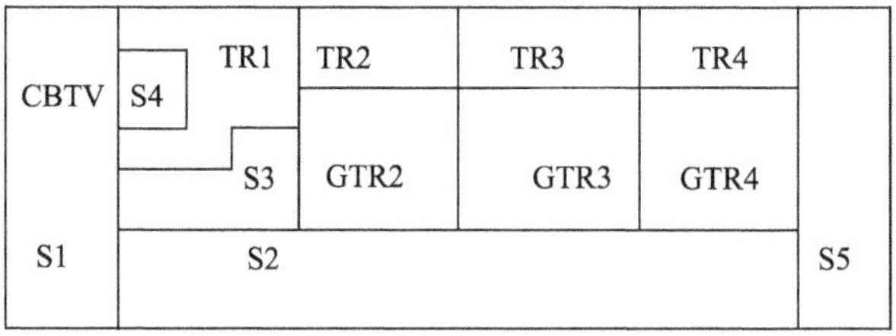

图 21-9-3　建筑中安全连锁的分区

TR——treatment room(治疗室); GTR——gantry treatment room(旋转治疗室); S——section(区);
CBTV——central building treatment vault (中央建筑治疗拱顶)

每个区中的 TSS 连锁设备要求参看表 21-9-1, 表 21-9-1 是每个区中的 TSS 安全连锁设备要求和分布.

表 21-9-1　每个区中的 TSS 安全连锁设备要求和分布

No	设备名称	TR1			TR2	TR3	TR4	GTR2	GTR3	GTR4	CBTV		
		S3	S4								S1	S2	S5
1	门连锁	4	2	2	4	4	4	6	6	6	4		2
2	紧急按钮	3	1	1	4	4	4	6	6	6	←	17	→
3	寻找按钮	1	1	1	1	1	1	4	4	4	2	1	2
4	信号光牌	3	2	2	3	3	3	2	2	2	11	3	8
5	工作链连锁							4	4	4			
6	音响警报							1	1	1	1	1	1
7	区间连锁										2	2	2
8	旋转连锁											1	2
9	供电状态指示灯										2		

21.9.4　TSS 的安全连锁链控制的功能

TSS 安全连锁链控制的功能主要有以下几方面.

(1) 切断离子源供电电源, 阻止在加速器中产生质子.

(2) 切断加速器高频调制器, 停止质子加速, 这是阻止切断质子产生的冗余措施.

(3) 关 ESS 入口处的截束器, 阻止质子流通过 ESS.

(4) 关出口处的截束器, 阻止质子流通过 ESS.

(5) 关治疗室入口处的截束器, 若安全条件不满足, 阻止束流进入治疗室.

(6) 关治疗室的马达, 旋转机架的转动, 若安全条件不满足阻止一切机械动作.

(7) 加速器、ESS 和 BTS 大厅屏蔽门未关好.

(8) 加速器、ESS 和 BTS 大厅的"束流"灯未熄.

(9) 旋转治疗室门未合好.

(10) 固定治疗室门未合好.

(11) 因紧急按钮动作而供电中断.

(12) 其他一切因"安全决定"而导致的复杂安全功能.

21.10　治疗参数的测量验证、数据库和档案管理系统

为确保患者治疗时的治疗参数相同于治疗计划的规定值, 在患者正式照射前, 先用模拟水箱和一套专用测试系统对治疗用的射程、能量调制度、剂量横向和纵向均匀度、阴影、后沿下降等治疗参数进行实测, 确定无误后才允许进行正式治疗. 在质子治疗控制系统中, 要专设一个服务器, 内装有若干个数据库, 专供设备参

数、治疗参数、诊断影像和治疗步骤和状态等信息存取用. 在质子治疗控制系统中, 还要装备患者病案管理系统, 供患者治疗档案的管理、调度、保存和重建使用.

21.11　水、电、空调、冷却水等通用系统的运行稳定性

质子治疗系统的安全运行是整体安全的必要条件, 而运行稳定性首先是建立在水、电、 空调、冷却水等通用系统的运行稳定性之上, 没有后者, 不可能有前者. 国内外无数历史教训说明, 许多高科技设备的故障原因往往是源自低技术的水、电、空调、冷却水等通用系统. 因此必须极大地重视通用系统的可靠性和稳定性.

第 22 章　粒子束流测量和剂量学

22.1　引　　言

如果将质子重离子治疗中心看成一个工厂, 从人的角度看, 进入工厂的是肿瘤患者, 出厂的是治愈患者. 若换成物的角度来看, 进入工厂的原料是水和电, 出厂的产物是束流和剂量. 因此, 束流和剂量在治疗中心有重大的意义, 它们是治疗中心最终的物质产品.

束流是加速器产生的一种特殊的物质, 一群有质量、有方向、有速度的向前运动的粒子, 具有各种静态和动态的性能, 可以利用它进行各式各样的应用. 通常称的加速器应用, 即是指加速器生产出来的粒子(常称束流)的应用. 在质子和重离子治疗中, 即用束流打在肿瘤部位, 化为剂量, 断开癌细胞的 DNA 双链, 杀死癌细胞, 治愈肿瘤病.

在放射治疗中剂量定义为在单位质量的介质中所吸收的能量. 这里的吸收是指介质在治疗过程中, 即指正常细胞或癌细胞和进入人体的束流(光子流、电子流、质子流、碳离子流)相互作用下, 所吸收过来的能量, 所以剂量又称"吸收剂量". 一般情况下认为剂量是没有质量、没有方向、没有运动的静止物理标量. 在粒子治疗中剂量是最重要的物理量, 必须进行严格的测量监视. 原因是在粒子治疗中必须确定患者在粒子照射中正常细胞(千方百计不想照射正常细胞, 但不可避免)和癌细胞吸收的剂量值. 肿瘤治疗的基本原则就是在治疗后, 保证肿瘤的实际照射到(吸收到)的剂量和预定剂量之差不超过一个规定允许容差. 当预定剂量一到, 必须立即停止照射. 在此同时, 也要保证正常组织的实际照射到(吸收到)的剂量和预定剂量之差也不超过一个规定允许容差, 若超过正常组织预定承受的规定剂量, 也应立即停止照射 (后一项一般在治疗计划中隐含保证, 不明确提出).

鉴于束流和剂量的重要性, 在粒子治疗装备中专设束流和剂量的测量和验证系统, 来检验各部位的束流和剂量的质量, 正如工厂中对中间产品阶段的质量控制. 束流和剂量的质量要用一系列的技术参数和特性表征. 束流和剂量测量指测量这些束流和剂量技术参数, 验证就是检查这些参数是否合格. 但检查要有仪器, 不是一台仪器, 原则上每个技术参数都有相应的检测仪器. 各种不同性能的检测仪器所组成的产品检查和验证系统是一个十分重要的关键系统. 本章专门介绍这个系统.

22.2　束　流　测　量

22.2.1　束流的质量参数

在质子和重离子治疗装置中, 治疗头的作用是把加速器所生产的束流(原束流)经过治疗头内的加工处理后, 形成输出的束流(治疗用束流). 在治疗头的有关硬件, 如患者专用准直孔径和补偿器, 有关应用软件, 如测控软件等的配合下, 用"治疗用束流"对患者肿瘤部位照射, 在患者肿瘤的照射体积内形成均匀的剂量分布, 杀死肿瘤体积内的癌细胞. 在肿瘤体积外的健康细胞则基本不受伤害. 上述的两种束流形式, 即"原束流"和"治疗用束流"都有各自的质量参数, 现分别叙述如下.

1. 治疗头输入的加速器(ESS 在内)原束流

从加速器粒子动力学角度, 人们把束流参数分为: ①　实形参数, 指束流位置、束流截面、束流强度、束流能量等形态方面的物理参数; ②　质量参数, 指束流发散度、束流能散度、束流截面分布等有关质量方面的物理参数; ③　时间参数, 如束流时间波形等; ④　动态参数, 如同步加速器中的束流闭轨、横向和纵向自由振荡频率、输运中的粒子包络曲线等. 在质子重离子治疗的束流性能中, 对治疗头输入的加速器(ESS 在内)原束流的质量检验, 主要着重于下列一些束流参数: 束流能量、束流能散度、束流位置、束流截面分布、束流强度和束流发射度.

2. 治疗头输出的"治疗用束流"

从放射治疗的角度, 对治疗头输出的"治疗用束流"的束流参数有: 束流能量(对应患者体内最深治疗射程)、束流能量调制度(对应治疗肿瘤的厚度)、束流能量散度(对应肿瘤后沿下降阴影宽度)、束流截面均匀度(对应横向剂量均匀度)、束流强度(对应剂量率)、束流积分强度(对应剂量值)、束流发射度(对应横向阴影)等.

22.2.2　束流的测量探头

束流参数不但直接影响治疗的质量和效果, 有些(如束流强度)还直接涉及生命安全, 所以必须在各个阶段中严密监视. 测量监视装置中的关键部件是将被测束流参数的非电信号转换成电信号的测量探头, 通常称束流探头. 原则上每种束流参数都有对应的探头类型, 而且每个探头具有各自的性能, 如在测量中是否阻挡束流, 是否改变束流性能、测量精度、测量分辨率等. 质子重离子治疗中常用几种测量束流参数探头介绍如下.

1. 游离室束流强度探头

束流强度决定剂量, 因此是治疗中最重要的探头. 治疗对强度探头有如下要求：① 必须不阻挡治疗用束流，能够边治疗边测量，保持实时快速同步；② 要有一定准确度；③ 必须可靠．根据上面三项要求，世界所有治疗中心几乎都采用同一种游离型探头，通称游离室强度探头．其基本原理是当质子或重离子穿过空间时，和空间的各种气体分子碰撞，将气体原子外层的电子打掉，形成带正电荷的离子．这时用一个引导电场将正离子收集起来．正离子的多少和束流多少成正比．经校正定标后，测出的正离子值，即是束流强度．按此原理制作的探头，在两片导电薄膜间加上电压，一个膜上加正电压，称阳极．另一个膜是通过一个电阻接地，称阴极，又称收集极．在两个薄膜之间形成一个导向电场，两个薄膜间充以某种气体．当束流穿过膜，将两个薄膜之间的气体分子游离后，收集极吸收被游离气体的带正电荷的离子在电阻上所形成的电压信号，该信号经定标即是流过薄膜的电流．图 22-2-1 最左的那个"游离室"是装在治疗装置中的强度游离室．

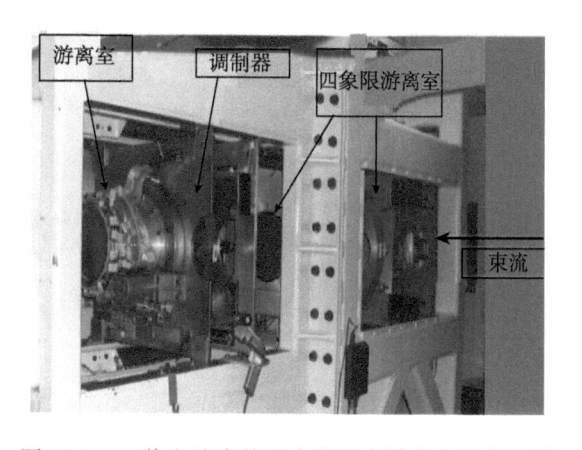

图 22-2-1　装在治疗装置中的强度游离室的外貌图

2. 游离室束流位置探头

束流位置的重要性在于束流的对称对中的问题，如在散射治疗时，将束流对准在圆形散射体中心，然后在离开散射体若干距离的前方横向空间，形成一个对称的高斯分布的束流截面分布．在此分布中划出一个剂量差别不大于一定值的区域，通称照射野．并保证照射野的束流是均匀的．所以在治疗头的实际装备时，在入口处第一个装的是束流位置探头，束流首先进入一个束流位置探头，若该探头测出中心有偏，则将此偏信号自动反馈控制上游的导向铁，并自动校回来，确保进入治疗头的束流一定在中心．游离室束流位置探头的原理和上述强度探头相类似，也是采用游离室类型，不同的是将游离室的收集电极做成一个带孔的环，环分割成四个部分，每个部分相互绝缘，形成环绕孔的上下、左右四个单独的集电极．束流通过环中心时，小于孔直径的束流中心那部分，自由穿过孔心而没有产生游离作用，但大于孔径的周围束流，则穿过孔的上下、左右四个集电极，在这四个集电极的空间产生电离, 离子又分别被四个集电极收集, 形成四个信号. 假定束流完全在中心, 则空孔的上下、左右四个电极上的信号是相同的. 反之若束流偏心, 则四个电极上的信号不同. 若左边集电极上信号大于右边的, 表示束流向左偏. 同理若上面集电极信号大于下面的, 表示束流向上偏. 用上下和左右信号比较法来测出束流的位置. 图 22-2-1 上的四象限游离室是游离室束流位置探头.

3. 条状游离室束流截面分布测量探头

测量束流横向和纵向截面的目的是测量照视野的剂量均匀度. 换而言之, 若要确保肿瘤内的剂量是均匀的, 则必须在束流进入人体之前, 用一个束流截面测量探头测束流在照视野内的横向和纵向束流均匀度. 实际治疗头, 在输出口前安放两个束流截面分布探头和截面探头. 图 22-2-2 是瑞士 PSI 研究所在点扫描治疗中用的条状游离室束流截面分布测量探头. 从图中可以看出这个探头中实际上由一个条状游离型横向束流截面分布测量探头和另一个条状游离型纵向束流截面分布测量探头的组合探头. 同时测出 X 和 Y 两个方向的束流均匀度, 从图的左边算起第 1 和最后一块都是 Mylar 塑料薄膜窗口, 两个窗口之间充以气体, 第 2 和第 3 两块组成条状游离型横向束流截面分布测量探头, 其中第 2 块板上面刻有许多各自绝缘的垂直状的细铜条, 条数根据空间分辨率高低要求有 16、32、64 三种. 铜条上连正电压, 每个铜条都是一个收集电极, 整块板称 "U 形阳极", 第 3 板双面都是铝板, 作为阴极. 这样在第 2 和第 3 板上有电场, 板间的游离正离子被最近的铜条集电极所收集, 从而使在不同横向坐标上的铜条所吸收的电荷数和不同横向坐标上的束流密度成正比, 铜条上的信号分布即束流的横向截面分布. 同理由第 3 和第 5 块组成条状游离型纵向束流截面分布测量探头, 其中第 5 板上面刻有许多各自绝缘的水平状的细铜条, 根据空间分辨率高低要求有 16、32、64 三种, 所有铜条上连正电压, 每个铜条都是一个收集电极, 整块板称 "T 形阳极", 从而使在不同纵向坐标上的铜

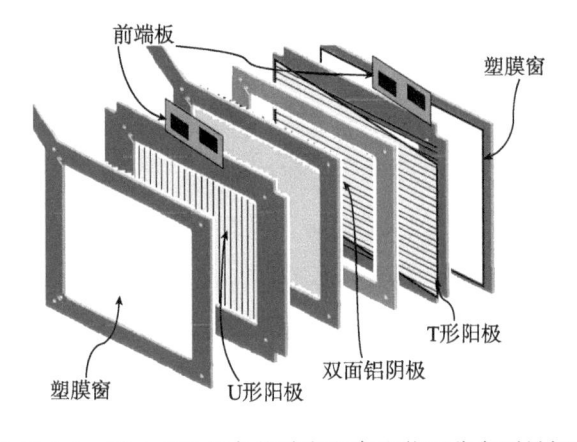

图 22-2-2　瑞士 PSI 的条状游离室束流截面分布测量探头

条所吸收的电荷数和不同纵向坐标上的束流密度成正比, 铜条上的信号分布即束流的纵向截面分布.

4. 二次发射型束流探头

在束流很强的情况下, 由于游离室的离子密度已达到饱和值(即复合速度和游离速度相同, 离子数再也上不去). 这时束流再大也无反应, 用二次发射型束流截面分布测量探头就能避免此问题. 这种类型探头的基本原理是在高能粒子通过各种材料时, 当粒子交给材料的能量大于材料本身表面的电子逸出功时, 则该材料本身会发出电子, 称二次电子. 每种材料的二次电子产生量和高能粒子的许多因素有关, 和物质的材料性能有关. 但对一定能量范围内的特定粒子, 对特定的材料, 其二次电子产生量和入射粒子的强度成正比. 可以根据电极的不同安排测量束流的强度和截面分布.

在很强的束流密度和剂量率情况下, 二次发射型束流探头的输出可保持线性, 似乎没有饱和现象. 此外它有很快的响应时间, 仅是收集电子的微秒级, 比游离室的毫秒快得多, 这些都是二次发射型的优点. 当工作束流本身较弱的情况下, 二次电子的产额要比用游离室时还低, 这时本底噪声等使测量很困难, 限制了应用范围. 二次发射型束流探头的工艺制作比游离室复杂, 一般情况下这种类型探头由许多片(2~24) 的平行铝膜组成, 膜间距为毫米级, 收集膜(收集二次电子用)和偏压膜(二次电子能量很小, 此偏压用来确保收集低能的二次电子, 减少高能电子的噪声)交替安置, 二次电子的产额和平行膜中膜的多少成正比, 全部膜处于真空. 这种复杂性带来价格昂贵, 也限制了其应用范围.

5. 多丝正比室

这是利用带电离子通过高电场下, 气体电离产生的二次电子在高电场下发生雪崩倍增使信号变大, 易于测量的特点, 使它具有灵敏、高计数率、抗辐射等优点, 在医学领域有广泛应用. 它的工艺结构主要在两个阴极平面中有许多等距的阳极丝称为多丝室, 室内充混合气体, 主要是易辐射出二次电子的惰性气体. 多丝正比室的空间分辨率很高, 时间分辨率也很高, 做成的二维束流截面的多丝室在质子治疗中应用很广.

22.2.3 束流探头的安排

如果我们对粒子治疗装置稍作分析, 可以把治疗装置理解成为一个以束流为中心的不同设备的串连体, 它的起点是加速器的引出口, 而终点是旋转治疗头的等中心点, 在起点和终点之间, 有一条束流的通道, 通道是由若干段串接起来, 每一段各有不同的阻挡方式, 而束流克服这些阻挡, 最后能到达终点完成任务. 为了使束流能够顺利地通过这些通道, 沿着这条通道上安装有许多各种不同类型的束流探头, 以便发现错误, 改正错误. 下面我们分析每一段上是如何安排束流测量探头的.

1. 加速器出口到能选段

对回旋加速器来说, 加速器的引出束流是整个束流线的源头, 具有十分重要的地位. 束流组件的安排服从下列几个原则: ① 在加速器调机时, 束流组件能提供测试有关加速器的束流参数; ② 在运行时, 能够监示打在降能器的石墨上的束流的中心位置和束流截面大小; ③ 在发生事故时, 立即降下截束器, 阻挡束流. 具体选什么类型和数量, 允许有一定的灵活性. 但原则上安放最小数量的探头, 又能满足上述要求为最佳. 例如, 降能器入口处安放一个多丝截面探头, 能测中心位置, 又能测截面, 一举两得. 在同步加速器情况下除去没有降能器以外, 其他相同.

2. 能选段

只用于回旋加速器. 在能选段束流组件的安排服从下列几个原则: ① 能调整和测量通过能选段的束流的能量和能散度; ② 能调整和测量通过能选段的束流发射度; ③ 能调整和测量能段的输出束流性能, 也即进入主直线输运的入口处的束流位置和束流截面; ④ 当发生故障时, 若干处的停束器立即降下. 一般因治疗本身要求的流强不高, 测量束流的多丝靶也能反映束流强度. 况且治疗头中又专有两个测流强的游离室, 因此在能选和输运段没有必要安装专用强度测量探头. 此外有关停束器的安排, 从安全考虑, 为确保百分之百安全, 往往安排若干个停束器, 在发生故障时进行多重阻挡保护. 这种停束器反应时间太慢, 只能作为快速离子源来停束的二级安全措施.

3. 主输运段

在能选段束流组件的安排服从下列几个原则: ① 输运段引导束流转向治疗室的开关磁铁前应安装观察截面的探头; ② 输运段引导束流转向治疗室的开关磁铁后, 偏转支线的管道中应有个停束器, 以备该治疗室维修时防止束流进入; ③ 在主输运段中适当安排若干截面探头, 允许能测量束流发射度.

4. 旋转机架输运段

旋转机架输运段的束流组件安排服从下列几个原则: ① 旋转机架输运段入口应有观察进入旋转机架的输入束流截面探头; ② 在135°偏转磁铁出入口处可以观察束流截面; ③ 要安排能测旋转机架输运段中束流发射度的截面探头. 在旋转机架输运段中的束流发射度必须是圆形相空间的发射度, 在总调时要能边测边调.

5. 治疗头

在治疗头中的测量组件甚多, 束流组件的安排服从下列几个原则: ① 在入口处必须有一个无阻挡型的束流位置中心探头; ② 在治疗头输出口前必须安有能测横向和纵向束流均匀度的无阻挡型束流截面探头; ③ 在治疗头输出口前必须安有两个完全独立工作(供电也分开) 的无阻挡型束流强度探头; ④ 最好要有一个能粗测束流能量的装备.

22.3　粒子剂量学

用粒子治疗时医务人员首先需要关心的是患者肿瘤处照射的剂量值. 因此, 粒子剂量学是粒子治疗中的主要医疗基础, 具有十分重要的地位. 下面对其性能特点作如下介绍[71-73].

22.3.1　粒子剂量学的特点

1. 目的

(1) 确保将预定的剂量正确无误地传递到肿瘤.

(2) 准确实现高精度适形治疗计划.

(3) 给治疗中心提供彼此交换临床经验和治疗方案的参考标准.

(4) 为放射生物学的实验提供统一的剂量标准.

2. 任务

(1) 治疗束流线的验收和调试.

(2) 确保放射安全和保护的依据.

(3) 治疗计划系统的调试.

(4) 周期性的 QA 检查.

(5) 在 CT 等诊断时确保患者不受过多剂量.

(6) 剂量传递的验证.

3. 性能要求

(1) 需要有高度的精确度、可靠性和重复性.

(2) 剂量学的 QA 程序内含有: 通过仪器的精确校正实现放射测量的可跟踪度、人员培训、剂量学讲座、建立质量控制和辐射安全步骤等.

(3) 建立有关各种规范和标准: 放疗、放射诊断、内剂量学、辐射保护等规范和标准.

4. 剂量学的"比较"概念

当前在所有 QA 程序中都接受和承认"比较"的重要性. 在一些重要文件中, 如最新的 ISO 和 IEC 指导和 ICRU 报告中都推荐"比较"的作用. 它同样是用来显示国家校正实验室的校正、测量能力和寻找信任的工具.

5. 可跟迹的概念

一个测量结果, 不管在何处由何人进行. 一定要和国家或国际的测量标准有联系关系, 并且给予文件化. 国际放射测量局(BIMP)是放射剂量学中的物理测量部分的国际权威机构.

22.3.2　标准剂量学、参考剂量学和相对剂量学

1. 标准剂量学

安装在国际和国家实验室的一种特别专用剂量仪, 其测量结果具有高度和公认的精确度, 其测量结果可用来与其他剂量仪测量结果进行比较, 以显示后者的测量精确度.

2. 参考剂量学

在一个特定的参考条件下. 一个剂量仪测出的水中剂量或剂量率可以是一个已经校正的基本剂量或剂量率值. 这种剂量仪称参考剂量仪. 在质子剂量学中, 参考剂量学用的基本技术有量热器、法拉第筒和游离室. 现例举几种参考剂量仪如下.

(1) 小型游离室三维等剂量测量: 游离室用机械位移改变位置, 速度慢, 可有相对良好的绝对测量.

(2) 平面并行 PTW(公司名) Markus 型游离室. Markus 型游离室电极间距 1 mm, 灵敏空气容积 0.02 cm^3, 收集电极直径 5.4 mm. 游离室放在水箱中测量.

(3) 游离室的校正是用 ^{60}Co 光子参考源的测量进行, 但这时要用一个校正系数, 以校正游离室本身对 ^{60}Co 和质子的不同反应.

3. 相对剂量学

在一个特定的参考条件下, 一个剂量仪测出的水中剂量或剂量率本身不是一个已经校正的基本剂量或剂量率值. 但用此剂量仪在不同地点测出的结果具有相对比较的价值. 这个剂量仪称相对剂量仪. 在非参考条件下, 质子和离子剂量学有下述特点.

(1) 在规定的动态量程内验证探头反映的线性度时需进行探头的校正测试, 但相对剂量测量时不需要探头校正. 相对剂量测量可用于下述任务: 常规临床物理活动、束流线调试、给 TPS 收集数据; 周期性 QA 时的束流性能测量, 如剂量深度分布、横向截面分布、输出因数.

(2) 放射胶片、检查孔径、场均匀性的二维剂量分布、快速、剂量和 LET 都呈非线性.

(3) 利用电子空穴对产生的二极管探头, 测横向剂量分布时具有良好的空间分辨率.

22.3.3　剂量学中的探测方法和协议

1. 探测方法

带电粒子束用下述 3 种吸收剂量法确定参考条件.

(1) 法拉第筒. 基于法拉第筒的校正功能.

(2) 量热器. 带电粒子束用下述两种吸收剂量法.

① 石墨量热器. 图 22-3-1 是量热器的原理结构图, 图中央有一块直径 30mm 的圆柱形石墨做成的热量计, 石墨内安有测量温度的热敏电阻, 入射束直接打在石墨上, 石墨吸收剂量而升温, 测出此温升后即知入射剂量. 为使量热器处在一个绝热环境, 需将量热器放在另一个石墨体中间, 用加热器使石墨体能升温, 加热方法是使内外两个石墨体的温度永远一样, 从而没有热交换, 两个石墨体之间充以聚苯乙烯增加热阻.

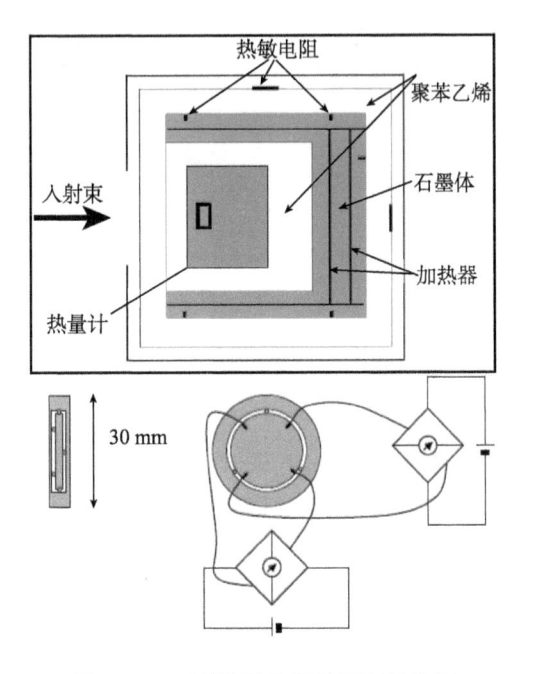

图 22-3-1　石墨量热器的原理结构图

② 水箱的量热器. 图 22-3-2 是水箱的量热器原理结构图, 图中央有个水箱, 水箱内安有测量温度的热敏电阻, 入射束直接打在水箱上, 水箱吸收剂量而升温, 测出此温升后即知入射剂量. 此外, 也采用相似措施使水箱量热器处在一个绝热环境.

(3) 用姆指形充空气的游离室.

2. 剂量仪的协议

在标准实验室中和在参考条件下的临床束流, 剂量仪的协议能对有关水中吸收剂量测量的游离室校正提供数据和公式化.

(1) 当前用下面两种剂量仪的协议: 基于空气中吸收剂量的校正系数协议; 基于水中吸收剂量的校正系数协议. 当前 ICRU/IAEA[①] 的质子和离子报告中只推荐

---

① ICRU 是国际辐射单位和测量委员会, 英文全称是 International Commisson on Radiation Units and Measurements, 简称 ICRU. IAEA 是国际原子能机构, 英文全称是 International Atomic Energy Agency, 简称 IAEA.

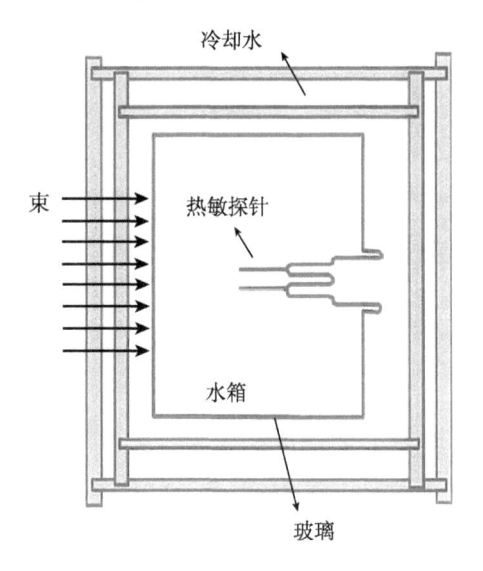

图 22-3-2　水箱的量热器原理结构

基于水中吸收剂量标准的协议.

(2) ICRU/IAEA 报告 76 号是游离室剂量仪的协议; 圆柱型和平板型两种游离室都可用作参考剂量仪, 平板型产生较高信号, 更适于相对测量. 当 SOBP 宽度大于 2cm, 推荐圆柱型游离室. 当 SOBP 宽度小于 2cm, 必须用平板型游离室.

22.4　绝对测量吸收剂量方法

全球粒子治疗中都用一种剂量标准, 剂量标准没有国家地区之分, 只是科学的统一的绝对测量的剂量标准. 为此在放射治疗中, 规定有关单位必须建立误差不大于 1%的剂量绝对测量参考标准. 为达到建立质子和重离子的吸收剂量标准的目的, 常用"量热器剂量绝对测量"和"游离室剂量绝对测量"两种方法. 上一节中已经提出过量热器的概念, 下面更进一步详述.

22.4.1　量热器剂量绝对测量

量热器是在参考剂量学中最基本的技术, 量热器法的基本原理是直接测量出粒子辐射在介质中形成热量所带来的温升. 它可直接测量粒子射线在介质中的能量沉积, 在放射剂量学中这种量热法用于剂量的绝对测量. 这个方法已用于 X 射线和电子剂量学中, 也是离子吸收剂量最直接的基准方法, 作为剂量测量仪的校正刻度用的剂量测量标准仪器, 这种测量方法原理简单、概念清楚, 其难度在于测量精确度. 因它是一种剂量测量标准仪器, 顾名思义, 标准指必须高精度, 低精度和高误差就谈不到是标准.

分析难度的主要原因是测量过程的周围环境对测量过程的影响, 从而带来的巨大测量误差, 因为如果测量过程的温度和其周围环境温度稍有不同, 二者之间不可避免有热量交换, 这一点热量交换就构成测量误差. 为消除这个误差, 就应人工制造一个绝热空间, 即在这个空间内和外界没有任何热交换, 即热绝缘. 然后在此空间内直接测出"粒子辐射在介质中形成热量所带来的温升". 这样热交换的误差消除, 测量精度可大大提高, 符合标准要求.

在具体实施中这种量热器由三个部件组成(可参看图 22-3-2 水箱的量热器原理结构):一是吸收剂量空间, 这是一个高纯水的密封容器, 在密封容器中只有一个微型温度探头, 当粒子照射高纯水时, 粒子的辐射在高纯水中被吸收并形成热量, 温度探头就测出此温升;二是精密温度测量部件, 专用来精密测量容器中温度探头传来的容器中的温升;三是人造绝热空间环境, 这是一个带加热器的水箱, 高纯水的密封容器安放在此水箱中部. 水箱的加热器是由容器中的探头温度控制, 要求水箱内的水温永远跟踪容器的温升变化, 并且永远保持二者温度相同, 使密封容器和水箱的水之间没有任何热交换, 如同在一个绝热空间内. 上面是测量方法原理, 具体实施中还要注意一些细节, 如粒子如何照射纯水, 总要通过窗口, 引入窗口又带来多大误差等, 这是一个低电平高精度精密测量, 必须遵守有关精密测量规定.

22.4.2 游离室剂量绝对测量

游离室剂量绝对测量的基本原理和上面介绍的量热器剂量绝对测量大同小异. 在量热器剂量绝对测量中, 用测量剂量被纯水吸收形成的温升方法和用加热水箱作为人造绝热环境的方法;而在游离室剂量绝对测量中, 用测量游离室中剂量形成的游离电流方法. 游离室剂量绝对测量中不存在绝热的要求, 所以用水等效吸收体的原因是在测量中把高能束流的能量都吸收不形成辐射. 图 22-4-1 是一个游

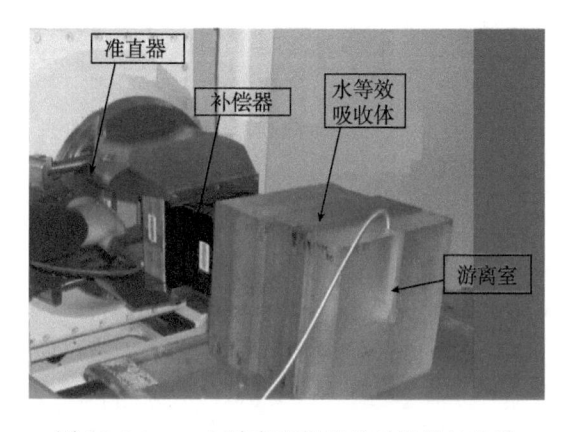

图 22-4-1 一个游离室剂量绝对测量的安排

离室剂量绝对测量的安排，从图看上去，似乎是用聚苯乙烯做的水等效吸收体，在水等效吸收体的最后的一块板内安装一个电离室，水等效吸收体是由若干平行板所组成的，电离室可以安插在任一块板的前后，相应于电离室在不同深度定位，能测量吸收剂量的深度分布。由图可见测量时要求水等效吸收体、患者专用补偿器和准直器都一起固定在治疗头上。

22.5　剂量的质量验证

当一个患者第一次进入治疗中心，并根据 CT 断层影像肯定诊断是肿瘤，需进行粒子治疗。首先是制订治疗计划和治疗方案，一旦完成治疗方案后。治疗计划给出治疗时的治疗参数，同时给出为实现这个治疗计划，对应各种设备(加速器、能选器、治疗头等)所预定运行的参数。患者专用准直孔径和补偿器的物理尺寸都确定，加工完毕待用。总之一切准备妥当，只待照射。

这时人们会提出下面的问题，即如果真按照治疗计划给出的各种设备运行值来运行，其运行后的实际治疗参数未必是计划中的要求治疗参数。如果二者之差大于允许容差，小则影响疗效，大则影响安全。因此，为了确保实际治疗时的治疗参数，计划治疗参数之差，一定不大于允许容差。必须在真正治疗前，对此次计划治疗进行治疗质量验证。

治疗质量验证的具体内容是先用测量水箱代替患者肿瘤进行束照射，这时所有的设备运行参数完全按照治疗计划中规定的预定运行值来运行。在此运行条件下，实测水箱中的治疗参数，如患者射程、扩充布拉格峰、照视野大小、后沿下降等值，再和治疗计划规定值进行比较，若二者误差小于允许容差，则算通过质量验证，才允许患者按照治疗计划规定的运行值来治疗。

22.5.1　验证测量方案

要具体实施治疗质量验证，首先要有一个验证测量方案，图 22-5-1 是粒子治疗中心通用的治疗验证测量方案原理图[74]。从图中可见，用一个水箱模拟患者，安放在治疗头前面(人体组织的平均密度和水相同)，水箱中充满着水，一个机械臂可在水箱中横向纵向移动，在臂的端点安有一个姆指形小游离室，小游离室能测出所在地点的平均剂量。械臂的移动机构由一个专用控制器(图中的 CU-500E 型)。根据计算机的控制命令向机械臂发出有关扫描信号，使游离室在水箱内依一定路径移动，在加速器的同步开动和停止运行配合下，分别测出有关的治疗参数值，如患者射程、扩充布拉格峰、照视野大小、后沿下降等。姆指形小游离室收集到的电荷送到一个专用静电计，并把测量值送给计算机。此外还有一块数据收集板，将有关信息如剂量监示器的信号收集后送计算机，由于水箱放在治疗室，有相当辐射本底,故有关仪器要放在屏蔽墙外.

原则上每个患者从进中心开始到治疗完毕离开中心, 对中间所进行的一切重大事件, 如治疗计划、治疗验证、治疗照射、治疗记录和治疗病历等中的有关预定和实际的各种主要设备的运行值和治疗参数都要记录. 以上参数要包括文字和图像形式的原始数据和处理数据, 按照规定的格式编成档案并存储. 如果在以后有患者对过去治疗有疑问或者涉及医疗事故纠纷时, 可以调出档案, 并重建当时治疗事件待查. 各国家都有不同对待医疗纠纷相应的法律, 美国规定如果治疗中心拿不出档案, 则就以失败论处.

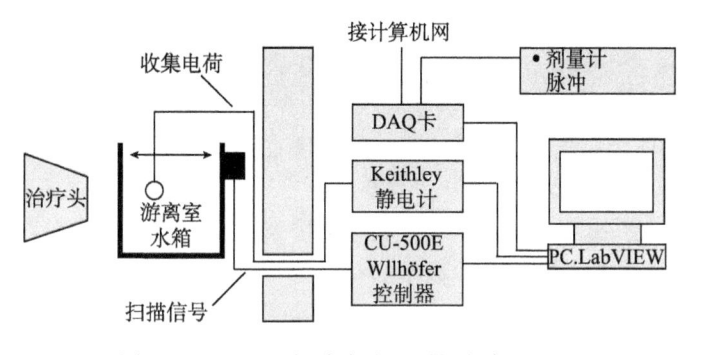

图 22-5-1　通用的治疗验证测量方案原理图

22.5.2　测试工具

一般情况下, 质子治疗系统包含验证用的基本测试工具, 但不包括用户自己开发用的测试工具. 测试治疗参数用的基本工具是测试水箱、测量游离室和测量系统三件. 当前国外有很多公司生产出各种型号的水箱和探头. 各有不同的空间分辨率和精度. 下面介绍三种先进的测试工具, 使读者有个了解.

(1) PTW 公司出品的 MP3 型测试水箱: 图 22-5-2(a)是它的外型照片, 是一个能自动测量三维剂量分布的大型尺寸测试水箱, 箱体由 20 mm 厚, 性能稳定的 acrylic 材料制成, 箱体上有供精确准直用的刻度线, 带有一个不锈钢材料制成的移动机构和三个速度为 50 mm/s 的步进马达, 定位精度±0.1 mm, 探测头移动 600 mm.

(2) Markus® 型游离室: 图 22-5-2(b)是 Advanced Markus® 型游离室的外型照片, 专供水和固态测试箱中高能电子测量用的平行板游离室, 具有 $0.02\ cm^3$ 的 Vented 灵敏体积和古典 Markus 型游离室相同的外径, 带有一个宽保护环, 可防水、适合相对和绝对的剂量测量.

(3) PinPoint® 型防水游离室: 图 22-5-2(c)是 PinPoint® 型防水游离室的外型照片. 是一个在放疗中高空间分辨率的剂量测量具有 $0.015\ cm^3$、$0.016\ cm^3$ 和 $0.03\ cm^3$ 三种 Vented 灵敏体积, 适合于在水中测量放射束的超高空间分辨率的剂量扫描.

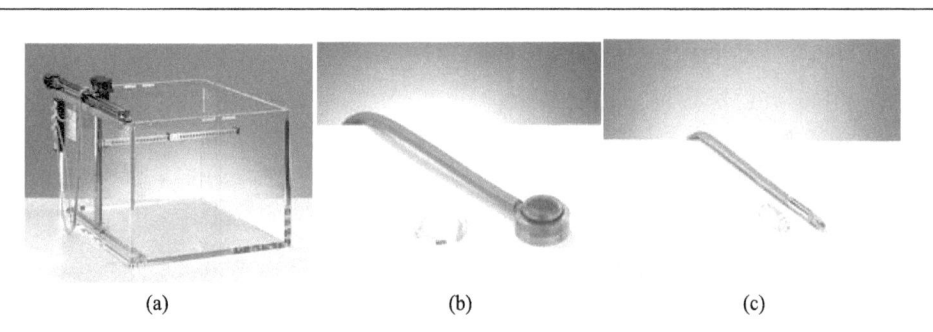

(a)　　　　　　　　　　(b)　　　　　　　　　　(c)

图 22-5-2　　MP3 型测试水箱(a)、Markus® 型游离室(b)和
PinPoint® 型防水游离室(c)

22.5.3　验证测试水箱

　　各生产商对每个专用治疗中心提供若干套剂量测量验证系统, 或给每一个治疗室提供一套剂量测量验证系统. 图 22-5-3 是一种通用验证用的水箱测量系统. 这是一个 QA 桌面上用的测量验证水箱, 水箱本身是透明材料制成, 不需硬性固定到治疗头, 仅需放在治疗头的前方(也有一些测试水箱必须固定在治疗头上, 甚至可跟治疗头一起旋转). 水箱的左面白色箱内装有各种控制器和测量仪器.

　　此外, 由于治疗剂量是绝对剂量值, 用户还必须有一套绝对剂量刻度系统, 定期对所用剂量仪器进行刻度校正, 确保辐照安全.

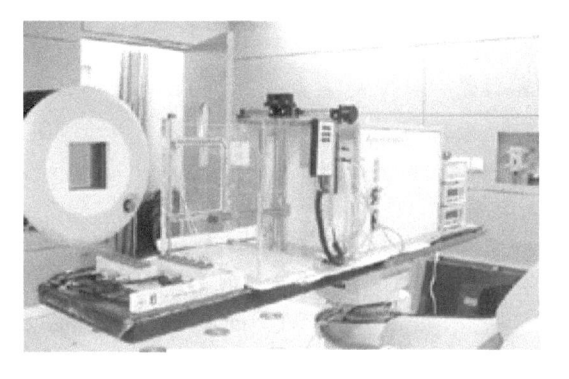

图 22-5-3　　一种通用验证用的水箱测量系统

22.6　监示单位的计算

1. Gy 和 cGy

　　放射学在历史上曾长期使用 Rad 单位. 后来引进 SI 系统后, 才用 Gy 单位. Gy 和 Rad 之间有十进制关系, 即 1 rad = 0.01 Gy 或 1 cGy, 因此在文件中往往既用

Gy, 也用 cGy, 有时首选用 cGy 的原因如下.

(1) 由于放射医生过去长期熟悉 Rad, 也习惯用 cGy, 在看文献和听报告时, 用 cGy 的效率更高.

(2) 在看和写时, 有小数点的数总是不如整数习惯, 所以用 180 cGy 表示, 要比用 1.80Gy 更方便.

(3) 在实际工作中, 有小数点的数据比不带小数点的整数更易引起错误[75].

2. 监示单位(MU)的定义

监示单位计算是定义成"剂量(Dose)/ 监示单位(MU)", 即"剂量"相对于"监示单位"的比值. 在普遍情况下, "剂量"是指在治疗束流线中心轴线上任何给定点上的所需剂量值. 通常即是在等中心点上的, 由 TPS 算出的治疗患者肿瘤所要的剂量配方值. "MU" 是"监示单位", 也就是在监示点上测量出的剂量值. "剂量"和"MU"之间的差值是由治疗束流线上的一些专用插入部件所引起, 如量程位移器、患者专用孔径和补偿器等, 这些部件都位于从测量探头到等中心点的治疗束流线上[76, 77].

3. MU 的含义

人们可以从治疗计划 TPS 知道治疗患者肿瘤每次照射所需的剂量值, 人们可以测量出安装测量探头地点的剂量值, 但是人们没法测出在等中心点处的实际剂量值(因没有测量探头). 但如果我们已知在等中心点处的剂量和 MU 测量点处的剂量的比值, 则我们就能通过 MU 测量值, 算出等中心点处的实际治疗用剂量值.

4. "D/MU" 的单位是 " Gy/MU 或 cGy/MU"

Gy/MU 或 cGy/MU 的物理意义是在一个 MU 中有多少个 Gy 或 cGy. 例如, 若 D/MU 等于 0.98 Gy/MU, 即是一个 MU 等于 1/0.98 Gy . MU 值大小是可选的, 大的可选 1MU 等于 10 Gy, 小的选 1MU 等于 1cGy , 按您的方便选.

5. D/MU 值和有关插入部件的传递系数有直接关系

通常用某某因子来表示 D/MU 值和有关插入部件的传递系数之间的关系, 举例如下:

输出剂量的变动因子 ROF(relative output factor)——当使用不同的 RMW 号码, 量程有变动时, 输出剂量的变动因子;

量程移动因子 RSF(range shifter factor)——当量程移动器有移动时, 输出剂量的变动因子;

SOBP 因子(SOBP factor) ——当 SOBP 宽度有变动时, 输出剂量的变动因子;

平方反比因子 ISF(inverse square law factor) ——当 Z 变动时, 输出成反比的变动因子;

照射野因子 FSF(field size factor) ——当照射野有变动时, 输出剂量的变动因子;

输出准直器因子 OCF(output collimator factor) ——准直器和补偿器对于输出剂量的影响;

6. MU 计算

从上面的因子测试中, 我们得出有关实测参数. 若我们知道在已知深度和 SSD 时的治疗剂量是 DOSE 时, 根据下面的公式得出在治疗头输出处(在测剂量的游离室地点)的监示剂量单元 MU 值:

$$MU = Dose /(ROF, SOBP factor. RSF, ISF, OCF, FSF)$$

式中, OCF 估计是由于准直器和补偿器引起的因子. 这样测出的每个患者在治疗输出处的 MU. 在任何情况下, 可将验证 MU 作为第二级验证的方法.

第 23 章　质子和重离子治疗控制系统

23.1　引　　言

进入 21 世纪的今天, 科学越来越发达, 技术越来越先进, 器件密度越来越高, 交叉学科越来越多, 结构越来越复杂, 上述每一个因素都对控制系统的性能提出越来越高的要求. 质子和重离子治疗装置本身是高科技专业的集成产物, 是科技、医学和先进管理的产物, 是科研的探索和创新的产物, 因此质子和重离子治疗控制系统有它特殊的多面性和复杂性.

23.2　控制系统的设计目的

治疗控制系统的目的是要求能满足下面三个最终目标: 在运行治疗时, 确保患者和工作人员高度(接近绝对) 的安全; 在治疗时能将特定要求性能的质子束传递到患者肿瘤区进行精确治疗; 要求至少有 95% 的运行有效率, 即 95%的运行时间是用于有效治疗. 为了达到此三个最终目标, 对质子治疗控制硬软系统提出下列的控制任务和要求[78].

(1) 将具有一定要求的横向和纵向分布质子束流, 以要求的方向对患者特定的病灶部位进行照射. 由此要求出发, 要求加速器、能量选择系统和束流输运系统, 将特定性能的质子流送到治疗头的入口处, 再对治疗室中的旋转机架、治疗头、患者定位系统、患者准直系统进行精确控制和验证.

(2) 将质子流的照射空间和患者病灶空间尽可能相一致, 达到适形治疗的目的. 由此要求出发, 根据治疗计划系统的治疗方案, 给出本次治疗的治疗参数和对应的各种设备运行参数的允许运行容差, 要求所有设备, 如加速器、能量选择系统、束流输运系统、旋转机架、治疗头、患者定位系统、患者准直系统等必须运行在此容差之内. 此外, 若采用治疗计划系统的散射法方案, 还要给出本次治疗用的患者专用准直器和补偿器物理参数, 并加工制造和验证.

(3) 能确保患者和工作人员人身安全. 要对治疗前、治疗期间、治疗后的不同环境制定出各种安全规则和安全连锁. 在质子治疗控制硬软系统中安排专门的、冗余的安全措施, 确保万无一失.

(4) 能确保质子治疗系统和其控制系统都有高度的可靠性、稳定性、可维性.

由此要求出发，要求采用成熟可靠的设备和技术，系统设计尽可能简单，选用高质量的软硬部件，高质量的设计、安装和调试，最后还必须有严格的、高质量的硬软件系统集成和总调.

23.3　控制系统的设计原则

所有设备的控制系统都有不少相同的设计原则，如要求稳定可靠、使用方便等，但即使同一共性，在不同装置的控制系统中，可以有完全不同的含义. 此外，各种控制系统又有其特定的设计原则. 下面从质子和重离子治疗的角度来叙述质子和重离子治疗控制系统的设计原则[79].

1. 首先最重要的是安全原则

安全原则是一个总原则，贯穿在一切工作中，每个方面都有安全问题，在本书第 21 章我们叙述了有关装置总安全的连锁系统. 这里说的是控制系统中的安全原则，使控制系统本身在任何情况下都能保证人身和设备安全，现举例如下.

(1) 只有在满足安全的条件下，才允许粒子流处在"准备"或"出束"状态. 这些安全条件要经过详细安全论证，如有关设备工作处在正常状态、患者定位准直完毕、治疗方案质量验证完毕等.

(2) 治疗装置中有任何一个系统或装置发生任何故障，控制系统所采取的自动故障排除措施必须遵守"事故–安全"原则，即故障必须收敛，而不是发散.

(3) 凡对人身和设备安全有关联的设备停电，必须提供紧急备用电，并自动快速切换.

(4) 一切运行中设备，若突然停电，后电又自动恢复，除去有安全自动恢复措施，设备一定要复位于安全关闭位置

2. 系统要有快速实时控制的能力

方案验证和计划实施有大量的参数测量、参数置定、数据传送、过程控制、反馈调节等子任务，都必须在限定时间内完成，以满足实时要求，不允许患者等待. 为避免人员误操作，保证高度安全，也必须高度自动化. 因此，控制系统结构应采用实时高速网络和快速前端机的分布式控制系统.

3. 系统要有高精确数据计算和处理能力

制订治疗计划时，计算剂量分布的准确性是方案的关键. 优化方案又必须比较大量不同方案的剂量分布. 这样就有大量的数据计算和处理任务. 为此在中央控制室要配备具有快速和高精度的数据处理机.

4. 关键控制装备必须具有冗余性和备用性

在治疗系统中有些装备的失效将引起人身和设备的故障，这时该设备必须采

取有效的可靠措施,如冷备用、热备用、全双工等冗余可靠措施. 例如, 测量患者照射剂量的游离室, 若故障使读数降低, 则患者即受到过剂量危险. 为此这个游离室必须做成全双工式, 供电也必须相互独立.

5. 系统要有数据的高可靠性和大量存储性

不论是治疗参数还是设备参数, 都直接或间接和患者治疗成败有关. 因此, 必须确保数据的高度可靠性. 除去对有关软件采用多重检错和纠错措施外, 还在有关部件的质量验证中, 采取措施确保数据的完整性和可靠性. 因对患者治疗的高度责任感, 在每个患者治疗后, 必须对在治疗过程中的有关完整信息, 包括原始数据、处理数据、设备和治疗参数、计划和实测参数等都需要存档, 以待日后备查, 因此需大量的存储器.

6. 友善人机接口和易操作易维修

友善人机接口和易操作易维修是一般工业控制系统和信息管理系统通用的要求, 仅是在治疗控制系统中, 对象是广大患者, 不希望因故障而等待过长时间, 引起患者的恐慌, 影响治疗效果. 更要求无故障运行时间长, 平均维修时间短.

7. 系统整合性统一性

质子或重离子治疗系统内含有若干个分系统, 每个分系统都有其特定的控制过程和规律, 而各分系统之间也通过严格的时间和严格的规律协调和统一成为一个完整的统一体, 才能正常地开展治疗工作. 因此, 系统能否整合成功是一个关键. 系统整合包括硬件系统、软件系统、功能系统、接口系统各层次各方面的整合, 是一个硬软综合统一的过程, 具有相当的难度. 国外有关质子治疗中心, 如美国 Loma Lida、 德国 RPTC 在建成后, 都花费了很长时间来整合.

23.4　控制系统的分系统和控制功能

图 23-4-1 是治疗控制系统的分系统和装备组成图. 现将治疗控制系统的分系统和所需的控制功能分述于下.

1. 粒子束产生系统

粒子束产生系统的主要设备有: 产生束流的加速器、调节束流能量的能选器(仅在用固定输出能量的回旋加速器时用)、传输束流用的束流输运系统和水、电、气等通用装备. 束流产生系统的主要控制任务是: 按照患者治疗计划方案中规定的设备的运行参数, 控制系统按此参数指导和协调设备的运行, 将患者治疗所需的束流(特定的束流能量、能散、流强、截面)送治疗头.

2. 束流传递系统

束流传递系统的主要设备有: 减少患者在照射时的皮肤损害, 使束流能从各个

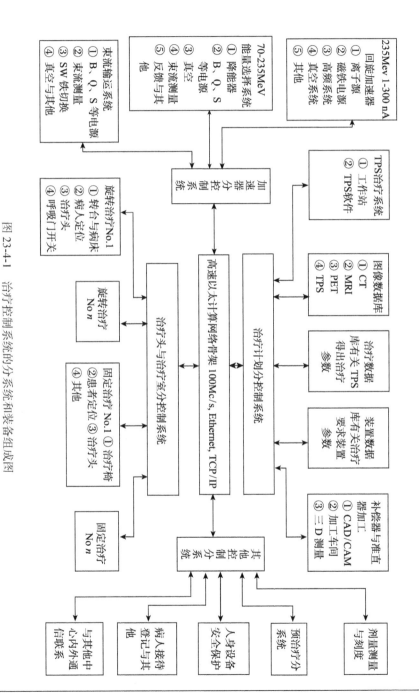

图 23-4-1　治疗控制系统的分系统和装备组成图

方向对肿瘤照射的旋转机架. 此外还有形成患者所需的治疗参数, 如能量调制度、SOBP、照射野等的治疗头. 束流传递系统的主要控制任务是: 控制系统按照患者治疗计划方案中规定的本系统中设备的运行参数, 指导和协调设备的运行, 最后以一定的治疗角度将患者治疗所需的治疗参数(束流能量、SOBP 值、能量调制度、照射野等)送到治疗头等中心点处的患者肿瘤.

3. 精确定位和准直系统

精确定位和准直系统的主要设备有患者精确定位系统和患者精确准直系统, 都是为使患者肿瘤能精确地安放在治疗头等中心点的目的服务的, 这两个系统的主要控制任务是: 先使患者(坐)躺在治疗定位(椅)床上, 患者精确定位系统调节定位床使其六维(上下、左右、前后、旋转、前后倾斜、左右倾斜)移动, 将患者病床安放在治疗计划规定的空间坐标, 即患者肿瘤基本上在治疗头等中心点左右, 这时精确定位完毕, 进入精确准直, 其过程已在前面描述过, 不再重复. 当准直完毕时, 则患者的肿瘤容积完全和治疗头的 PTV 空间相符.

4. 剂量测量和验证系统

治疗计划方案对每个患者明确规定在采用特定的治疗参数的粒子束照射下, 肿瘤容积中照射到均匀的规定的平均剂量值. 为确保在真实照射时, 万无一失, 必须对此有一个严密的质量验证, 即用一个水箱作模拟, 将水箱安放在患者肿瘤位置, 在水箱中安置能测横向和纵向剂量分布的小型游离室. 一切安置好, 启动治疗装置, 运行在相同的特定的治疗参数的粒子束, 水箱在照射下, 测量出的剂量分布和强度, 若和治疗计划方案中规定的肿瘤剂量分布和强度相差在允许容差内, 即质量验证成功, 才允许正式治疗.

5. 治疗计划系统的运行环境和图像处理传送

治疗计划系统是一个应用软件, 专门用来计划和制订患者的具体治疗方案. 通常该应用软件不是由设备供应商提供, 由第三方提供配套, 因此供应商在设计治疗控制系统时, 必须为这个应用软件配置一个软件运行环境, 即在中控室要有足够快的计算能力和足够大的存储空间. 此外须有一个相应的图像处理传送硬软件, 满足治疗中的大量图像工作.

6. 治疗安全系统

治疗安全系统是为保证人身安全和设备安全的一个专门系统. 它是一个完全独立的由硬件组成的子系统, 但又和控制系统有密切的关系. 有关此系统前面已专门描述过.

7. 专用配件加工车间

在用散射治疗时, 治疗中心加工制造患者补偿器和患者专用准直孔径, 为此每个治疗中心都有一个专用配件加工车间, 控制系统的任务是将治疗计划制定的物理尺寸送车间计算机设计 CAD 室, 设计完将图纸送计算机制造 CAM 室, 制造完后送三维测量仪, 通过质量的捡查, 才能使用.

8. 通用装备的控制

一个治疗中心有一个通用装备提供电力、冷却、空调、压缩空气、通信、照明、 计算网、救火等. 治疗控制系统统一指挥协调这些通用装备.

23.5　治疗控制硬件系统的结构

23.5.1　系统原理图

质子和重离子治疗控制系统的结构基本上都是采取计算机网络的实时分布式控制系统. 彼此的结构、安排和原则都相当类似, 因此在下面的有关描述中, 都以 2000 年 IBA 质子治疗系统的控制系统为例来说明治疗系统中的有关控制问题. 图 23-5-1 是 IBA 的治疗控制系统原理图[80].

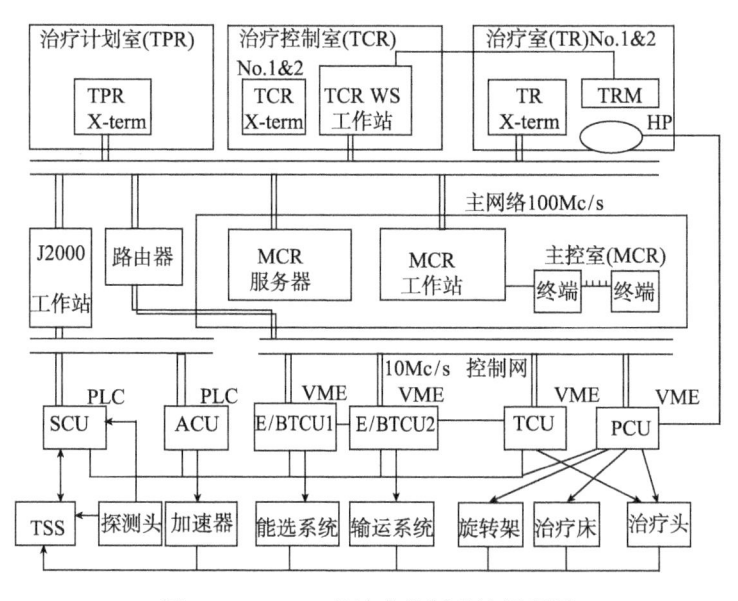

图 23-5-1　IBA 的治疗控制系统原理图

治疗控制系统是一个由微机与工作站通过 100Mc/s 的主网络与 10Mc/s 的以太控制网相连接起来的计算机实时控制网络. 在 10Mc/s 控制以太网络上接有四种不同功能的设备控制器: 由 VME 总线标准组成的能选和输运系统控制器 E/BTCU1 和 E/BTCU2; 每一个治疗室用于控制治疗头的 TCU 控制器和用于控制患者定位的 PCU 控制器.

100Mc/s 主网络通过一个 J2000WS 工作站和一个 PLC 专用控制网相连. 由 PLC 组成的加速器控制器 ACU 和安全控制器 SCU, 都连接在此 PLC 专用控制网上. 100Mc/s 主网络上还接有中控室的主服务器(一个具有大存储容量和数据库软件的工作站, 即 MCR 服务器)、操作运算和处理用的工作站, 即 MCR 工作站和人机介面用的终端. 还接有固定和旋转治疗室内的操作终端、固定和旋转治疗控制室内的工作站和操作终端和治疗计划室的操作终端.

23.5.2 计算机网络连接方法

当前的计算机网络技术提供了大量网络硬软专用部件. 从事控制网络的人员不需像过去那样自连网络, 仅需将网络部件和一定规格的电缆插入, 即形成所需的网络, 既方便, 又可靠.

图 23-5-2 是 IBA 质子治疗系统控制系统的计算机网络连接图. 质子治疗控制

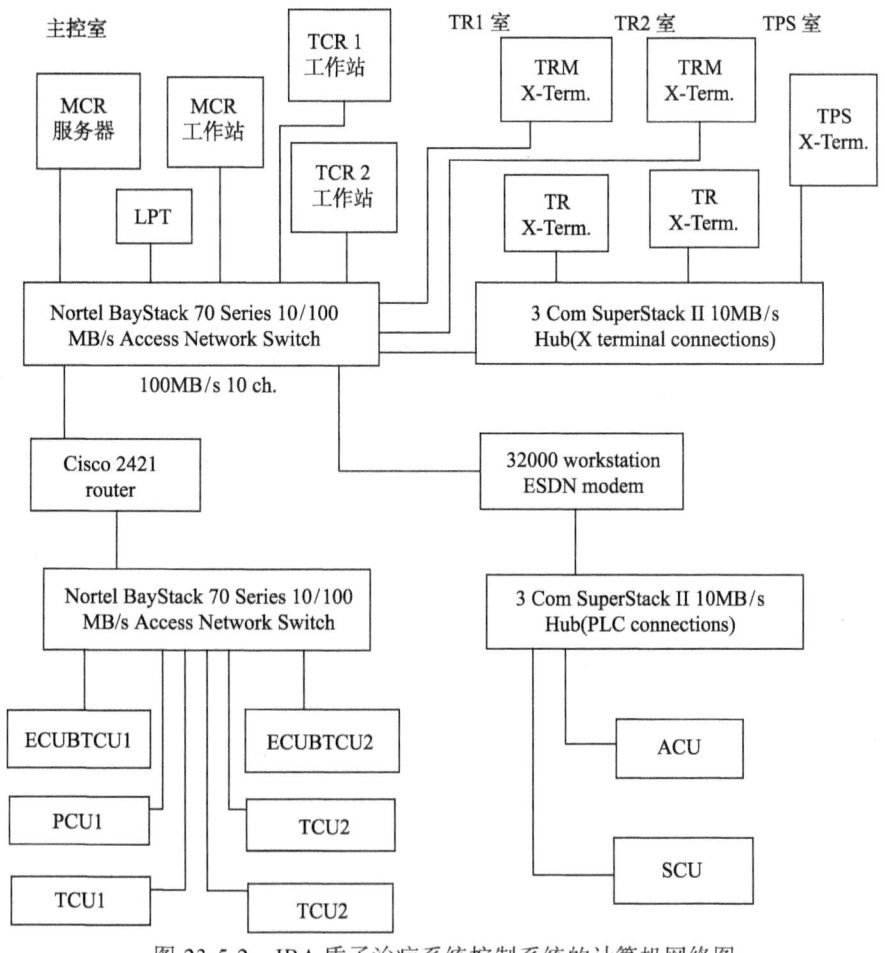

图 23-5-2　IBA 质子治疗系统控制系统的计算机网络图

系统是用两个 Nortel BayStack 公司出品的 70 series 10/100MB/s, 7-10 路的网络开关和两个美国 3Com 公司出品的 Superstack II 10 MB/s hub X terminal 连接，将 PTS 所有的设备连接成一个实时计算机控制系统.

23.6　治疗控制硬件系统的层次

质子治疗控制硬件系统在硬件上共分为三个层次：最高层是治疗控制层，中间是主控层，最低是设备控制层.

23.6.1　治疗控制层的主要功能

治疗控制层是用于运行和操作有关治疗室内病人治疗的高层次运行功能，有三种不同的功能.

(1) 建立患者的治疗计划方案——如对一个新患者建立治疗计划方案，对老患者产生或编辑一个治疗计划方案或从数据库内调用一个治疗方案.

(2) 照射准备的功能——进行照射前的准备工作，如要允许放疗师对患者进行精确定位，在治疗室监示器上看到患者当前的定位和有关情况，需向主控室发出准备调束请求.

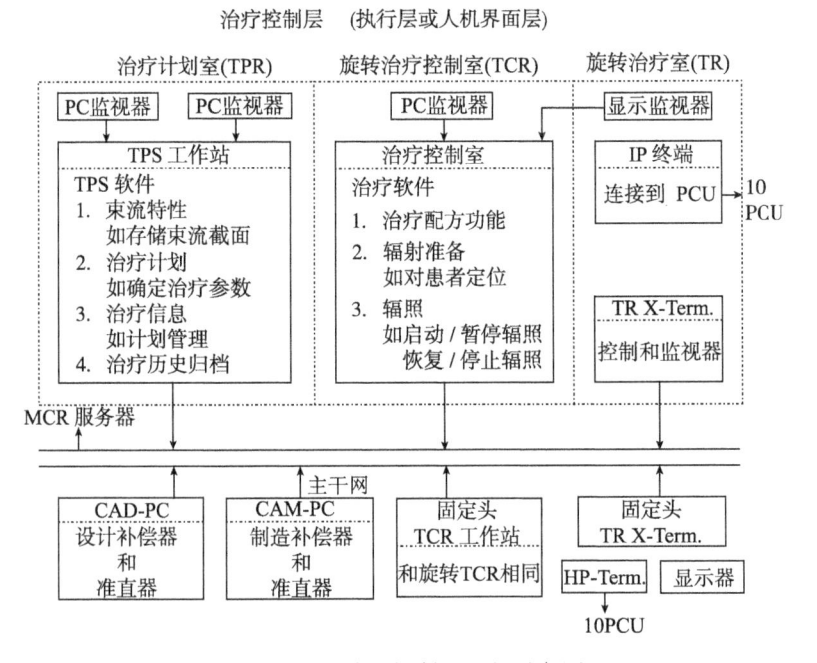

图 23-6-1　治疗控制层内的设备图

(3) 照射功能——当系统一切准备好, 束流处在等待状态, 放疗师认为满足照射要求, 就可以开始照射. 在照射期间, 允许治疗师根据具体情况做出"暂停"、"恢复"和"停止"命令.

治疗控制层内含的设备是治疗计划室(TPR)、治疗控制室(TCR)和治疗室(TR)三个室内的计算机设备, 治疗计划室内有从事治疗计划的工作站, 内装有治疗计划应用软件, 此软件具有丰富的各种功能应用程序, 如选择照射方法、剂量计算、制定治疗参数、优化治疗方案、管理治疗信息、建立治疗档案等. 在旋转和固定治疗控制室内装有治疗管理应用软件的工作站, 如建立一个患者治疗档案, 给患者精确定位, 照射准备完毕, 立即照射等. 此外, 设计和制造患者专用准直器和补偿器用的 CAD-PC、CAM-PC 和位于旋转和固定治疗室(TR)内用于患者精确定位和准直用的终端也接在 100Mc/s 的主网络上. 图 23-6-1 是治疗控制层内的设备图.

23.6.2　主控层的主要功能

主控层是在主控室进行有关全局系统的运行和操作[81, 82]. 分为下列 4 种不同的功能.

1. 系统管理功能

管理各种系统工作运行模式和它们间的切换, 根据用户的规定特权, 管理监视用户的操作功能, 监示和记录不同 TCS 过程的所有错误, 监示和处理有关 TCS 一些重要过程的健康状态.

2. 数据库管理功能

存取治疗资料(如预置, 转送的 PDD 结构和设备置定值等资料), 存取有关结构文件的资料(如用户名单和治疗容差等资料), 存取有关束流传递设备的参数(如治疗头内各功能设备的参数)、存取有关束流设备的参数(如加速器、ESS、BTS 设备的参数).

3. 束流管理功能

提供用户接口, 允许用户对加速器、能选系统、束流输运系统进行单独的控制调试; 允许用户当 TCS 运行在"患者治疗功能模块"时, 运行有关束流线调整和能量选择等高级控制功能.

4. 系统监控

通过人机接口(即 TCR/TR 各监示器), 将 TCS/TSS 的连锁信号状态显示给操作员.

主控室内的计算机配置的技术性能随时代前进而日益更新, 现以美国 NTPC 在建成时(2001 年)的配置为例来说明.

(1) 主控室服务器: 用 HP 公司的 HP9000-J7000 型, 其硬件配置: 4×440MHz

CPU 板: 4Gbytes RAM: 2X9Gbytes　系统硬盘: AutoRAID 5×9.1 Gbytes　盘: 100Mbit/s 网卡. 软件配置: HP-UX (Unix OS) Ver.10.20: RT works Ver.3.5: Motif X-window X11R5 Ver.1.2: ORACLE Ver. 8.0.5: GNU C (C compiler).

(2) 治疗控制室工作站: 用 HP 公司的 HP9000-B1000 型, 硬件配置: 300MHz CPU board: 512 Mbytes RAM: 2×9 Gbytes 系统硬盘: 100Mc/s 网卡和 19 寸的屏.

23.6.3　设备控制层的主要功能

1. 加速器控制单元

运行加速器, 实施加速器和束流输运线上磁铁的设备连锁保护功能, 通过本地局部网络, 英文全名 Local Area Network (简称 LAN), 更新系统参数, 在早晨进行加速器启动, 在晚上转入备用状态. 允许在 LAN 上接入的任一个人机接口上, 用一单个虚按钮进行此操作. 图 23-6-2 是加速器控制单元(ACU)的结构原理图[1].

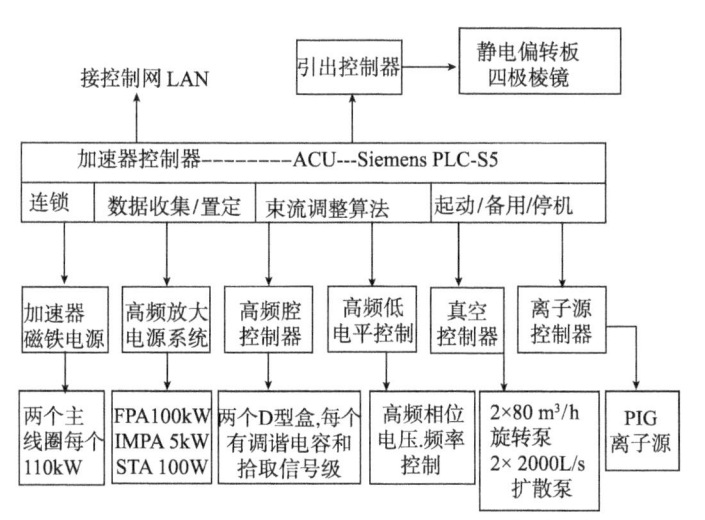

图 23-6-2　加速器控制单元的结构原理图

2. ESS/BTS 控制单元

ESS/BTS 控制单元具有两个 VME 机箱, 专用于能选系统 ESS、束流输运系统 BTS 的运行, 根据用户请求来采集测量束流截面资料, 实施执行束流调整算法, 以保证将束流正确地送到治疗头, 通过 LAN 更新系统状态参数, 控制离子源 ISEU.

3. 治疗头控制单元(TCU)

TCU 是一个专用控制治疗头的 VME 机箱控制器, 其功能有:控制治疗头内的装置, 以确保患者正确照射; 在照射过程中, 测量患者接受的剂量和进行质量检查; 更新为系统控制、跟踪、记录用的资料.

4. 定位控制单元(PCU)

PCU 是一个专用控制患者定位系统、旋转机架和喷嘴的 VME 机箱控制器, 其功能有: 控制治疗床的患者上下治疗床和治疗床六维自由度运动以达到精确治疗定位; 监示治疗床、旋转机架、喷嘴的相对位置, 以防止碰撞; 控制旋转机架, 自动或手动与患者治疗位置进行精确准直定位; 控制治疗头上补偿器和孔径支架的转动, 调节喷嘴的转动角和延伸长度. 对固定治疗室, 定位控制单元仅是控制治疗椅, 其他基本相同. 图 23-6-3 是定位控制单元的结构原理图.钙

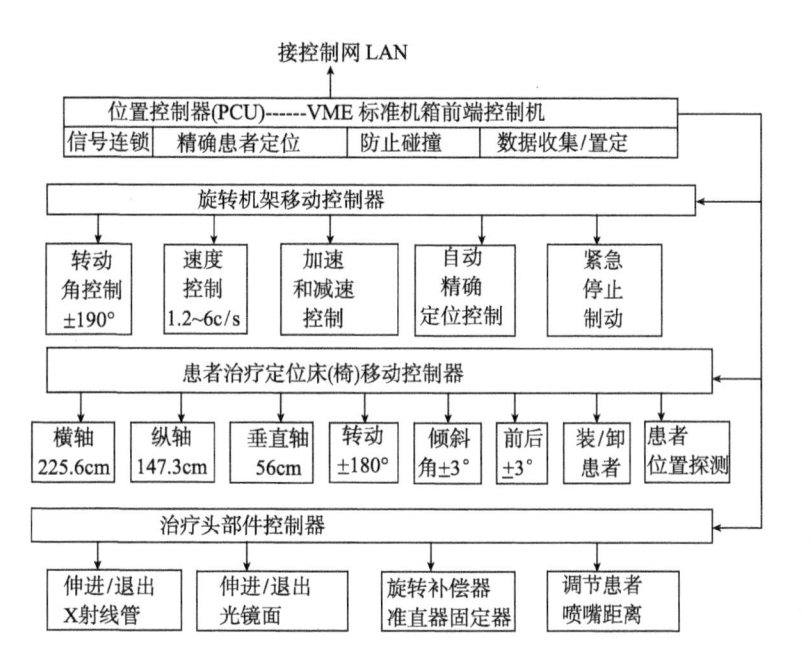

图 23-6-3 定位控制单元的结构原理图

5. 治疗安全系统(SCU)

如前所述, 治疗安全系统是一个专用于辐射安全的分系统, 在质子治疗系统中所有涉及安全的设备连锁硬信号都接入一个称 TSS 的安全连锁用的继电器链中, 一切不满足辐射安全条件, 立即断束流. 所有 TSS 的硬安全连锁信号都接一个专用安全控制单元(SCU)形成一个软安全连锁控制链, 一切不满足辐射安全条件, 也立即断束流.

23.7 治疗控制软件系统的设计准则

质子治疗控制软件系统的设计贯彻下面四个准则.

23.7.1 安全设计方法

(1) 分析本系统在不同运行状态下, 故障发生前的预诊断可能性. 分析当发生某故障时和发生后, 系统状态的变化是收敛, 还是发散; 是安全, 还是更不安全. 要确保在设计系统中, 当一个正常运行的分系统或设备发生故障后, 不论是继续正常或降级运行, 还是断电停机, 都必须是安全的, 并尽可能进行故障前预诊断或预防措施, 使故障消除在萌芽中.

(2) 在上面的分析基础上, 原则上确定系统的框架. 然后再对初步确认的系统, 分析故障发生后带来的各种可能的危害. 为防止这种危害, 需要制定一系列的安全决定(safety decision). 再根据系统和设备具体情况, 制定出一系列的系统安全要求, 再根据这些系统安全要求, 来具体设计系统结构.

(3) 根据上面危害分析和安全要求, 在系统中采用一切有效技术措施, 如容错、备用、冗余、双工等技术, 使上述的系统安全要求一条条都给予解决, 并又要确保所采用的安全要求技术措施本身的安全可靠性不低于被保护的系统本身的安全可靠性.

23.7.2 可靠性方法

在可靠性处理中, 要注意下述三点.

(1) 对待可靠性和效率两个性能, 必须将可靠性放在第一位. 一个系统, 不论有多高效率, 一旦不可靠, 则毫无价值. 一个不可靠系统往往隐藏有不少错误, 没有任何事前警告就能发作, 既要波及全局, 又要丢失功能和数据.

(2) 任何一个系统的可靠性至少要由下面四个因素组成: 系统分析和设计本身的正确可靠性; 在实施此系统时, 从编码、查错到调试各环节的可靠性; 系统所采用的各硬件和软件部件本身的可靠性; 硬软综合和总调的严密性和可靠性.

(3) 在实施阶段, 不论是设计, 还是其他所采用的各种方法和准则规范, 如健全和故障状态的监示, 各种准则规范, 各种数据查错纠错方法, 本身一定要可靠, 才能确保系统的可靠性.

23.7.3 可维性方法

对于一个大型控制系统, 虽要确保可靠性, 但因器件内含部件太多, 即使单个组件有很高寿命, 但上百万组件组成的系统寿命要小得多. 因此任何系统都不能保证没有故障, 但设计中要求一旦发生故障, 系统应有很快发现故障, 很快维修, 排除故障, 恢复正常工作的能力.

23.8 质子治疗控制软件系统的层次和对应功能

质子治疗控制软件系统共分为三个层次: 最高层是人机接口层, 中间是应用专用层, 最底层是设备控制层. 表 23-8-1 是软件系统的三个层次及对应硬件系统的三个层次.

表 23-8-1   软件系统的三个层次及对应硬件系统的三个层次

	最高层	中间层	最底层
硬件系统	治疗控制层(TCL)	主控层(MCR)	设备控制层(Control)
软件系统	人机接口层(HCL)	应用专用层(Application)	控制层(Control)

23.8.1   人机接口层的功能

人机接口层共有下述主要功能：对用户对话(user session) 进行管理、对治疗对话进行管理、对服务对话进行管理、对事故事件报告进行管理、显示有关安全的状态. 上述软件功能和硬件系统治疗控制层的三种功能, 即患者配方功能、照射准备功能、照射功能, 彼此相互紧密配合.

23.8.2   应用专用层的功能

应用专用层共有下述七种主要功能：对质子治疗系统的不同运行模式进行管理、对用户对话进行管理、对治疗对话进行管理、对事故事件报告进行管理、对束流进行管理、对 TCS 数据库进行管理、对重大进程进行监督. 上述软件功能和硬件系统主控层的四种功能, 即系统管理、束流管理、数据库管理、系统监督功能, 二者相互紧密对应.

23.8.3   设备控制层的功能

设备控制层共有下述七种主要功能：对通用装置的控制、对束流产生装置的控制、束流特性装置的控制、治疗头装置的控制、定位装置的控制/准直装置的控制、患者专用装置的控制. 上述软件功能和硬件系统设备控制层的五种功能, 即 ACU、ECU-BTCU、PCU、TCU、SCU 功能紧密对应.

23.9   治疗控制软件系统的结构

治疗控制系统是一个由微机与工作站通过 100Mc/s 与 10Mc/s 的以太网相连接起来的计算机实时控制网络. 图 23-9-1 是治疗控制软件系统原理图. 在 10Mc/s 控制以太网络上接有四种不同功能的设备控制器：由 VME 总线标准, 采用 VM42 Motorola 68040 的 CPU 和 VME:VBP4A-15 组成的能选和输运系统控制器 E/BTCU1 和 E/BTCU2；每一个治疗室用于控制治疗头的, 也采用 VME-TCU 控制器和用于控制患者定位的 VME-PCU 控制器. 从 100Mc/s 主网络通过一个 J2000WS 工作站和一个 PLC 专用控制网相连. 由 Siemens OS、CPU：928-B PLC 组成的加速器控制器 ACU 和安全控制器 SCU，也接在此 PLC 专用控制网. 在 100Mc/s 主网络上还接有中控室的主服务器，其软件配置是非实时操作系统 HP-UX、过程实时操作系统 Rtworks、人机窗口 Motif X-window、关系数据库 ORACLE、语言 C-compiler. 一个具有大存储容量和数据库软件的工作站，其软件配置除了没有关系数据库 ORACLE，其他配置与主服务器一样. 此外 TCR、TR 室内的工作站，都有相类同的软件配置. 无疑上述的配置是 2000 年的产品，目前都有更先进的升级换代产品. 上述列举型号虽过时，但可给读者有一个完整系统概念.

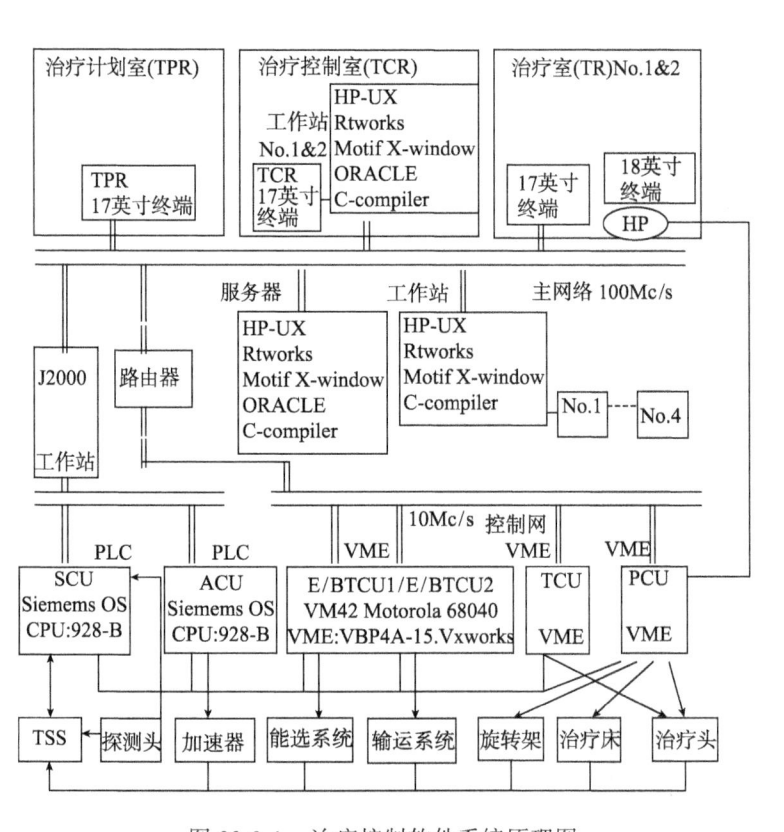

图 23-9-1　治疗控制软件系统原理图

第 24 章　质子和重离子治疗系统的调试和验收

24.1　引　　言

医疗装置, 小到家用医疗仪器, 大到超大型诊断和治疗装置, 用户在购买时, 都要检查一下, 测试一下其基本功能. 一般而言, 医疗装置的检测分定性和定量两种, 前者着重基本功能, 不太强调装置的数据精度. 而后者主要是针对大型诊断和治疗装置, 不仅看基本功能, 更着重于装置的有关临床性能指标和数据精度. 对诊断和治疗两种不同装置而言诊断只是测试, 测试数据的误差影响诊断的精确性, 原则上虽可能导致治疗错误引起致命事故, 但没有直接引起致命危险. 而治疗性装置则不同, 装置的治疗参数偏差过大, 不仅没有治疗效果, 还要带来致命的伤害. 因此对治疗性医疗装置, 特别是超大型、高度复杂、千万美元的重离子(质子)治疗装置系统有关的治疗性能指标和数据精度都必须进行精确的定量测定. 从治疗的角度来检验重离子(质子)治疗系统的系统性能, 通过验收测试来确保重离子(质子)治疗系统可以绝对安全、可靠和高性能地治疗患者.

虽然从医疗角度, 我们只对装置的临床治疗性能和指标感兴趣. 但是系统治疗指标是由千百万计的仪器设备和各种硬软系统, 经过技术和医疗上整体集成而形成的. 没有各种硬软设备的正常工作, 也就没有这些治疗指标. 因此要对治疗性能指标和数据精度进行精确的定量测定. 首先又要对有关硬软设备的技术性能指标进行精确的定量测定. 设备性能指标和装置的治疗性能指标之间具有复杂的函数关系, 而使测试重离子(质子)治疗装置的治疗性能具有很大的难度, 具体表现在下述各方面.

每个治疗头通常都有许多可选量程(如 IBA 标准散射治疗头有八种选择模式, 即由 B1 到 B8 八个挡次), 每一个挡次都相应于一定患者体内射程、照射野和能量调制范围. 因此购买方要验测每个治疗头的挡次的治疗性能, 否则难以确定所购买的质子治疗系统的总体系统性能. 多数的治疗性能, 如阴影、后边剂量下降沿、平均剂量率等都是患者体内射程、照射野等参数的函数. 所有此类治疗参数值并不是一个恒定不变的值, 而是根据不同的其他治疗参数值的变化而变化. 往往一个单独的治疗参数值仅对应在一个特定的测试条件下是正确的, 但并不能代表质子治疗系统的整体系统性能.

设备的重要技术参数性能必然会影响测量临床的治疗参数值, 如较大的束流发射度就要增加辐射本底, 从而增加阴影; 束流的能量分散度, 治疗用的质子束的能谱也会影响肿瘤后部剂量后沿下降值. 如果我们将能量选择系统的能谱调节狭缝调小一些, 以便得到一个对应较小后沿下降值所需的 $\Delta E/E$ 值, 则随之也将降低平均剂量率. 当旋转治疗头旋转在不同角度时, 如果其等中心点的误差变大, 就会降低患者的精确定位度, 就要影响患者的治疗精度.

上面例举的种种因素, 在正式系统治疗性能测试之前, 必须检验(视察或测试)有关重要设备的技术性能和参数, 如加速器的束流性能测试, 旋转台的运动与定位精度测试, 固定治疗头的运动和定位精度测试, 有关束流输运系统中的部件, 如停束器、束流测量探头、准直器等的功能与位置测试. 但是这类测试内容太多又太复杂, 必须有一个仔细而科学的安排, 既不能对每个部件都要测试, 使测试工作量大, 成本太高, 时间太长, 又不能因忽视某部件的检测而得出错误的检测结果. 卖方总是希望这种验收测试尽量简要, 而买方又希望这种验收测试更详尽, 双方不同立场也必然带来矛盾. 用户必须对验收方法和程序要有充分的思想、技术和医疗上的准备.

上述种种问题可以归纳成"质子和重离子治疗系统的调试、验收和日常 QA". 通常总称"重离子(质子)治疗装置的质量验证系统", 本节和下一节将对此专题进行论述.

24.2　验收测试和调试的区别

验收测试有明确的目的, 在供应商完成治疗装置后, 用户通过验收测试来验证和确定治疗装置的治疗参数已达或超过合同中的保证值. 证明此装置能满足合同中规定的所有安全和治疗性能要求, 用户可以接受. 而调试的对象要广泛得多, 既可大到如验收时需的整体装置宏观调试, 也可针对到某个系统、部件、过程、硬件、 软件进行调试, 达到研究、运行、入库等不同的目的.

验收测试和调试的内容和步骤, 涉及有关方面的深度和广度往往有所不同. 如在定购的治疗装置完成后, 供应商只给用户对治疗参数进行测试验收. 而不需涉及设备的指标和参数, 也不需检查系统各部分工作正常与否. 这是因为验收测试的结果只有通过和不通过. 只要通过, 则当然已说明系统的设计和运行也一定正常, 哪有不正常的系统能给出正常的治疗参数? 反之若不通过, 用户根本没有必要了解其理由, 只需告知供应商, 不能接收下次再验.

若装置发生重大故障, 经维修后进行调试. 这时的调试目的, 不仅是行和不行, 而是必须能恢复重新工作, 恢复原指标. 只要达到这个目的, 而不管涉及任何有关方面的深度和广度. 例如, 发现定位有问题, 查定位, 定位控制有问题, 检查控制,一直查到发现故障根源, 维修恢复正常为止.

不同调试目的有不同调试方法和深度广度. 例如, 对一个研制开发项的调试, 若实测指标低于设计指标, 则必须追根寻源. 反之, 定期 QA 的调试, 仅需测量若干代表参数, 达标即行. 因此所有调试内容依其最终目的而异. 但对质子治疗中心而言, 大部分调试是运行和维修后的质量检查和验证, 小部分研制自行开发新项目的调试. 上面的介绍也说明验收和调试有很大的差异, 当然涉及的需测试参数、测试方法和测试精度也有很大的差异.

24.3　治疗参数和束流参数间的关系

从治疗角度, 医务人员仅需要关心治疗参数, 不需要关心束流参数. 但是治疗参数的根源来自束流参数, 并且是多种束流参数的函数. 要改变和调节治疗参数, 必须改变相关的束流参数才能达到. 因此只有了解治疗参数和束流参数间的关系, 才能知道调什么束流参数才能达到想要调的治疗参数的目的. 下面对此进行讨论.

24.3.1　旋转机架入口处的束流参数和治疗参数间的关系

重离子(质子)治疗是加速器束流在进入旋转机架后, 经过旋转机架和治疗头到达治疗头等中心点, 患者的肿瘤治疗靶区就放在该等中心点, 接收放射剂量, 杀死癌细胞, 而得到治疗. 因此, 从总体来看, 旋转机架入口处的束流、经过旋转机架和治疗头到达治疗头等中心点的束流是两个关键点, 旋转机架入口处的束流参数和治疗参数间的关系看表 24-3-1.

表 24-3-1　旋转机架入口处的束流参数和治疗参数间的关系

入口处的束流	参数符号	参数调节手段	受影响的治疗参数
束流能量范围	E_{min}–E_{max}	加速器和(或)降能器	患者射程
束流能散度	$\Delta E/E$	能谱可调狭缝	后沿下降
束流发射度	ε	发射度可调狭缝	阴影
束流截面	Φ	束流准直器	阴影
束流位置	BP	导向磁铁	剂量横向均匀度
束流强度	I	离子源强度控制器	剂量率

24.3.2　治疗头等中心点的治疗参数和设备参数间的关系

上述旋转机架入口处的束流, 经过旋转机架和治疗头, 在治疗头内经过多种束流性能处理后, 才到达治疗头等中心点. 治疗头等中心点的束流性能才是最终确定该治疗装置的治疗性能参数. 治疗头等中心点的治疗参数和设备参数间的关系看表 24-3-2.

表 24-3-2　治疗头等中心点的治疗参数和设备参数间的关系

等中心点治疗参数	参数符号	调节用的设备参数	测量手段
最大射程	E_{max}	加速器和(或)降能器, 固定降能器	测能量器
扩散布拉格峰	E_{min} E_{max}	射程调制器　能量调节器　散射体	测能量
照射野	cm	射程调制器　散射体　准直孔径	游离室
横向均匀度	%	束流中心位置　散射体	游离室
纵向均匀度	%	离子源强度函数控制	游离室
剂量率	Gy/min	流强	游离室
积分剂量	Gy	流强照射时间	积分游离室
可变准直宽度	cm	最大照射野	游离室
患者准直	ind. Num	TPS　治疗配方	散射治疗时
患者补偿器	ind. Num	TPS　治疗配方	散射治疗时
喷嘴号码	size	TPS　治疗配方	TPS
喷嘴长度	cm	TPS　治疗配方	TPS
喷嘴角度	deg	TPS　治疗配方	TPS
患者定位精度	mm	患者定位和准直系统	PPS /PPA

24.3.3　在验证和照射期间的束流参数

验证和照射期间的治疗参数和设备间的关系见表 24-3-3.

表 24-3-3　验证和照射期间的治疗参数和设备间的关系

治疗参数	实施设备	测量	调节	验证
射程	ESS/Gantry	能量/RV	ESS/调能器	在水箱中测试
照射野	可变准直	分布游离室	患者孔径	在水箱中测试
剂量均匀度	放散射体	分布游离室	束流中心位置	在水箱中测试
剂量率	ISEU	强度游离室	加速器	在水箱中测试
半阴		游离室	发射度狭缝	在水箱中测试
后沿下降		分布游离室	能散狭缝	在水箱中测试
束流位置	PPS	IC-A, B	导向磁铁	在水箱中测试

24.3.4　关键设备的技术性能和参数保证值

(1) IBA 回旋加速器参数; 能量 230(235)MeV; 引出束流强度 1n~300nA; 非归一化的最大引出束流发散度横向 5π~11π mm·mrad; 纵向: 2π~12π mm·mrad; 能谱小于 $\pm 1\%$. 系统 ESS 和束流输运系统的主要参数; 能量调节度 0. 1g/cm².

(2) 能量稳定度要求大约 0.1%; 束流的能量的时间漂移要求约 20min 小于 0.1%; 调节时间小于 2s; 能量调节精度要根据下述要求来定: 由于 70MeV 相当于 3.5g/cm² 射程, 220MeV 相当于 32g/cm² 射程, 平均调节 1g/cm², 约需 5MeV 能量. 当要求能量调节精度为 0.1g/cm², 若用 ESS 精调时, 则要求 ESS 能量调节细度为 0.5MeV(若用治疗头内能量调节器来精调, 允许大于此值).

(3) 旋转治疗头技术性能: 调节角度精确度 0.25°; 等中心误差在旋转±190°时小于 1mm.

24.3.5 治疗参数的卖方保证值

现以 2000 年 IBA 标准散射(和摆动)型的验收治疗参数保证值为例, 见表 24-3-4.

表 24-3-4 2000 年 IBA 标准散射(和摆动)型的验收治疗参数保证值

患者体内射程	在散射时, 3.5~24g/cm²; 在摆动时, 3.5~30g/cm²
能量调制	在全深调制时每步为 1.0g/cm²; 当射程小于 5g/cm² 时每步为 0.3g/cm²
能量调节	当体内射程大于 5g/cm² 时调节精度为每步 0.1g/cm²; 当体内射程小于 5g/cm² 时调节精度为每步 0.05g/cm²
平均剂量率	对固定束治疗头用单散射治眼部时, 视野为 5cm 直径, 在 3.5~5g/cm² 内全量程调制时不小于 4~5Gy/min; 对固定束治疗头用双散射治疗头颈部, 视野 15cm 直径, 在 9.8g/cm² 全量程调制时不小于 2Gy/min; 旋转治疗头双散射与摆动式时, 照射视野为 22cm 直径, 对 24g/cm² 全量程调制, 不小于 2Gy/min
照射视野	对固定治疗头, 分 5cm 单散射和 15cm 双散射两种. 对旋转治疗双散射模式 22~24cm 直径. 对旋转治疗头摆动模式: 35cm×25cm 矩形
横向阴影	根据不同照射视野, 不同射程, 要求不大于 IBA 在 NPTC 已取得的实测值的 100%±10%, 也要求不大于 IBA 在通过 FDA 与 CE 时的 100%±0%值
后边剂量下降沿	基本同阴影, 在不同体内射程下 IBA 保证不大于 NPTC 已取得的实测值, 与在 FDA、CE 时测试值的 100%±10%. 基本上是物理极限值+0.1g/cm²
剂量均匀性	希望均匀性能保证值为 IBA 已达到的在通过 FDA 批准时实测值±2.5%×(100%±10%). 治疗野的尺寸, 即照射视野与 SOBP 的大小值
束流定位	优于 1mm. SAD 大于 2m

注: 治疗场所(照射野大小和 SOBP 大小)的严格定义是: "治疗场所是高剂量区, 其大小可以定义为在横向的 50%点上为 2 倍的阴影宽度(20% ~ 80%), 纵向后沿的 50%点中 2 倍的下降宽度(20% ~ 80%), 束流全量程能量调制时离皮肤 1.5 ~ 2.0g/cm² 三者所包含的体积. 此定义是学术上的严格定义, 仅在学术上使用, 而一般应用情况下, 常以简化后的定义使用.

24.4 验证系统的任务和分类

从广义角度来看, 当前任何产品的质量控制都是贯穿在整个生产过程的每一个环节, 从原料采购直至产品包装展销, 步步都有严格的质量规范. 因此, 质量控制是贯穿在生产过程的全程中. 而我们这里说的质量验证是从狭义角度, 只强调若干重大的质量控制事件.

1. 确定治疗的参数和要求性能

在向供应商定购治疗系统时必须首先提出合适的治疗要求和参数, 指标过高, 价高而未必质高. 指标过低, 价低质低, 但失去医疗价值. 因此提出的治疗指标, 既要满足医疗要求、价格适中、又要装置安全、稳定可靠. 此外提出的治疗参数必须确保需要时间能供应, 并能进行科学测试和鉴定, 要将上述信息写在合同内, 并受法律保护.

2. 设计阶段的检查

此阶段对新产品很重要, 尤其若采用某种新技术时尤为重要. 处理不妥, 轻则加价延时, 重则未达指标, 有报废之险. 因此, 在设计中必须执行下述安全原则: 一是进行危险安全分析, 确保足够的安全系数, 估计最坏情况也能承受; 二是采取一切冗余安全措施, 双工双路, 热冷备用, 失效安全等, 确保万无一失.

3. 工厂测试、分调和总调

对主要部件必须先分调测试合格后, 才能总装. 有关精密部件要在通过运输关后再测试, 避免测试好后因运输而又不合格. 此外即使在工厂总调过, 一旦运到现场重装后, 要再验证.

4. 验收测试

(1) 验收测试是表示用户对卖方所提供的装备、功能和参数指标进行全面地、整体地、系统地测试. 通过测试, 证明一切符合合同中的规定, 已达到合同中规定的治疗参数和性能, 认为合同保质保量已执行.

(2) 验收测试中, 主要关键部件, 如加速器、旋转机架、治疗头等测试完后, 正式测试治疗性能前, 先进行一个完整的模拟治疗. 证实从 CT 扫描直到患者治疗的完整治疗周期的工作是正确的.

(3) 最后是对治疗参数和性能进行测试验收.

5. 治疗调试和验证

除去在验收中, 对治疗参数和性能进行测试之外, 为了确保治疗参数和性能的正确, 确保治疗质量, 除去每天对患者治疗的治疗参数进行实测验证之外, 中心要经常定期和不定期地从不同规模和细度, 对治疗参数和性能进行测试和验证. 这种利用水箱实测剂量的模拟治疗(mock treatment)验证方法能验证下列部件的质量: 患者固定装置、CT 模拟、治疗计划、数据信息系统、患者准直孔径和补偿器的制造、剂量计算和剂量测量、患者定位、控制系统、束流传递控制和测量等进行系统的全面的验证.

6. 定期(年, 月, 日)设备和治疗质量检查 QA

定期设备和治疗质量检查 QA 主要有三个任务: 一是测试系统的功能性和安全性; 二是治疗计划系统的调试, 将有关数据收集后输入治疗计划系统和对计划系统的输出量进行验证; 三是束流校正, 包括游离室的读数校正和测量剂量和量程调制照视野大小之间的依赖关系.

24.5　调试和验收的基本原则

24.5.1　系统和装置的调试和验收方法

(1) 验收程序将按以下三个步骤进行.

① 预验收测试. 检查销售制造商的生产进度报告, 每 2~3 个月内, 销售方应该向购买方提交一个进度报告. 同时买方专家要在生产车间视察和检验重要设备的最终调试与测试工作.

② 检查购买方的最终测试报告, 检查实测的系统性能参数测试报告.

③ 在购买方的现场进行验收. 销售方在完成购买方 PTS 现场的调试后, 在购买方现场进行我方的验收测试工作.

(2) 在购买方的现场进行验收测试.

购买方的现场的验收检查包括以下几个测试项目.

① 验收检查 1——开启 PTS 操作.

② 验收检查 2——旋转束治疗室治疗头的临床模拟操作.

③ 验收检查 3——固定束治疗头的临床模拟操作.

④ 验收检查 4——确认旋转束治疗头的临床参数.

⑤ 验收检查 5——确认固定束治疗头的临床参数, 下面以 IBA 系统为例介绍有关过程, 对其他供应商的系统, 除个别细节不符, 其他基本都相似.

24.5.2　验收检查 1——开启 PTS 操作

检测的目的是运行、校对和确认 PTS 各方面必需的条件已经具备, 并可以开始运行. 验收检查 1 包括下面十个步骤.

(1) 检查通用设备的工作状态——线路电源、冷却水系统、空调(HVAC)、压缩空气、干燥氮气等.

(2) 查看设备的安全连锁状态——如加速器拱顶信道门的电子锁, 处在可击破的玻璃罩中的每个门附近的应急 "机械锁", 门指示 "门关闭" 状态的两个开关, 应急灯的正常. 图像和声音警报器、高音蜂鸣器正常, 搜索按键(由最后一个离开的工作人员激活)正常等.

(3) 辐射屏蔽、建筑物的探测和监护系统——所有的辐射探测器和监视器都工作正常.

(4) 治疗安全系统处于正常的 "就绪" 状态.

(5) 治疗控制系统的安全控制单元(SCU)处在"就绪"状态.

(6) 所有的治疗控制系统处在"就绪"状态.

(7) 查看不同职员的控制权限.

(8) 开启回旋加速器真空设备.

(9) 开启加速器、ESS、BTS 和 GTS, 开启旋转支架、治疗头 PPS 和所有 PTS 的设备.

(10) 查看 PTS 的运行模式——临床-治疗-照射模式、临床-治疗-干运行模式、临床-剂量测定模式、非临床-维护模式、非临床-加速器和束流试运行模式.

24.5.3　验收检查 2——旋转束治疗室治疗头的临床模拟操作

检查的目的是操作、检测、评估、确认治疗装置整体的系统运行, 包括所有设备(加速器、能选器、输运线和旋转治疗头等)、所有的控制硬件和软件、剂量测量和校准系统、患者定位和治疗计划软件等. 这是验收程序中非常重要的一步. 如果不能安全无误地通过这次检测, 就不能用这个装置去治疗患者. 下面列出了旋转束治疗室的临床模拟运行的基本步骤.

(1) 假定某种疾病的模拟患者, 患者的信息登记到服务器上的患者数据库, 检查患者接收程序.

(2) 准备相应模拟的 CT(MRI、PET)图像, 传送到服务器图像数据库, 检查 PTS 的图像传输功能.

(3) 医师采用 TPS 软件重建感兴趣区的三维图像, 制定必要的治疗步骤, 最后完成治疗处方, 这种处方能够确定所有设备参数、所有临床治疗参数.

(4) 患者准直器参数和补偿器数据传输到设备制造系统, 利用三维测量设备来测量加工的准直器和补偿器的尺寸, 并对测量结果进行比较. 步骤的目的是运行和检验患者特殊设备制造系统.

(5) 在治疗头上安装患者专用的准直器和补偿器, 将补偿器和孔径座(准直器座)旋转到正确的位置, 其目的是运行和检验 TSC-PSU 的调整功能.

(6) 安装旋转治疗头水模型、静电计与相应的计算机相连. 运行和检验模型中的计量测量.

(7) 在"非临床-加速器和束流调试模式"下运行 PTS, 然后获得回旋加速器、ESS、BTS 和 GTS 等设备实际运行的参数, 差异在允许的范围内. 目的是检验回旋加速器、ESS、BTS 和 GTS 正常工作.

(8) 在"临床-治疗-干运行模式"下运行 PTS. 在该模式下, 可以在不产生束流的情况下, 依照处方测试治疗传输系统. 如果差异在容许的范围内, 就可通过. 这一步骤的目的是校验旋转支架和治疗头的正常工作.

(9) PPS 和患者安放的模拟运行. ① 激光预定位系统——激光系统的移动有无

问题; ② 操作装置/治疗床的移动行程; ③ X 射线数字成像系统(准直检验系统)——该系统包含两个 X 射线管和两个相关的闪烁屏. 这一步骤的目的是检查和校验 PPS/PPA 的运行.

(10) 模拟临床参数测量, 将 PTS 运行在临床-剂量测定模式, 目的在于测量针对预定要求下的模拟临床参数的实际值. 所有的模拟临床资料都从水模中获得, 测得的临床参数值(实际值)如果在允许范围内就可通过.

(11) 检查购买的 PTS 的稳定性和工作效率.

通过上述测试, 则除去临床性能验证外, 可以确定购买的治疗装置工作运行良好. 有关固定束流治疗头的临床模拟操作除了将旋转支架治疗头换成固定束线治疗头外, 这步验收内容和验收测试中的一样.

24.5.4　验收检查 3——旋转束机架和固定束治疗头的临床参数校验

完成上述的"开启 PTS 操作"后, 通过此测试意味着质子(重离子)治疗系统的每一个功能组成部件或分系统都已工作在准备状态, 为整个治疗提供一个工作条件. 此后进行的"旋转束治疗室治疗头的临床模拟操作"测试, 又进行了整个系统总体集成的工作, 通过此测试证明该治疗装置在定性上基本工作正常, 但上述的两个测试并不能从定量上证明此装置的实际工作的治疗参数满足规定的要求, 治疗装置的工作治疗参数是否和厂方保证的系统治疗参数相符. 为此我们必须再进行"旋转机架和固定束治疗头的临床参数校验"测试工作.

24.6　测试、总调、验收和质量检验的准备工作

从任务实质来看, 测试、总调、验收、验证和 QA 的内容, 除去有规模大小之分外, 不同的最终目的都是基本上类同的工具做同类型的工作, 且都需做下列的准备工作.

24.6.1　测试文件和验收标准

治疗参数的数值和测试方法有关. 因此在测试时, 必须同时确定各方面都认可的测量方法. 下面列出质子散射治疗参数的测试方法和文件. 至于铅笔扫描治疗参数的测量方法目前各公司有各自的方法, 但还不成熟. 质子散射治疗参数的测试文件实例见表 24-6-1.

表 24-6-1　质子散射治疗参数的测试方法和文件实例

病人体内的射程	散射和摇摆两种方式, 在一个测试水箱内测量束流射程, 如果在摇摆方式中, 最大的射程等于或大于 × g/cm², 在散射方式中最大射程是 × g/cm², 而最小射程等于或小于 × g/cm², 测试被认为通过

续表

射程调制	布拉格峰展宽深度的范围, 在最接近的和末端95%的剂量点之间测量, 测试将在双散射方式中完成
射程调节	证明按步长调节射程的可能性. 测试在双散射方式中完成, 如果找出 3 个连续布拉格峰层(横向尺寸 5cm×5cm), 相隔小于 1mm 的可能性被证明, 测试认为通过
平均剂量率	在 DS 时, 患者体内的射程 × g/cm^2, SOBP 度 × cm, 平均剂量率超过 × Gy/min; US 时, 患者体内的射程 × g/cm^2, SOBP 度 × cm, 平均剂量率超过 × Gy/min; 在 SS 时, 患者体内的射程 × g/cm^2 深 SOBP 度 × cm, 平均剂量率超过 × Gy/min. 测试被认为通过
最大照射野大小	使用放在对质子束等心处曝光的一张 X 射线胶片, 测量最大照射野尺寸.
剂量的均匀性	适宜于提供一个 × cm × cm 照射野, 调制超过 × cm. 用测试水箱内的横向和轴向均匀性检验.
等效源同轴的距离	在一个方准直束流孔内, 放在相隔 1m 远处, 同时照射 2 个 X 射线胶片测量等效源同轴的距离. 使用 X 射线胶片影像和它的相关位置, 靠几何图形的复制得到等效源位置, 如果源同轴的距离等于或大于 2m, 测试被认为通过
末端下降	在一种任意选择的能量下, 在一个测试水箱内的中心轴进行轴向扫描, 测量剂量的末端下降. 测试在单散射方式中完成 能量(MeV): 70 110 140 170 200 230 末端下降(mm): × × × × × 如果由于单能束流射程蔓延, 在实际限度上, 末端的剂量下降小于 × 5g/cm^2 时, 测试被认为通过
侧面的半阴	如果半影的数量(20%~80%)超过, 由于在水中多次散射, 在摇摆方式时, 半影小于 × mm; 在固定束流室内, 当以单散射方式治疗时, 半阴小于 × mm 或者在双散射方时用古典的多散射模式作计算, 半阴小于 × mm, 则测试被认为通过

虽然各公司都有自身的测试文件格式, 内容基本相同, 都是内含相类同的需用信息. 各公司也都有自身治疗系统的验收标准.

24.6.2 验收程序和测试表格

供应商都有自己的治疗系统验收程序和测试表格, 现举例如下供参考.

(1) 验收测试由卖方规定的日期进行, 每个指定项目或每个验收表格内的测试被通过后, 买方和卖方的代表均应在验收表格内指定的项目上签字. 规定的测试项目全部通过, 即认为通过验收测试. 经买方的代表签字后, 货物视为已被接收.

(2) 在验收测试结束后的 24h 内, 买方应向卖方提交: ① 一份书面验收证明书, 确认货物符合合同书的规定要求, 买方正式接收; ② 一份买方不同意验收的书面通知, 指出不同意验收的原因和相应不符合合同的条款, 以便卖方对买方的不同意进行评估和回复, 该通知还附有货物清单及一份关于买方不同意的原因的详细报告.

(3) 如货物中有些轻微的失误或缺点, 但未对货物的应用和安全方面产生实际的影响, 卖方应迅速地纠正此类失误或缺点, 而买方不应拒绝交付验收证明书.

(4) 在上述规定周期时间内, 如果买方不交付验收证明书或不同意的书面通知, 或未经卖方书面明确受权开始使用货物, 验收测试应确认是已通过.

(5) 如果买方及时向卖方提交了不同意书面通知, 则卖方应采取必要的调整措施并重对"书面通知中拒绝验收项目"作验收测试, 直到买方认为该测试已满足了上述条款的需要.

(6) 对每一种治疗参数都要对应有一分测试表格, 其中要规定出测试方法和通过测试的条件, 以及测试的参数记录和双方代表签字认可. 下面以表 24-6-2 体内射程的测试表格为例说明.

表 24-6-2 体内射程的测试表格

测试治疗参数	在患者体内的射程	
引言: 用散射和摇摆两种方式, 在一个水内人体模型中测量束流射程		
保证的性能参数: 如果在摇摆方式中, 最大的射程等于或大于 $30g/cm^2$, 在散射方式中最大射程是 $24g/cm^2$, 而最小射程等于或小于 $5g/cm^2$, 测试被认为通过		
散射方式	最大射程	最小射程
摇摆方式	最大射程	最小射程
客户代表	公司代表	

24.6.3 供应商保证书

当验收双方签字后, 作为一般规定, 供应商应向用户给出有表 24-6-3 例内容的保证书.

表 24-6-3 供应商保证书例

特此证明, 货物已完成生产、制造、安装、总调、测试和验收, 全部符合合同和其他有关规定. 根据项目的质量计划, 进货的检验, 工厂和现场测试等步骤都已完成实现.
特此证明, 本项目在设计、研制、生产、安装和服务方面的质量保证完全符合 ISO 9003 质量保证系统, EN 46001: 设计和制造医疗仪器的质量系统和下列列出的 IEC 和 ISO 等各种技术标准. 有关标准如下:
EN 60601: 医疗电气设备(Medical electrical equipment)
EN 1441: 医疗仪器–危险分析(Medical Devices - Risk Analysis)
EN 46001: 设计和制造医疗仪器的质量系统(Quality system to design and manufacture medical devices)
EN 61000: 电磁兼容性(Electromagnetic Compatibility)
EN 954-1: 安全方面的欧洲标准(European standard for the safety)
EN 1050: 机械安全–确定风险评估的原则(Machinery safety - principles governing the risk evaluation)
ANSI/IEEE Std 1012: 软件检查和评估(Software Verification and validation)
EN 55011: 测量限制和方法(Limits and methods of measurement of EMC disturbance EMC)
IEC 601-1-4: 医疗电气设备–为减少和控制风险为目标, 指导安全要求(Medical electrical equipment-guide to safety requirements for the purpose of reducing and managing risks)

24.7 测试总调和质量验证的表达方法

在实际设计和实施上述治疗参数时,由于要提高各临床治疗参数的调节精度,各厂生产的治疗功能部件都具有不同的量程和分挡,如 IBA 质子治疗装置中,能量调制器有九个挡,能量调节有七片组成,二次散射体有四种不同厚度,彼此组合成八种可选治疗工作模式才能满足上面规定的整个治疗系统的治疗参数性能各公司都有各自的分挡方法,同一公司的产品也在不断开发和升级中. 其治疗头性能和参数也在不断变化中. 图 24-7-1 的表中列出了 IBA 在 2000 年研制的标准散射治疗头的分挡方法.

选模式	照射野/cm	患者体内量程 /(g/cm²)	量程调制 /(g/cm²)
1	D-24	4.6~5.9	3.1~3.4
2	D-24	5.9~7.5	4.3~5.9
3	D-24	7.5~9.6	5.9~7.9
4	D-24	9.6~12.2	7.9~10.1
5	D-24	12.2~15.6	10.1~13.8
6	D-24	15.6~19.8	13.8~18
7	D-24	19.8~25.5	18~23
8	D-14	22.8~29	17

图 24-7-1 IBA 标准散射治疗头分挡方法

每个治疗中心有若干个治疗头. 每个治疗头又有许多种治疗工作模式. 每个治疗工作模式又有许多种治疗参数. 因此,装置的临床治疗参数的验证有很大的工作量,为简化工作量,通常我们采用图示的方法来表达治疗性能.

(1) 对每个可选模式,验收测试时用图 24-7-2 表示其纵向 SOBP 治疗性能参数.

(2) 在可选模式的纵向 SOBP 治疗性能图上. 对应有一个最高能量、中间能量和最低能量,对每个能量作图 24-7-3 那种横向剂量分布图. 不难作出该可选模式特

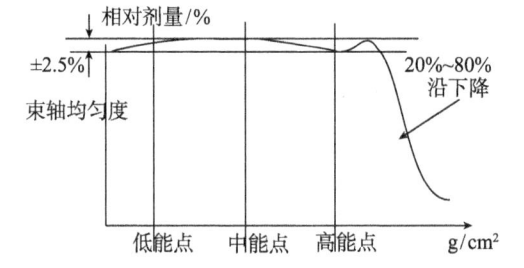

图 24-7-2 纵向 SOBP 治疗性能参数

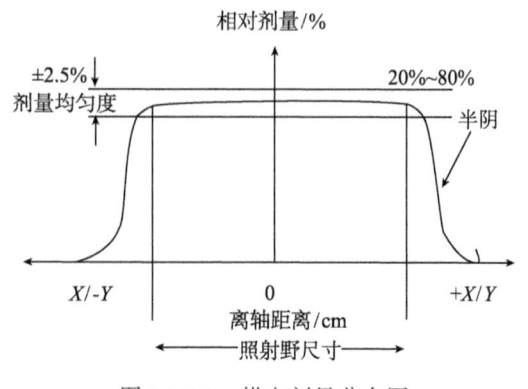

图 24-7-3　横向剂量分布图

定能量情况下的照射野尺寸和半阴尺寸. 若每个治疗头有八种可选模式, 每种可选模式作三个 X、三个 Y 方向横向剂量分布图, 总共有 48 个图.

(3) 每个可选模式的量程范围内, 可作图 24-7-4 表示的能量调制度, 即不同调制度时(此调制度是用不同停止位来达到的)的扩展布拉格峰 SOBP 宽度. IBA 采用的能量调制 (又称能调制) 的方法是束流穿过有不同厚度阶梯的能量调制圆环, 该圆环本身以每秒 500 次进行旋转, 束流穿过此圆环后, 束流能量有高有低, 也即受到能量调制. 此外, IBA 又采用一种新型控制束流方法, 使能量调制环在旋转时, 能使束流停止的一种 "停止位控制束流方法", 即将整个圆盘的 360° 角的环分成 256 位, 操作者选用 256 停止位, 表示束流在环转动时连续有束流. 选用 128 位停止位, 表示环开始转动 180° 内有束流, 后转动 180° 时没有束流. 这种用不同束流在圆环上的停留时间 (用不同的停止位值) 就能得到不同调制度时的扩展布拉格峰 SOBP 宽度剂量曲线.

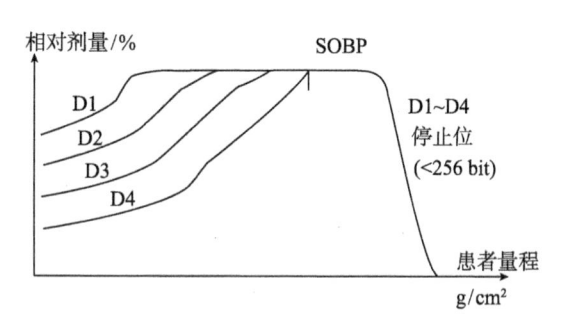

图 24-7-4　用不同停止位来达到不同调制度的扩展布拉格峰 SOBP 宽度

(4) 对每个可选摸式, 可做出图 24-7-5 来表示最大能量调制度和能量调制调节精度(每一个停止位对应的能量调制度), 上面的四个测量中, 我们检查在不同质子能量时, 每个选项中束流轴的场均匀性和横向场分布. 同时, 我们还可以测量相应的后沿下降和半阴. 在剂量校准后, 通过这些测量我们还可以得到这些选项中的平均剂量率. 从上面四个图中, 我们可以得到正确的能量调制度与能量调节参数值. 其他一些临床指针, 如治疗区的剂量均匀性、SAD 和束流的位置, 都可以在相应测试中测出来.

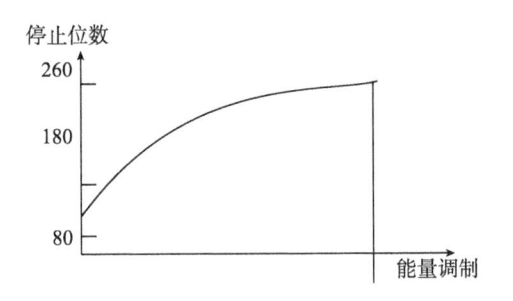

图 24-7-5 最大能量调制度和能量调制调节精度

治疗头内有十多种功能部件, 每种部件也有不同的工作状态(如调制轮的切换、X 射线管的进出、可调准直器的 X 和 Y 方向的开度等), 入射束流打在各部件的位置和倾斜角度也不会固定不变, 这些部件状态的变化, 束流参数的变化都会影响治疗头出口处的治疗用束流参数的数值. 现举如下例子说明.

(1) 我们至今所论述的束流横向均匀度分布曲线都是在假定束流中心打在散射体的几何中心. 但实际上不可能完全作到这个假定, 总是有误差. 如果治疗头入口的束流打在第二散射体上的位置偏离中心每一个毫米可以造成剂量分布的倾斜和峰直变化±2.5%, 而允许的倾斜是±0.5%, 所以允许束流中心位置偏离中心的错位是 0.2mm.

(2) 为了避免这个误差, 可以取出测量束流均匀度探测器的测量信号, 经计算处理后, 将偏心倾斜值通过反馈回路再控制束流输运线上游的有关导向铁, 自动校正偏心度.

(3) 治疗头内的可调准直器的 X 和 Y 方向的开度变动时, 会影响 SOBP 形状、横向场均匀性、中子的本底等. 我们不可能对上述每个细节进行调试, 如果在验收时这些不影响到临床参数, 就不需要再次测试. 但是销售方应该给出所需的信息和允许偏差.

第25章 质子和重离子治疗系统QA、调试和验收的实例

25.1 引　言

25.1.1 放射肿瘤学中 QA 的作用

质量确认通常简称 QA. 本章以后也都用 QA 来代表. 肿瘤治疗质量确认的目的是确保癌症患者得到最大的治愈率和最小的治疗副作用. 随着放疗技术越来越复杂, 治疗精度要求越来越高, 放疗医务界必须专门组织一个高水平的专家队伍, 包括放疗肿瘤学家、放疗师、医学物理师、剂量师、医护人员、行政管理人员以及其他有关人员, 如加速器专家等, 专门研究患者治疗的最优和安全工作, 以确保在如此复杂的高技术情况下患者的治疗质量[83].

通常国家或省级有关卫生部门制定出一些原则和基本的质量认证条款, 每个具体的肿瘤治疗部门要组织一个由各方面专家参加的医院 QA 委员会, 从事执行上级机关的 QA 任务要求. 该委员会要根据本部门的实际情况, 制定一系列可操作性的具体细节条款, 具体落实上级部门有关质量确认和验证的要求. 要对患者治疗的全过程, 从咨询、诊断、模拟、治疗计划、具体治疗步骤, 直到治疗后追踪的全过程中的每个细节进行监视、检查、验证是否严格遵守规范, 确保质量, 并定时和随时对已制定的有关 QA 的政策、方针和规范的有效性、精确性进行检查和改进. 因此, QA 是肿瘤治疗中的一个十分重要环节, 其重要性随着科技进步而与日俱增.

25.1.2 放疗物理和技术的 QA

当前 QA 的主要难点是现代的先进放疗设备, 不论是诊断, 还是治疗都是高科技的集成产物, 如加速器、治疗计划系统、记录和验证系统、放射图像影像系统等. 要用这些设备治疗患者肿瘤, 首先也要对这些设备仪器的物理性能和有关技术进行质量验证, 即形成大量放疗的物理和技术的 QA. 目前已发表了大量有关常规放疗和其装置 QA 的物理细节描述, 如美国医学物理师协会发表的放射肿瘤学的 QA 报告和放疗计划系统的 QA 报告等. 但由于放疗技术的更新很快, 大批新技术, 如调强放疗 IMRT、图像引导放疗 IGRT 等使旧的 QA 很快过时, 必须加以修订更新才能满足治疗要求, 目前国际放疗单位和测量委员会(ICRU)还正在准备有关 IMRT 的 QA 报告, 可见有明显的滞后.

质子重离子治疗的发展仅有十多年的历史, 因此有关它的 QA 报告很少, 1999 年美国出版过一本《The modern technology of radiation oncology》, 简要地描述了质子治疗中的验收测试、总调和常规 QA 中所需的内容. 此后美国 ICRU 和国际原子能代办处(IAEA)对质子治疗中的剂量协议进行了详细的研究, 以确保质子治疗束所传递的剂量值是精确的, 且经过均匀校正的. ICRU 完成一篇有关质子治疗中剂量的描述、记录和报告, 还涉及治疗计划、不确定性和物理 QA 过程中的许多其他方面的命题. 美国医学物理师协会(AAPM)有一个专门研究粒子治疗的组织来关注治疗计划、束流传递、治疗模式、剂量学和 QA 等的最新进展, 并将其研究结果整理成一本叫《质子放疗中的质量确认》的文件, 供相关人员使用. 2008 年 12 月美国 FDA 批准了 IBA 的动态铅笔扫描法, 以及最近发展出来的 IGRT、4D 图像等新技术都将使 QA 工作更复杂、更艰难. QA 的工作永远要滞后于新技术. 要使新技术安全和精确, 又必须有一套完善的新技术用的 QA, 这使得改善 QA 是永无止境的. 下面仅对质子治疗 QA 中的主要方面略作介绍, 至于重离子治疗的 QA, 还远未完善, 更需等待.

25.2　质子和重离子放疗的 QA

常规 X 射线和电子放疗经过半个多世纪的发展, 各方面都比较成熟, 如生产厂家通过竞争后已集中在若干家, 结构和方法都比较标准化, 使用的经验也整理成文, 所制定的有关 QA 条款经过不断改进, 已高效优化. 这些都促成常规 X 射线和电子放疗的 QA 成熟稳定. 但对质子和重离子放疗而言, 情况不同: 一是使用的患者数量少, 即使在美国, 也仅有需用质子治疗的患者总数的 1%允许使用质子治疗, 若以全球来看, 能用质子治疗的患者数目占全部需放疗总患者总数远不足 1%; 二是目前全世界质子治疗场所共有几十处, 其中不少是附属在高能物理中心的, 真正专用的不足 50 台, 反之有常规放疗的场所数以万计; 三是生产厂家多, 各显神通, 结构和方法都各自独立创制, 五花八门, 谈不上标准化, 如以传递方法来说, 目前在质子治疗中, 铅笔束扫描刚起步, 多数中心还用散射法, 但其结构又各不相同, 难于用同一种 QA 法来规范; 四是使用的经验少, 所制定的有关 QA 条例必须不断改进, 难于固定优化, 上述原因使质子放疗 QA 带来困难. 质子放疗 QA 有很多内容, 下面仅简介其中的主要四项.

25.2.1　束流传递系统中的 QA

在用回旋加速器和散射治疗法情况下, 加速器输出能量固定不变, 因此为了保证治疗质子的最高能量相当于肿瘤的下降后沿边缘(加补偿器)的射程, 束流的 SOBP 宽度相当于肿瘤本身宽度, 束流传递系统的 QA 任务需有下述四个内容: 一是前降能法, 用一块适当厚度的石墨放在能量可选系统中, 验证在石墨后的质子能量, 即治疗需用的能量值; 二是后降能法, 将治疗头内的量程调节器调节在某个位置, 验证调节器后的质子能量即所需能量值; 三是前后降能法, 这时既要调能选系统中的石墨厚度, 也要调节量程调节器, 最后验证等中心处的质子能量即所需能量值; 四是在用 IBA 那种旋转式能量调制器时, 为达到所需的能宽 SOBP, QA 必须确认三种正确选择, 即正确的轮号、正确的轨道和正确的停止位[IBA 能量调制器有三个调制轮, 每轮有三道, 每道(即每圈)有 256 bit 停止位组成]. 此外还应验证离子源强度的 BCT 函数是否确保 SOBP 有一个平坦的平顶.

在用回旋加速器和用铅笔扫描型传递方法情况下, 其工作模式是一层一层扫, 最高能量对应肿瘤后沿下降边缘, 最低能量对应肿瘤最前的部分. 二者之间均匀分为许多不同能量层的束流, 每个层的能量都是不同能量和不同强度的原始布拉格峰或其他形式的曲线. QA 必须确认由能选系统降能和量程位移器的二者总降能后的能量等于该层所需的束流能量, 并且每层对应的束流强度要调到规定值. 每层用 X 和 Y 二维扫描法来获得所需的视野.

在同步加速器情况下, 不论用散射型还是铅笔扫描型传递方法, 除去改变加速器的能量取代改变能选器能量外, 其余的步骤都相类似. 此外, 由于调整加速器能量的机构和所用能量调制器的结构完全不同(如用楔形滤波器等), 使 QA 的具体内容也完全不同.

除上面的能量和能量调制外, 传递系统还会涉及许多部件, 如患者的专用孔径、专用补偿器、治疗头喷嘴等, 其中每个部件及其安装位置都会给治疗带来很大影响, 都会改变治疗计划, 都是实用治疗计划的一个组成部分, 无疑必须对这些部件及其使用进行质量确认. 通常在质子治疗中心设一个"患者专用 QA 项目", 对每个患者特定用的治疗窗口的剂量进行测量. 测量时所有和患者特定治疗有关的部件, 如患者专用孔径、喷嘴、补偿器等都要像治疗时那样安装到位, 既能准确测出该特定治疗口的监示单元值(monitor unit), 也能测出其中每个部件的校正值. 这个患者专用 QA(patient specific QA)项目就能验证这个特定治疗口的监视单位传递的剂量值.

在用散射法治疗时, 对加工后的患者专用准直器和补偿器要进行质量确认, 其 QA 内容一是用机器(一种三维尺寸检查器)自动对加工尺寸检查, 或用人工进行检查, 二是每个部件打上不同码的标记, 以能在安装时自检避免错装. 剂量测量的QA 十分重要, 由于加速器的输出束流不很稳定, 用逐点方法先后测出的剂量分布并不能代表真实情况, 用积分法测流强也看不到每个脉冲的强度, 用绝对测量法只限于某些校正, 难于测分布参数. 这种种困难也对 QA 提出要求, 为此目前已开发了许多新的测量剂量先进工具, 如二维探测器数组、三维探测器(称魔方)、CCD数组、放射立体照片等和有关测试软件.

25.2.2　患者固定和定位的 QA

放射治疗的首要条件是必须确保将患者肿瘤部位放在治疗头等中心点处的 PTV 的空间, 要确保此条件的 QA. 其主要包含下面几个步骤: 首先将患者固定在治疗床上, 严格而言应是固定患者肿瘤部位在床上某个固定的坐标空间, 简而言之称患者固定; 其次是将载有患者的治疗床安放在治疗头等中心处, 严格而言将患者肿瘤部位放在治疗头等中心点处的 PTV 的空间, 简称患者的精确定位. 对此总过程的确认称患者固定和精确定位的 QA.

患者固定方法因不同部位而异, 相同部位又因不同治疗中心而异, 五花八门. 但原则上都是将肿瘤部位给予能识别其坐标的固定标记, 如用体内的某些解剖学上的部位作固定标记, 或作各种固定件将肿瘤部位固定在此固定件上, 又将固定件固定在治疗床上, 从而在今后多次治疗中, 依此法固定就能满足治疗要求. QA 对此再度检查, 确认无误, 才允许治疗.

患者定位方法也有许多, 一种称治疗室外定位, 这时需要有一个中间可移动的定位床(这不是治疗室内的定位床), 先在治疗室外将患者固定在这个中间可移动的定位床上, 然后再将中间可移动的定位床送入治疗室的定位床上, 并按照预先作好的两床的标记, 很快地将患者肿瘤部位固定在治疗头的等中心处. 这种方法用于瑞士 PSI 等处, 优点是占用治疗室时间短, 缺点是二次定位误差大一些. 另一种是治疗室内定位法, 这种称 DISP 的定位法在前面患者定位系统一节中已详细介绍过, 这方面的 QA 也比较成熟普遍.

同时也开发出不少新方法, 如美国费城大学新建的质子治疗中心提出一个新建议, 他们用一个 CBCT 装备的常规荧光模拟器, 一个有六维自由度的床和和患者定位装置相同的床顶, 三者的组合体建立起患者的固定和定位. 一个装有 MLC 的被动散射束, 将束流形状连同孔径轮廓投影在放射图上, 与原始模拟得来的数学重建放射图 DRRS 进行比较, 利用 MLC 驱动文件进行真实治疗等.

25.2.3　图像系统 QA

通常相对于束流中心轴和等中心点的患者准直情况是通过两个正交的 X 射线获得的放射图 DR 和 CT 产生的 DRR 图进行比较后来验证, 而图像所需 QA 是检查 X 射线轴相对于质子束流轴和旋转机架转动轴间的情况.

质子治疗中, 如果将质子能量提高到 300MeV 以上, 则可以对治疗口进行质子照相, 这时若用质子流和 X 射线进行二次曝光, 其中一次 X 射线曝光时没有患者专用孔径, 一次质子曝光时用患者专用孔径, 从二次的曝光中可评估束视方向的准直情况是否满足图像 QA 要求. 质子治疗中常用两种治疗专用的图像 QA 过程: 一种质子治疗专用的图像 QA 过程是有关于模拟 CT-Houncefield 数和质子束停止功率二者的交叉校正关系, 这是用 CT 图来计算质子束在患者体内量程所必须做的步骤, 从而允许在治疗计划中作出可靠的等剂量面; 另一种质子和重离子图像研究是用 PET 图像来确定传递剂量分布和量程, 这个方法是利用治疗期间产生的 ^{11}C 和 ^{15}O 同位素发射出的正电子图像得出的, 有关这方面详情请看本书的第二部分中的第 19.5 节的有关部分.

25.2.4　常规 QA: 日、周、月、年的 QA

全部 QA 过程都是安排在患者治疗过程中的某个特定点或在定期时间内重复进行, 按时间安排的 QA 过程大多数和设备的特定功能有关, 这些功能又和剂量传递设备中的剂量、机械、安全性能指标的验证有关. 这些剂量传递设备是指加速器、束流传递系统和治疗头. 下面我们根据在一般治疗中心用的常规 QA 报告中的内容, 归纳出常规 QA 中的每日、每周、每月和每年的要求 QA 项目, 分别列表如下: 表 25-2-1 是每日的 QA 项目, 表 25-2-2 是每周的 QA 项目, 表 25-2-3 是每月的 QA 项目, 表 25-2-4 是每年的 QA 项目.

表 25-2-1　每日的 QA 项目

类别	QA 项目
剂量和束流传递	1. 检查质子束的输出, 验证束流监视系统和监视单元(MU); 2. 验证散射器的完整性, 准直正常和束流穿透正常; 3. 检查布拉格峰宽度、散射、全扫描和铅笔束扫描时的束流横向均匀和对称性; 4. 检查备用束流监示探头性能
机械	1. 激光的部位; 2. 喷嘴准直; 3. 束流线视察; 4. 能量调制器连锁; 5. 束流传递系统连锁等有关机械的正常工作
安全	1. 门连锁; 2. 声视患者监视器; 3. 治疗室区域辐射探测器; 4. 所有运动部件的停止功能等

表 25-2-2　每周的 QA 项目

类别	QA 项目
剂量和束流传递	1. 任选一个患者, 在所选点对计算的计划剂量和用水箱实测剂量进行比较; 2. 呼吸门控设备检验
机械	旋转机架和准直器的角度指示器
图像设备	1. X 射线影像装置对束流轴和等中心的准直(正交影像, CBCT 等); 2. 影像质量

表 25-2-3　每月的 QA 项目

类别	QA 项目
剂量	验证能量调制器的完整性
机械	1. 光视野和辐照野的一致性; 2. 多叶光阑视野大小指示; 3. 准直器中准直块的对称性; 4. 激光十字交叉点的中心; 5. 患者定位床读数和容差; 6. 确定旋转机架等中心点位置和其容差; 7. 检查等中心的准直器, 旋转轴和定位床轴的一致性
安全	紧急停止开关

表 25-2-4   每年的 QA 项目

类别	QA 项目
剂量和束流传递	1. 在很宽变化的运行条件下对输出全面重新校正; 2. 检查能量调制器, 量程位移器和能选器; 3. 检测横向截面均匀度和对称度和旋转角的函数关系; 4. 对原始和备用束通道测量每 MU 剂量值和旋转角的关系; 5. 检查视觉源的位置; 6. 原始 MU 线性检查; 7. 检查束流探头的饱和情况
机械	测试定位床(包括台面下沉)的容差
安全	1. 对中心所有地区辐照探测器进行校正; 2. 对加速器、输运线、旋转机架和治疗头的安全系统进行全面测试
影像	1. 定时器和放大; 2. CT 单元 HU 校正; 3. 校正所有模拟诊断器件 CT、PET/CT、MRI

25.3 美国 M. D. Anderson 质子治疗中心的调试和 QA 实例

25.3.1 启动治疗装置时的调试工作

1. 启动前的准备工作

治疗装置建成启动前, 应作好下面四项工作[84].

(1) 审查治疗性能参数的合理性. 每个治疗参数有 "治疗" 和 "价格" 两个内容. 将治疗参数要求高于需要, 会有不必要的加价. 相反为省钱而降低治疗功能和效果, 更得不偿失. 合同中规定的治疗参数是合同的重要内容, 是验收测试时检查使用治疗参数的保证根据.

(2) 审查 "控制和安全系统" 的设计工作, 加强 "质量控制和软件版本" 的控制, 对治疗系统的所有硬件和软件进行透彻的危险分析, 对关键安全系统应有多重的冗余设计, 应考虑可能的多重故障.

(3) 新技术是自行研制的工作的手段, 为了减少可能的危险, 如欠安全、拖延计划、加价、不满意的治疗性能、低的治疗利用率、高停机时间等. 必须对新技术的设计工作进行认真的审评.

(4) 巡视新技术加工工厂的工厂测试, 包括运输、验收、现场安装等.

2. 验收测试工作

验收测试工作是测试供应商提供治疗装置的全面性能, 如果测试结果符合合同内容, 则同意验收, 也即表示结束双方合同. 因此, 验收测试时, 当单部件测试完后, 必须对系统进行 "末端到末端" 的模拟治疗, 即从 CT 扫描开始到治疗完毕的全部系统功能都要进行测试, 这是对购买装备进行全面硬软设备的整体集成验收测试. 图 25-3-1 是用于脑肿瘤模拟治疗的固体测试箱, 可用做模拟治疗. 通过模拟治疗能够测试治疗周期内所用的全部装备, 如患者固定装置、CT 模拟、治疗计划、数据信息系统、患者专用孔径和补偿器的加工、调强调制 SOBP 的剂量、剂量校正、患者定位、控制系统、束流传递的监示单元控制、传递剂量和剂量分布等.

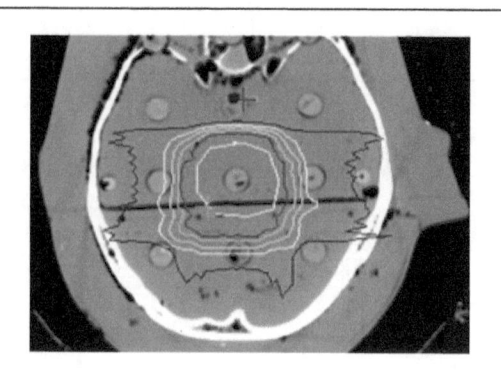

图 25-3-1   脑肿瘤模拟治疗的固体测试箱

3. 初始的治疗调试

初始治疗调试是指验收时初始的治疗调试, 比一般 QA 的治疗调试要复杂. 验收时的初始治疗调试主要是 "系统功能与安全的测试" 和 "治疗计划系统的调试" 两种. 后者的主要任务有以下几方面.

(1) 收集需输入 TPS 的 "有关设备和治疗数据", 使 TPS 软件内含现用的质子或重离子治疗系统的性能和特性的各种定量数据, 成为这个特定的治疗系统的软装置, 即将 TPS 成为现用装置的治疗系统的仿真软件.

(2) 用 TPS 计算值和实测量进行比较, 如果二者差值小于允许值, 则算通过测试. 图 25-3-2 是对 250MeV 能量, 量程 28. 5cm, SOBP 宽 16cm 的条件下的 SOBP 调制束 PDD 图, 一个是 TPS 计算出的曲线, 一个是实测曲线. 二者符合度相当好. 完整的 "治疗计划系统调试" 要进行许多种类似图 25-3-2 的实测和计算值曲线比较, 这里仅举一例而已.

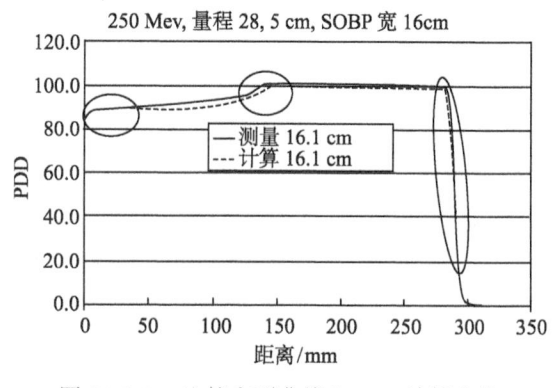

图 25-3-2   比较实测曲线和 TPS 计算曲线

(3) 当 TPS 的调试通过后, 即可进行束流参数校正和有关治疗时需用的性能测试, 如测量剂量和量程、调制度、照射野的变化关系、患者治疗 QA 和机器 QA 等.

4. 治疗 QA

在通过初始治疗调试之后，表示供应商提供的治疗装置可以进行患者治疗. 但是在真实对患者治疗之前，还必须进行治疗 QA 的任务，实际上是抽查上面 TPS 调试中的某项工作，检查一下是否还保持原有精度. 治疗 QA 要包含许多种测量项目，例如，图 25-3-3 是检查一个用 PinPoint 游离室在水中测的剂量分布，一个是用 TPS(图中因 TPS 用美国 Varian 公司出品的 Eclipse TPS. 故简写成 Eclipse 计算值) 算出来的剂量分布，二者进行比较，若差值小于允许值，则算通过.

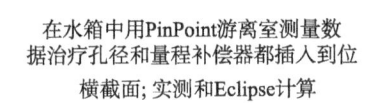

在水箱中用PinPoint游离室测量数据治疗孔径和量程补偿器都插入到位

横截面; 实测和Eclipse计算

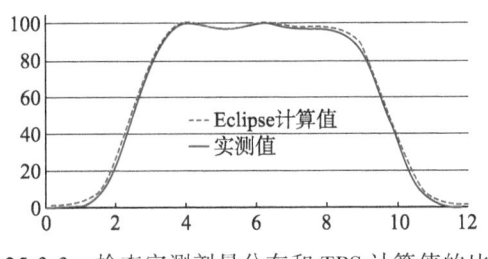

图 25-3-3 检查实测剂量分布和 TPS 计算值的比较

25.3.2 Eclipse TPS 的调试

1. 调试目的和方法

下面将 25.3.1 中的 "治疗计划系统的调试" 步骤进一步具体化[85].

(1) 调试目的：① 将收集好的 TPS 需要的(使用说明中规定)、在供应商提供的治疗装置上测量的治疗数据输入 TPS, 使 TPS 软件内含现用的质子和重离子治疗系统的性能和特性的各种定量数据；② 用 TPS 计算某种治疗参数，再用测量水箱来测此治疗参数，二者进行比较，若二者误差小于允许值，算通过 TPS 的调试.

(2) 实现方法：① 要求在水箱中和在空气中测量规定的散射调制束流的数据输入 TPS; ② 需要一个供剂量计算用的高斯铅笔束模型；③因要用 TPS 来计算患者体内剂量，还需将剂量和深度曲线与质子束通量分布输入 TPS.

(3) 需在水中的测量项目：未调制的布拉格峰曲线，即未调制的单能 PDD(percentage depth dose)曲线.

(4) 需在空气中的测量项目：① z 方向的束流通量分布，即治疗头输出射向开放空间的纵向截面曲线，利用 z 方向的束流通量分布，按平方反比定律来匹配束流通量，推算出其有效源(effective source)的位置；② 开放空间照射野的横向截面，确定在不同 z 向距离的照射野尺寸，通过测量束流发射度来推算虚拟源(virtual source)的位置；③半边照射野的横向截面图，用此半边照射野的阴影宽度来计算质子源的有效尺寸(effective size) (详情请参看 18.3.2 节散射束流的剂量学特性).

(5) 测量方法：① Eclipse TPS 需测量静态调制轮的最薄和最厚的那一段；② PBP (pristine Bragg peaks)和 z 束通量是用 PTW (制造厂)MP3 (类型) 扫描系统，高级 Markus 游离室，四秒钟的点对点电荷积分. 在测量 z 束通量时，至少包括等中心在内五个点，在固定的旋转室，用固定 MU(monitor unit) 来测量 z 束的通量.

2. 测量实例

按照上面规定进行测量，现例举如下.

(1) 图 25-3-4 是在 250MeV 能量，未调制的束流在水箱内实测的量程和 PDD 曲线. 共三条，分别是调制轮最薄时旋转机架在 0°和 270°和调制轮最厚时旋转机架在 270°时的 PDD.

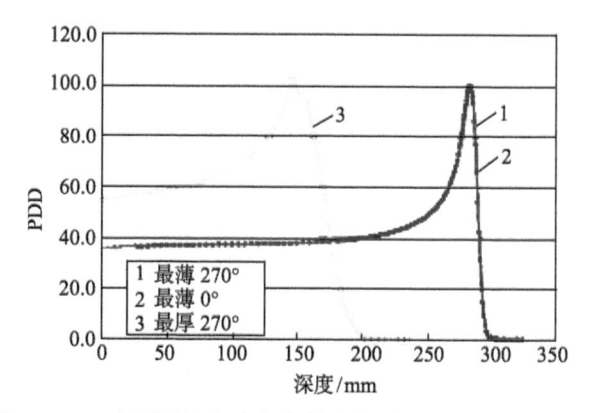

图 25-3-4　未调制的束流在水箱内实测的量程和 PDD 曲线

(2) z 方向的束流通量分布.

图 25-3-5 是空气中实测 z 方向的束流通量分布；有四种不同测试条件：250MeV 和 160MeV，调制轮最薄处和最厚处；都以 $z = 0$ 时的相对通量值为 1 时的点作为参考点；由图可见，z 束通量随 z 值增加而减少；不同能量时，斜率基本不变，服从与距离平方成反比的规律.

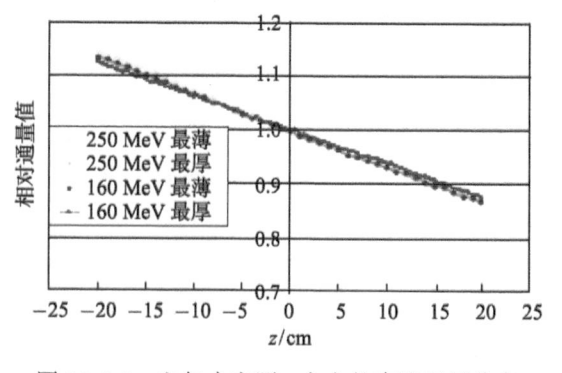

图 25-3-5　空气中实测 z 方向的束流通量分布

(3) 开放空间照射野的横向截面.

用两种方法来测量. 一是用游离室测试, 图 25-3-6 是开放空间照射野的横向截面图, 测试条件是 250MeV, 在 $z = 0$ 和 $z = -20$cm 的垂直横向截面. 由图可见, 左右边的下降有所差异, 在 $z = 0$, 阴影较小, $z = -20$cm 处, 阴影大一些. 另一种方法是用 Kodak EDR2 胶片, 用 Vidar 扫描器和 Scanditronix OnmiPro 软件. 其结果和上面用 PinPoint 游离室的结果很好符合, 也验证了胶片剂量准确性.

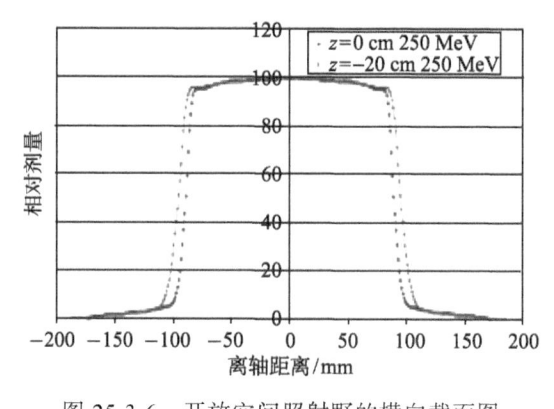

图 25-3-6　开放空间照射野的横向截面图

(4) 半边照射野的横向截面图.

图 25-3-7 是半边照射野的横向截面图, 测试条件是 250MeV 能量用薄和厚的调制轮分别在 $z = 20$cm 和 $z = -20$cm 两处进行测量. 由图可见横向下降值和调制轮的厚薄无关, 但和 z 的位置有关.

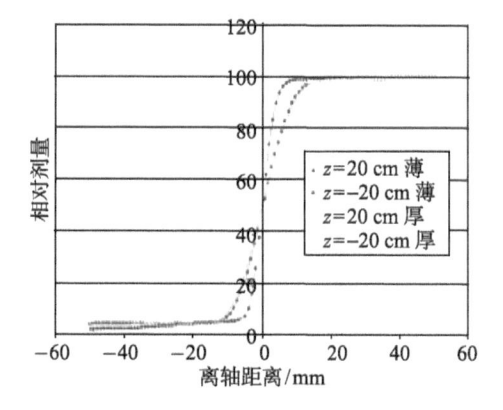

图 25-3-7　半边照射野的横向截面图

3. TPS 调试需的全部数据材料和输入方法

(1) 对应 G1、G2、G3 三个旋转治疗头和固定束的每个治疗头, 每个治疗头需要输入各自的数据. 下面以 G2 为实例.

G2(Gantry 2)治疗头 RMW(能量调制轮)的类型见表 25-3-1.

表 25-3-1　G2 治疗头 RMW 的类型

大尺寸喷嘴			中尺寸喷嘴		
RMW 88	250 MeV	SOBP 2-16	RMW 91	250 MeV	SOBP 2-16
RMW 89	225 MeV	SOBP 2-16	RMW92	225 MeV	SOBP 2-16
RMW 26	200 MeV	SOBP 2-14	RMW 90	200 MeV	SOBP 2-14
RMW 3	180 MeV	SOBP 2-12	RMW 75	180 MeV	SOBP 2-12
RMW 4	160 MeV	SOBP 2-10	RMW 76	160 MeV	SOBP 2-10

(2) G2 治疗头需要下面十种测量.

① 在水中该 RMW 最大能量, RMW 最薄处时的未调制的量程和 PDD 曲线 (大尺寸喷嘴时, 250 MeV 的 RMW 88 最薄处, 相应 250 MeV PBP). ② 在水中该 RMW 最大能量, RMW 厚处时的未调制的量程和 PDD 曲线(大尺寸喷嘴时, 250 MeV 的 RMW 88 厚处, 相应 SOBP16 处). ③ 在空气中的 z 方向束流通量分布 Z; 该 RMW 最大能量时, RMW 最薄处 (大尺寸喷嘴时, 250 MeV 的 RMW 88 最薄处, 相应 250 MeV PBP). ④ 在空气中的 z 方向束流通量分布 Z; 该 RMW 最大能量时, RMW 厚处(大尺寸喷嘴时, 250 MeV 的 RMW 88 厚处, 相应 SOBP16 处). ⑤ 在空气中的 z 方向束流通量分布 Z; 该 RMW 最小能量时, RMW 最薄处(大尺寸喷嘴时, 160 MeV 的 RMW 4 最薄处, 相应 160 MeV PBP). ⑥ 在空气中的 z 方向束流通量分布 Z; 该 RMW 最小能量时, RMW 厚处(大尺寸喷嘴时, 160 MeV 的 RMW 4 厚处, 相应 160 MeV PBP). ⑦ 在空气中照射野的横向截面图 $z = -20\mathrm{cm}$, RMW 最大能量时, RMW 最薄处(大尺寸喷嘴时, 250 MeV 的 RMW 88 最薄处, 相应 250 MeV PBP). ⑧ 在空气中照射野的横向截面图 $z = 0\mathrm{cm}$, RMW 最大能量时, 该 RMW 最薄处(大尺寸喷嘴时, 250 MeV 的 RMW 88 最薄处, 相应 250 MeV PBP). ⑨ 在空气中半边照射野的横向截面图 $z = \pm 20\mathrm{cm}$, RMW 最大能量, 该 RMW 最薄处(大尺寸喷嘴时, 250 MeV 的 RMW 88 最薄处, 相应 250 MeV PBP). ⑩ 在空气中半边照射野的横向截面图 $z = \pm 20\mathrm{cm}$ RMW 最大能量, 该 RMW 厚处(大尺寸喷嘴时, 250 MeV 的 RMW 88 厚处, 相应 SOBP16 处). 全部可在约 10h 内完成.

(3) 测量出的数据要转换成需要的 W2CAD 格式, 再送入 Eclipse 治疗计划系统.

(4) 当每个选件的一套完整数据送进 TPS 后, 就可进行水箱中的剂量计算, 以测试在 Eclipse 中束流模型的准确性, 下面即实测测量和 TPS 计算值比较.

4. 实测测量和 TPS 计算值比较

(1) SOBP 测量. 图 25-3-8 是 SOBP 的比较图, SOBP 的下降后沿部分、测量值和计算值(由 Eclipse 治疗计划软件算出来的值)符合很好. 但在近侧部分不像下降符合的那么好. 这可能和输入测量时, 用单台阶 RMW 代替多个台阶 RMW 的假定有关.

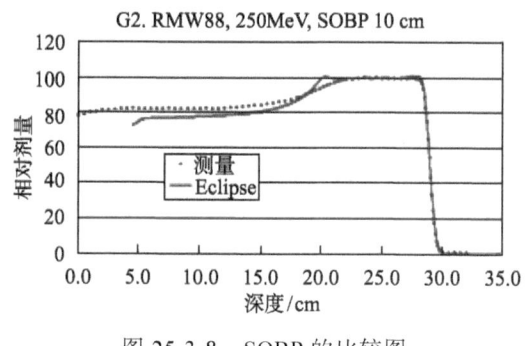

图 25-3-8　SOBP 的比较图

(2) 截面测量. 图 25-3-9 是截面测量的比较图, 在束流界限内, 测量值和计算值符合很好. 但当剂量小于 20%以下, 计算值快速下降, 和实测值不符. 恐怕是用不适当的质子角度弥散模型所致, 此外 Eclipse 在非均匀介质的干水箱中的计算截面和测量截面也相符.

(3) 角弥散和发散性. 计算时所有束流线上的组件都在束流中引入一个适当的角弥散, 其总效应可在半边的束流截面曲线的阴影形状中测出. 角弥散的定义是当质子穿过任意一个给定点时, 具有(以某个平均立体角)各个方向散出去的角度(方向量程), 角发散的定义是倾向束流中心轴相垂直平面上的平均角的变化, 角发散会导致图像尖锐和变大, 角弥散会导致未放大的图像模糊.

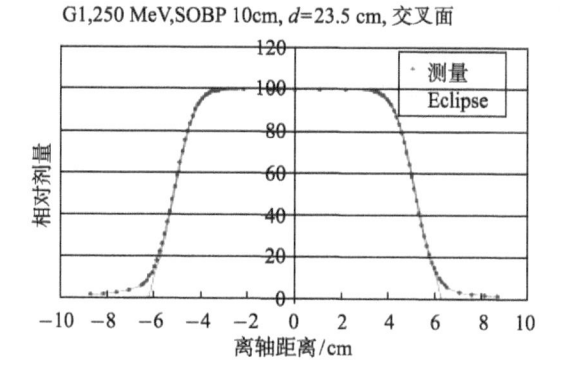

图 25-3-9　截面测量的比较图

(4) 结论. Eclipse 的所需输入数据能在 10 小时左右收集起来, Eclipse 的铅笔束模型能准确地计算质子剂量分布, 仍需进一步改进, 使在非均匀介质中 Eclipse 模型更加准确.

25.3.3 M.D.Anderson 散射治疗头的调试

1. 基本情况

(1) 测试条件. 对两种喷嘴尺寸(中尺寸和大尺寸) 散射治疗头的综合性能进行测试, 能量为 160MeV、180 MeV、200 MeV、225 MeV、250 MeV. 测量量程是：中尺寸喷嘴是 10.1~28.5cm , 大尺寸喷嘴是 8.5~25.0 cm.

(2) 调试的目的. 要求在中尺寸喷嘴的剂量率是 40 cGy /min 和大尺寸喷嘴的剂量率是 80 cGy/min 的情况下, 测试下述散射治疗头的有关剂量数据[86]: ① SOBP 调制束的 PDD 图, 表示射程、SOBP 治疗参数和剂量关系; ② 测量截面图, 表示均匀度、对称度、阴影、量程、宽度的影响; ③ 测量输出剂量的变动因子、量程移动因子、SOBP 因子、平方反比因子、照射野因子、输出准直因子.

在治疗剂量是 DOSE 时, 则在治疗配方处的监示单位剂量应是

$$MU = Dose /(ROF, SOBPF, RSF, ISF, OCF, FSF).$$

2. SOBP 和 PDD 的测量

(1) 测量条件：采用 PTW MP3 扫描系统和高级 Markus 游离室测量 SOBP, 用 PinPoint 游离室测量截面. 大部分的测量是在旋转角为 270°时测量, 并在 0°时检查. 测量时采用点对点的四秒时间的电荷积分法.

(2) 测量 SOBP 和 PDD 图的条件是：中号喷嘴时, 用 91 号量程调制轮, 对应能量 250MeV; 用 92 号量程调制轮, 对应能量 225MeV; 用 75 号量程调制轮, 对应能量 180MeV; 用 76 号量程调制轮, 对应能量 160MeV 共四种. 大号喷嘴时, 用 88 号量程调制轮, 对应能量 250MeV; 用 89 号量程调制轮, 对应能量 225MeV; 用 26 号量程调制轮, 对应能量 200MeV; 用 3 号量程调制轮, 对应能量 180MeV; 用 4 号量程调制轮, 对应能量 160MeV 共 5 种. 总共九个 PDD 图. 测量时的 SOBP 定义是 95%后沿到 90%前沿间的距离, 在每种情况下分别对 SOBP 宽度是 4cm、6 cm、8 cm、10 cm、12 cm、14 cm、16cm 测出实际测量值, 用来确定装置 SOBP 和实测间差值, 图 25-3-10 是在中号喷嘴时, 用 91 号量程调制轮, 对应能量 250MeV, SOBP 和 PDD 的测量曲线的一个实例.

(3) 测量结果分析：测量的量程和日立公司预置量程之间的差值在 1 mm 内. 测量的量程调制宽度(后下降 90%到 95%间的距离)和日立公司预置量程的差值在 5 mm 内. 但大多数在 2mm 内, 只在大调制宽度时才有大偏差. 由图可见 SOBP 的后沿下降和孔径大小、喷嘴位置没多大关系. 在调制值很大情况下, 皮肤的剂量可达 90%. 在视野值很小时, SOBP 的后沿下降值和能量有较大关系, 如实测的 20%~80%SOBP 下降数据是 160MeV, 中号喷嘴时 3.0mm, 大号喷嘴时 3.2 mm, 而能量高时下降变慢, 250MeV 时, 中号喷嘴时 6.1mm, 大号喷嘴时 6.3 mm.

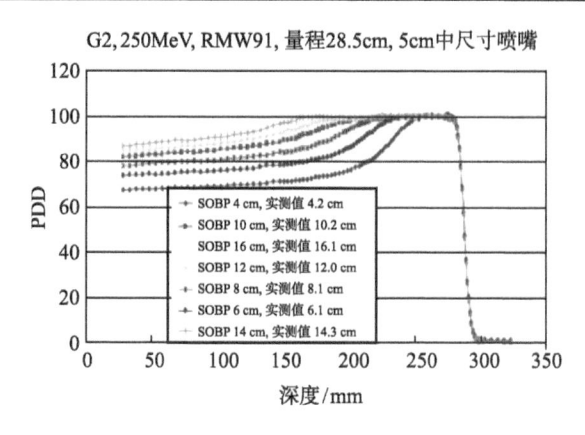

图 25-3-10　SOBP 和 PDD 的测量曲线

3. 截面测量

散射治疗头的调试需测量的截面测量，也和上面测 PDD 一样，需要多种测量条件，需测许多曲线，下面仅举一例来说明.

(1) 图 25-3-11 是横向剂量均匀度曲线实例. 测量条件是在旋转二号治疗头，用 RMW75 调制轮，能量 180MeV，量程 16.1cm，在 8cm、15.9cm 和 12 cm 深度时的横向剂量分布图，当全部所需测量完成后，可得出的测量结果情况.

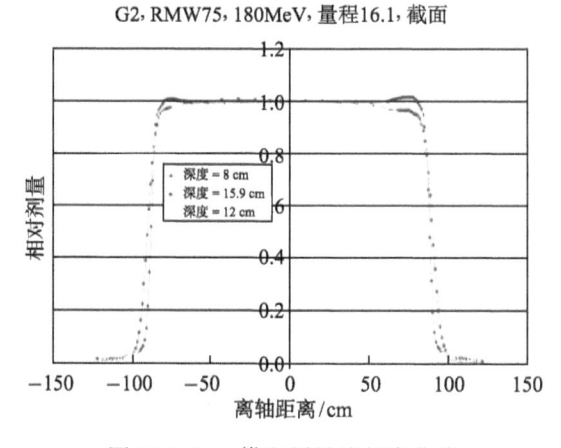

图 25-3-11　横向剂量均匀度曲线

(2) 喷嘴孔径和阴影关系：当能量和量程是 250MeV 和 28.5cm，SOBP1 0 cm，深 23.5cm 时，孔径 18cm×18cm 的阴影是 10mm，孔径 2cm×2cm 的阴影是 8.8mm. 可见孔径小阴影也小的规律对的并不明显.

(3) 均匀度的左右对称和倾斜度，除去在 SOBP 接近下降边的深度由于建立时引入的不确定性外, 在所有扫描中都在 3%之内. 阴影值宽度与能量喷嘴孔径和 SOBP 宽度基本无关. 但与深度和喷嘴位置有关, 其值在 6cm 深时为 3.5mm, 28.5cm 课时增加到 12.5mm.

4. 因子测量

(1) ROF: 测量条件为 270 cm SCD (源到游离室之间的距离), SOBP 宽 10 cm, 喷嘴的中尺寸是 10cm×10 cm, 大尺寸是 25cm×25cm. 将 RMW 91、能量 250MeV、量程 28.5cm 时的 ROF 定义为 1, 即参考值. 因子测量结果见表 25-3-2.

表 25-3-2   因子测量结果

RMW ID	喷嘴	能量/量程/cm	ROF
91	中	250/28.5	1.00
93	中	200/19.0	0.922
76	中	160/13	0.802
88	大	250/25.0	1.092

(2) SOBPF: SOBPF 值与量程 RMW ID、喷嘴尺寸、SOBP 宽度的数值有关. 当 SOBP=10 cm, SOBPF=1.000, 作参考点. 当 SOBP 减少, SOBPF>1 , 如 SOBP=2 SOBPF 约 1.5. 当 SOBP 增加, SOBPF < 1, 如 SOBP=16, SOBPF = 0.85.

(3) RSF: 图 25-3-12 是量程位移和 RSF 的变化关系测量图. 测量条件是能量 225MeV, 大尺寸喷嘴, SOBP 宽度分别是 2cm、10 cm、16cm. 从图可以看出, 当位移大, 即阻挡的厚度大, 散射大, 所以使向前的束流值减小, 从而 RSF 值减小. 同样, 当 SOBP 大时, 散射大, 所以使向前的束流值减小, 从而 RSF 值减小.

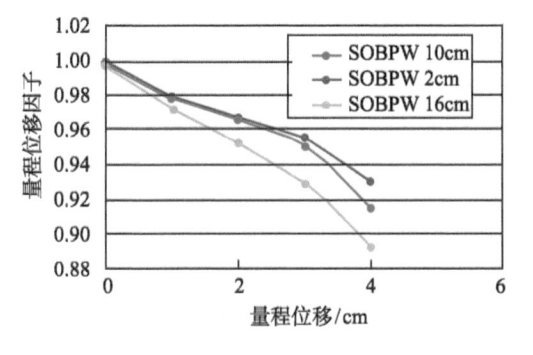

图 25-3-12   量程位移和 RSF 的变化关系

(4) 距离的平方反比定律——距离的平方反比因子 ISF. 图 25-3-13 是验证距离的平方反比定律的实测曲线, 测量条件是在六种不同能量调制轮情况下, SCD 在 245~300cm 时的输出变化. 由图看出确实遵守距离的平方反比定律.

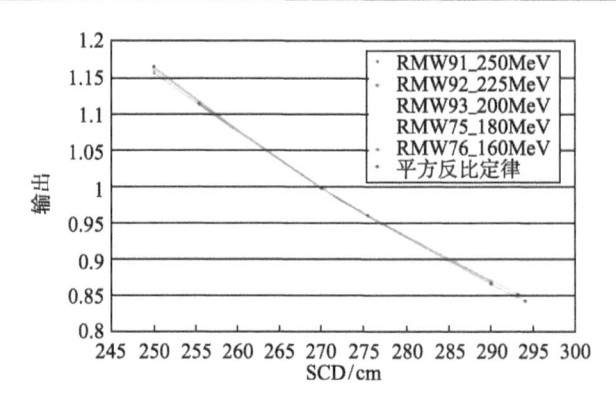

图 25-3-13 验证距离的平方反比定律的实测曲线

(5) FSF：在高能量时，不论 18cm×18cm 孔径还是 5cm×5cm 孔径都接近 1.00. 对低能量和小孔径喷嘴情况下，发现喷嘴的位置会影响 FSF，如 160MeV, 2cm×2cm, 喷嘴在 45 cm 时的 FSF=0.958，在 5 cm 时的 FSF = 0.99.

5. MU 计算

从上面的测试中，我们得出有关实测参数. 若我们知道在已知深度和 SSD 时的治疗剂量是 DOSE 时，根据 22.6 节中 MU 的计算公式得出在治疗头输出处(在测剂量的游离室地点)的监示剂量单元 MU 值.

25.3.4 M.D.Anderson 扫描治疗头的调试

1. 引言

美国 M. D. Anderson 中心扫描治疗头的研制项目始于 2003 年 5 月和日本日立公司签订合同，而后 2006 年 7 月在旋转机房产生第一个扫描束，2007 年 7 月用此扫描束治疗首个患者. 在设计时有下述 3 点原则：一是用 3 倍的冗余安全措施对付一切有严重危害的故障；二是采用非连续性的步进和单击剂量传递和治疗法来减少故障危害的扩大性；三是采用量程为 4~30cm，照射野为 30cm×30cm，SAD 为 250cm 的静态点扫描法. 图 25-3-14 是点扫描的原理图，肿瘤靶区在束流方向分若干层，每一层对应一个能量，每层上又分成许多点，所有的点正好覆盖这层的全部横向面积. 在治疗时质子束打在点上，当一个点得到规定剂量后，再移动束流到下一个点. 在设计方案中，规定束流的点直径要随着治疗深度而变化，这样可以得到更好的纵向剂量均匀度. 这是因为深度深，散射大，只有将注入时的束斑变小一些，才能使到达深度时的束流点直径不会过大. 设计参数是：治疗深 4 cm 时，等中心处的空气中束斑大小用 11mm；深 10 cm 时束斑大小用 6.5mm；深 20 cm 时束斑大小用 5mm；深 30 cm 时束斑大小用 4. 5mm；X 和 Y 方向的大小差值小于 1mm[87].

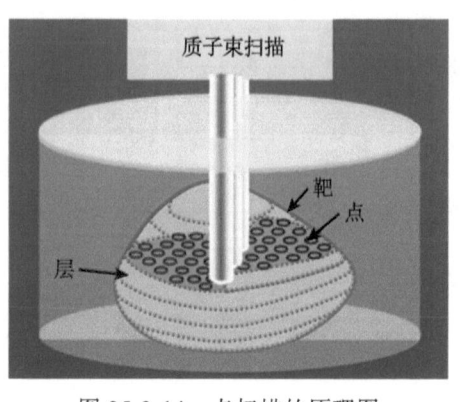

图 25-3-14   点扫描的原理图

2. 扫描治疗头

图 25-3-15 是 M.D.Anderson 扫描治疗头的实物照片，在图的左半边有两个方形物，厚度是一个薄一个厚，薄的是 X 方向快扫描铁，厚的是低速 Y 方向慢扫描铁. 在右半边内安装剂量探测器等，但在此图已看不清楚. 在这些剂量探测器中，采用并行板游离室测量束流强度，可以一点点地监测剂量强度. 用多丝游离室测量束流截面和位置. 在治疗时对每个点要重复照射许多次，这样可减少剂量测量误差和补偿照射器管的移动带来的危害. 在照射一个 10cm×10cm×10cm 的照射体积时，要分成 26 层，每层 400 点，总共 10400 点. 如果将这个 10cm×10cm×10cm 的照射体积放在 20cm 的深处，需要照射 1Gy (1Gy=13nC. 假设 1MU = 1/100 Gy =130pC. 1 Gy=100MU)，则在用此扫描法时，照射方法是：第一层深 20 cm，用 170MeV 束重复每点照 8 次. 每点 8 次共照射 10pC ≈ 0.077 MU 剂量，第一层总照射 30 MU ≈ 4.0nC. 然后以重复次数 8,4,3,2,2,2,2,1,1,1,1,1,1,1,···,1 的规律照以后层次，直到最后一个深 10cm 层，用 120MeV 照 1 次每个点 0.0025 MU，最后一层共照射 1 MU. 这样总共照 26 层，16800 点次，全部总照射剂量是 100 MU=1Gy，表 25-3-3 是美国 M.D. Anderson 中心扫描治疗头的工作参数.

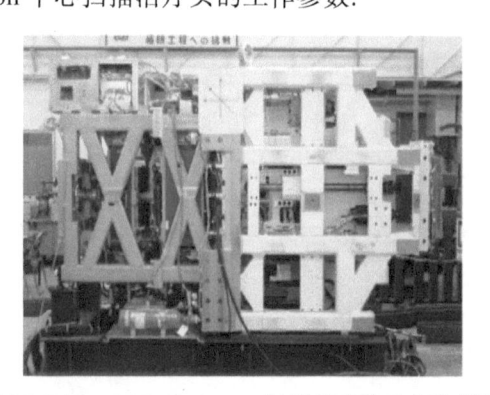

图 25-3-15   M.D.Anderson 扫描治疗头的实物照片

表 25-3-3　美国 M. D. Anderson 中心扫描治疗头的工作参数

参数	第 1 层	第 2 层	第 3 层	第 4~7 层	第 8~25 层	第 26 层	总数
深	20cm	19.6	19.2	18.8~17.2	16.8~10.4	10cm	
能量	170MeV	168	166	164~156	154~122	120MeV	
重复次数	8	4	3	2	1	1	42
点剂量	0.00937MU					0.0025MU	
总点数	3200	1600	1200	800	400	400	16800
总剂量	30MU	大约15MU	约 12 MU	约 7 MU	约 1 MU	1MU	100MU
束斑大小	4.5mm					6.5mm	

3. 剂量测量法

用蓝色测量水箱的三维扫描法, PTW 8CM 直径的布拉格峰游离室, 先进的 Markus 游离室和 Keithly 6417A 型静电计来测量剂量和剂量分布. 除测量水箱外, 还采用胶片来测剂量分布, 胶片具有很好的空间分辨率, 适用于测剂量均匀度, 但价较贵还需备一套显影、读出机构等. 图 25-3-16 是胶片固定在胶片架上, 而此架固定在治疗头上.

4. 测量结果

图 25-3-17 是点状束扫描在水中的剂量分布图, 测量条件是束能量 200MeV, 束斑截面是 (0.75, 0.75) cm, SSD=∞ cm, 横向坐标 X 是水深度用 mm, 纵向坐标 Y 是束横向尺寸用 mm. 需照射的 10cm×10cm×10cm 体积放在 X=0~100mm, Y=−50±50mm 处. 由图可见虽剂量集中在中心处, 也是均匀的. 但边缘处有相当大的剂量.

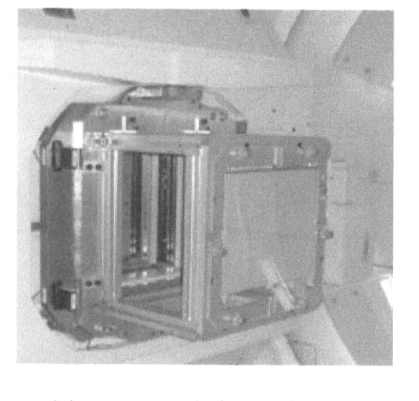

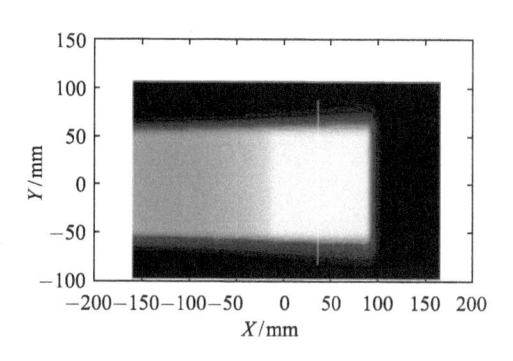

图 25-3-16　胶片固定在胶片架　　　　　　图 25-3-17　点状束扫描在水中的剂量分布图

5. 在 Varian Eclipse TPS 上的 PBS 模拟调试

(1) 将 93 种不同能量的铅笔束, 量程从 4~30cm 的在水中的中心轴(CAX)深度剂量曲线送入 TPS. 图 25-3-18 是送 TPS 的中心轴(CAX)深度剂量系列曲线.

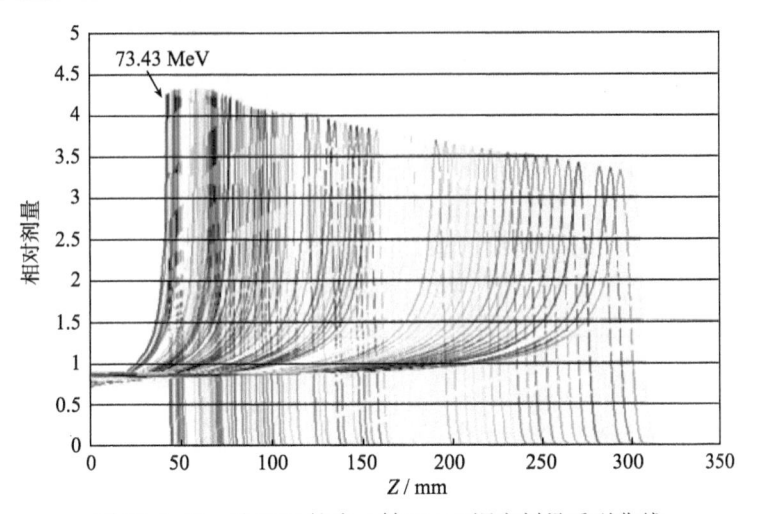

图 25-3-18　送 TPS 的中心轴(CAX)深度剂量系列曲线

(2) 再对每个对应量程的深度曲线取 10 个横向截面曲线, 即 5 个不同深度时的横向均匀度曲线, 每个有 X 和 Y 两个方向, 总共 2×5× 93 个横向剂量均匀分布送TPS. 图 25-3-19 是 93 个横向剂量均匀分布的实测图例.

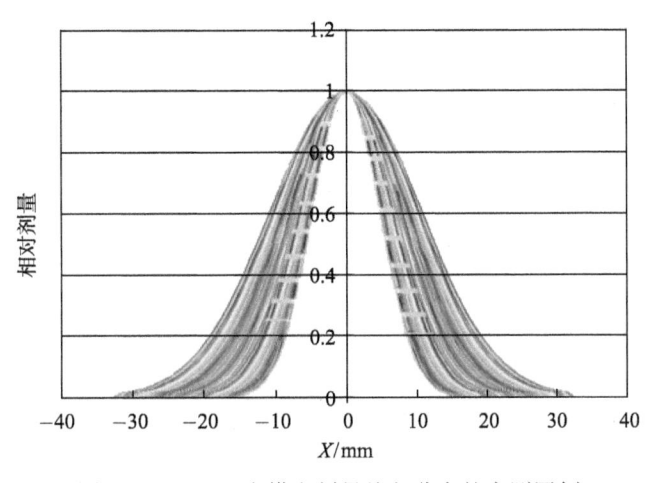

图 25-3-19　93 个横向剂量均匀分布的实测图例

(3) 一个TPS简单的习题. 给出在水中扫描束对10cm×10cm×10cm靶体积进行照射, 点的间距 6.5 mm , 给出优化和非优化的治疗参数.

图 25-3-20 是 TPS 给出的习题答案, 即用铅笔束对 10cm×10cm×10cm 体积进行点扫描后的横向剂量下降阴影图. 横坐标是横向距离, 单位为 mm. 纵坐标是剂量百分比. 红色曲线 1 是优化, 紫色曲线 2 是非优化. 由图可见在优化时的阴影是 10 mm, 非优化时 11mm, 而在对应散射时的阴影为 10mm, 因此值差不多, 扫描时未见改进.

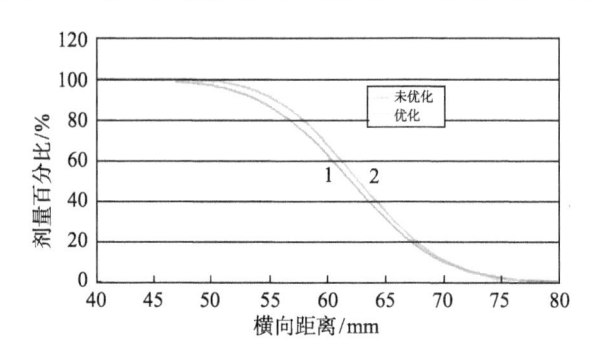

图 25-3-20　点扫描后的横向剂量下降阴影图

束流在水中的截面要大 1.3 倍. 通过研究发现当 SOBP 中心的能量是 150MeV,束点 $\sigma = 6.5\,mm$ 时, 可以获得 PBS 阴影的最小值 9mm.

25.3.5　M.D.Anderson 中心日常 QA 工作

1. 前言

美国 M. D. Anderson 质子治疗中心每日 PTC(proton texas center)的工作时程和 QA 程序安排见表 25-3-4 和表 25-3-5.

表 25-3-4　每日 PTC(Proton Texas Center)的工作时程表

1	7.00AM~8.00 AM	在 G1、G2、G3、Fix. F2 上进行 QA 活动
2	8.00AM	患者治疗
3	4:30PM~7:30PM	在患者治疗后, 每个新患者要 30min 的 MU 测量和新患者治疗的 QA 工作
4	7:30 PM~5.00AM	日立的控制和束流开发
5	5.00AM~7.00AM	TQA (Test QA)

表 25-3-5　每日的 QA 程序安排

1	确定游离室用的温度和压力校正因子(日立游离室是在大气中工作)
2	测试质子束流特性, 输出检查
3	测试质子束流特性, SOBP 宽度检查
4	测试质子束流特性, 量程检查
5	测试定位床, 床位置复原到预定的 xyz 值, 再将测试水箱准直好
6	测试基本的安全措施, 门连锁、束流暂停、辐照探测器、光等
7	测试激光准直, 用 X 射线和 Varian OBI 立方体来实现
8	测试日立控制系统和 IMPAC'S Mosaiq 间的通信

2. 每日的校正和输出检查

(1) 每日校正. 每天要测温度和气压, 并求出校正因子值.

(2) 输出检查. 图 25-3-21 是水平治疗头出口处的测量工具. 测试水箱是 10cm 水箱, 加上塑料水箱, 塑料水箱只是不同厚度塑板的组合, 用来等效水厚度用, 将游离室放在测试水箱 d=10cm 处. 到游离室中心点的 SAD 270cm, 束流 SOBP 10cm, 测量 SOBP 平顶中点的剂量率[88]. 图 25-3-21 红色箭头指的是 10cm 测试水箱, 黄色箭头指等效水的塑料板, 塑料板有表 25-3-6 的编号.

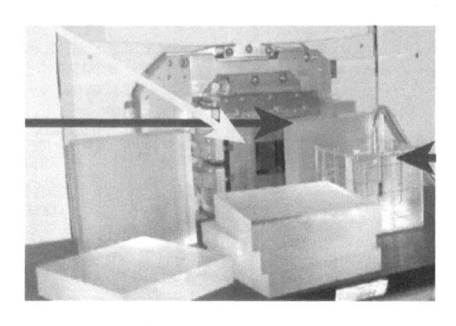

图 25-3-21　水平治疗头出口处的测量工具

表 25-3-6　塑料板的编号

塑料板的编号	1	2	3	4	5	6	7	8	9
等效水长段/cm	3	3	3	3	2	2	2	1	1

(3) 表 25-3-7 是每日校正和输出检查的记录表.

表 25-3-7　每日校正和输出检查的记录表

PTCHG1　　Chamber wellhofer FC65-G　SN 0869
Daily calibration　Electrometer wellhofer Dose　S/N 05-10048
N^d_{w}=1.0x10^{-3} Gy/C　N$_{DW}$ 1.000 x 10^{-3} C/Rdg

								Hatachi parameter				
50MU, 10cm×10cm			Date	Day	Temp	Press	CTP	Nozzel temp	Press	CTP	LUT	Status
5/10 phantom w/chamber at d=10cm			9/18/06	Monday	23.7	756.0	1.011	22.6	1.004	1.007	1146 166867	LUTOK
SAD=270 cm to center of chamber			9/19/06	tuesday	23.8	760.0	1.006	22.5	1.015	1.000	1146 166867	LUTOK
SOBP Width=10.0cm												

Output check　2% acceptability

Mod word	water	plastic water	Total Buildup	Rdg [nc] 50MU			Avg Rdg	Rdg (correct)	STD	% dev	Accept?	initials
				Rdg1	Rdg2	Rdg3	mC	Avg Rdg	mC			
RMW 8 Range 24.5	10.0cm	13.0cm	5/10,1-3,5,6 (23.0cm)	9.99	9.98		9.99	10.10	10.02	0.8%	Pass	MG
RMW 9 Range 24.5	10.0cm	9.0cm	5/10,1-3 (19.0cm)	9.61	9.59		9.60	9.66	9.69	−0.4%	Pass	JRZ
RMW 10 Range 24.5	10.0cm	6.0cm	5/10,1,2 (16.0cm)	9.22	9.20		9.21	9.25	9.26	−0.1%	Pass	JRZ
RMW 8 Range 24.5	10.0cm	13.0cm	5/10,1-3,5,5 (23.0cm)	9.89	9.88		9.88	9.99	10.02	−0.3%	Pass	JRZ
RMW 9 Range 24.5	10.0cm	9.0cm	5/10,1-3 (19.0cm)	9.52	9.52		9.52	9.66	9.69	−0.4%	Pass	JRZ

上表的上半部是每日校正游离室校正因子用的记录表格, 下半部是每日检查输出剂量率用的记录表. 表中的名称分别是: RMW 是散射治疗头的调制轮编号, 每个编号对应一个固定量程; 水(water)是用来测试的水箱长度; 塑料水(plastic water)是塑料

板的等效水厚度; 总建立方法(total buildup)表示水箱和几号塑料板的串接组合方法, 组合的等效水总长度放在圆括号内. 从图 25-3-21 就可看到测试水箱是由小水箱和塑料板串接组成的照片. 由于这不是测参数, 而是作验证, 所以不用绝对读数. 表中首先记录二次测量读数 Rdg1 和 Rdg2, 其次求出平均值 Avg Rdg 和校正值 Rdg (correct), 最后和标准值 STD 比较后, 求出差值 Diff%, 若小于 2%, 则通过(pass).

3. SOBP 检查

表 25-3-8 是 SOBP 检查记录表, 基本结构和前上面的内容类似, 不同处如下.

SOBP 检查是指在不同的量程下, 在固定 SOBP 宽度时, 验证实测的 SOBP 宽度值. 根据 M98 定义, 即测两个 SOBP 的值: 一个是在 SOBP 顶部左边 98%值的那点量程; 另一个是在 SOBP 顶部右边 98%值的那点量程. 此两个量程相减后, 即 SOBP 宽度. 但下面表中是两个量程分别验证, 而不用差值来验证. 对量程的检查, 基本上和上面相类似, 不再重复.

表 25-3-8 SOBP 检查记录表

SOBP Checks

Mod Wheel	Water	Plastic Water	Total Buildup	Rdg [nc] for 50 MU			Avg Rdg	Rdg (correct)	Ratio	STD Ratio	% Diff	Accept?
				Rdg1	Rdg2	Rdg3	nC	Avg Rdg				
RMW 8 Range 28.5	10.0cm	9.0cm	5/10,1,2,3	8.78			8.78	8.88	0.879	0.879	0.0%	Pass
		19.0cm	5/10,1-7,9	8.30			8.30	8.39	0.831	0.828	0.4%	Pass

4. 机械检查

表 25-3-9 是机械检查的记录登记表. 顾名思义机械检查是指一切和安全有关的机械装置, 一旦失效, 则是安全大事, 故必须经常检查. 表的最左行是每星期的不同

表 25-3-9 机械检查的记录登记表

Mechanical checks

Mechanical checks

	Rad.Monitors	Beam Status	Pause Button	X-ray vs Laser Iso	Audio	Video	Lasers	Door Interlock	Gantry leve10	Table calibration	X-ray vs proton	faraday cup	Mosaiq
monday	☑	☑	☑	☐	☐	☐	☐	☐	☐	☐	☐	☐	☑
Tuesday	☐	☐	☐	☐	☐	☐	☐	☐	☐	☐	☐	☐	☑
wednesday	☐	☐	☐	☐	☐	☐	☐	☐	☐	☐	☐	☐	☐
thasday	☑	☐	☐	☐	☐	☐	☐	☐	☐	☐	☐	☐	☑
Friday	☑	☐	☐	☐	☑	☐	☐	☐	☐	☐	☐	☐	☐

天. 检查项目都与安全有关, 如辐射探头、束流状态信号、暂停束流按钮、门连锁、X射线和激光、音声、视频等的功能检查.

5. 定位床准直检查

控制系统先将定位床的工作模式由物理模式变成治疗模式准备进行准直测试. 用一个假患者物理参数加载到 TCS, 再用一个如图 25-3-22 的 Varain OBI 准直用的立方体放在床上并用人工激光准直. 床的 z 方向的准确性每日也都要检查.

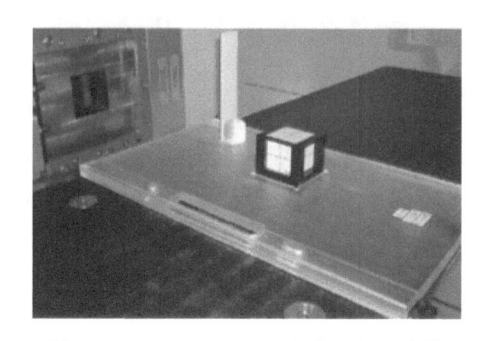

图 25-3-22   Varain OBI 准直用的立方体

6. X 射线和激光的准直检查

每日要对激光预准直和两套患者精确准直用的 X 射线管和平面图像探测器的机械移动、电气和图像部分进行检查. 还要对用 PIAS 系统将图像加载到 Mosaiq 软件这过程进行检查.

7. 系统通信检查

要对软件进行检查, 确保能收到从日立装置传来的图像数据.

25.4   美国 Florida 质子治疗中心的调试和 QA 实例

25.4.1   UFPTI 双散射治疗头的调试

美国 Florida 质子治疗中心, 简称 UFPTI. 下面是其双散射治疗头的调试情况.

1. 调试参数

(1) Florida 是用 IBA 的质子治疗系统, 每个旋转双散射治疗头有 8 个可选挡次, 对应于一个量程段, 8 个挡次的量程段相互连续连接, 形成一个总的由最低量程到最高量程的量程指标, 每个可选段可使用任意值的量程调制度, 但在调试时, 取高、中、低 3 个调制度, 这样每个可选挡次又有 3 个分选项, 总共 24 个分选项. 每个可选挡有相同的照射野, 但通过患者专用孔径和三种不同尺寸的喷嘴可以变更最终的照视野[89].

(2) 需要测试的参数分成三种类型：① 深度参数、量程、扩充布拉格峰宽、量程调制宽度、纵向分布均匀度等. ② 横向参数、剂量均匀度、阴影等. ③ 剂量参数、剂量率、每个 MU 的剂量等.

(3) 定义量程分选项类(共 24 个分选项)的测量参数：① 每个分选项 4 个 SOBP，即对每一个可选量程段在一种量程调制度下测出四种 SOBP 宽的数据；② 每个旋转角度测一个 SOBP，共测两个角度，共两个 SOBP 数据.

(4) 定义 PDD 均匀度分选项类的测量参数：① 每个分选项有一个全量程调制 SOBP 的测量；② 每种喷嘴用两个 SOBP；③ 每一个 SOBP 用两个旋转角；④ 一个 SOBP 用于三种剂量率；⑤ 两种 SOBP 用于不同的 SSD；⑥ 一种 SOBP 用于小孔径.

2. 测量结果

(1) 测量 1. 量程的重复精度，连续 10 天测量同一个照射野的每个 MU 的剂量值，10 次的剂量输出变化不大于±2%.

(2) 测量 2. 输出和剂量率.

(3) 测量 3. 输出和旋转角，图 25-4-1 是输出和旋转角间的测量曲线，纵坐标是剂量输出均值，上下的变动用百分比表示，横坐标是旋转治疗头的角度. "×"点的测量条件是选件 B7，量程 R=13.34cm，调制宽度 M=4.40cm；方点的测量条件是量程 R=19.83cm，调制宽度 M=17.40cm；从图可见最大的离均值的偏差小于±0.50%.

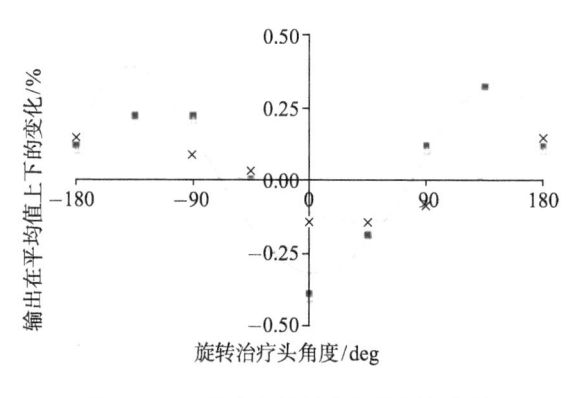

图 25-4-1　输出和旋转角间的测量曲线

(4) 测量 4. 不同喷嘴尺寸下的剂量分布，图 25-4-2 是当喷嘴的横向尺寸比束流横向尺寸小的情况下，尺寸的突变使质子流的前进方向产生畸变，从而引起不同深度的横向剂量分布产生变化. 图 25-4-3 是不同喷嘴尺寸下的剂量分布，纵坐标是相对剂量输出，用百分比表示. 横坐标是横向位置. 图中的测量条件分别是 25cm 喷嘴和 24cm 束流直径、18cm 喷嘴和 18cm 束流直径、18cm 喷嘴和 12cm 束流直径、10cm 喷嘴和 12cm 束流直径、10cm 喷嘴和 7cm 束流直径，由图可以看出在横截面剂量分布的左右端处的剂量分布都有较大不均匀度. 图 25-4-4 是不同喷嘴和束流尺寸下的全调制 SOBP 图，测量条件和上一张图相同，由图可见在数值较低处，当喷嘴尺寸不同时，剂量输出都有不同程度的下降，喷嘴尺寸越大，下降越大，如图所示 25cm 喷嘴时，下降最大.

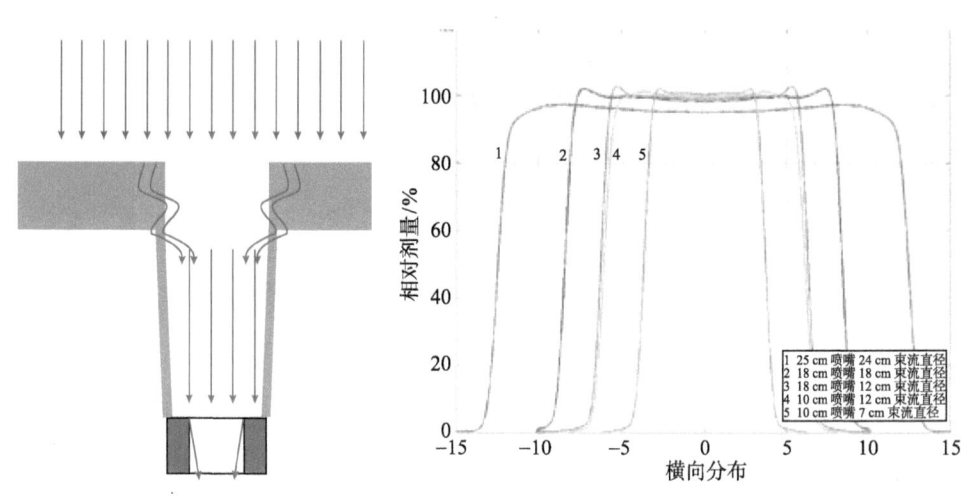

图 25-4-2　质子流前进方向产生畸变　　　图 25-4-3　不同喷嘴尺寸下的剂量分布

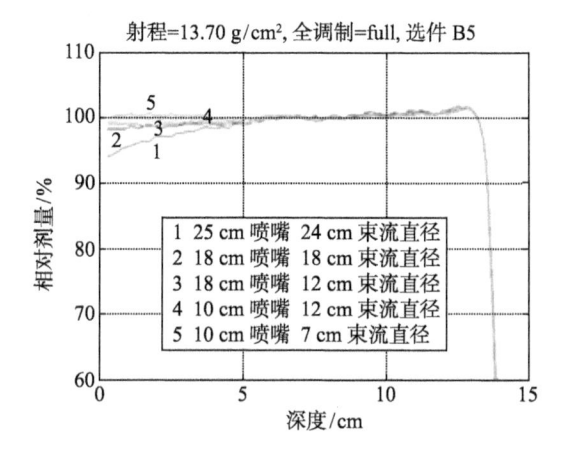

图 25-4-4　不同喷嘴和束流尺寸下的全调制 SOBP 图

(5) 测量 5. 输出模式. 图 25-4-5 是调制度和剂量输出的测量曲线图，横坐标是量程调制度[①]，纵坐标是剂量输出. 测试条件是在一号旋转机架用 B8 选件，治

———————————

① 量程调制度，深度的单位严格来说应为 g/cm^2，但当在测线水箱中时，因水的密度为 $1g/cm^3$，这时单位可简化为 cm.

疗头用三种量程(低 22.8cm、中 25.6cm、高 28.4cm)三种情况下测量. 量程调制度 SOBP 最大宽度 16cm. 由图中曲线可以看出, SOBP 宽时, 输出反而小.

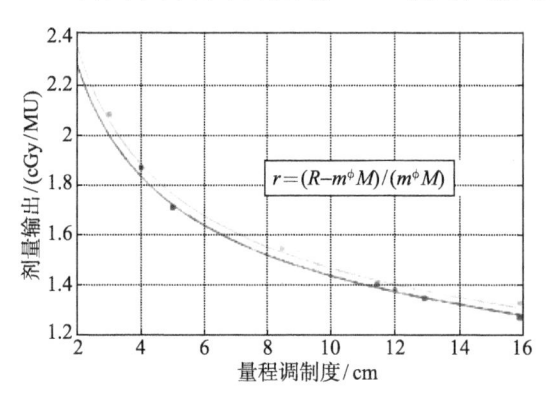

$$r = (R - m^\phi M)/(m^\phi M)$$

图 25-4-5 调制度和剂量输出的测量曲线图

25.4.2 UFPTI 的系统总调实例

(1) UFPTI PTS 治疗系统的总调分为下面的几部分: ① 安全指示、安全连锁、安全管理, 如 X 射线管、中子暴露活化等; ② 准直机械部件、X 射线图像引导系统; ③ 剂量绝对校正、监示游离室、ConvAlgo 参数的相对剂量测试; ④ Eclipse 治疗计划所需的测量、患者孔径/量程补偿器(AP/RC)、非均匀性; ⑤ 系统整合, TPS、OIS、TCS、AP/RC 加工配合, DIPS 正确应用等; ⑥ 培训和模拟(Mock)治疗, 建立治疗的流程提示和步骤.

(2) 总调的主要项目见表 25-4-1.

表 25-4-1 总调的主要项目表

A. 初步的束流测量	F. 安全验证
B. 剂量分布测量	G. 系统整合和过程验证
C. 辐射保护测量	H. 培训交谈
D. 总调 Eclipse	I. Mock 治疗
E. 准直验证	

(3) 实测的结果.

① 量程准确度见表 25-4-2.

② 量程和调制宽度的重复精度.

验收时的性能指标固然重要, 若要确保今后使用时能保持这个精度, 还必须测有关重要治疗参数的重复精度, 如量程重复精度是指对同一标准量程, 在不同情况下测出的量程误差分布, 同样调制宽度的重复精度是指对同一调制宽度在不同情况下测出的调制宽度分布.

表 25-4-2　量程准确度

量程 /(g/cm²)	平均值 测量量程 /(g/cm²)	第一次 测量量程 /(g/cm²)	平均差值 /(g/cm²)	第二次 测量量程 /(g/cm²)	平均差值 /(g/cm²)	第三次 测量量程 /(g/cm²)	平均差值 /(g/cm²)
14.911	14.91111	14.9111	0.00	14.911	0.00	14.9211	0.01
25.0	25.0	24.98	−0.02	24.99	−0.01	25.03	0.03
9.0	8.71	8.69	−0.02	8.69	−0.02	8.75	0.04

③ 输出和 SOBP 平坦度与 SAD、SSD 的关系. SAD 定义为发散源到转动机架转轴的距离, 称等效源轴距, 对治疗头是个固定值. 而 SSD 定义为发散源到患者皮肤的距离, 称等效源皮距, 它在治疗中, 在不同定位时有不同差值 (绝对差值很小). 但此小差值就会影响治疗头的剂量输出和 SOBP 平坦度. 因此, 在总调时需测出治疗头的剂量输出和 SOBP 平坦度与 SAD、SSD 的关系, 供以后校正用.

④ 束流质量和空气间隙的关系, 其中的空气间隙是指治疗头末端和患者皮层之间的空气间隙, 这个空气间隙会直接影响有关治疗参数的值. 因此, 需要对某挡治疗头在一定的量程和调制度情况下, 测出不同空气间隙时的剂量输出和横向阴影值等.

⑤ 横向截面剂量分布和横向阴影. 治疗规划中规定了 Eclipse 理论计划用的横向截面剂量分布和横向阴影值, 但在治疗中实际的横向截面剂量分布和横向阴影一定与此有差别, 需实测测出实际值并与 Eclipse 理论值进行比较.

(4) 总调的主要项目和其分项的所需时间估计见表 25-4-3.

表 25-4-3　总调的主要项目和其分项的所需时间估计

周	项目名称	时间/h	主要项目
1	水箱的验证和校正	5.3	A
	探测器的校正	4.0	A
	基准系统数据的记录	2.5	A
	每日测量用的参考照射野(5×3)	3.5	A
	全能量调制照视野的三维扫描第 1 部分(48%)	21.5	B
	QA+开销	10	B
2	全能量调制照视野的三维扫描第 2 部分(52%)	23.1	B
	SOBP 和输出的测量第 1 部分(18%)	8.4	B
	每日测量用的参考照射野(5×3)	3.5	B
	QA+开销	10	B
3	SOBP 和输出的测量第 2 部分	35	B
	QA+开销	10	B
4	SOBP 和输出的测量第 3 部分 (8%)	3.7	B
	Eclipse 束流数据收集		
	单能原始 Pristine peak 峰的测量	15.2	D
	在空气中的 Fluence 测量(Eclipse 数据)第一部分	16.1	D
	QA+开销	10	D

续表

周	项目名称	时间/h	主要项目
5	在空气中的 Fluence 测量(Eclipse 数据)第二部分	35	D
	QA+开销	10	D
6	在空气中的 Fluence 测量(Eclipse 数据)第三部分	35	D
	QA+开销	10	D
7	在空气中的 Fluence 测量(Eclipse 数据)第四部分	11.4	D
	决定孔径和补偿器材料特性	4.8	D
	定义 Eclipse 库的束流数据	0	D
	硬件验证和附加的剂量测量		
	床移动的验证	2.9	E
	准直 X 射线，照射视野，建立激光，光照野的验证	14.1	E
	DIPS 的验证的 1 部分	1.8	E
	QA+开销	10.0	E
8	DIPS 的验证的 2 部分	0.7	E
	不同建立，如旋转角、SSD 喷嘴等的剂量测量第一部分	34.3	B
	QA+开销	10.0	B
9	不同建立，如旋转角、SSD 喷嘴等的剂量测量第二部分	35.0	B
	QA+开销	10.0	B
10	不同建立，如旋转角、SSD 喷嘴等的剂量测量第三部分	20.3	B
	质子泄漏测量	2.3	C
	中子测量第一部分	4.5	C
	QA+开销	10.0	C
11	中子测量第二部分	14.8	C
	安全验证	3.6	F
	系整统合和过程验证	16.0	G
	QA+开销	10.0	G
12	培训和 MOck 治疗		
	培训交谈	40.0	H
	QA+开销	5.0	H
13	MOck 治疗第一部分	40.0	I
	QA+开销	5.0	I
14	MOck 治疗第二部分	40.0	I
	QA+开销	5.0	I
15	MOck 治疗第三部分	8.0	I
	QA+开销	5.0	I
总共时间 i[h]	517	196	
方案开始日 4/24/06	实际开始日 4/24/06		
方案完成日 8/5/06	实际治疗日 8/14/06	总的总调时间 14.8 周	

25.4.3 UFPTI 的 QA

美国 Florida 质子治疗中心的 QA 分为日、周、月、年四种. 现分述如下.

(1) UFPTI 每日 QA 的内容和记录表, 见表 25-4-4[90].

(2) UFPTI 旋转室每日 QA 的记录表, 见表 25-4-5.

表 25-4-4　UFPTI 每日 QA 的内容和记录表

1	检阅运行人员加速器和旋转机架启动检查表	运行人员每天要检查机器的运行参数
2	安全连锁, 灯光指示, 中子探测器, 声频视频	
3	千伏高压的图像和激光精度	相互垂直 X 射线的符合中心和激光准直差在 1mm 内
4	参考照射野的剂量输出进行检查	在塑料等效水箱内测量剂量输出
5	参考照射野验证量程读数	在机器总调时, 已建立量程验证一套方法
6	量程调制轮信号和时间的检查	时间读数变化, 表示量程和调制传递有差异

表 25-4-5　UFPTI 旋转室每日 QA 的记录表

QA performed by : _Liyong Lin_　　　　Date:_____　　Day #_____

1. Record temperature and pressure correction

Air temperature [°C]: _22.0_　Air pressure [hPa]:_10080_　TCS PT correction: _1.005_

Water temperature[°C]: _22.0_　Chamber PT correction: _1.005_

2. Measure output QA field1:

Detector:　　　　　　　_PPC05-407_　Electrometer:　　　　_DOSE 1-01-10092_

Detector cal factor [Gy/MU]:_6.41E+08_　Electrometer cal factor : _1.000_

Phantom type:　　　　_solid water_　Background[c/s]:　　　_0.00E+00_

Comments

Dose	Charge	Time	Output	Decorate	Shuichi did
MU	[C*10⁻⁹]	[s]	[cGy/MU]	[MU/s]	
2.3					
103.5	1.487	38	0.947	2.7	
205.6	1.621	38	0.961	2.7	
305.1	1.486	39	0.962	2.6	
		average	0.957	2.6	
		stdev	0.008	0.1	

Measured output at mid-SOBP[cGy/MU]: _0.957_　Exp. Value: _0.962_　% Deviation: _-0.6_

3. Record Range Verifier QA field 1:

Range verifier reading [cm]:　　_15.13_　Difference from expected[cm]:_0.03_

4. Record RM timings:

10Hx signal period[ms]:　　_99.9_　RE to FE BoxB[ms]:　　　_71.9_

Delay FE 10Hz to RE BoxB[ms]:_0.8_　FE 10Hz signal to photocell [ms]:_3.2_

5. Record position iso-align device center and check distance to crosshair

Iso marker locations[pixels]; rad-Ax: _57.4_　rad-Ay :_805_　rad-Bx: _535_　rad-By: _775_

Diet.marker to xhair< 1mm? rad-A :☐　　rad-B:☑　　Leveling laser parallel? ☑

6. Test saftey interlock and devices;

Door warring light☑Audio intercom/Video ☑ Door interlock ☑　Room searsh chime☑

DCEU reset ☑　　Beam pause ☑　　Neutron detector ☑

可将表 25-4-5 UFPTI 旋转室的每日 QA 归纳成下列事件.

① 记录当日温度和气压, 并求出游离室和 TCS 用的校正系数.

② 测量照射野 1 的输出：先登记所用探测器、测试箱、静电计的型号和计算系数后, 将测量数据、剂量、电荷、充电时间、输出, 再折算到 MU/s 单元. 最后

得出 SOBP 中点剂量输出和期望值比较, 求出偏差.

③ 记录照射野量程验证的读数和期望间的差异.

④ 记录量程调制器内的有关时间, 从而验证量程调制工作正常.

⑤ 记录患者定位中几个参考点的数据, 如位置等准直器件中心的位置和检查中心和交叉标记间的距离.

⑥ 测试门警告灯光、声频信号、门连锁、束暂停、中子探测器的有关安全器件工作正常与否.

(3) UFPTI 旋转室每周 QA 的记录表, 见表 25-4-6.

表 25-4-6　UFPTI 每周 QA 的记录表

QA performed by:　　　　　　Date:　　　　　　　Week#

1. Temperature and pressure correction

Air temperature [C]:　22.0　　Air pressure [hPa]: 10080　　TCS PT correction: 1.005

Water temperature [C]:　22.0　　Chamber PT correction: 1.005

2. Measure pdd and output QA field 1 & 2, and one additional field:

Detector:　　　　　　PPC05-407　　Electrometer:　　　DOSE 1-01-10092

Detector cal factor [Gy/MU]: 6.41E+08　　Electrometer cal factor :　　1.000

Snout size:　　　　　10 cm　　Background :　　　0.00E+00

a. Field 1 : Range= 15.1 cm. Modulation: 10.4 cm. Output @ 10cm in water

Number of MU's for tuning　2.5　　offset:　　FPC05-0.10cm

Depth B99 [cm]　　　14.97　　Measured range [g/cm²] :　　15.13

Distance P90-D99 [cm]　　10.59　　Measured modulation [g/cm²]　10.59

Dose	Charge	Times	Output	Decorate
MU	[C*10-9]	[s]	[cGy/MU]	[Gy/min]
100.0				
195.7	1.466	35	0.967	1.6
235.8	1.332	33	0.971	1.6
		average	0.969	1.6
		stdev	0.002	0.0

Mesured output at mid-SOBP [cGy/MU]:　0.959　Exp Value: 0.972　　% Deviation: -0.3

Range verifier reading [cm]　　　15.12

b. Field 2 : range= 25 cm.　Modulation= 12 cm.　Output @ 19cm in water

Number of MU's for tuning　2.5　　offset;　　FPC05+5cmPA-5.37cm

Depth D99 [cm]　　　19.77　　Measured range [g/cm²] :　　25.14

Distance P90-D99 [cm]　　11.92　　Measured modulation [g/cm²]　11.92

Dose	Charge	time	output	Decorate
MU	[C*10-9]	[s]	[cGy/MU]	[Gy/min]
22				
96.8	2.035	42	1.392	1.9
184.8	1.938	39	1.394	1.9
		average	1.393	1.9
		stdev	0.001	0.0

Mesured output at mid-SOBP [cGy/MU]:　1.393　Exp Value: 1.387　% Deviation: -0.4

Range verifier reading [cm]　　　25.07

c. Measure　pdd. Output and RV for patient-QA field(either actual Tx field or filed with

negative QA#)　　QA#　　757　　Note :print patient-QA form and attach to this form

续表

| 3. **Fixed scatterer   lollipop check (in service model)** |
| a.No lollipop-range verifier reading [cm]: <u>25.78</u>   expected difference : <u>2.05</u> |
| b..All lollipop in range verifier reading [cm]: <u>23.92</u>   Diff in All-in to All-out: <u>1.86</u> |

4. **Irradiate X-ray/proton double exposure film;**	
Snout size _____	
Dist. X-hair to proton/in line (x) _____mm	
Dist. X-hair ro proton / crossline (y) _____mm Dist. X-hair to proton: ____mm	

| 5. **Review daily QA sheets for last 5 days   Done?** |

可将上面的表 25-4-6 UFPTI 每周的 QA 归纳成下列事件.

① 记录当日温度和气压, 并求出游离室和 TCS 用的校正系数.

② 测量三个照视野的 PDD 和剂量输出. 照视野 1:量程 15.1cm, 调制 10.4cm, 在水中 10cm 的输出. 随后记录测量数据, 得出验证的量程读数和 SOBP 中点的剂量测量值和其偏差. 再同样对照视野 2 进行相同测量和记录. 最后在患者 QA 视野情况下, 测量 PDD 和输出量程.

③ 在服务工作模式下对固定散射体检查, 对其量程验证读数登录, 并记下和期望值的比较.

④ 对胶片进行 X 射线和质子二次曝光, 验证相符性.

⑤ 查阅最近五天的每日 QA 记录, 验证.

(4) UFPTI 每周 QA 的内容. 从整体角度, UFPTI 每周的 QA 内容可归纳成表 25-4-7.

表 25-4-7   每周 QA 的归纳表

1	查阅每天 QA 的结果	
2	对两个照射野水箱测量剂量输出	随着增加使用 MU 计算模型, 测量一个随机患者治疗野的输出
3	对两个照射野作 SOBP 测量	
4	检查总第一个散射体水等效厚度	第一散射体是针对机械的装拆
5	灯光 X 射线质子场的一致性	X 射线和质子双曝光胶片. 用以评估 X 光的交叉点和质子野的一致性

(5) UFPTI 每月 QA 的内容和记录表. 表 25-4-8 是 UFPTI 旋转室每月 QA 的记录表.

可将表 25-4-8 UFPTI 旋转室每月的 QA 归纳成表 25-4-9.

中心每个月对治疗装置中的关键设备都要检查和维护, 过去通称每月小修一次, 现在称月 QA. 下面举例来说明.

表 25-4-8　UFPTI 旋转室每月 QA 的记录表
__Monthly QA Gantry 1__

Month:_____　　　　year: _____　　　　　Physicist _____

---

1. Perform weekly QA (use the weekly form)

　　Snout used: _____　　　　　　　　Is weekly QA OK:_____

---

2. Profiles

QA Field 1 (R=15.1cm, M=10.4cm):　　　　QA Field 2 (R=25 cm, M=12 cm):

Inline flatness　　　Inline symmetry　　　Inline flatness　　　Inline symmetry

[　　] %　　　　[　　] %　　　　[　　] %　　　　[　　] %

Crossline flatreess　　Crossline symmetry　　Crossline flatness　　Crossline symmetry

[　　] %　　　　[　　] %　　　　[　　] %　　　　[　　] %

---

3. Pristine peaks (Add WET of chamber wall to range)

PP Field (R=15.53cm)　　　　　　　PP Field 2 (R=24.5cm)

Range PP Field 1　　90%-90% width field　　Range PP Field 2　90%-90% width field 2

[　　] cm　　　[　　] cm　　　[　　] cm　　　[　　] cm

---

4. DIPS

Gantry at 270 degree

　　Box@iso　　　　　New PPS position　　　Position difference　　　DIPS correction

PPS x: [　　]　　　PPS x: [　　]　　　PPS x: [　　]　　　PPS x: [　　]

PPS y: [　　]　　　PPS y: [　　]　　　PPS y: [　　]　　　PPS y: [　　]

PPS z: [　　]　　　PPS z: [　　]　　　PPS z: [　　]　　　PPS z: [　　]

Gantry at 315 degree

　　Box@iso　　　　　New PPS position　　　Position difference　　　DIPS correction

PPS x: [　　]　　　PPS x: [　　]　　　PPS x: [　　]　　　PPS x: [　　]

PPS y: [　　]　　　PPS y: [　　]　　　PPS y: [　　]　　　PPS y: [　　]

PPS z: [　　]　　　PPS z: [　　]　　　PPS z: [　　]　　　PPS z: [　　]

表 25-4-9　UFPTI 每月 QA 的归纳表

1	查阅每周 QA 结果	
2	完成全套的周 QA	
3	对两个照射野测量剂量截面的对称度和均匀度	用 MATRIX 游离室列测量
4	两个照射野的近峰处的剂量验证	近端峰束流能谱稳定去除束流偏心误差
5	旋转机架和治疗桌移动的精确性　X 射线图像患者位移计算的准确性	通过比较人工地引入和测量水箱的位移和转动, 检查机械精度测试和 X 射线图像位移计算准确性相结合情况

① 用周 QA 报表来实现周 QA.

② 截面测量: 分别对指定照射野 1 和 2 进行 QA. 并记录纵向, 横向的均匀度和对称度的测量值.

③ 布拉格近峰值测量：分别测量照射野 1 和 2 的布拉格近峰的量程和前沿 90%剂量点到后沿 90%剂量点的截面测量值.

④ 登录 DIPS 的验证值：分别在旋转机架 270° 和 315°进行测量. 每种测量记录四种位置的三维坐标，即 BOX 位置，新作的 PPS 定位位置，二者位置差异和用 DPIS 校正后坐标.

(6) UFPTI 每年 QA 的内容，一次小型的总调. 表 25-4-10 是 UFPTI 每年 QA 的内容.

表 25-4-10　UFPTI 每年 QA 的内容

A	对日、周、月和患者 QA 的数据进行总结	1. 分析 QA 数据和评估 conValgo 2. 分析系统性能和对干扰和妨害进行总结
B	验证分系统的校正工作	
C	验证剂量学	1. 机器的绝对输出校正与探测器和静电计的交叉比较　2. 剂量输出和剂量率　3. PDD 和量程和调制准确性　4. 横向截面
D	机械准直	1. 旋转机架等中心和定位精度　2. 患者定位系统的等中心度和定位精度　3. 喷嘴定位精度
E	图像	1. X 射线和质子照射野的符合度　2. 灯光的准直 3. 激光准直　4. X 射线系统
F	孔径和量程补偿器性质	1. 孔径　2. 量程补偿器的功能
G	安全连锁和辐射探测器	1. 安全连锁　2. 辐射探测器钶

25.5　美国 MGH 质子治疗中心 NPTC 的患者专用装置和铅笔扫描调试实例

25.5.1　患者专用装置的 QA

双散射治疗装置治疗患者时，需用患者准直孔径等患者专用治疗装置. 质量验证这些患者专用装置是治疗中的重要环节. 图 25-5-1 是治疗时的患者装置安排. 从图可以看到治疗头喷嘴后面，要装一个准直孔径和一个量程补偿器. 然后再直接压在皮肤上或留有一定空气间隙再照射.

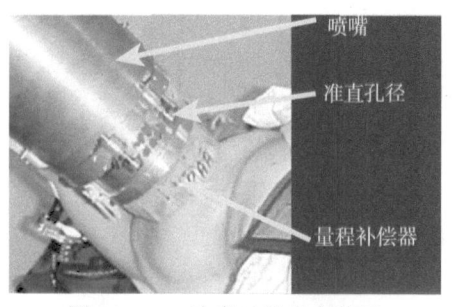

图 25-5-1　治疗时的患者装置

散射治疗装置治疗患者时, 治疗计划用的治疗参数有孔径、补偿器、量程、调制度和输出因子. 因此, 用散射治疗装置治疗患者时, 需对这些治疗参数进行 QA. 质子治疗中常用的准直孔径和补偿器有两种.

图 25-5-2 是用 Lucite 和石蜡制作的两种量程补偿器, 假定不考虑治疗计划中的误差, 孔径和补偿器的 QA 就是物理尺寸的测量验证. 一般有机械法和图像法两种, 前者误差在 0.5mm 左右, 后者稍大一些.

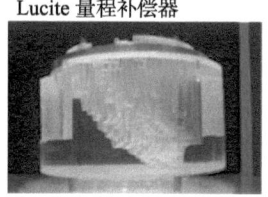 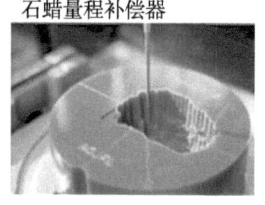

图 25-5-2 Lucite 和石蜡制作的两种量程补偿器

1. 深度剂量

在深向覆盖 8cm 共有 64 个片状的多层 MLIC 型游离室来测量剂量深度. 剂量深度曲线有两种定义: 一种是古典定义 M90. 一种是当前普遍采用的 M98. 图 25-5-3 是 M90 和 M98 的定义图, 从图可见, M90 的定义是指 SOBP 宽度是从 SOBP 顶部曲线的前沿 90%剂量点到后沿 90%剂量点之间的距离, M98 的定义指 SOBP 宽度是从 SOBP 顶部曲线的前沿 98%剂量点到后沿 98%剂量点之间的距离. 由于 SOBP 顶部曲线的前沿斜率很小, 前沿 90%剂量点的位置难以准确确定. 尤其当调制度大到一定值时, 前沿 90%剂量点的位置要伸向负横坐标, 从而得出如图 25-5-3 右图所示 SOBP 的宽度大于量程的错误. 因此, 在应用中以 M98 定义为妥[91].

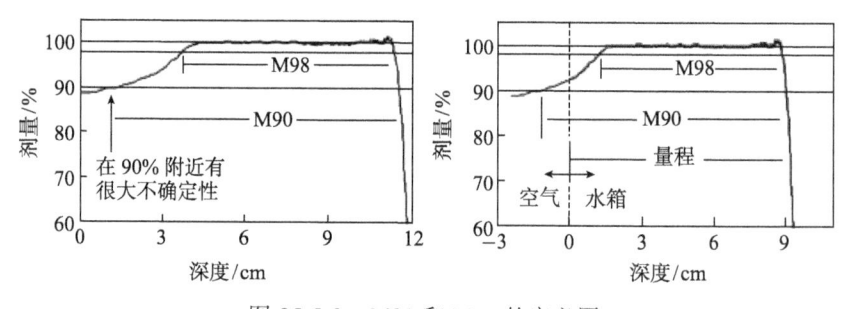

图 25-5-3 M90 和 M98 的定义图

2. 测量 SOBP 输出因子

一般需在有孔径和补偿器情况下测输出因子, 输出因子是指剂量输出因某变量变化而变化的大小程度. 这里所用的变量是 SOBP 的宽度, 在测量时将 SOBP 中点放在等中心点. 改变 SOBP 的宽度, 测量游离室的剂量, 然后以某测量条件的测量值为参考值,其他测量值和参考值的比值算输出因子. 往往各实验室引用的文件不同, 所以同一种校正因子可能存在不同定义. 由于剂量值和距离平方成反比的规律, 若 SAD 大, 则剂量小. 因此, 也要对剂量值和距离平方成反比的规律进行测量, 并求出相应的校正因子.

3. 照射野大小的作用

图 25-5-4 是在不同照射野下的深度剂量和横向截面. 由图 25-5-4(a)可以看出在相同的深度和调制度时, 由于照射野不同而测出的不同剂量深度曲线. 从图可见, 在小照射野 1cm×1cm 情况下的平顶有相当大的向下倾斜度, 从而使最高量程时的剂量比大照射野 3cm×3cm 时减少 40%之多. 同样看图 25-5-4(b), 小照射野时基本没有平顶, 从而实际上没有照射野.

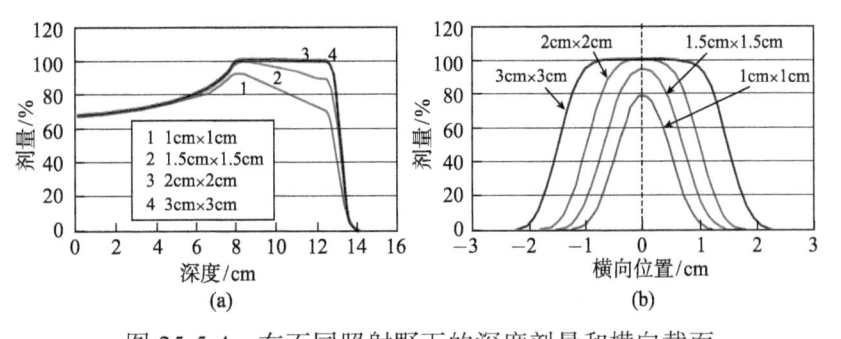

图 25-5-4　在不同照射野下的深度剂量和横向截面

4. 患者专用装置的 QA 小结

患者装置的 QA 流程——治疗计划数据库中有下面的信息: 治疗配方、孔径、补偿器、束流量程、调制度、DDR 影像图等. 对这些数据要进行的 QA 项目有: 孔径和补偿器加工的 QA、孔径和补偿器成品尺寸的 QA、量程和调制的 QA、输出的 QA、图像部分的 QA. QA 的内容和操作员对设备的了解程度有关, 若用 M98 定义, 建立预估输出的模型, 能判别和校正系统的不稳定性, 对 SOBP 分布充分预先估准, 可将 QA 工作量减少.

25.5.2　扫描治疗头的研制和调试

当前各中心用的散射治疗方法与扫描方法比较, 至少有三大缺点: 一是被动扩展方法束流利用率低; 二是辐射本底大; 三是需用患者专用准直孔径和量程补偿器. 但是至今大多数有扫描治疗的治疗中心, 如瑞士 PSI、德国 RPTC、美国 M.D.Anderson 中心、美国 Loma Linda 等都是用点扫描; 德国 GSI、德国 HIT、日本 HIMAC 的碳离子扫描也都是点扫描. 只有美国 NTPC 已用上 IBA 动态连续扫描. 这是因为扫描法, 尤其是动态扫描法有相当大的难度.

全球有许多单位都在研制扫描方法，其中比利时 IBA 和美国 NTPC 研制的扫描是动态连续扫描．该项目是 2001 年开始研制的．2009 年美国 FDA 已经批准 IBA 的连续扫描．研制动态扫描的目的是在可能做到的参数精度和允许容差的剂量分布条件下，寻找一条连续扫描路径，能在最短的时间下，对肿瘤进行适形治疗．下面介绍一些动态扫描中的关键技术．

1. 扫描治疗头的初步方案

扫描治疗头的基本组成方法，不管哪个研制单位，都是相类同的．组成方法如下．

(1) 基本部件：控制束流部件、监视束流部件、在治疗中准直患者位置部件．

(2) 功能件：① 四极矩——用来调节等中心点的束斑大小，在实用时斑点大小变化 2.5~10 mm．② 真空盒——防止空气中散射．③ 扫描铁电源——用两个 5kC/s 和 8kC/s 的 IGBT PWM 变极，带有内电压调节回路，外数字调节回路，其扫描性能速度快是 2000 cm/s，慢是 200 cm/s．④ 离子源——用束流强度数字调节预控制器的离子源控制单元(ISCU)控制离子源弧电流，在加速器输出处有个游离室将所测流强反馈到 ISCU，和参考值比较后再回控．

(3) 初步测试结果．光栅法——230 MeV 能量，速度 500cm/s，调制度 1~20，流强 0~40 μA，用胶片测量均匀剂量分布．

(4) IBA 在 2007 年 7 月宣布万能治疗头内的铅笔扫描头性能是：对靶一层一层照射，多次喷涂，呼吸门控，改进束班，改进阴影，不用专用孔径和补偿器，用量程位移器直达皮肤，可用调强．

2. 描头的参数

在研制扫描头的工作中经常要涉及的重要参数有下列几种．

(1) 铅笔扫描中的误差有量程、斑点、位置和流强四种，凡随机误差可用多次喷涂方法去除，主要是系统误差．

(2) 这四种参数的稳定性和准确性由下列器材引起：

量程——ESS；　　　　　　　　斑点——可选的输运方案和磁铁电源；
位置——扫描铁电源；　　　　　　流强——电流调节电路和快剂量计的精度．

(3) 允许的偏差有量程/±0.5 mm，截面/±15% (额定值)，位置/±0.7 mm，电流/±(2.5~3.5)%．

3. 器官运动的影响

从原理上看，扫描并不复杂．只要假定的一切数据是固定不变的，只要计算正确，再高的均匀度要求也能设计出来．但在实际中，没有不动的东西，如束流的位置、截面、强度都随时间在变．患者在照射中的位置在变，肿瘤本身的位置大小也在变．这样一变就使问题复杂．图 25-5-5 是质子束在深度方向(z)扫描时的情况，当被照射对象有运动时, 在深度方向上的剂量分布有变化. 图 25-5-5(a)是当照射对象不动时深度方向中心轴上的剂量分布是均匀的. 图 25-5-5(b)是当照射对象逆扫描方向运动时, 深度方向中心轴上的剂量分布上有两处过剂量的小峰. 图 25-5-5(c)是当照射对象顺扫描方向运动时, 深度方向中心轴上的剂量分布上有两处欠剂量的小峰, 不论是过还是欠剂量都是不行的.

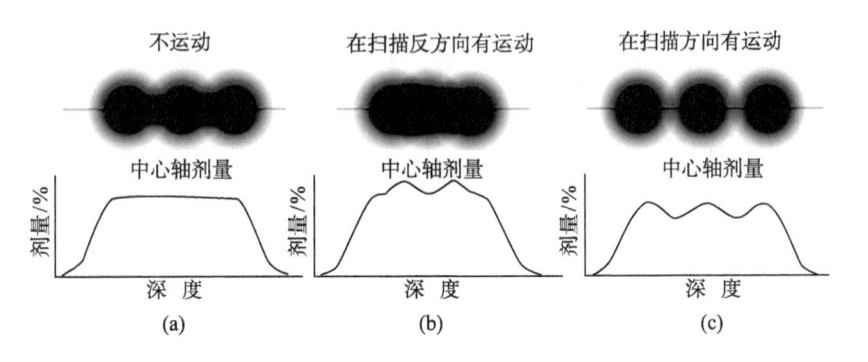

图 25-5-5   照射对象在不运动和无全运动时中心轴上的剂量分布

4. 扫描方案和剂量分布的关系

图 25-5-6 是扫描方案二, 其特点是束流的扫描方向是依束流方向的平面层一层往下扫, 最后将全部体积照完. 图 25-6-7 是扫描方案一, 其特点是束流的扫描方向是依束流垂直方向的平面一层一层往前扫, 最后将全部体积照完. 下面我们对照射体积作出下面八种位移假定, 即沿 Z 轴变动±10mm, ±20mm, 沿 X 或 Y 轴变动± 10mm, ±20mm, 并作出两种扫描方法时的剂量分布. 图 25-5-8 是用扫描方案一时的剂量分布图. 图 25-5-9 是用扫描方案二时的剂量分布图. 分析这两个分布可以得出下面的结论: 在方案二, 即扫描方向是束流方向的情况时, 当照射体作出下面八种位移情况下, 即沿 Z 轴变动± 10mm, ±20mm, 沿 X 或 Y 轴变动±10mm, ±20mm 的位移下, 最小的照射剂量仅 80%左右, 而最大过剂量达 125%. 而用在方案一, 即扫

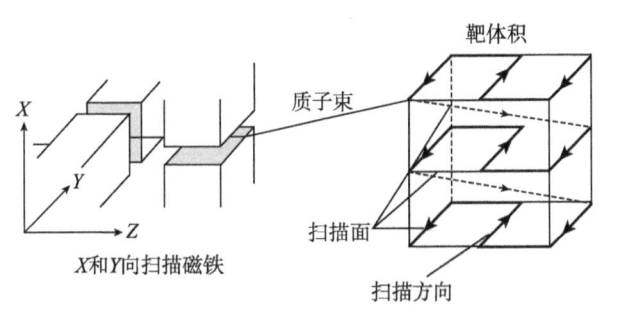

图 25-5-6   依束流方向的平面扫描方案

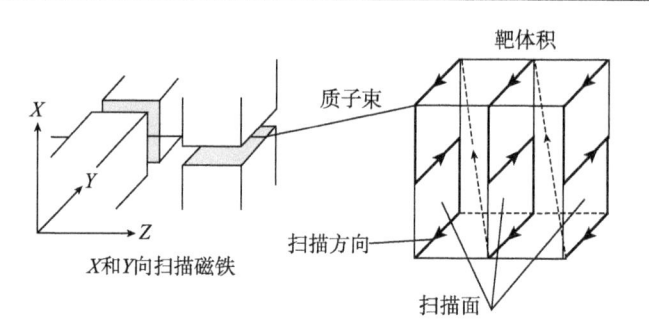

图 25-5-7　依束流垂直方向的平面扫描方案

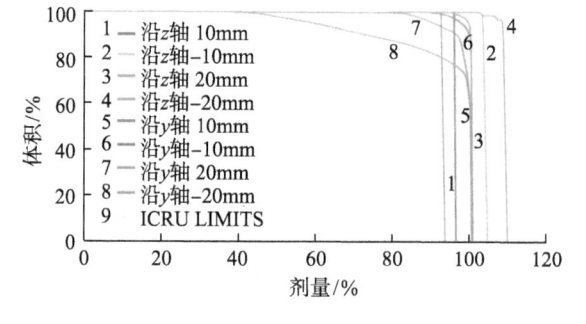

图 25-5-8　用扫描方案一时的剂量分布图

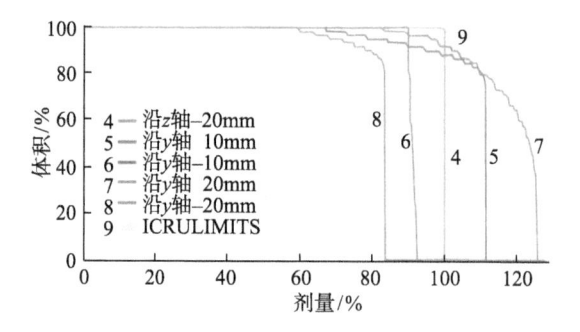

图 25-5-9　用扫描方案二时的剂量分布图

描方向是束流垂直方向的情况下，最小的照射剂量有 95%，而最大过剂量达 110%，所以应采用扫描方向是束流垂直方向为佳.

5. 连续扫描治疗头的调试

2008 年美国 FDA 审批的 IBA 动态扫描的治疗方法是在美国 NTPC 进行临床研制，铅笔动态扫描法涉及加速器性能的系统，难度比点静态扫描要复杂得多. 此外由于知识产权，这方面公布的资料很少. 下面本书在已公布的资料中归纳一些有关这方面的研制调试技术[92, 93].

  1) 有关铅笔扫描的束流参数测量方案

  上面谈过, 铅笔扫描中的误差, 主要来自束流参数, 即量程、截面、位置和流强四种. 要了解其性能首先要实验测量, 所用测量方法如下.

  (1) 图 25-5-10(a)是测量束流截面宽度的安排, 当束流通过真空密封窗进入扫描铁之前, 用游离室 1 监视和通过反馈稳定输入的束流的中心位置, 从而使测量值的变化纯属束流截面宽度本身变化. 扫描铁电流必须高度稳定, 扫描后的束流宽度用束流图像系统测量, 即束流先打在荧光显示屏, 再用镜面反射到摄像管. 在屏前设有游离室 2、3, 用来监示束流强度和截面.

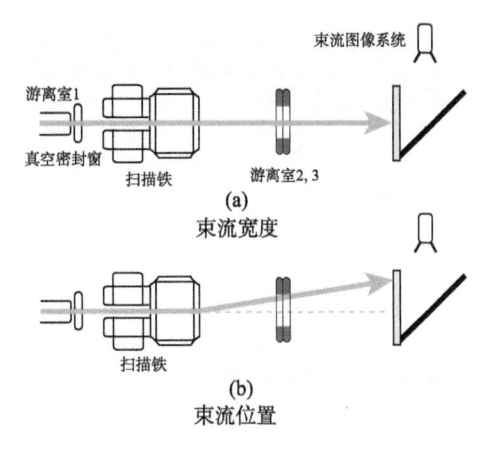

图 25-5-10   测量束流宽度和位置

  (2) 图 25-5-10(b)是测量束流位置的安排, 当束流通过真空密封窗进入扫描铁之前用游离室 1 监视输入的束流的中心位置, 扫描铁电流必须高度稳定, 扫描后的束流位置和其变化用上述同样的束流图像系统测量. 在显示屏前, 也用游离室来监视束流强度和截面.

  (3) 图 25-5-11(a)是束流流强的稳定方法, 在回旋加速器出口用一个用静电计做的流强探头, 将流强信号反馈到离子源电源, 改变加速器加速离子数, 从而达到稳定目的.

  (4) 图 25-5-11(b)是最大扫描速度的测量方法, 先使束流垂直方向扫描, 再测束流斑点下移的速度.

  2) 铅笔扫描的实验方法和方案

  图 25-5-12 是目前在 FHBPTC-MGH-BOSTON (即旧名 NPTC) 进行 IBA 铅笔扫描的实验方法和安排, 它有两种扫描方法: 一是连续扫描(又叫动态, 光栅等, 在治疗中质子束从不中断); 另一种是静态点扫描. 前者束流位置在等中心点的束流不间断地在上下、左右、前后进行特定动态轨迹的运动. 流强可以根据需要的调强

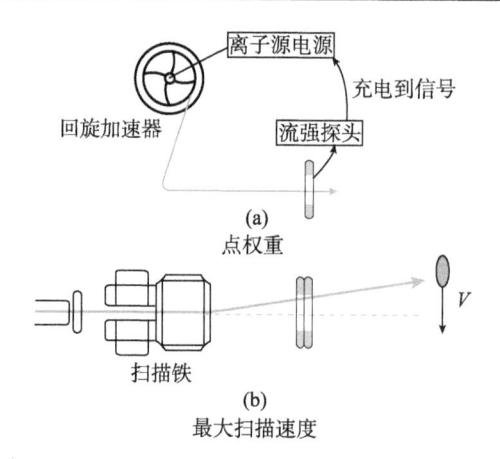

图 25-5-11　束流斑点的稳定和最大扫描速度

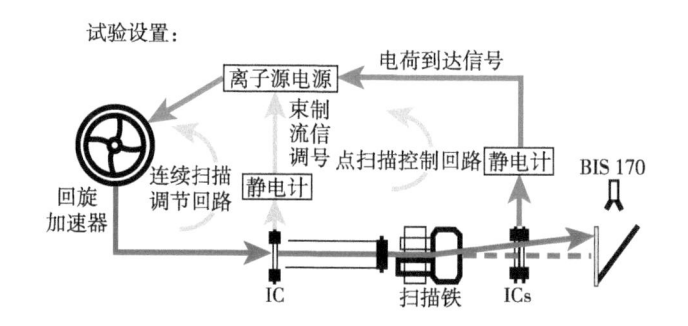

图 25-5-12　IBA 铅笔扫描的实验方法和安排

规律进行变化. 而后者束流是点点移动, 当在某点上的照射剂量达到要求值, 则停止束流. 再将束流移到下个点, 再依此法完成全部照射. 由于每点剂量可以单独规定, 所以点扫描可进行调强治疗.

由图可见扫描系统有两个工作反馈回路, 第一个是连续扫描调节回路, 这时回旋加速器的引出束流由扫描铁直接进行扫描, 而扫描的流强通过 IC 和静电计进行自动控制, 按需要的调强规律, 通过离子源电源实现 (这时另一个回路不工作). 第二个是点扫描控制回路, 在扫描到下一个点后, 扫描停止, 开始测该点的流强. 这通过 IC 和静电计实现, 当电荷积累到一定值后, 即停止离子源, 再开始下一个点扫描.

3) 伽马指数的判别准则

这是一个 IBA 在研制铅笔扫描工作中采用的一个判别准则, 是判别一个肿瘤靶区实际剂量分布是否符合特定分布要求的准则, 是验证沉积剂量分布符合度的一个数学模型.

　　这个数学模型的图像难以用几句话说清,下面仅简单地描述此数学模型的基本物理概念.

　　(1) 要判断一个给定的(如测量、处理后的)剂量分布和参考(如标准、计算、原始的)的剂量分布,在给定允许的剂量误差和距离误差条件下,二者是否符合,要用下面两个判别准则:一是"相同坐标上的剂量差准则",简称 DD 准则,即如果在给定和参考剂量分布图上,任一个相同位置点上,二者的剂量差小于允许值,则算二者相符;二是"同剂量值点之间的距离准则",简称 DTA 准则,即如果在给定和参考剂量分布图上,任一个相同剂量的点上,二者的距离差小于允许值,则算二者相符.

　　(2) 将上述基本图像化解成一个易用的下述数学模型:

$$伽马指数 \gamma = f(DD, DTA, \Delta D, \Delta d)$$

即伽马指数 γ 是 DD 准则、DTA 准则允许的剂量误差 ΔD 和距离误差 Δd 的函数. 在应用时,只要代入 ΔD, Δd 值,并对剂量分布的所有剂量点上进行 DD, DTA 运算,则如果运算结果伽马指数 γ 小于 1,则算相符,读者想了解具体的数字模型和用法,请参看有关文献[94].

　　4) 复杂图形的调试方法

　　照射复杂的对象,从而形成复杂的剂量分布图来进行测试验证. 其方法和均匀法原理相类同,只是要引入一个验收测试板,放在照射源和被照射体之间,测试板上有许多不同的几何图形,照射源能够在被照射体上形成复杂的剂量分布图[79, 80],从而模拟在真实治疗时可能产生的各种剂量分布图,只要在这个测试板所形成的复杂分布通过验证,则真实治疗就也不成问题. 图 25-5-13 是测试板的图案形状和用连续扫描和点扫描分别作出各自的剂量分布图,三个剂量分布图是在一块 20cm×20cm 的照射野上,用 1nA 的 12mm 截面的束流通过测试板后的照射剂量图. 图 25-5-13(b)是期望的剂量分布,图 25-5-13(c)是用连续铅笔扫描法测出来的,图 25-5-13(d)是用点铅笔扫描法测出来的. 图 25-4-14 是一个用上述判断准则算出来的,在验收条件(2mm, 3%)下的 γ 指数图. 由图可见两种扫描的 γ 值小于 1,表示这两种扫描都通过测试验证.

　　5) 治疗的实例

　　图 25-5-15 是治疗的例子,即用质子束不通过测试板,在一块 12cm×14cm 的照射野上,用 19.2g/cm 量程,1nA 的 12mm(1sigma)截面的束流直接通过连续铅笔扫描和点铅笔扫描方法形成非规则的剂量分布图.

　　中间是期望的剂量分布,其左是用连续铅笔扫描法测出来的,其右是用点铅笔扫描法测出来的. 图 25-5-16 是用上述判断准则算出来的 γ 指数图,其验收条件是(2mm, 3%). 由图可见两种扫描的 γ 值小于 1,表明这两种扫描都通过测试验证.

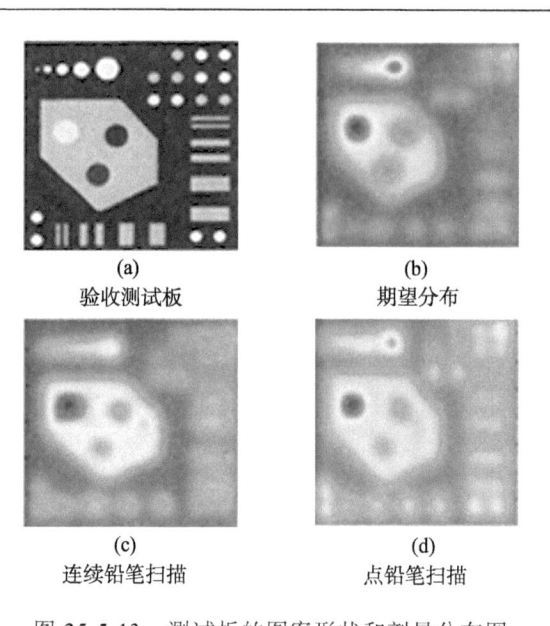

(a)	(b)
验收测试板	期望分布
(c)	(d)
连续铅笔扫描	点铅笔扫描

图 25-5-13　测试板的图案形状和剂量分布图

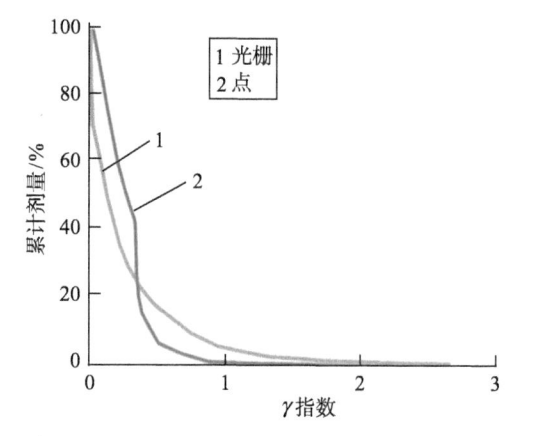

图 25-5-14　验收条件(2mm, 3%)下的 γ 指数图

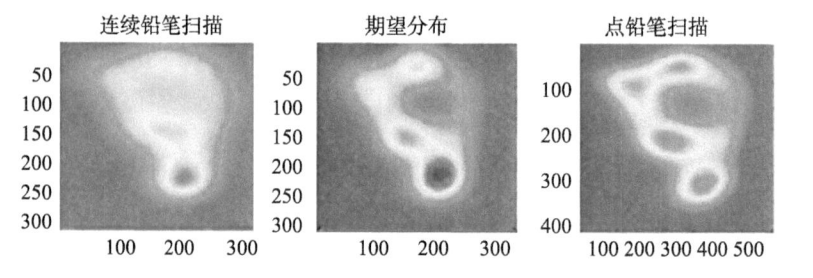

图 25-5-15　用扫描直接形成非规则的剂量分布图

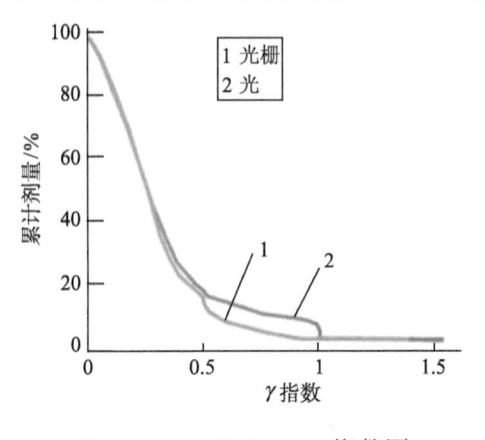

图 25-5-16　测试验证 γ 指数图

25.6　韩国癌症中心建成验收实例

25.6.1　引言

韩国采用比利时 IBA 的质子治疗系统, 2005 年 2 月 5 日开始安装, 仅用了半年时间开始调试加速器能选系统和部分输运系统. 并于 2005 年 10 月 21 日第一次出束, 随之在 2005 年 10 月到 2006 年 12 月一年中安装和调试第一个旋转治疗室, 并于 2006 年 12 月完成验收测试, 此后在 2007 年 5 月完成两个旋转治疗室的束流测量数据库, 并于 2007 年 5 月 19 日实现治疗第一名患者, 这样从安装到治疗第一个患者共用了两年零三个月.

在安装和调试后的束流校正和调试项目有: 第一个旋转治疗室散射工作模式和摆动扫描工作模式; 第二个旋转治疗室散射工作模式和摆动扫描工作模式; 固定治疗头散射工作模式. 铅笔扫描还没有正式使用, 故不在调试之内[95].

25.6.2　旋转散射束验收测试

对于旋转散射束验收测试, 共测试下面几项治疗参数.

(1) 测出在双散射时单能剂量和深度曲线, 再求 90% 的最大患者量测值是 4.6~28.2 cm.

(2) 最大剂量率> 3.0 Gy/min.

(3) 有效 SAD 为 210~250 cm (额定 230cm).

(4) 剂量不均匀性:

束流方向不均匀性<1.8%;

X 横向不均匀性<1.38%;

Y 横向不均匀性 <1.67%.

(5) 量程可调节度 <0.1 cm.

(6) RM(SOBP) 可调节度 <0.5 cm.

(7) 后沿下降 0.45~0.6 cm.

(8) 横向阴影在空气中 <0.5 cm.

25.6.3　束流稳定性

图 25-6-1 是从 2007 年 3 月 19 日到 2007 年 5 月 15 日间测量的每日旋转治疗头的剂量输出稳定性. 从表可见其输出稳定性小于 ±2%.

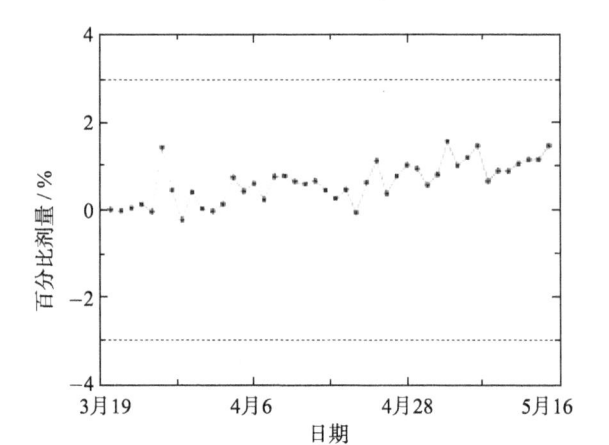

图 25-6-1　旋转治疗头的剂量输出稳定性

25.6.4　旋转治疗室双散射模式的 Eclipse 调试

Eclipse TPS 软件中的调试项目主要有下列的项目分类: 基本装置信息、模块置定、补偿器、量程调制器、第一和第二散射体、可选项 1~8 等. Eclipse 还对各种项目分类提供许多种应用程序供选用. NCC 工作人员选用 "双散射模式的 Eclipse 调试" 的调试项目, 从中选用了四种比较实际的计算值的应用程序: ① 开放空间的横向 X 方向质子流通量; ② 束流方向, 即纵向的束流通量; ③ 量程和调制度的剂量分布; ④ 开放空间的横向 X 方向的阴影. 这四种应用程序的结果显示大同小异, 现只引用 "比较开放空间的横向 X 方向质子流通量" 的测试应用程序的执行结果, 图 25-6-2 是此程序的执行结果的显示. 由图可见右上是横向的束通量分布图, 右下是 Eclipse 计算值和实测之差. 从结果看差值不大, 表示 TPS 和实测的符合度很好.

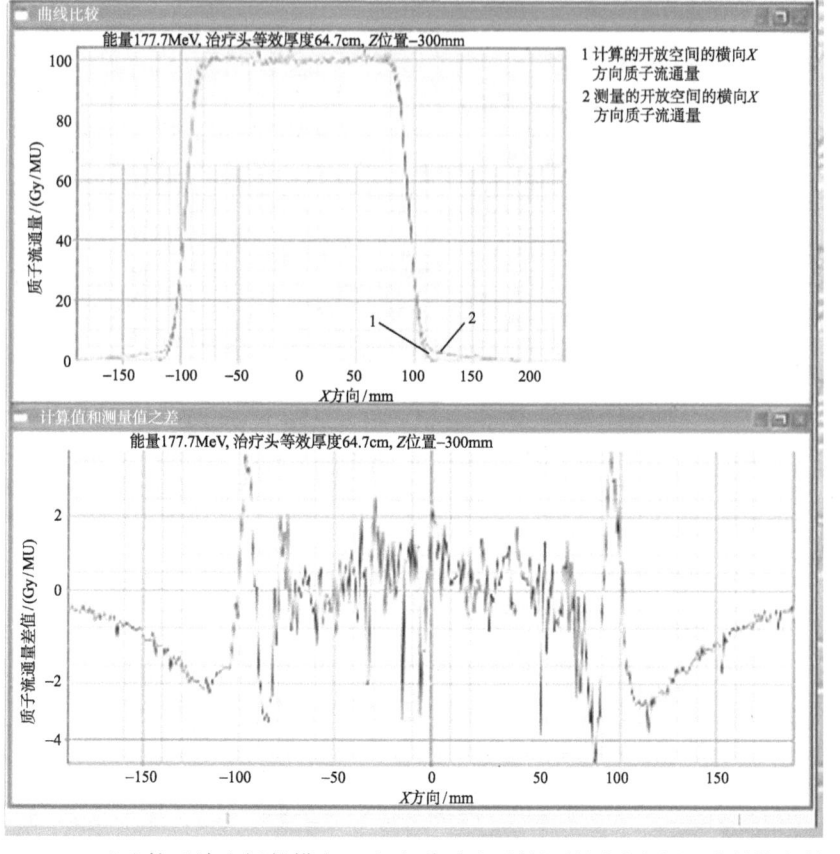

图 25-6-2   "比较开放空间的横向 X 方向质子流通量"的测试应用程序的执行结果

25.6.5   Eclipse 的计算值和实测值比较

为了验证 Eclipse 准确性,应从各个方面全面地对 Eclipse 的计算值和实测值进行比较,本书仅引证若干例来作介绍. 图 25-6-3 是在 RM4, option B3 时的比较,option B5 时的比较. 其中(c)、(d)为相对剂量差值,而调试的目的就是看差值大小,若小于允许容差,则通过;若大于容允许差,则说明有问题要设法解决.

25.6.6   患者治疗剂量计的测试

这方面有两项工作:一是对照射场进行校正,在校正测量时,用 farmer 游离室校正剂量输出,用测试水箱校正量程和 SOBP;二是对二维剂量分布进行比较,即对在三维水箱中的测量估值和用 eclipse 的剂量计算值比较.

图 25-6-4 是该程序的执行结果显示,共分为 5 项:在图 25-6-4 中 1 是治疗计划的给出治疗参数和验证值;2 是量程和调制的校正;3 是输出校正;4 是总结给出

照射野的建立参数; 5 是校正后照射野的量程和剂量分布图.

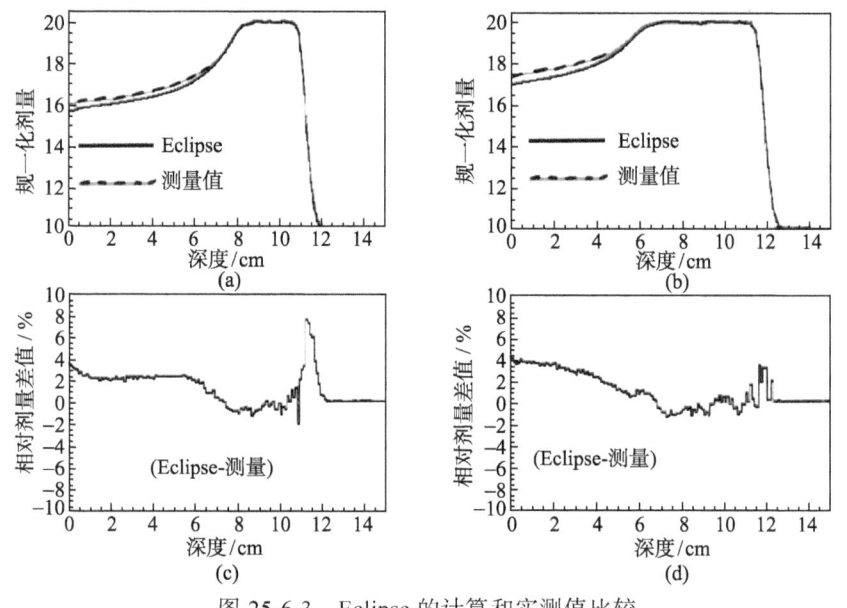

图 25-6-3　Eclipse 的计算和实测值比较

(a)、(b) Option B3; (c)、(d) Option B5

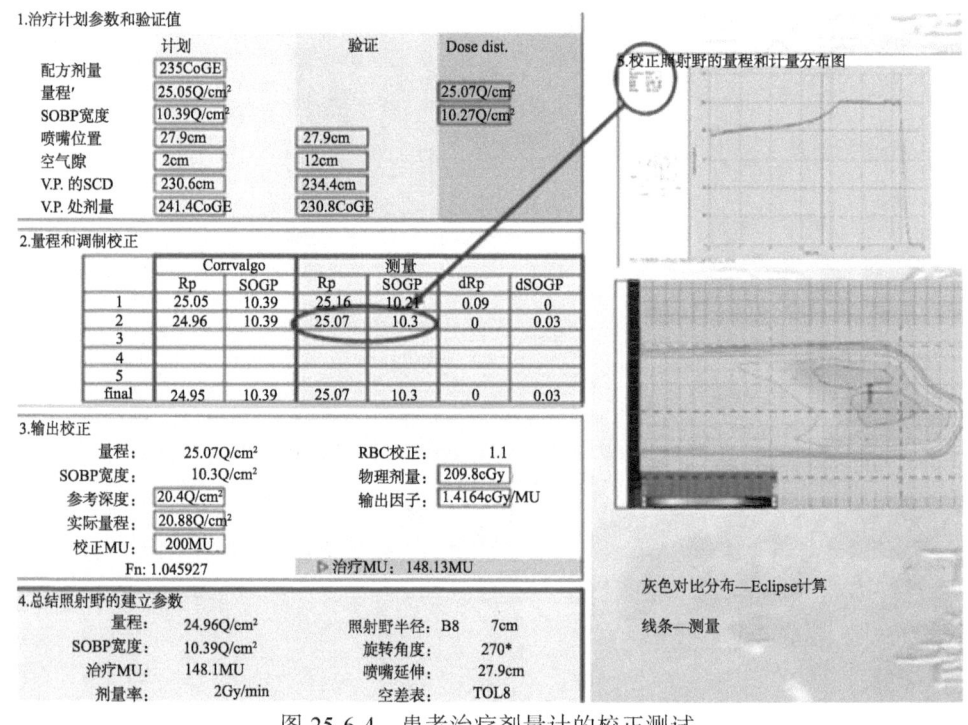

图 25-6-4　患者治疗剂量计的校正测试

25.6.7 患者的有关统计信息

图 25-6-5 是患者肿瘤的量程分布情况. 由图可见前列腺肿瘤要用 B7 和 B8 选件, 对应量程 22~28cm, 肝癌用 B5 和 B6 选件, 对应量程 16~18cm; 肺癌用 B3 和 B4 选件对应量程 8~10 cm.

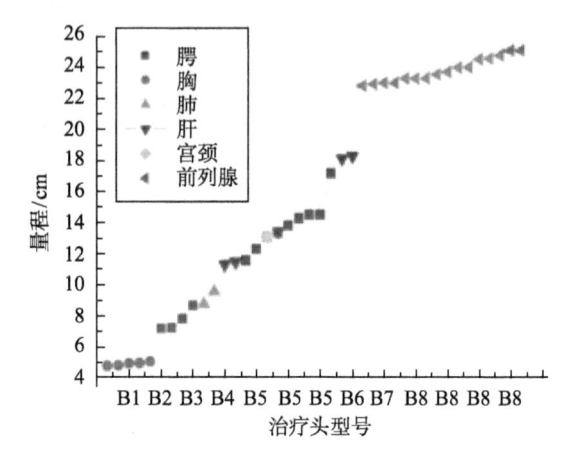

图 25-6-5 患者肿瘤的量程分布情况

第 26 章　肿瘤信息系统

26.1　引　　言

当前肿瘤治疗信息系统已经从纸张型转变成电子型, 肿瘤信息系统(OIS)是手工型的纸上信息系统发展成为基于计算机的现代统一电子系统的产物. 目前医院和肿瘤部门中广泛使用计算机的现象意味着肿瘤治疗部门已经进入一个现代化的电子信息时期. 这个新信息系统不仅是用计算机替代纸张, 而且带有许多明显的优点, 即可以大大增加数据的存储容量、提高治疗效率、快速和重复地对已收集的数据进行质量论证、 降低各环节治疗误差和提高治疗精度. 肿瘤治疗领域中开发 OIS 已有几十年的历史, 过去, 各自采用不同的计算机系统, 彼此孤立而未经整合, 几乎所有开始进行开发的部门都限于那些具有使用计算机能力的放射物理学家和放射肿瘤学家的部门和具有良好的计算机应用条件的部门.

人们早已认识到放射治疗管理中存在重大的危险性, 已发表了许多有关放射治疗学领域中存在一系列系统误差的报告, 以及如何采用有关措施来避免这种危险照射的报告. 医院行政部门也提出一个新概念, 指出应将管理工作中存在的危险因素作为一个过程来对待和处理. 实践中人们发现不管用双倍或三倍的人工检查方法都不如电子治疗系统那样可靠. 确信设计和实施 OIS 可以降低和消除在辐照传递到患者肿瘤过程中有关的人为误差元素. 同样计算机也可以检查与减少过程中大量的重复计算工作量. 上述的背景促使放射医学研究和开发全整合型的 OIS. OIS 不只是用 DICOM-RT 格式将放射治疗计划的电子版本的文件自动转送到放射治疗装备(如线性加速器、质子治疗装置等)+的记录和验证软件, 从而去掉了人工传送的误差. 实际上现代整合型的 OIS 中的 TPS 还能计算三维剂量分布的治疗计划, 代替早期的用分片的二维均匀法的人工计划. 现代全整合型的 OIS 中的 TPS 采用高精度的 Monte Carlo 算法来确定剂量分布, 取代了人工计划中用一个计算器来手绘剂量曲线. 开发全整合型的 OIS 不仅是一个数据自动化的过程, 可大大降低治疗误差和提高治疗精度, 而且是一个很大的治疗进步措施.

26.2　肿瘤信息系统的发展历史

肿瘤信息系统, 英文全称 Oncology Information System, 简称 OIS. 但 OIS 中包

含多少内容? 这个问题难以回答, 在不同发展历史阶段有不同的内容. 假如我们设想在许多年后, 人类进入高度科技化时代, 但还需要放疗(此命题自相矛盾, 仅假定说明而已), 则那时可能有全自动治疗系统, 病人走进系统, 出来可以完全治愈. 这个对应所需的 OIS 功能, 实际上是一个全自动肿瘤诊断、治疗和管理系统, 其内容则无处不包含在内, 复杂无比. 相反, 在发展最初时的 OIS 又非常简单. 近几十年中, 肿瘤学中的信息系统的发展有下面的三个过程.

26.2.1　纸型 OIS

1970 年以前, 肿瘤学和治疗系统的信息全部是记在纸上, 放射治疗计划也用手工制作, 治疗日程计划也写在纸上, 放射治疗的辐照传输也需用负责人的单独签字来验证. 多数过程基于人工, 由于任何一种类型放疗的统计分析都涉及大量专业知识, 因此治疗效果的分析无疑也是很困难的.

26.2.2　人机双轨、相互独立、各具有单功能的 OIS

1970 年以后, 在肿瘤学治疗部门开始使用计算机. 首先在常规治疗中应用的是放射治疗计划(radiation therapy plan)、设备记录和验证(record and verification)的部门. 人们各自使用单独的软件, 将通过统计分析后的已有数据形成报告. 这些统计软件彼此完全分离, 各自在完全独立的网上或计算机上工作. 彼此相互没有联系和资源不能共享的特点带来莫大的成本开支. 为降低成本, 提高效率, 必须设法使 OIS 的信息能为一切需用其信息的用户使用, 从而促使 OIS 向网络化方向发展. 但当时网络发展刚开始, 且 OIS 中各种功能软件欠完善. 从而在 1970~1980 年这个期间, 一方面分布式存取方式和有关共享软件有所发展, 另一方面在这期间出现了许多人机双轨、相互独立、各具有单功能的 OIS. 现简述当时这方面发展水平.

1. 机器设备的记录和验证

当时的直线加速器的装备已在更大程度上依靠印刷线路板和现代电子学, 制造厂也相应设计和实施它们本身的 R&V(record and verification)系统, 这些软件系统是专用于直线加速器本身而不和其他设备软件连接, 在使用时所有数据要用人工输进 R&V 系统.

2. 治疗记录/电子模拟/电子日程表和付费功能的自动化

早期这几类功能的自动化多数基于输出数据, 都用如 VAX 小型计算机,或连在大型计算机系统上. 此外, 这些系统还能给治疗人员提供阅读文件和图像, 进行日程进度规划和付费等一系列功能. 数据库是静态型, 即除非软件设计者再度追加一个新场所, 否则数据库的结构是不能改变的. 这方面的发展工作大多数是源自彼此无联系的、具有计算机经验、有兴趣开发的有关部门中的治疗人员.

3. 放疗计划的计算机

计算机化的治疗计划比手工放疗计划具有一系列的优点, 如降低误差率、更精确地预估剂量分布、给放疗师提供从解剖和疾病学的角度来更深刻理解放射计划的能力. 随着相应技术的开发和跳跃, 开发出来的放疗计划系统不断升级更新, 内容愈来愈丰富, 精度愈来愈高, 速度愈来愈快, 但因技术更新也愈来愈快, 研制出来的新系统的寿命反而愈来愈短, 只有 5~10 年的有效时间. 如在 1989 年时, 美国 Palmerston North 放疗部采购一台 DEC PDP11/77 作为商品型的治疗计划用的计算机. 带有一个矩阵行列的处理器来加速计算和一个分离的图像处理系统, 用一个由 VMS/RT11 系统改变成的 STX 操作系统. 计划软件是一个用 FORTRAN 语写的称 Theraplan 软件. 这个计算机独立运行, 其输出用人工传送到机器 R&V 软件. 但 1999 年此系统被一个新 Unix 计算机取代, 且能自动将输出送 R&V 软件. 这个新系统还具有一系列新功能, 如三维空间的剂量分布、更精确的三维剂量计算、具有逆向计划剂量体积和历史图等. 而如今不到 10 年, 2008 年后又有一系列新的放疗计划系统, 如 Varian Eplics、CMS XIo 等, 新系统又具有一系列更新的功能, 如四维的剂量分布等.

4. 计算机化的效果分析

需用专用软件分析患者的治疗效果. 但至今所发表的有关分析报告, 如 "生存图"、" log-rank 的比较" 和 "多变量分析" 等方法都既不直观, 又很昂贵. 实际中分析治疗效果有很多难点, 诸如需要专门的培训, 在分析中还需治疗本身以外的许多参考数据, 需要一个很大数据库. 对这些效果数据也不经常有质量验证, 即使验证, 其误差也不小. 所需的数据收集、数据整理和数据输入都希望有一个整合型 OIS. 但是将非整合型 OIS 升级改造成整合型, 既要资金也要经验, 可惜此两者往往都是当时医疗系统中的短项. 尤其是实施现代 OIS 时需要有经验的人才, 如要求有一个能决策的领导者, 要求有一批有经验的软件人员, 而这两方面的人才都是在长期工作中锻炼出来的. 这很好地说明了开展 "分析患者的治疗效果" 的工作是十分困难和缓慢的.

26.2.3 整合型计算机化的 OIS

1990 年后小型 PC 机和中存储量的相关数据库的普及化, 使量身裁体地开发各类 OIS 成为可能, 同时 PC、存储器和网络组件等的大幅降价促使一个工作站可以连接许多用户终端, 后者又使肿瘤部门中的 OIS 系统安置多用户终端供人们使用, 后来无线存取技术发展更使系统分布用户更进一步扩大. 这一切从经济和技术上为进一步开发整合型计算机化的 OIS 创造了条件. 现代 OIS 的开发重点是寻找和开发一种能在放射和化学肿瘤治疗中应用的肿瘤治疗过程的一种软件, 并且这个软件能存取肿瘤部门中的所有有关肿瘤治疗的过程及其子程序, 达到高度统一管理的水平. 至于在 OIS 中使用的许多必要的功能件, 如传送电子文件的有关标准 (如 HL7、DICOM、DICOM-RT) 可采用已有的技术标准, 非开发 OIS 本身的任务.

26.3　整合型计算机化的 OIS 中的功能件

前面已说过现代 OIS 的内容、规模和功能是时间的函数. 严格而言, 现代 OIS 中包括一切肿瘤治疗法, 是一个无所不包的适用于大肿瘤部门的现代肿瘤诊断、治疗, 信息验证、评估和管理的系统. 但为了说清问题, 下面我们仅用狭义的理解来分析, 即下面的内容也仅相当于 21 世纪初期在 X 射线放疗中 OIS 的水平, 质子和重离子治疗本身发展也不过 10 年, 还谈不上更高级的专用 OIS. 当前质子治疗装置也有OIS, 但 OIS 只是原 X 射线系统的扩充应用, 真正为质子重离子治疗打造的优化 OIS 还有待发展. 在这些情形下, 整合型计算机化的 OIS 中应有下述的功能.

1. 日程安排系统

系统能给患者预定登记和注册, 能预定从 1~39 次每日的放射治疗.

2. 付款系统

系统能够对放疗中的各种治疗方法(如 X 射线常规和调强, 质子、重离子治疗)的各种组合和各种次数的每一次治疗设定一个特定的编码, 以区分收款方法. 通常各个肿瘤中心有各自特定的编码方式, 如澳大利亚对不同治疗地点和照射野次数有不同的编码和收费价格, 新西兰则一旦患者走进特定治疗房间, 即起动收费程序; 美国的医保人员可从系统下载现金. 未见今后这种编码有走向国际标准化的报道. 但在设计中这种收款方法愈来愈平稳和安全, 某些医院设有应答机构, 一旦治疗装置完成一个治疗后, 会向患者提问"您付款了吗?", 要您回应一个"Enter"键, 才算完成.镈

3. 工作流程登录的质量保险

这是一个工作流程登录系统, 能够在人们的治疗链中确保通知和验证每个工作负荷的正确性. 当一个患者被肿瘤医生会见并接受治疗后, OIS 必须存储好治疗的特定专用参数, 并同时通知下次该患者要进行治疗的部门, 告知治疗输入已准备. 此外必要时, 放疗肿瘤医生还通知放疗师, 请安排一个需用的放疗计划. 为了进一步提高效率, 往往还要求 OIS 利用个人"数据助理器" (personal data assistants)加强重要预定、约定和任务间信息的互换性.

4. 登录式文件管理系统

这个系统中包含口述的通知记录、文件中的纠错和打印、文件档案和显示. 系

统中要含文字处理软件等资源, 具有扫描、声音识别软件和数据库信息交换等功能.

5. 放疗记录和验证器

没有严格的定义, 一般而言凡涉及治疗的硬软单元或过程都可算 R&V, 如每个患者的放疗处方、医用直线的监示系统、治疗的自动化(如在没有放疗师的干预下, 连续进行不同照射野的照射)、三维影像中叠加的感兴趣区(ROI)、照射野几何设计(照射野次数、方向和形状)以及最近发展的包含体积和照射野几何设计工具在内的治疗计划软件等. 将上述这类软件放在 OIS 中是有好处的.

6. 评估治疗数据的系统

要求用手工或 HL7 标准自动将病理学实验室的有关治疗数据下载到 OIS, 这些治疗数据是由血液生化参数和血细胞计数等组成, 并且还需包括组织病理学(histopathology)报告和图像报告. 在肿瘤学中还有大量的肿瘤分级标准化工作. 肿瘤学家还需有在毒素和性能测量的量程内的评估能力, 所以 OIS 的有关部分必须向每一个工作需要的特定部门延伸扩散, 并且所有控制这些活动的软件也都应设在肿瘤部门内.

7. 安全系统

允许不同治疗专业工作组都能安全地控制和使用 OIS 系统的有关部分, 放疗肿瘤医生负责必须在治疗前完成制定患者的放疗处方, 并且只有在他批准这个处方后, 才允许在加速器上工作. 但是加速器的使用记录只允许放疗师, 而不是放疗医生负责. 这种分工负责才能确保整体治疗工作的安全. 这种类似的安全功能对一个没有完全整合好, 且在系统中又含有许多不同厂家生产的号称兼容硬软件的系统尤为重要.

26.4　OIS 的 效 果

OIS 的有效性和高效率难以量化, 但随着技术上的进步带来其工作效率的大大提高, 人们观察到行政人员对提高工作效率的好处十分敏感, 他们沉默少言, 只热衷于向部门提供更适宜的硬软设备以进一步提高效率. 大多数医务人员和大众最感兴趣的治疗效果是治愈率和死亡率, 患者经常会提出下面两个问题: 我得了什么病? 我治好的成功率有多少? 在放疗系统中计算机的介入使用能使医生将治疗带来的副作用降低到最小, 将治愈概率增大到最大, 从而改善治疗效果.

适形放疗应用诊断图像(如 CT、MRI)来指定照射的形状从而带来在治疗效果上最明显的改善. 一个典型的照射野趋向于一个凸形状的剂量分布, 而调强放疗又可以形成一个凹面状的剂量分布. 这两种技术, 即一凹一凸的放疗技术, 允许精确地对肿瘤组织和正常组织做出定义, 凸面状反映肿瘤的边缘区分, 凹形可保护肿瘤内部的敏感器官空间, 使两者的非肿瘤组织都能避免遭受不必要的照射. 目前已有充分的治疗数据证实患者的边效应大大降低, 治愈率大大提高.

现代 OIS 是开发现代软件和过程工程的顶尖产品, 医用系统虽较特殊, 但也具有其他系统 OIS 的相似性, 即任何系统中引入 OIS 后, 它的部门组织结构将会发生深刻变化. 在实施 OIS 后, 现代 OIS 立即带来两个好处, 即能改善患者的治疗流程和降低工作人员的工作负荷. 在采用电子 OIS 记录后, 在治疗过程中所需的许多不同任务将向各界公布, 从而避免通知不周带来的麻烦, 使患者治疗更有效, 此外若能有效利用资源, 还能对这些通知的过程进行重阅和质量检查, 进一步提高治疗工作质量.

为和新 OIS 相配合, 重新设计原有系流的进程无疑允许我们能清除过去 20 年中积累起来的旧过程. 例如, 在利用 OIS 的功能后, 我们通知了接待登记工作人员, 要求患者在离开询问间之前必须将患者的预约做好, 并且公布出来, 这样患者在登记 10min 后, 就能看到内含自己预定的通知. OIS 允许一个登记工作人员一次即能给患者登记所有的预约, 这就解决了在用纸预约时内含的许多同等多次事情. 在过去用纸登记时, 肿瘤家对相同的数据往往重复记若干次, 并且这些记录数据仅对有此记录纸的人有用, 没有那张纸的人一概不知. 而利用 OIS 后, 在患者治疗的最后, 所有的详细治疗记录全在 OIS 中, 从而很容易地生出一个标准的收费总报告. 这样做可以使医务人员大大减少记录日常数据的时间. 从以上所述可知, OIS 能大大降低工作人员的负荷量, 使治疗工作做得又快又好.

26.5 国际 Elekta 公司的 IMPAC's MOSAIQ OIS

Elekta 公司是一个国际医用技术集团, 专门为肿瘤界、放疗师等提供高水平的医用设备. 该公司研制生产的各类系统和装置已在全球 4500 家医院中使用, 公司在全球共有雇员两千多人, 总部在瑞典 Stockholm.

IMPAC's MOSAIQ OIS 是 Elekta 公司研制的一个独立肿瘤治疗管理系统, 也称肿瘤信息系统, 使用这个系统可以获得下列重大效果: 最佳的治疗服务、减少治疗风险、获取最好的投资回报等. 目前全球已有三千多家肿瘤治疗中心使用这个系统, 有许多肿瘤患者都是通过此系统治疗好的. IMPAC's MOSAIQ 也是一个全球最先进的专供治疗肿瘤用的电子医用记录系统(electronic medical record, EMR), 能将加速器及其他不同供应商的装置整合成一个完整的、具有平滑工作流程的运行和治疗过程. 这是一个整合性类型的软件系统, 通过将患者的诊断信息、治疗信息、收费付款和日程计划等一切信息送入一张患者的表格中, 医务工作者可以从任何地点瞬间拾取表格中的信息, 从而大大改善整体的治疗和实际管理水平, 图 26-5-1 是

IMPAC's MOSAIQ 软件的介绍图.

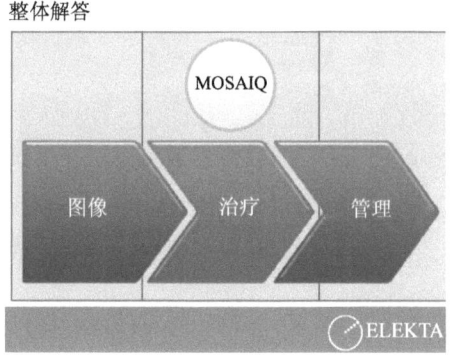

图 26-5-1　　IMPAC's MOSAIQ 软件的介绍图

2008 年 1 月美国 ProCure 宣布所有的 ProCure 中心用 Elekta 的 IMPAC's MOSAIQ 系统. 比利时 IBA 公司也宣布比利时 IBA 供应的质子治疗装置将 MOSAIQ 系统作为优先选用的 OIS 系统. ProCure 还认为：发展和推广质子治疗中心的关键因素是如何培训中心的工作人员, 为此也决定在 ProCure 的培训和开发中心中也安装 IMPAC's MOSAIQ 系统. 当前 MOSAIQ 软件在美国的应用已相当普及.

26.5.1　MOSAIQ 本身代表什么含意

MOSAIQ 只是 IMPAC's 公司给的一个命名, 命名的考证不重要, 重要的是其本身代表一个具有图像能力的肿瘤治疗专用的电子医用记录文件(MOSAIQ EMR), 它能结合不同厂家生产的治疗系统和装备, 提供一个智能处理的管理方法, 从而有能力支持肿瘤治疗队伍中的每一位患者. 而这个 MOSAIQ EMR 是 IMPAC's 研制的各种肿瘤管理系统中的一个最重要的核心部件.

26.5.2　MOSAIQ 的主要性能

MOSAIQ 具有下述的主要性能.

(1) 它不仅是一个简单的患者治疗用的数据和图像的储存库, 而且还是一个中心记录文件, 是一个具有活力的治疗工具, 内含有计算机医生处方(CPOE)、用户对治疗的评估、文件和图像的管理、能产生有助于提高处理效率和确保优化患者治疗质量的"工作单"等.

(2) MOSAIQ 既能管理医用肿瘤学和放射肿瘤学中的复杂事件, 也能管理医用肿瘤学和放射肿瘤学中的微小事件, 从而能提供一个全面详尽的肿瘤记录解答.

(3) 在肿瘤治疗中图像是非常重要的, 因此 MOSAIQ 将图像的输入、检验和管理功能都整合起来, 并且 MOSAIQ 在放射肿瘤治疗管理的解决方法上采取通用方式, 即和治疗设备的供应商无关. MOSAIQ 取消了必须强制用某种供应商设备的规定, 向肿瘤治疗界提供了一种通用的、带普遍性的、以 EMR 为中心的对患者护理进行管理的方法.

(4) DICOM 采用 1994 年 RSNA 成立的 DICOM 放射治疗标准, 其当前在医用影像中得到广泛的应用. DICOM RT 也是一种 DICOM 用于放射治疗的图像标准. MOSAIQ 的结构是建立在: 掌握 DICOM 和 DICOM RT 的图像、计划、数据组, 掌握可连接的工作规范以支持适应式(adaptive)放射治疗和对 MOSAIQ 肿瘤图片存档及通信系统(PACS)进行无缝整合等的基础上.

(5) MOSAIQ 是建立在一个先进的平台上, 包括 NET 网络技术, 一个优化于本地和宽域网络的 Microsoft SQL 数据库软件, 一种有利于支持灵活显视和大批供电子报表编译的数据分析的结构.

(6) 从最终目的根源上来说, MOSAIQ 报表要和事务的性质相整合, 诸如和进度规划、过程管理和医用账单等整合. 因此, MOSAIQ 本身就要使通信和工作流程流畅, 从而能达到很少的误收费, 更精确地计价和较快地付款等效果.

26.5.3　MOSAIQ RO 软件

MOSAIQ RO 是一个将 MOSAIQ EMR 专用于放射肿瘤学(RO 是 Radiation Oncology 的简称)的 Impac 软件. MOSAIQ RO 除拥有上述 MOSAIQ 的性能外, 还具有下述的主要性能.

(1) 将完整的放射治疗过程顺利地用于最先进的 X 射线治疗模式, 如动态放疗、 IMRT、IGRT 以及最近呈现出来的新型治疗技术, 如质子治疗和适应治疗等.

(2) MOSAIQ RO 用一种先进和复杂的图像引导治疗管理解决方法来提供一种新型的放射肿瘤学中心, 这种方法对不同厂家的治疗装置都能将放疗的计划、建立、验证、传递、检查和分析等过程进行顺理整合.

(3) MOSAIQ RO 软件含有许多软件功能部件. 如软件功能部件有放射肿瘤的 EMR、治疗验证、定位和分析、开放性的设备连接、肿瘤、通知和文件、治疗试验的管理有资源的规划、医用账单、系统连接性能、报告和分析、远地取存数据等.

26.5.4　MOSAIQ PT 软件

MOSAIQ PT 软件是一个将 MOSAIQ RO 专用于质子治疗(PT 是 Proton Therapy 的简称)的 Impac 软件. MOSAIQ PT 除拥有上述 MOSAIQ 和 MOSAIQ

RO 的性能外, 还具有下述的主要功能和效率.

(1) MOSAIQ PT 对具有 DICOM RT 标准的离子计划和图像提供输入的能力. Elekta 和多种治疗计划系统的供应商合作, 保证对各种粒子治疗装置的多种治疗计划类型(散射型、扫描束、治眼束)都能进行精确输入. 这种计划输入过程, 可以像在常规放疗时那样, 允许操作员在执行输入前阅看、评估和改正.

(2) MOSAIQ PT 提供许多特定工具, 允许治疗工作者对粒子治疗用的部件, 如补偿器、准直孔的加工生产进行优先排队和跟踪. 输入软件自动地对每一个从治疗计划输入的孔径和补偿器创建工作清单项目. 管理工具允许治疗工作者在加工车间识别器件的优先级, 并使车间工作者对生产进度书写报告. MOSAIQ 还提供条状识别码的生产, 对每个加工成品印上这个唯一性的条状识别码以备在治疗时验证用.

(3) MOSAIQ OIS 是一个众多治疗患者十分熟悉和成熟的记录表格的范例. 现在 MOSAIQ PT 也要整合到 MOSAIQ OIS 中, 为此 MOSAIQ OIS 中的部分表格区的记录单位要修改, 以适应质子治疗时用的特定记录单位. 诸如配方和配置的 RBE 值, 治疗建立中的建立图像、治疗视野, 定义表格示图, 配合和修补容积, 生物剂量的跟踪和表格的检查报告等.

(4) MOSAIQ PT 具有和常规 IGRT 的剂量传递和有效治疗所需用的同样精确度的各种功能部件来支持患者的定位. 例如, MOSAIQ PT 提供一种经认可的参考图像, 能在患者定位系统中自动地建立起治疗的照射野. 质量验证软件在验证患者识别条形码后, 即能确定是该特定的患者配上自己特定的专用治疗部件准备治疗. 患者定位接口也自动地将建立过程时拾取的图像送 MOSAIQ 以便继续检查和审核用.

(5) 粒子治疗装置中在没有建立起机器规范的情况下, Elekta 研发和公布了一个已被多家供应商采用的、基于 DICOM 的一种标准, 并将这个标准作为连接治疗装置市场中的第一个开放式的标准接口. 这个治疗机器接口(DTMI)还提供一个互动的支持验证和记录的标准规范.

(6) MOSAIQ PT 保证加工机床的精确置定参数, 保证加工部件(补偿器、准直孔径、硬件器件等)的正确性. 在治疗时需用的车床置定详情(如参数重叠、拾取图像和传递置定参数等)要在 MOSAIQ 中记录和管理.

26.6 美国 Varian 公司的 ARIA 肿瘤信息系统

美国加利福尼亚州的 Varian 医疗公司是一个全球研制肿瘤治疗、放疗, 质子治疗的医用仪器和软件的制造公司, 还为放疗中心和医疗肿瘤部门提供管理治疗用的信息软件, 提供医疗、科研和工业中 X 射线管和数字化探测器. 该公司在北美和欧洲有生产厂，在全球有 60 个销售点，共有近 5000 个雇员.

Varian 医疗公司生产的 ARIA 肿瘤信息系统已在全球获得广泛的应用. 2008 年 11 月该公司又推出一个新产品，称 OncoView™，它能支持在肿瘤学治疗中一切常用的图像规范标准，如 CT、MR、PET、kV X-rays、锥束 CT 和电子输入出口图，它也能存储非图像数据，如放疗计划、剂量水平和其他重要数据，可以和任何一种标准规范的治疗信息管理系统连接使用，包括 ARIA 肿瘤信息系统[96]，图 26-6-1 是使用中的用 ARIA 的电子直线加速器.

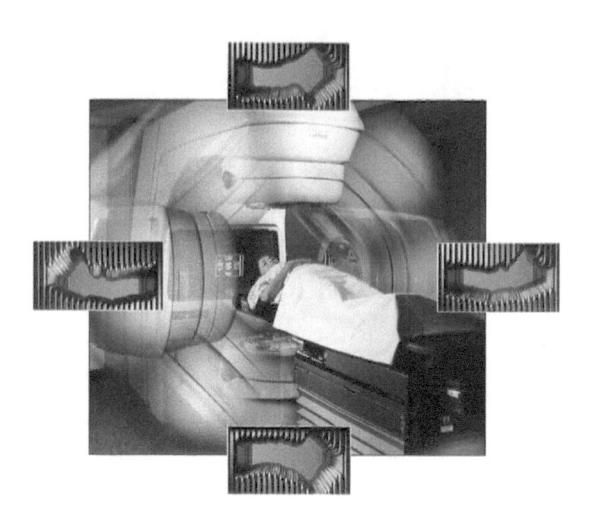

图 26-6-1　用 ARIA 的电子直线加速器

ARIA 是一个具有丰富功能的信息和图像管理系统，它将患者数据聚集在一张单独的、组织好的肿瘤专用医用表格中，利用这个 ARIA 电子医用记录，医生就能有效地对正在进行化疗/质子治疗的患者进行管理、自动癌症分期、药理学的准备和配置、化疗实验机关后台的全力支持，大大简化肿瘤治疗过程.

ARIA 肿瘤信息系统提供医学肿瘤部门中进行管理、治疗、行政和财务活动所需的一套工具，在这个系统内有许多功能块，其中主要的有下述几种.

1. 疾病管理

肿瘤专用电子医学记录是 OIS 的核心，有了 ARIA 就可以为每个患者设计一张个人治疗路径卡，上面记录从最初的诊断信息到跟迹一切事件. 诸如保持一张完全的问题清单内含最初的诊断和其他问题；它可将患者的癌症自动癌症分期并分组编制；可以观看试验、麻醉剂量、毒性、检查系统、物理检查评估；对疾病反应和跟迹不利事件文件化.

2. 药理学

药理学家能在患者去治疗前准备一种混合药剂，ARIA 的药剂分配模块能使药剂师在期望的实际规范上准备麻醉品. 诸如计算麻醉规律，生成包含有产品有效期、药剂规范和标签的处方，有能力计算代用品的重量和尺寸，预测存货量.

3. 决策支持

ARIA 的决策支持引擎提供一个附加的患者安全测量，系统中内含的逻辑对关注点的任务变化提供决策支持，ARIA 能够在测试值、毒素评估和日程计划的基础上建立和自动应用治疗修正，这个功能与特定协议发展的情况相结合，能帮助放疗师管理复杂的患者图像，包括临床试验的画面.

4. 临床试验

管理所有的临床试验的有关行政过程，以及这些过程中内含的支持识别、执行和使用协议的工具. 诸如患者适用的显示屏和协议驱动的日程表、生成包含赞成格式的协议和文件系统、基于规则的毒性管理和完成病例报告格式.

5. 健康评估

通过治疗的过程记录、监视和评估，设计一个个人的关注计划，从而满足每个患者的特定需要. 诸如管理特定化疗摄生法中的毒性和分级安排，记录不利的事件 (类型、发作日期、反应和严重度)，利用临时模版、闲纸或声音录音对系统的审阅和物理检查进行记录，输入重要的符号和签名等.

6. 数据收集和分析

在关注点处收集数据并使它立即能用于效果分析和报告. 诸如从初始诊断开始的所有治疗和跟踪的一切患者信息都要收集，诊断特别指定的数据经检查后可评估长期效果等.

7. 收费

记录部门关注点中执行的所有过程和活动，以确保记录所有收费项目. ARIA对该收费的所有活动自动地给予编码，以便能进行收费和相对价值单元(RVU)的输出、过程跟迹和生产率分析等.

8. 报告的生成

ARIA 中含有 900 多个预先准备好的报告，您只需敲个键，就能提供有价值的最新的信息. 诸如在治疗上的信息有效果、毒素、治疗格式和反应、人数和生存等; 在财务上有保险清单、更新和价植、超付款/免费票等; 在操作上有参考格式、工作负荷测定、质量保证等; 在病理上有麻醉品存货需要、工作表和麻醉使用; 在临床试验上有情况报告、不利事件清单、分歧意见的报告等.

9. 信息交换

通过和其他卫生健康部门的病理学、药理学、放疗、实验室和收款部门进行患者数据和图像的信息交换，可以改善患者的关怀和加速器部门的工作流程，诸如利用标准 HL7 接口或在需要时可产生用户非 HL7 的界面，指定实时或定期驱动的更新时间间隔，采用数据过滤方法去指定所需交换信息的类型等.

第 27 章　专用质子和重离子治疗中心的系统集成和整合

27.1　系统集成和整合

本书前面叙述的内容都是质子和重离子治疗中心需用的各种系统和设备，各有各的功能和作用，它们都必须在统一的指挥下协调工作. 这种将大量分散的、单独的系统和设备组织起来形成一个完整系统的步骤，通称为系统集成和整合. 系统集成是既重要，又难度很大的工作. 下面我们简单地介绍一些"系统集成和整合"的最基本概念.

系统集成是根据用户的应用目的、需要和资金的规模，通过结构化的综合安排和计算机网络等技术，将分离的设备、部件、分系统、子系统、系统等硬件，将单独的系统软件、工具软件、应用软件、网络软件和数据库等软件的所有专用功能、数据和信息，通过研究各分系统之间的接口问题，解决系统之间的互连和互操作性的通信，从全局性考虑出发，按照最佳性能的要求，集成到一个相互关联的统一、协调的系统中，组成一个有机、高效、统一、优化的整合化系统. 这样集成整合后能达到资源充分共享，实现集中、高效、便利的管理，集成为一个有实用价值的、性价比良好的计算机应用系统，完全满足用户的最终应用要求和目标的一个全过程.

系统集成包括信息集成、功能集成、过程集成、网络集成、软件界面集成等多种集成技术. 也包括计算机网络、编程技术、生产过程、财务管理过程等专门技术. 综合地应用各种计算机网络技术，适当地选择各种软硬件设备，经过相关人员的集成设计、安装调试、应用开发等大量技术性工作和相应的管理性及商务性工作，才能实现集成整合的任务. 系统集成实现的关键在于它是一个多厂商、多种协议和面向各种应用的体系结构，需要解决各类设备、子系统间的接口、协议、系统平台、应用软件等的协调配合，同时又要解决与组织管理和人员配备相关的一切面向集成的问题.

系统集成是一种思想、观念和哲理，是一种指导应用和信息系统的总体规划，它不仅包含技术而且更包含管理和经济成分. 从广义角度看，包含人员的集成、企业内部组织的集成、各种管理上的集成、各种技术上的集成、计算机系统平台的集成等；从狭义角度看，系统集成主要是包括人员的集成、硬件的集成、软件的集成、信息的集成等.

系统集成的理论和实践意义就在于它能够最大限度地提高系统的有机构成、系统的效率、系统的完整性、系统的灵活性等, 简化系统的复杂性, 并最终能提供一套切实可行的完整的解决方案. 当前在所有的集成整合技术中, 分布计算机环境是系统集成的重要基础, 多数整合集成系统倾向于多 CPU 、操作系统、连接能力的异构混合的分布式计算机信息、管理和控制的应用系统. 除上述的集成因素外, 系统集成还有以下几个明显特点: ① 系统集成要以满足用户的需求为根本出发点; ② 系统集成不是选择最好产品的简单行为, 而是要选择最适合用户需求和投资规模的产品和技术; ③ 系统集成不是简单的设备供货, 它体现更多的是设计, 调试与开发, 是技术含量很高的行为; ④ 性能价格比的高低是评价一个系统集成项目设计是否合理和实施成功的重要参考因素. 总之, 系统集成其本质既是一种技术行为, 又是一种商业行为, 还是一种管理行为.

27.2　系统集成所需的技术和方法

系统集成工作者必须具有十分广泛的专业知识, 不仅需要掌握有关系统集成方面的知识, 还必须深刻了解被整合集成系统的应用专业方面的工作性质、原理和流程. 例如, 集成整合成一个核电站, 你必须完全了解核电生产过程; 要集成整合成一个专用质子治疗中心, 你必须完全了解质子治疗肿瘤的医学过程.

系统集成工作所需的技术, 既包括计算机硬件和软件、接口协议和规范、有关机械和电气等基础知识及解决实际工作的能力, 还应有灵活的思路和创新的能力, 因为集成工作永远是在变化中, 总是在解决过去从未解决过的难题, 只会抄、仿、重复他人已知的工作是难于担负系统的集成任务的.

27.2.1　垂直整合集成方法

根据每个分系统的本身功能和在集成后整合系统功能链中的先后位置, 用功能先后出现的垂直方向将所有不同功能的分系统串接起来, 称为垂直整合方法. 这种集成方法快且价廉, 但也有缺点, 一是整合的系统运行未必优化, 未必绿化节能环保. 此外, 当某个串行环节上的分系统的原有功能需提高改进, 一般情况下利用旧系统来提高性能是难以做到的, 重做一个新的分系统就要花费更多资金.

27.2.2　星状整合集成方法

星状整合集成方法又称意大利细面条(spaghetti) 整合方法, 是将系统中的每个系统和余下的每一个分系统都进行连接的整合方法. 这时, 当我们观察一个被整合的分系统时, 它和外界的连接似如一个星状, 但如观看整个合成系统的总连接图, 则像是个矩阵结构, 又像意大利细面条. 这种连接要涉及各分系统的许多接口技术，若多数接口是非标准的特殊接口，则总价要很高. 此外，今后要再增加扩充一个分系统，则整合所需时间和费用也大大地增加，这个方法结构复杂，连接点多，不免可能影响可靠性，但它有很高的灵活性，能将旧系统很好地重用于新系统中.

27.2.3　水平并行整合集成方法

水平并行整合集成方法，又称总线方法，即在系统中引入一个总线，它和所有的分系统都连接起来，每个分系统只要一个和总线通信连接接口，各分系统之间没有连接，从而大大减少接口数量. 总线具有和不同分系统接口的切换通信能力，既简单方便，又便宜灵活. 若用这种整合方法，则可以十分容易地全部更新一个分系统，即使接口标准不同，仅重换一个接口而已，而对其余的分系统则毫无影响. 当前的计算机网络就是这种总线. 总线可以有许多技术标准，当前在计算机网络中用得最多的是以太网总线结构. 但这种集成方法仅适用于较小系统，对于分系统过多的大型系统，则有延长反应时间的可能，更多采用下面的层次整合方法.

27.2.4　层次整合集成方法

层次整合集成方法是一种混合性集成法，既有水平整合的含义和优点，也有垂直整合的内容，又没有垂直整合法的缺点. 具体方法是对整个系统通过自上而下的分析，将所有子系统和装置按照其功能的作用分成若干个层次，如最高层是人机接口层，中间是管理调度层，下层是生产设备层. 现将层和层之间用垂直方法来集成，而每层中的所有装备则用水平整合法集成. 这种层次整合法适用于大型系统，是当前实用中最广泛的集成方法.

27.3　专用质子和重离子治疗中心的系统集成

根据上述的各种整合方法，我们讨论质子和重离子治疗中心的系统集成整合方案. 现分别叙述如下.

27.3.1　治疗工作流程

被整合的质子和重离子治疗中心的最终目的是对肿瘤患者进行放射治疗. 在治疗过程中，要求安全可靠，并且在市场经济原则下，提高管理水平，做到高效、价廉，尽可能多治患者. 因此，要集成这种要求的系统，已不仅是个纯技术、纯医学问题，而是有行政、管理、财务等因素参与的复合集成体，表 27-3-1 从原理上简述了治疗流程中的一些重要任务过程和参与的有关主要系统.

表 27-3-1　治疗流程中的一些重要任务过程和参与的有关主要系统

编号	任务	参与的有关系统
1	患者登记, 正式进医院开始治疗	OIS 系统
2	先进行诊断, 作判断	诊断系统、TCS 系统
3	作治疗处方, 作治疗准备工作	TPS 系统、TCS 系统
4	制作补偿器和准直孔径	加工系统、TCS 系统
5	对治疗处方进行验证	出束系统、TCS 系统、验证系统、OIS 系统
6	患者上床定位	激光、PPS、PPA 系统、TCS 系统、OIS 系统
7	旋转机架定位	旋转机架、TCS 系统
8	照射治疗	出束系统
9	照射完毕	旋转机架、TCS 系统
10	付款	OIS 系统
	出束系统	加速器、ESS、BTS 束传递系统 TSS、TCS、OIS

27.3.2　参加集成的主要系统和分系统

　　从上述治疗流程中可归纳出专用粒子治疗中心必须具有的最基本的和主要的支持系统. 在现实中又会有其他系统, 但仅属可选或从属的分系统. 表 27-3-2 是参加集成的主要系统和分系统.

表 27-3-2　参加集成的主要系统和分系统

编号	系统名称	主要功能
1	OIS 系统	管理和记录患者登记、预约、档案、信息等, 使用贯穿在全过程中
2	诊断系统	即 CT、MRI、PET 等诊断设备, 与图像数据库通信
3	TPS 系统	为患者作治疗配方, 使用专一功能, 是治疗的核心
4	TCS 系统	从设备到系统, 从数据到图像, 从治疗到 QA, 一切通信皆需用
5	加速器	只要用束流, 就必须使加速器出束, 在治疗过程中又需开断控制潫
6	ESS	只要有治疗, 就必须靠它来调节束流能量, 即体内射程受 TCS 控制系统控制
7	BTS	用来为各治疗室分配束流, 受 TCS 控制系统控制潫
8	旋转机架	治疗处方要求参数, 必须在治疗中满足, 受 TCS 控制系统控制锽
9	传递系统	将加速器输出转换成治疗用的所需束参数, 受 TCS 控制系统控制
10	加工系统	仅制作患者专用准直孔径和补偿器, 但与 TPS 和数据库有信息来往
11	验证系统	专作治疗装置和处方等的质量验证, 即 QA、QC 和 OIS 数据库信息交换
12	激光	仅作患者粗定位用, 其坐标可自动记录, 供下次用
13	PPS	作患者粗定位, 受 TCS 控制系统控制, 与控制系统有信息交换
14	PPA	作患者精定位准直, 与控制系统和图像数据库有信息交换
15	通用系统	即水、电、气等空调等的技术支持, 与控制系统和 TSS 有通信

上面我们知道了参加集成的所有分系统和设备部件的名称和主要工作内容，也知道治疗的主要工作流程，下面的任务是制定出一个集成整合方案，满足所需的工作流程.

27.4　中心系统集成的基本方案

根据上面介绍的三种集成方法，最简单的是垂直整合集成法，即按工作流程中的功能部件的先后串接法，早期在简单工艺过程的集成中使用较多. 当前被集成的系统愈来愈复杂，实际工作流程也不再是简单的一串事件. 垂直集成本身的一系列缺点，如可扩充性、可升级性、节能环保、过程优化等，已不适用于较大系统的集成. 至于星状集成方法，其结构过于复杂，处处是接口，处处有通信，这种复杂结构类似矩阵型连接网，可靠性低(组件量过多)、运行流程复杂，除去为满足某特定功能，在其他方法难于满足情况下，不得已用之. 因此，我们考虑剩余两种方法即水平并行整合集成方案和层次整合集成方案，现分述于下.

27.4.1　水平并行法的整合集成方案

水平并行法的整治集成方案就是上述的水平整合方法. 图 27-4-1 是用水平并行集成法的治疗中心整合系统的结构原理图. 图中的 100Mc/s 的以太网，即是前面在水平整合法中讲的总线，所有独立的功能性分系统和装置都通过一个以太网匹配器与以太网连接. 当前以太网都是用国际 ISO-802 标准，这样使接口变得非常方便简单. 在网上分别连接所有中心的有关系统和分系统，也包括一切的设备装置. 图中在以太网上面安放的有关系统设备，都属全系统可共享的资源，如服务器、大容量存储器(内有各种软件、数据库、OIS、控制软件等)、TPS 工作站、中心的主控制室 MCR 和治疗室的治疗控制室的终端. 此外还有专门用于传输诊断图像和专用患者准直孔径和补偿器加工的 PC 转接站、专用于接待患者的 PC 登记站等. 在图中以太网下面按放的有关系统设备，基本上是具有单独功能的有关生产和应用系统，如图中的 FCU 是通用装置控制器，用来控制中心的水、电、气等通用设备，ACU 是加速器控制器，ESS-CU 是能选系统控制器，BTS-CU 是输运线系统控制器，PCU 是控制旋转机架和治疗床用的位置控制器，TCU 是控制治疗头用的控制器，QCCU 是质量控制控制器，SCU 是安全控制器(它是一个全硬件治疗安全系统 TSS 的影像软件控制器)，其输出又可控制各个控制器执行安全命令. 在中控室运行的控制软件可以通过以太网和任何一个网上结点相连的设备进行通信，即发出执行命令和收回执行后的情况报告，两者通信时只通过以太网，直接简单，只要连接上，没有中间延时环节，通信时间很快，这是这种并行平行网结构的一大优点. 此外这种系统结构对系统变更升级和扩充的要求具有十分灵活的性能. 但其主要缺点是以太网上, 若连接点过多, 则裁决占有网的等待时间太长, 影响系统的快速实时性, 因此适用于规模较小, 结点不多的系统. 对大系统, 很少用这种纯水平集成方法, 而采用下面讲的两种修正的或非纯水平的层次式集成方法.

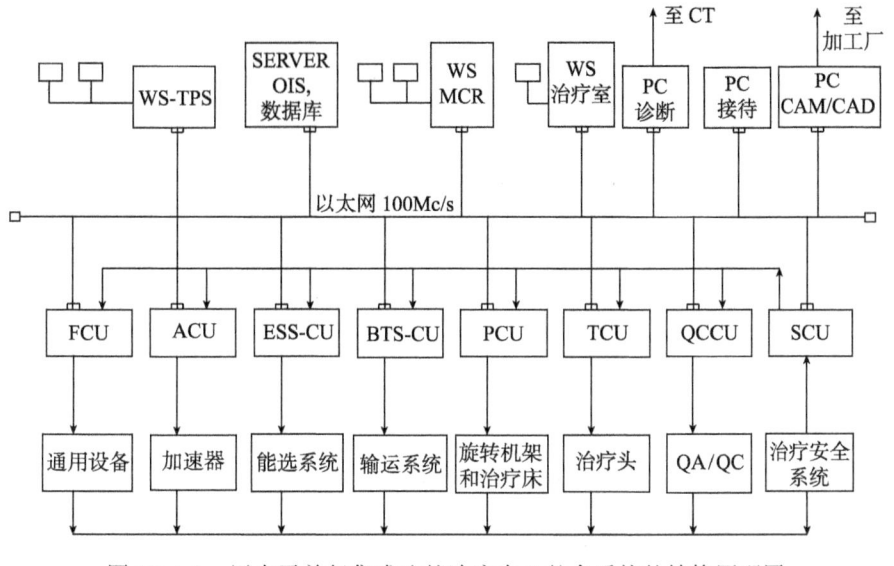

图 27-4-1   用水平并行集成法的治疗中心整合系统的结构原理图

27.4.2   功能性层次集成的整合集成方案

功能性层次集成的整合集成方案是层次型整合法中的一种, 其中具有独立功能的系统采用水平整合法(如束流产生系统、束流传递系统). 而附属在此独立功能系统中的有关功能部件又以层次整合法进行整合. 图 27-4-2 是用功能性区分的层次集成的治疗中心整合系统结构的原理图. 图中的 100 Mc/s 的以太网, 即是前面在水平整合法中讲的总线, 其作用和上面的图相同. 在图中以太网上面安放的有关系统设备, 与并行集成法的治疗中心整合系统结构原理图中相同, 不再重复. 在图中以太网下面安放的有关系统设备, 基本上是具有单独功能的应用系统, 它的接法有所不同, 从图中可以看出以太网上接有三个前端计算机, 每个计算机分工管理控制一种专业功能系统所属的有关分系统. 在质子和重离子治疗中心的情况下, 这三个前端计算机分别供束流产生和管理系统、束流传递和定位系统、束流安全和验证系统使用. 每个前端计算机又有一个低速局部以太控制网, 专供连接有关设备控制器用. 在图 27-4-2 中, 如束流产生和管理系统的前端计算机局部以太网上连有的水、电、气等通用设备及其控制器, 加速器及其控制器, 能选系统及其控制器, 输运系统及其控制器(在图中只标出系统名称, 内含有控制器). 束流传递和定位系统的前端机局部以太网上连有旋转机架和定位床用的位置控制器、治疗头用的控制器. 束流安全和验证系统的前端计算机局部以太网上连有质量控制器、SCU 安全控制器、SCU 安全控制器的作用和前面相同, 中控室运行有关控制软件可以通过主以太网和局部以太网和任何一个局部网上结点相连的设备进行通信, 即发出执行命令和收回执行后的情况报告. 二者通信时要通过两个以太网, 中间通信时间长一些, 这是这种网络结构的一个缺点. 其主要优点是以太网上连接点要少得多, 则裁决谁占有网的等待时间也短, 有利于系统的实时性, 适用于大系统.

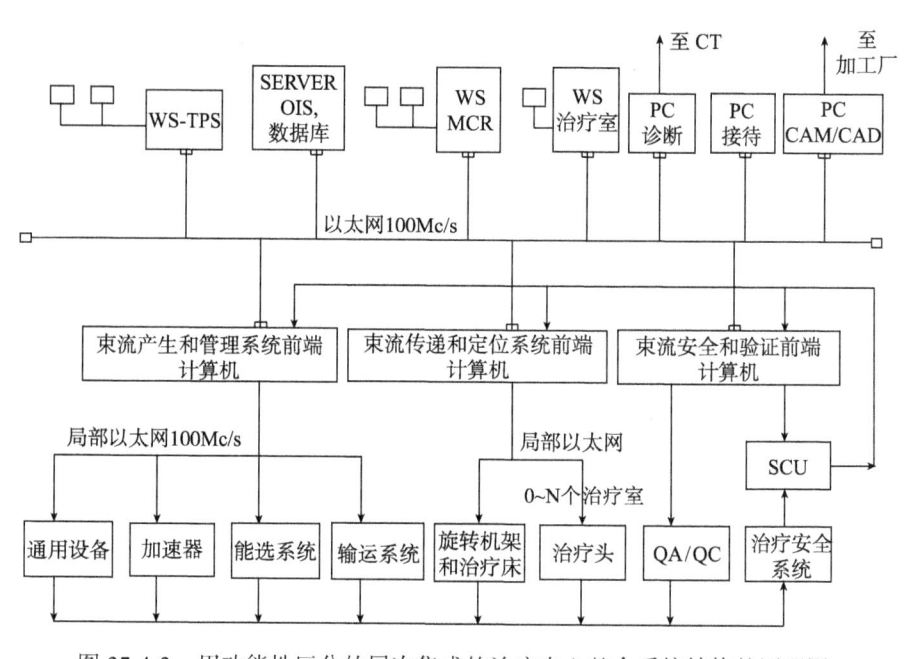

图 27-4-2　用功能性区分的层次集成的治疗中心整合系统结构的原理图

27.4.3　地区性层次集成的整合集成方案

　　地区性层次集成的整合集成方案也是层次整合法中的另一种类型, 其中以地区为单位分界. 整合地区的独立分系统(如整合治疗室的系统)和中央部分采用水平整合. 而在同一地区内的功能部件采用垂直整合. 图 27-4-3 是用地区区分的层次集成的治疗中心整合系统结构的原理图, 图中的 100Mc/s 的以太网, 即是前面在水平整合法中讲的总线. 在网上分别连接所有中心的有关系统和分系统, 也包括一切的设备装置, 图中以太网上面的有关系统设备, 与并行集成法的治疗中心整合系统结构原理图中相同, 不再重复, 图中以太网下面的有关系统设备, 基本上是具有地区性单独功能的有关系统, 它的接法有所不同. 从图看出以太网上接有若干个前端计算机, 每个计算机分工管理控制一种地区范围内的系统下所属的有关分系统. 在质子重离子治疗中心的情况下，这几个前端计算机分别供束流产生和管理系统，1号治疗室前端计算机到 n 号治疗室前端计算机. 束流产生和管理系统的前端计算机局部以太网上连有的水、电、气等通用设备，加速器控制器，能选系统控制器，输运系统控制器；1号治疗室前端计算机到 n 号治疗室前端计算机，每个前端计算机上连接本治疗室所属的一切有关设备，包括旋转机架和定位床用的位置控制器.

上面三种方案基本上都具有相类同的优缺点，仅是在治疗中心只有一个治疗室的情况下，纯水平集成法的缺点显示不出来，因此简单价廉，很适用. 但当有许多个治疗室，则总部件数多，以后两种层次法集成更妥当. 至于按功能分，还是按地区分则要根据实际情况，通过经济技术比较后，再作决定.

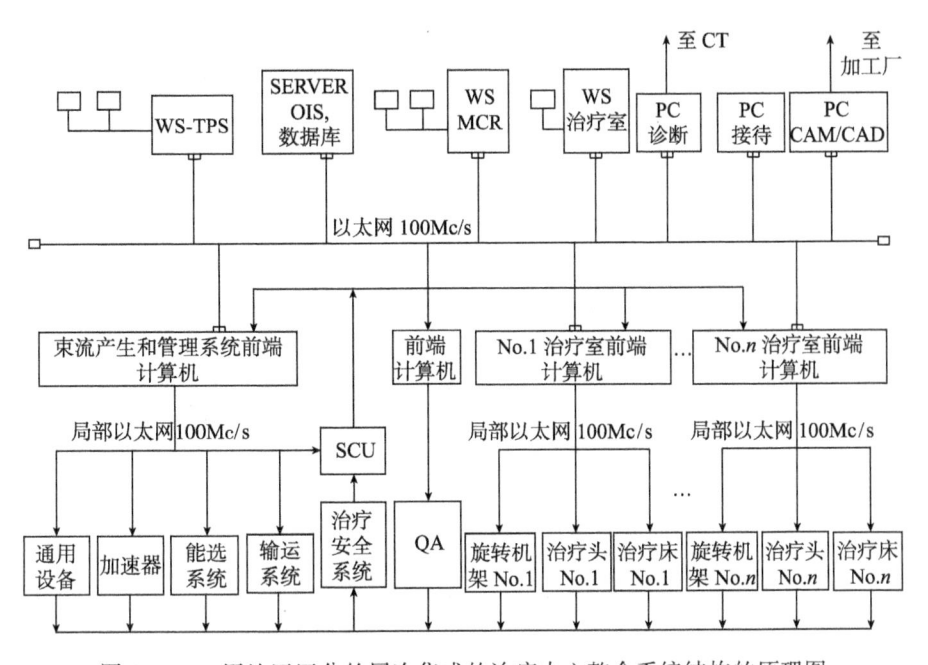

图 27-4-3　用地区区分的层次集成的治疗中心整合系统结构的原理图

27.5　实施中的难点和关注点

纵观社会上各种类型的大、中、小系统的集成整合，所谓大，如全球定位系统、全球反导系统，其范围涉及全球. 所谓小，如微型探测系统，小如芝麻. 现实情况是：①似乎没有一个集成整合是不能用的；②在集成整合过程中总会存在困难，需经多次改进，很少一次顺利成功.

若从专用质子治疗中心的系统集成整合来说，世界第一个 Loma Linda 专用质子治疗中心在 1990 年建成，但建成后几年间，除去改进加速器的流强弱外，在运行中同样发现原有控制系统存在很多问题,不能很好集成,为此控制系统作了很大改进,用了若干年才完善了集成整合. 同样 2005 年德国慕尼黑质子治疗中心开业后,一直不能正常工作,据说也是控制方面集成整合出了问题. 其他厂家生产的质子治疗中心,其控制系统的软件版本经常升级,实际上就是运行中发生问题而改进的结果,只有经过较长时间改进,才能逐步完善. 因此,我们必须充分认识到集成整合的难点.

实施质子和重离子治疗中心集成整合的困难,除了从一般的消息报道中知道多数困难出自控制系统,至今还未见有正式的分析报告,实际上这也是生产厂的知识产权,我们也得不到. 至于有关系统控制和集成整合的学术理论目前已比较完善和成熟,但不是本书的重点. 本书仅根据多年来作者在集成整合北京正负电子对撞机计算机控制系统中的经验,提出一些系统集成中应关注之点,仅供参考.

1. 网络设备的标准和选择

首先原则是选用市场商品,不自建,这是选可靠而价廉产品的可行性方针,其次选用一种能满足要求的国际标准,不要选用过高指标和研制中欠成熟的产品. 具体而言,对质子治疗系统,不一定选用高于 100Mc 的 FFDI 和令牌式的标准等,用 100Mc/s 以太网做主干网,10Mc/s 以太网作控制网是适当的.

2. 控制设备的类型选择

同样原则,除质子治疗中心专用的控制部件必须自制外,尽可能选用市场商品,不自建. 原则上凡需用高速处理的控制部件一般选用组合式控制器,允许按需自组合,灵活优化,如目前 IBA 质子治疗装置中要求快速调束流能量的能选系统控制器的 VME 标准,凡只需低速控制的控制机则采用可编过程控制器 PLC,经济方便,且有以太网连接通信即可,如加速器控制、安全控制都用 PLC 为宜.

3. 有关通信接口标准

原则上凡两个不同设备或系统之间连接,首先要解决接口,即双方的两个接口的连接和通信,只有在两个具有完全相同的接口标准下,才能直接通信,反之若两个不同标准的接口标准,则必须通过两种接口标准的接口转换器才能进行通信. 而接口的技术标准要内含许多技术内容,如机械接口标准、电气接口标准、数据接口标准、通信软件接口标准等. 为使接口连接和通信简单方便,可靠价廉,全系统中尽量选用同样的接口标准,如相同的电缆和接头、相同的逻辑电平(如 TTL、ECL、HTL 等)、相同的通信标准(如 SDLC、RS232、H7 等)、相同的图像通信标准(如 DICOM 等).

4. 有关系统软件的选择

当硬件标准选定后,选定有关系统软件、工具软件和应用软件尤为重要,这是集成的关键, 系统软件是指网络管理软件、网络控制软件、各层次上控制计算机或控制器上用的实时操作系统、编程语言等, 工具软件是指什么类型数据库、人机界面、服务软件等, 应用软件是指除如已定的 TPS 和 OIS 外, 还有许多需自编的各种应用软件等.

5. 设计前的系统分析

按照 ISO-9001 系列标准, 应对系统从分析、设计、制造、安装、查错、调试的全过程进行质量控制和验证. 其中设计前的流程分析、时序分析、中断分析等十分重要, 如果分析不周就作设计, 当发现错误后, 可能要从头修改原设计. 对全过程进行质量控制是保证今后系统成功的关键.

6. 安全第一的思想

设计和安装质子和重离子治疗中心, 保证安全需放在首要位置, 即中心的一切正常运行中、一切故障中和一切其他活动中, 都要保证各类人员包括患者、工作人员和来访者的绝对安全.

7. 计算机网络通信的可靠性

对一个基于网络通信的集成整合系统, 执行任一个命令, 检查设备的状态, 完成某一生产流程, 一切的控制监视活动都基于计算机网络通信的可靠性. 因此, 应考虑一切可能措施保证网络通信可靠性的实现, 如传输数据时的查错纠错技术、传输中的全双工及各种备用方法等.

8. 应用软件的综合调试

一旦硬件系统和系统软件集成整合, 说明整个集成系统的控制工具和手段都已完成, 有条件使用这个调试好的整个集成系统的控制工具和手段, 真正用于解决质子/重离子治疗中心的放疗过程的各阶段的各种应用软件的综合调试.

这种应用软件的综合调试方法与调试一个控制系统的方法类似, 我们虽将"治疗中心的集成整合系统"和"治疗装置控制系统"区分成两种不同的系统. 但实质上二者非常相似, 二者的调试方法也十分相似. 二者所不同的只是"治疗中心的集成整合系统"中既包含了"治疗装置控制系统", 又包含其他一些硬件和软件, 内容更多一些, 但规模性质和技术内容基本相同.哏

第 28 章　质子和重离子治疗装置的运行和维护

28.1　引　　言

当质子和重离子治疗装置安装、验收、治好第一个患者并正式开业后, 不论该装置多么先进、多么稳定可靠、该中心今后治疗工作的好坏, 在相当大程度上将由"装置的运行和维护"的好坏决定, 因此必须对"装置的运行和维护"给予足够的重视. 在当前高科技时代, 虽然一套完整的治疗装置占地上万平方米, 含有千万个部件、亿万计个组件、成千个功能、万余个专利, 但还是由一个整体自控系统在统一指挥、统一调度的情况下, 有序地实现实时快速、多任务、多进程、多作业的运转. 整体自控系统通过监测和控制, 使各种设备按统一指令工作, 从而达到治疗患者的目的. 虽有这么高的自动化, 但还需要一个由各方面专业技术人员组成的"装置运行和维护班"负责起全部装置的日常运行和维护工作, 具体负责下述有关任务:

(1) 正常开机和停机, 维持正常运行, 负责常规运行值班工作, 保证正常治疗工作;

(2) 在不影响正常治疗的前提下, 进行一些预防性的设备维护工作;

(3) 在正常运行中, 发生非致命性的故障, 应立即设法从根本上或临时性排除故障, 保持治疗工作继续;

(4) 正常运行中发生致命性的故障的情况时, 立即停止束流, 停止治疗, 首先采取保护患者和一切人员的安全措施, 其次采取保护设备安全的措施, 不使故障扩大, 以最短的时间找出故障, 快速修复, 恢复正常;

(5) 在计划性做非治疗性的开机时, 如进行加速器束流的调试等, 要全力配合有关部门完成规定任务;

(6) 在计划性做停机维修时, 应把过去一切临时性的维修工作改成永久性的维修, 在此期间既要做好一切可以做的预防性维修, 也要做好一切治疗性的维修工作, 还必须乘机做仔细的检查, 及时发现隐性故障;

(7) 大量日常管理和文件工作, 如值班日记、事件登录、备件管理、教育培训等.

28.2　装置的治疗控制系统的运行模式

治疗控制系统, 简称 TCS, 整体治疗设备是通过治疗控制系统(TCS)运行. 因此装置的运行模式也是通过 TCS 运行模式来实现的. 运行模式是根据如何确保患者治疗的安全可靠和全体人员及设备的安全来制定的, 从运行角度来看, 装置的不同运行模式, 仅是 "设备开动和停止"、"有无束流"、"有无患者治疗" 这三个事件的不同组合, 为不同运行目的而形成不同的工作内容. 从总体上看装置运行分两大类: 一是治疗用的运行, 称 "临床治疗运行模式"; 另一种是非治疗用的运行, 称 "非治疗运行模式". 每一类又分为若干种, 请见下面两个分类介绍表.

28.2.1　临床治疗运行模式

临床治疗运行模式见表 28-2-1.

表 28-2-1　临床治疗运行模式

模式	目的	设备	束流	患者	说明
治疗模式	临床治疗照射	工作	有	有	要求在 MCR 有一位训练有素的运行人员, 在 TCR 至少有一位放射师, 才允许对病人进行治疗照射
物理模式	临床剂量测定验证	工作	有	无	允许用户进行 PTE 系统本身和临床治疗 QA 所需的有关设备和临床剂量测定, 以进行治疗前的设备和剂量验证工作
治疗室设备服务模式	临床治疗干运行	工作	无	无	此时, 除去没有束流和患者外, 其他和治疗模式完全相同, 其目的是允许操作治疗室内的所有设备, 验证治疗室内的设备是否工作正常
系统管理监控	现场监视	工作	有	有	此时, 用户仅能操作, 当 PTS 工作在临床治疗运行时, 在 MCR 监控所需功能
患者资料拾取	信息	部分工作	无	无	允许用户拾取患者的有关过去、当前和今后要进行的有关治疗资料, 并存储在数据库中

28.2.2　非治疗运行模式

非治疗运行模式见表 28-2-2.

表 28-2-2　非治疗运行模式

模式	目的	设备	束流	患者	说明
非治疗用的加速器和束流线的调试	束调试	部分工作	有	无	为使加速器和束线调试工作在最优状态下, 此时用户能操作所有所需监控有关设备的一切功能
维护结构	调工作结构	工作	有	无	为维修 PTE 或改变 PTE 工作结构, 此时用户能操作所有所需监控有关设备的一切功能
患者资料拾取	信息	部分工作	无	无	允许用户拾取患者的有关过去、当前和今后要进行的有关治疗资料, 并存储在数据库中

28.3　不同职员的控制权限

为了防止诸多工作人员有意或无意参与了非本职工作可能带来的危害. 任何人登录进入控制系统, 首先要检验身份, 并且按职务需要给权. 这样既不影响工作, 也防止越权闯祸. 表 28-3-1 是不同职员的控制权限原则. 在具体实践中分得更细.

表 28-3-1　不同职员的控制权限原则

不同职员	控制权限
医学物理专家	允许对治疗室的所有设备进行控制 允许对加速器、ESS、BTS 和 GTS 组件进行自动控制 允许对所有的临床子模式进行操作 允许访问患者数据库
放射性临床医学专家	允许对治疗室设备进行自动操作 允许对加速器、ESS、BTS 和 GTS 组件进行自动控制 允许对治疗模式进行操作(在临床模式中) 为对患者进行放射性治疗的目的, 可以对患者资料库进行受限访问
加速器物理专家	允许对加速器、ESS、BTS 和 GTS 组件进行控制 允许对治疗室设备资料进行只读操作 允许操作非临床模式和部分临床模式
控制/维护工程师	在临床和非临床模式对整个系统进行完全操作 允许对网络和权限进行数据管理 允许访问设备资料以便制定维修计划和报告

28.4　患者定位装置的机械运动和操作

放射治疗的操作主要是机电两种. 前者是对患者定位摆位, 患者床的机械坐标变动. 后者只是电钮和触摸屏的"按"和"放". 电操作由控制系统自动执行, 而患者床的变动则可以自动执行, 也可以由放疗师人工参与. 为安全起见, 即使机器人执行定位, 也得人工监视. 因此, 下面谈一下有关患者定位中所用的三件机械装置, 即内含定位床的患者定位系统 PPS、旋转机架和治疗头上的喷嘴这三件的机械运动.

在质子重离子治疗中, 由表 28-4-1 中的三种装置和九个物理变量决定患者的精确照射定位.

表 28-4-1　三种装置和九个物理变量

机械装置	机械变量	变量数
患者定位系统(PPS)	六维运动	6
旋转机架(Gantry)	旋转角度	1
喷嘴(Snout)	旋转角度和伸缩延伸长度	2

　　三种患者定位装置，各自都有若干种固定的运行定位位置，每种固定位置都是为治疗中的一种特定操作步骤服务. 表 28-4-2 是各定位装置(患者定位床、旋转机架、喷嘴)的固定运行定位位置的名称和定位目的.

表 28-4-2　固定运行定位位置的名称和有关信息

固定运行定位位置的名称	操作目的和步骤	患者关系	有此功能的定位装置
建立(Setup)	患者进行定位	患者有关	Gantry, PPS, Snout
治疗(Treatment)	患者进行治疗	患者有关	Gantry, PPS, Snout
原位(Position)	恢复到原存储位置	患者有关	Gantry, PPS, Snout
装载(Load)	使患者上治疗床	患者无关	Gantry, PPS, Snout
零位(Home)	回到起始位	患者无关	Gantry, PPS, Snout
喷嘴(Snout)	允许在治疗头上装卸喷嘴	患者无关	Gantry, PPS, Snout
卸车(Scart)	允许在治疗头上装卸喷嘴	患者无关	仅 PPS 有
拉出(Retract)	从治疗头完全拉出	患者无关	仅治疗头有
准直/补偿(AP/RC)	装卸准直/补偿器	患者无关	仅治疗头有
服务(Service)	维修服务时用	患者无关	仅 Gantry 有

28.5　质子和重离子的治疗辐照流程

28.5.1　临床治疗用的照射资料

　　一般情况下，我们规定的一个"单元" 的患者临床治疗用的照射资料，是指

表 28-5-1　临床治疗用的照射资料

编号	资料名称	内　　容
1	预置照射资料	病人首次照射时用，资料来自 TPS, 在非首次时，既可以来自 TPS, 也可是在照射前经修正的值. 因此，放射师必须将首次照射值作为"只读"来对待，不许修改. 只有在首次治疗后，才允许医生编辑修正
2	需用照射资料	在照射开始时，选择的实际需用照射剂量值. 除在首次必须用 TPS 给出的预置照射资料外，以后允许放射师以任何理由予以改变
3	接收照射资料	在照射期间收集的实际照射剂量值. 并且每 100ms 间隔记录一次，记录在照射记录文件上
4	传递照射资料	在照射结束前所读到的实际照射剂量，作为传递照射资料存储起来

对应于一种特定条件下的照射, 此特定条件是: 一种固定不变的旋转治疗头角度, 一个特定的患者治疗的定位、一个特定的喷嘴位置、一个特定的照射野和一个特定的不间断照射的剂量值, 反应这些特定条件的值通称为单次照射资料(segment irradiation parameter). 放射师可以通过治疗控制室中的工作站和治疗室中的终端等来拾取患者在临床治疗中需用的表 28-5-1 中的四类资料[97].

28.5.2　辐照治疗的基本流程

1. 疗程定义

每个疗程是由一系列的照射次数所组成, 每一个单个照射对应一个特定的、规定的条件(旋转头角度、患者定位床和喷嘴位置固定不变)下进行的一次照射, 称为照射段, 相应每个照射段, 有一个照射段参数(segment parameter).

2. 单元功能模块

要对患者进行一次完整的临床照射段照射治疗, 必须要进行一系列"具有特定单元功能"的操作, 每个特定单元功能对应有一个特定的应用软件模块, 我们称为一个单元功能模块. 一个完整的临床照射段照射治疗也就由一系列串接的单元功能模块所组成. 所以在治疗控制软件中, 要定义许多种单元功能软件模块.

3. 在进入治疗之前, 首先对用户进行注册登记

TCS 先启动一个内有规定不同用户特权的用户文件, 检查用户名和关键字. 输出一个供用户选用的功能清单, 用户根据此清单, 选用一个工作模式, 然后 TCS 进行验证, 若无误则调向用户所选的工作模式入口. 前面已介绍过质子治疗装置的工作模式分类, 图 28-5-1 是选择工作模式的流程图.

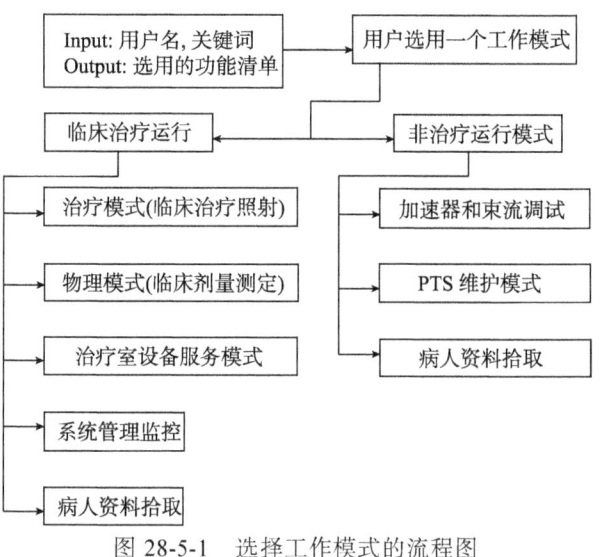

图 28-5-1　选择工作模式的流程图

28.5.3   临床治疗照射功能单元的流程图

如果用户在上面的选择工作模式程序中选择了临床治疗照射工作模式, 则程序立即进入图 28-5-2 的临床治疗照射功能单元的流程图的入口.

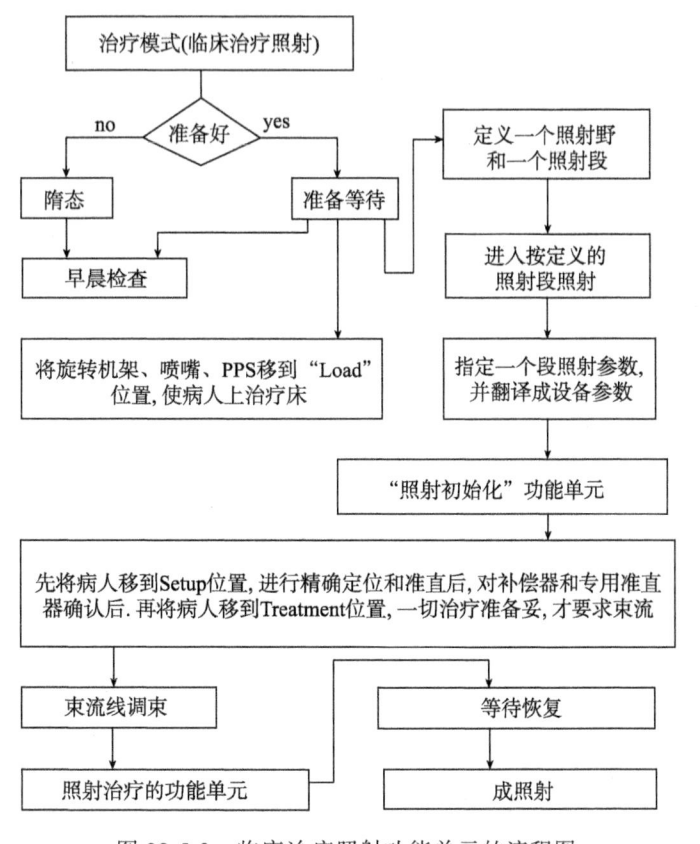

图 28-5-2   临床治疗照射功能单元的流程图

首先判断"准备"是否完毕? 若没有, 则进入"隋态功能模块"(idle session).

(1) 隋态功能模块. 其目的是对照射治疗所用的质子治疗系统和设备进行检查, 是否已处于待用准备状态. 此检查是通过运行一个"专用诊断程序", 检查治疗时所需用的全部功能. 由于此工作经常在早晨进行, 因此称为早晨检查(morning check). 若装置本身已准备好, 则进入下一个"准备等待模块"(standby session).

(2) 准备等待模块. 其目的是检查病人照射治疗是否准备好(在前一步已说明治疗装置准备好), 并再对质子治疗系统和设备准备状态再次确认, "准备等待模块"的工作内容是: 首先是在一次早晨检查后, 将病人装载在治疗床上(这动作通过将"旋转机架"、"治疗床"移到"装载"(load)位置来实现, 这些具体步骤太细, 今后不再解释); 其次将治疗头上的喷嘴卸下取出, 放在小车上, 再将小车上要用的喷嘴装上, 进入下一个 "定义段照射功能模块" (segment radiation under definition).

(3) 定义段照射功能模块. 其目的是要在本次患者照射时, 确定好所有要求的照射治疗参数和相应系统中有关设备的工作参数. 只有这些资料明确定义后, 才能进行治疗. 定义段照射功能模块的工作流程如下所述. ① 确定本次照射所需的一切治疗参数. 若是老病号, 从治疗配方单中选用一组治疗参数; 若是新病号, 即首次照射的病号, 治疗参数必须用 TPS 中给出的治疗参数, 不许改变. 非首次后的照射, 放疗师有权改变. ② 将治疗参数翻译成设备参数. ③ TCS 对治疗参数允许容差校验, 若有不正常可修改. ④ TCS 再将设备参数和数据库中存储值作比较, 进行再校验. ⑤ TCS 将结果显示在 TCR/TR/HP 显示屏上, 进入下一个 "照射初始化功能模块" (irradiation initialization session).

(4) 照射初始化功能模块. 其目的是为了完成患者在正式接受束流照射前的一切准备工作, 主要包括患者的精确定位准直和做好有关预先准备工作, 如治疗床的伸长、做好患者的固定装置、验证专用准直器和补偿器、准直时 X 射线管和显像屏的进出等. 完成此照射初始化功能模块后, 就可以请求出束流, 开始正式照射. 照射初始化功能模块的工作流程如下:　① 将患者定位和准直时要操作的有关设备和控制方式安排妥当, 若要延伸治疗床, 则按治疗室显示器上的指示进行; ② 确认患者专用补偿器和准直器识别码, 对患者进行精确定位和准直; ③ 放疗师在 TCR 向 MCR 发出 "束流准备" 请求, MCR 操作员请求进行束流线调束; ④ 将 Gantry、治疗床(PPS) 移到 "治疗" (treatment)位置, 所有患者专用补偿器、准直器、TSS 等都就位, 放疗师离开治疗室, 并将门关上锁上, 用户在 TCR 屏上提出进入下一个 "束流线调束请求" (beam line tuning).

(5) 束流线调束功能模块. 目的是通过调整有关磁铁电流值, 将束流中心自动调整在束流线中心, 在调束第一阶段, 束停在 Gantry 入口处. 在最后阶段, 则有少量剂量要打到患者, 因此束流线调束也是构成全部照射的一小部分. 束流线调束功能模块的工作流程如下:① 放射师按 TCR 屏上的束流线调束请求进行调束; ② TCS 检查 TR 的有关设备, 自动启动束流线调束, 进入下一个模块.

(6) 照射治疗功能模块(segment under irradiation). 目的是对患者进行照射治疗, 必要时可暂停, 然后再恢复或进行其他处理. 照射治疗功能模块的工作流程如下.

在 TCS 的控制下进行正常照射. 在照射期间, 由 TCS 进行周期检查与监控, 若发现有任何影响治疗的非正常状态发生, 则暂停束流和照射, 停束后转入下一个规定程序, 即对非正常停机进行必要处理.

(7) 等待恢复功能模块(segment waiting to resume). 在束流暂停后可能用的两种处理方法, 即停束和恢复出束.

(8) 成照射功能模块 (segment under completion). 完成本次照射后的不同处理方法. 完成本次照射、关闭记录文件、先将选用的治疗参数组、日期、时间,在照射终止时的定位用九个参数存入数据库, 以便今后处理使用, 用户退出登录 (Logs-out), 用户请求停止治疗功能模块.

(9) 停机功能模块(session stop). 完成停机的不同处理方法, 用户退出登录+证实患者照射完并已离去, 要求在停机前, 进行晚上检查.

28.5.4 旋转治疗室的优化操作步骤

如何减少患者治疗时占用主治疗室(指旋转和固定束流治疗室)的时间, 增加每单位时间治疗患者的人数, 对早日回收资金具有重大的现实意义. 而治疗患者所需的时间又与治疗室的装备、治疗的操作步骤、放疗师和护士的操作速度等因素有关, 因此不是个固定值. 下面将 IBA 在 2002 年建议的在旋转治疗室的优化流程

表 28-5-2 Gantry 治疗室治疗时间优化流程

动作名称	所需时间	时间
将患者带入 Gantry 治疗室	20 秒	20 秒
(改变和识别正确的治疗床面+ext)	1:00	1:40
帮助患者上床, 并使其固定	1:30	3:10
将治疗床 PPS 移到 Setup 位置	45	3:55
(卸下, 存放上次治疗用的孔径和补偿器)	50	4:45
进行一对正交 X 射线照相	20	5:05
解释 X 射线照相	15	5:20
校正 PPS 治疗床位置	15	5:35
将治疗床 PPS 移到 Treatment 位置	30	6:05
将旋转机架移到 Treatment 位置	30	6:35
进行端口 X 射线	20	6:55
解释 X 射线照相	15	7:10
将治疗床 PPS 移到 Setup 位置	30	7:40
将 Gantry 移到 Setup 位置	30	8:10
(取用用本次治疗用的补偿器和孔径)	30	8:40
安装和识别专用补偿器和孔径	30	9:10
将治疗床 PPS 移到 Treatment 位置	30	9:40
将 Gantry 移到 Treatment 位置	30	10:10
将喷嘴拉出来	15	10:25
放射师离开治疗室	15	10:30
准备辐射用的 ICR 控制台	30	11:00
放射师在 TCR 请求束流	1:00	12:00
进行照射	1:00	13:00
放射师进入治疗室	15	13:15
将喷嘴拉进去	15	13:30
将 Gantry 移到 Setup 位置	30	14:00
将 PPS 移到装卸位	45	14:45
帮助患者下床, 带入休息室	50	15:35

列于表 28-5-2 供参考. 首先设如下的假定治疗条件: 只有一个放疗师; 剂量率是 2Gy/min; 治疗用 X 射线准直(两个正交 X 射线); X 射线图像用数字图像系统; 采用一个标准喷嘴, 不用换; 采用一个标准(两个标准中选一个)床位扩伸装置; 安装患者孔径和补偿器, 不需辅助机械; 改变 Gantry 位置, 需平均 30s, 转动频率 1 min^{-1}, 在 10s 内加速到全速; 喷嘴抽卸在 15s 之内, 抽出速度 4cm/s, 总抽长 47.5cm; 患者床定位位置变化, 平均小于 30s, 从 Load 位到 Setup 位要 45s, 床移动速度: 横向 X 轴 5cm/s, 纵向 Y 轴 10cm/s, 垂直 Z 轴 5cm/s, 转动 18°/s, 前后左右倾斜 0.5°/s; 患者的模具已准备妥, 并在治疗室外的运输小车上; Gantry 开始时已处于 Setup 位置, 治疗床椅在开始时处于 Load/Unload 位置, 上次患者用的补偿器和孔径仍安装在喷嘴上, 新患者治疗的资料已在上一个患者治疗结束时装载上去. 在上述假定条件下, 当患者进入治疗室, 到治完走出治疗室之间的主要操作步骤是: 患者进治疗室上床, 先作粗定位, 再作精准直, 然后装上专用准直器和补偿器, 喷嘴拉出, 正式照射, 最后拉进喷嘴, 下床离室. 由此可见, 在正常情况下每治疗室每小时治三四个患者. 有关固定治疗室和治眼治疗室的流程, 除固定器安装有所不同, 其他类似, 不再重复.

28.6　如何进行运行和维护

28.6.1　运行和维护程序

原则上, 治疗患者时有关"加束和停束"等操作是由医务人员动手执行的. 运行值班人员只是执行一切非治疗性的运行操作服务工作, 确保医务人员有一个良好的治疗环境. 在此原则上, 需要组织一个装备运行维修班负责执行下列任务: 所有预防性的维修任务、治疗性的维修任务、软件的维护、治疗控制系统的硬件升级和软件升级、格式化管理、包括开机和停机的设备非治疗性操作、登录和系统管理的运行性支持、备件的监视和维持等. 这个运行班子既可以通过合同, 请设备供应商派出常驻技术人员担任, 或请相关专业维护公司负责, 也可由用户自己组织, 也可以只请少数几个专家, 领导用户人员来负责.

但实际上, 运行维修工作十分复杂, 是令领导烦心的难题. 这是因装置设备一旦建成开业, 有关日常运行必需的专用消耗件和维修用的备件, 在现阶段还必须依靠原来的供应商. 此外设备的知识产权归属供应商, 如果设备损坏, 用户不付高价买产权, 也必须依靠原来的供应商来修理. 因此用户一旦和供应商签好定购合同, 如同和供应商签了一个"卖身契", 这辈子就难以不靠供应商全部自身独立. 从安全治疗角度, 请供应商负责运行维修, 真是省心又省力, 安全稳定又可靠, 只是每年要向供应商支付 5%~7%设备价的运行费. 反之, 在开始时用户难以建立一个不依靠供应商的独立运行维修班. 全依靠供应商运行则价太贵、全部由用户独立运行又不行, 只能找寻出一种尽量多的独立, 尽量少的依靠供应商的中间方法. 但聪明的供应商深知用户的策略, 制定相应的反策略, 往往使得和供应商的维修合同谈判成为一个斗智、斗勇和斗法的场所.

下面我们仅介绍一下有关供应商准备如何来为用户进行运行和维护的程序和方法, 为各用户提供一些有参考的信息, 一般而言, 供应商的运行和维护程序包含三个主要内容.

1. 派常驻技术人员

如果供应商来维护, 则供应商会提供一个驻现场的系统运行和维修小组, 组内有系统操作员和服务工程师等技术人员, 按照合同规定的运行和维修内容和规定的保证使用率进行设备维修. 这些常驻人员也要完成计划、实现设备的预防性维修任务和合宜有用的治疗性维修任务.

2. 硬件维护程序

如果供应商来维护, 供应商会不断地根据他们的丰富经验使维护过程不断优化, 如 IBA 目前有四百多个详细预防维护活动, 并已应用分类编入《质子治疗维护手册》. 手册中还有维护指导表和详细的维护过程实例, 这些都有利于通过维护工作来达到要求的可用率.

3. 后台人员支持

如果请供应商来维护, 若有难度很高的维修任务, 驻地的技术员不能解决困难, 则供应商总部有责任派高级专家来协助解决难题. 总部后台的支持可确保维护计划和一些紧急维修的高难度工作顺利进行.

从上面可以看出请供应商来运行维修有三大优点: 一是有这种装置的丰富运行维修经验; 二是有供应商的专家作后台; 三是运行可用率有保证. 这三点是用户自行维修难以解决的. 因此用户在建成初期还是以适当方式请供应商负责维修为妥. 随着自身经验的丰富, 逐步走向一定程度的独立, 最后以要求供应商提供消耗和备件并在用户方有重大故障时, 要求供应商提供收费快速上门(称为 "on call")的服务.

28.6.2　预防性和治疗性维修

预防性维修服务是指: ① 对设备进行定时检查和验证, 及早发现异常的部件; ② 对将发生故障或寿命已到或性能有变的部件立即更换. 这两种服务将事故消除在发生前是最重要的维修措施. 预防性维修服务的步骤和动作是根据长期的运行经验总结出来的, 可以在不影响正常工作的情况下, 在下列维修时间内进行: ① 原则上运行外的时间, 即每个至少连续 10h 的治疗日和连续 24h 周末工作之外的时间; ② 为了在设备上实现合宜的预防性维护, 除运行外的任何时间, 供应商方面还需要有一定的专用预防性停机维修时间(过去规定每年有两周时间, 至少要九个连续工作日, 对全部设备停机大修, 在此期间停止治疗, 目前技术有所进步, 时间会少一些, 由各公司自行规定).

治疗性维修服务是指在设备不能继续再正常工作(即有故障)的情况下, 运行人员应根据下述的手续对设备进行干预: 用户必须在最短时间内将任何不正常工作的信息通知值班负责人, 这些不正常信息还必须用书写的或电子格式(如运行记录、电子邮件或传真) 的文件确认. 在治疗性维修后, 还要对所有软件缺陷进行校正. 将结果通知有关人士. 此外还要对 TCS 软件定期进行升级.

28.6.3 非治疗性的操作

常驻支撑人员也要执行非治疗性的操作, 如开机停机和登记整理大量的运行记录, 系统管理和结构管理等有关运行的文件工作. 通过这些运行记录, 可以对系统运行中所有功能部件中发生的任何问题形成文件, 可以识别所有部件的故障和干扰, 可以收集到支持可用率分析的必需数据, 可以识别故障对患者治疗的安全和精确度的冲击.

在设备运行和维修期间所收集到的数据, 能够用来验证数据库和分析性的模型. 并用这些数据在有价值的地方改进性能. 此外, 驻地的人员应经常注意在其他质子治疗中心认可的专用管理或诊断的需求.

28.6.4 备件、消耗件、专用工具和调试仪器

治疗装置内含百万计的各种部件, 这些部件都有使用寿命, 都有突然失效的可能性. 因此在建成运行时, 用户必须订购一批消耗和备件, 建立起一个备件库, 此外还必须每年从供应商得到补充库存的消耗和备件. 原则上当用户急用某备件时,可从供应商总库、供应商本地库和用户备件库中调用. 但各有优缺点: 从总库调用, 时间长运费贵; 从用户库调用, 省时省力, 但要压死一笔钱. 现例举某公司提供的备件费用表 28-6-1, 从表上可看出备件总价是在 3%~5%的规定值内.

表 28-6-1 备件费用表

名称	英用	名称	英用
加速器部分	293148 金融单元	患者定位系统部分	44620 金融单元
能选器部分	151294 金融单元	治疗头部分	69499 金融单元
固定治疗部分	14563 金融单元	零件(螺细,0 圈等)	8061 金融单元
旋转治疗部分	161259 金融单元	控制系统部分	59165 金融单元
TSS 部分	1305 金融单元		
备件总计	802914 金融单元	**占装置总价**	3.21%

供应商一般在各大洲都有备件库, 保持一定数量和品种的备件, 以支持该地

区用户的运行. 因此, 如果委托供应商维修, 则用户可少设自己备件库存, 直接利用供应商的更全的备件库.

除去消耗和备用件. 在关键设备的大修时需用特殊工具, 在修后调试时又需用专用仪器. 这些特殊工具和专用仪器的价格有些昂贵, 使用率很低, 用户不值得购买. 在这种情况下, 如果维修一直委托供应商, 则也不存在问题. 但如果用户有能力自行大修, 自己不备这些专用工具和仪器, 如果供应商也不借, 则也自行修理不了.

28.6.5　合同适用范围和可用率保证

只要和供应商签订白金级维修合同, 供应商才有义务确保系统的可用率, 但合同上供应商会规定了严格的下述适用范围.

(1) 只有供应商供货中的设备的正常故障所引起的停机时间有效. 而下述一切故障所引起的停机时间都不属于供应商方的责任: 由于用户方或其代表因误操作、误管理引起的任何灾难和停机; 供应方的接口(软件硬件通用设备)在没有遵守规定条件下引起的停机; 在任何时候因用户要求进行额外测试额外停机等.

(2) 上述指的正常故障是指设备正常使用时, 因自然老化引起的缺陷失效和故障. 非正常故障是指不是由供应商或其第三方引起的故障, 如由于下述原因引起的故障: 设备的错误使用、在不适宜的环境中使用、自然灾害、超过额定、过载使用、氧化和腐蚀、错误的维修等.

(3) 可用率的保证. 只有签订白金级合同供应商才能保证系统的整体可用性. 如果达到开机治疗的百分比, 则算达到系统可用率的目的. 为此定义两个验收纪念日间的时间为一年, 在合同的第一个五年内的可用率目标见表 28-6-2.

表 28-6-2　合同的第一个五年内的可用率目标

时间	1 年	2 年	3~4 年	5 年以上
系统可用率目标/%	92	93	94	95

(4) 上述的可用率有效条件: 假定总计划治疗时间必须与在过去一年内治疗人员显示的平均治疗能力相一致; 只有供应商供应设备正常故障和供应软件的不正确性所引起的停机时间才有效; 对非正常故障所引起的停机时间无效. 停机时间的定义是: 停机的开始时间是当供应商组劝告用户此治疗室不能正常治疗的时刻. 停机的终止时间是当供应商组告知用户此治疗室已能正常治疗的时刻; 预防性维修时间不计算在停机时间内. 总的一年停机时间是这一年内所有停机时间之计划治疗时间, 计划治疗时间是每年内每个治疗室计划治疗小时乘以治疗室数目之和减去预防性维修小时.

(5) 上机计算公式是用百分比表示: 每年停机时间(分)/工作时间之和(分). 质

子治疗设备的使用优先级是治疗最高, 维修次之, 实验最低. 对一个实验站和四个治疗室的白金级维修合同每年需要几十到上百万欧元, 合同至少五年. 每年价格由下面的公式变动:

$$P = \frac{P_0 S}{S_0}$$

式中, P 为修正后价, P_0 为合同时价, S 为通货指数, S_0 为合同有效日的指数.

28.7　治疗中心的人员编制

一个治疗中心所需的人员编制并没有一个标准答案, 各国有不同国情和制度, 各有自己的最佳答案. 但是质子和重离子治疗是科学的治疗, 有共同的科技规律, 从而应有很大的相似性. 所以下面以比利时 IBA 公司 2000 年制定的等效全工人员编制清单作参考. 表 28-7-1 是有三个旋转治疗室、一个固定治疗室的质子治疗中心的等效全工作人员表.

表 28-7-1　IBA 公司 2000 年制定的等效全工人员编制清单

中心主任	1	计算机工程师	1	技术助理	5	社会工作	1
首席物理师	1	放射工程师	9	剂量师	8	营养学家	1
医学博士	2	CT 扫描工程师	2	治疗协调	2	财会员	2
医学硕士	1	模具工程师	2	机械工程师	2	护士	2
助理医生	1	固定装置工程师	1	控制工程师	1	秘书	2
办事员	1	数据处理工程师	1	总工程师	1	办事员	1
患者接待	1	加速器操作员	2	工程师	2	总计	55

开业后每年的总全职等效职工估计如表 28-7-2 所示.

表 28-7-2　开业后每年的总全职等效职工估计表

开始年 S	S+1	S+2	S+3	S+4	S+5	S+6	S+7
55	67	77	77	82	86	94	102

注: S 是 Start 的缩写, 即开业之日. 后面数字是开业后的年数.

第二部分参考文献

[1] 唐劲天. 肿瘤质子放射治疗学[M]. 北京: 中国医药科技出版社, 2004, 105-133.

[2] 刘世耀. 质子治疗设备的现状和发展[J]. 基础医学和临床, 2005, (2): 123-125.

[3] Pedroni E. Delivery systems and gantries [C]. Workshop on Hadron Beam Therapy of Cancer, Erice; Sicily, Italy, May , 2009.

[4] Flanz J. New Approaches in Particle Therapy [C]. PTCOG 47, PTCOG Educational WS, 2008.

[5] 刘世耀. 质子和重离子治疗用的加速器[J]. 世界医疗器械, 2009, (9): 58-61.

[6] Hamm R W, Crandall K R. Preliminary design of a dedicated proton therapy[R]. Linac AccSys Technology, Inc.

[7] Sampayan S. Dielectric wall accelerator technology [R].October 23, UCRL-CONF-235728, 2007.

[8] Coutrakon G. Production of particle beams for proton and heavy ion [C]. PTCOG 47, PTCOG Educational WS, 2008.

[9] 方守贤, 梁岫如. 神通广大的射线装置——带电粒子加速器[M]. 北京: 清华大学出版社, 2001.

[10] 郁庆长. 质子治疗技术基础[M]. 北京: 原子能出版社, 1999 .

[11] Hiramoto K. A compact proton synchrotron for cancer treatments [R]. Hitachi Research Laboratory, Hitachi, Ltd Ibaraki-Ken 319-12, Japan, 1998.

[12] Hiramotoio K, Ltd H. Synchrotron Technology for Proton Beam Therapy[C]. PTCOG 46, May 18, PTCOG Educational WS, 2007.

[13] Hiramoto K. Synchrotron Technology for Particle Therapy System[C]. PTCOG 49, May 17, Educational workshop, Chiba, Japan, 2010.

[14] Edgecock R. A novel accelerator technology for proton and ions therapy [R]. PPARC Healthcare Technology forum, 2005.

[15] Amaldi U, Kraft G. Recent applications of Synchrotrons in cancer therapy with carbon ions [J]. Europhysics news, 2005.

[16] Calabretta L. Cyclotrons summary. Workshop on Hadron Beam Therapy of Cancer, Erice; Sicily, Italy, May , 2009.

[17] IBA. The IBA proton therapy system technical description[R]. IBA, 2000.

[18] 刘世耀. 两年来国内外质子治疗的新进展[J]. 世界医疗器械, 2005, (4): 128-131.

[19] Jongen Y, Kleeven W, et al. Design studies of the compact superconducting cyclotron for hadron therapy[R]. IBA, Chemin du Cyclotron 3, B-1348 Louvain-la- Neuve, Belgium, 2006.

[20] Jongen Y. Recent progress in cyclotrons for carbon acceleration at IBA [C]. Workshop on Hadron Beam Therapy of Cancer Erice: Sicily, Italy, May, 2009.

[21] Slater J D. Development and operational Issues of the LLUMC proton facility[C]. PTCOG 45, Houston, Taxas, 2006.

[22] Wieszczycka W. Proton Radiotherapy Accelerators[M]. World Scientific Publishing Co. 344pp.pab.date: Aug, 2001.

[23] Pedroni E, Beam P. Delivery techniques and commissioning issues:scanning beams [C]. PTCOG 47,

PTCOG Educational WS, 2008.

[24]　Weinrich, et al. The heavy ion gantry of the HICAT facility [C]. EPAC, 2004.

[25]　Weinrich U. Ion optical and mechanical issues of the heidelberg gantry[C]. Workshop on Hadron Beam Therapy of Cancer. Erice, Sicily, Italy, 2009.

[26]　Noda K, Furukawa T. New heavy-ion cancer treatment facilty at himac[C]. Genoa, Italy. Proceedings of EPAC08, 2008.

[27]　Reimoser S. Design of a Riesenrad ion gantry for hadrontherapy [R]. CERN Report .

[28]　Reimoser S A. Status report on the riesenrad ion gantry design[C]. Vienna: Proceedings of EPAC 2000.

[29]　Peggs.Rapid cycling medical synchrotrons[C]. Workshop on Hadron Beam Therapy of Cancer. Sicily, Italy: Erice, 2009.

[30]　Jongen Y. Developments of C400 cyclotron for carbon therapy[R]. IBA Report.

[31]　Weinrich U, Gantry design for proton and carbon hardron therapy facilities [C]. Proceedings of EPAC , Edinburgh, Scotland, 2006.

[32]　Beams J F. Beam lines and beam delivery[C].PTCOG 47, PTCOG Educational WS ,2008.

[33]　IBA Lfd. Clinical performance in double scattering [R]. IBA 88.17.58.011 Rev A 32.

[34]　Li Z F. Beam delivery techniques:passive scattering proton beams[C]. Chiba, Japan: PTCOG 49 Educational workshop, 2010.

[35]　Haberer T. Scanning beam dose delivery [C]. Heidelberg Ion therapy Center, 2009.

[36]　Pedroni E. Proton beam delivery technique and commissioning issues:scanned protons[C]. PTCOG Educational meeting Jackson ville May 19, 2008.

[37]　Flanz J. Beam delivery systems:scattering, scanning, w/wo gantries [C]. Erice: Ion Beam Therapy Workshop, 2009.

[38]　Naumann J. Pencil-beam scanning systems in particle therapy–an overview[C]. Chiba, Japan: PTCOG 49 Educational workshop, 2010.

[39]　Pedroni E. Delivery systems and gantries[C].CPT - Paul Scherrer Institute – Erice, 2004-2009, 2009.

[40]　Meer D. New fast scanning techniques using a dedicated cyclotron at PSI [C]. Erice: Workshop on Hadron Beam Therapy of Cancer, 2009.

[41]　Lambert J. Intrafractional motion during proton beam[J].　Physics in Medicine and Biology Phys. Med. Biol., 2005, 50: 4853–4862.

[42]　Zenklusen S. Preliminary investigation fordeveloping repainted beamscanning on the PSI gantry 2[C]. PTCOG 47, 24th may 2008.

[43]　Flanz M G H. Scanning beam technologies[C]. PTCOG 47, 2008.

[44]　Matsuda K. Pencil beam scanning system for the MD anderson center [C]. PTCOG 47, 2008.

[45]　Kooy H, Clasie B, Flanz J. QA for Scanned Beams [C].　F. H. Burr Proton Therapy Center Department of Radiation Oncology, 2009.

[46]　Hishikawa Y. Proton and carbon-ions treatment at hyogo [C]. Houston ,Taxas: PTCOG 45, 2006.

[47]　Bornes P D. Physics data needs for proton radiography [R]. USA: LLNL, 2004.

[48]　Morris C, et al. Proton Radiography[J]. Los Alomos Science, 2006, (30): 32-45.

[49]　刘世耀.重离子治疗的质子和正电子放射照相学[J]. 世界医疗器械, 2009, (8): 58-61.

[50]　Schneider U, Pedroni E. Proton radiography as a tool for quality control in proton therapy [J]. Med. Phys., 1995, 22 (4).

[51] Pedroni E. Proton radiography on the PSI gantry[R]. Switzerland: PSI.

[52] 郭忠言. In Beam PET 的发展[M]. 兰州: 中国科学院近代物理研究所内部报告, 2007.

[53] Kumada P N. A trend of a Particle Therapy of Cancer[C]. Houston, Taxas: PTCOG 45, 2006.

[54] Delaney T F, Kooy H M. Proton and Charged Particle Radiotherapy[M]. Lippincott Williams & Wilkins, Philadelphia. PA 1g106 USA, 2007.

[55] Thornton A F. Progress at MPRI[C]. Houston, Taxas: PTCOG 45, 2006.

[56] Friesel D L, Anferov V, et al. Design and construction progress on the IUCF Midwest proton radiation institute [C]. Paris, France: Proceedings of EPAC 2002, 2002.

[57] Herrmann K. Enhancing flexibility and precision- robots for patient[R]. Positioning and Imaging, SIMENS, 2007.

[58] Elekta Ltd. Image-Guided Radiotherapy (IGRT)[R]. Elekta, 2008.

[59] Elekta Ltd. Image-Guided radiotherapy (IGRT)[R]. Elekta, Inc.www.elekta.com.

[60] Stern R. Image guided radiation therapy at UC davis[C].AAPM-SCC Midwinter Symposium Nov. 1, 2008.

[61] Postedon March 24. 2010. By sitemster. Dynamic adaptive radiation therapy: an introduction [R]. The "New" Prostate Cancer Infolink, 2010.

[62] Varian Medical Systems. Image-Guided Radiation Therapy and Dynamic Adaptive Radiotherapy— Targeting Moving Tumors[R]. Varian Medical Systems.

[63] Varian sys. Varian Eclipse Overview[R]. Varian Medical System, 2008.

[64] Varian sys. Press Release Varian Medical Systems, Inc.[R]. Release Date, 2007.

[65] Ipe. N, et al. PTCOG publications sub-committee task group on shielding design and radiation safety of arged particle therapy facilities [R]. PTCOG Report 1, Final Version, 2010.

[66] IBA Lfd. General risk analysis [R]. IBA 88.17.05.001.

[67] IBA Lfd . TSS user requirement document [R]. IBA 88.17.67.004 Report.

[68] IBA Lfd . Performance requirement, TSS user requirement document [R]. IBA 88.17.67.004 Rev D.

[69] IBA Lfd . TSS Relay Box [R]. IBA 88.17.67.006.

[70] IBA Lfd. Site requirements and installation of supplies, interface building document for the proton therapy system [R]. IBA Document 88.17.00.071 ReV.1.

[71] Cirronea G A P. The catana proton therapy facility: four years of clinical and dosimetric experience [R].Centro di AdroTerapia ed Applicazioni Nucleari Avanzate.

[72] Vatnitsky S. Calibration dosimetry of proton and light-ion beams [C]. Jacksonville, Florida. PTCOG 47 Educational Workshop, 2008.

[73] Vatnitskiy S. Dosimetry and QA of proton and heavier ion beams[C]. Chiba, Japan: PTCOG 49 Educational workshop, 2010.

[74] Gaza R. et al. Dosimetric characterization of individual proton pancil beam at PTCH[C]. Houston, Taxas: PTCOG 45, 2006.

[75] Abadir R G, Gy C. The British Journal of Radiology, June, 1991.

[76] Levitt S H. Techincal Basis of Radiation Therapy; Practice Clinical Application[M]. Springer Oklahoma 73458 USA, 2008, 75.

[77] Schaffner B. Proton dose calculation algorithms and configuration data[C].PTCOG 46 –Educational workshop in Wanjie, 2007.

[78] Jonathan J, Risler R. A control system for a radiation therapy machine [R]. University of Washington

Technical. Report 2001-05-01, 2001.

[79] Broderick B, Katuin J, et al. Design of a treatment control system for a protontherapy facility[R]. Dinburgh, Scotland: Proceedings of EPAC 2006, 2006.

[80] IBA Ltd. IBA TCS Global Architecture [R]. IBA 88.17.62.023 Report.

[81] IBA Control system Glossary of terms [R].IBA 88.17.61.012 Report.

[82] IBA Therapy Control System management Plan [R]. IBA 88.17.81.004 Report.

[83] 刘世耀. 质子治疗的质量验证和控制[J].世界医疗器械, 2005, (12): 63-65.

[84] Al Smith M. Technical Issues For Facility Start Up[C].PTCOG 46 –Educational Workshop Wanji China -May 18-20, 2007.

[85] Sahoo Norayan, et al. Clinical commissioning of Eclipse TPS for proton at PTCH[C]. Houston, Taxas: PTCOG 45, 2006.

[86] Sahoo Norayan, et al. Beam Characteristic of the passively scattered proton beam at PTC-H[C]. Houston,Taxas: PTCOG 45, 2006.

[87] Bues M. Pancil beam scanning at PTCH[C]. Houston,Taxas: PTCOG 45, 2006.

[88] Gillin M, et al. Daily QA activities at PTC-H[C]. Houston,Taxas: PTCOG 45, 2006.

[89] Slopsema R. Proton beam delivery techniques and commissioning issues: scattered beams[C] PTCOG 47, PTCOG Educational WS, 2008.

[90] Li Z. Periodic QA Program for Scattering Proton Beam [C]. PTCOG 47, PTCOG Educational WS, 2008

[91] Lu H M. Patients-Specific QA [C]. PTCOG 47, PTCOG Educational WS, 2008 .

[92] Clasie B, Bentefour H, et al. Experimental mapping of proton therapy system capability to pencil beam scanning requirement [R]. Ion Beam Application s.a. Belgium.

[93] Clasie B, Bentefour H, et al. Quality assurance test patterns for pencil beam scanning[R]. Ion Beam Application s.a. Belgium.

[94] Bentefour H, Clasie B, et al. Experimental comparison of pencil beam scanning method using the gamma-index criterion [R].Ion Beam Application s.a. Belgium.

[95] Lee B. Clinical commissioning and quality assurance of proton beam in NCC[C]. Korea, PTCOG 46 : May 22, 2007.

[96] Varian ARIA Oncology information system [R]. Varian medical system ,2008.

[97] IBA Therapy control system operation scenario under VI software [R]. IBA 88.17.6.031 Rev. C.

[98] Hokkaido H. University to Develop New Proton Therapy Treatment System. Posted on Daily News Update: Advance for imaging and radiation oncology, September 23, 2010.

第三部分

专用质子和重离子治疗中心

第 29 章　美国和加拿大的质子治疗中心

29.1　美国 Loma Linda 大学专用质子治疗中心

29.1.1　引言

20 世纪 90 年代, 美国每年有 22.5 万名肿瘤患者在常规放射治疗后局部失控. 每年在放射治疗后能局部控制的 30 万名患者中, 如果再用质子治疗, 也有近 10 万名患者能进一步受益. 质子的优良物理性能已在美国许多试验性的质子治疗中表现出来. 1990 年, 美国国家癌症研究所官方正式宣布允许对若干种癌的质子治疗从试验性升为临床性, 从而美国正式进入质子临床治疗的新时代. 在此背景下, 美国 Loma Linda 质子治疗中心迅速建成, 成为美国第一个, 也是世界第一个专用质子治疗中心. 图 29-1-1 是 Loma Linda 质子治疗中心的外貌图.

Loma Linda 质子治疗中心在 1988 年破土动工, 1990 年建成并治疗第一个前列腺肿瘤患者. 初期由于加速器流强太弱和系统整合中存在问题, 工作一直不正常, 治疗患者也不多. 稍后工作正常, 并选定 66%的治疗患者是前列腺肿瘤患者后, 治疗人数快速上升. 1996 年治疗患者 1000 名, 患者累计为 2000 名. 到 1997 年患者累计为 3000 名, 2001 年患者累计为 6000 名. 2002 年由每日治疗 140 人次, 走向每日治疗 250 人次. 到 2009 年 3 月, 统计的总治疗患者数是 13500 人, 占全球 2009 年前质子治疗患者总数的 1/5 左右.

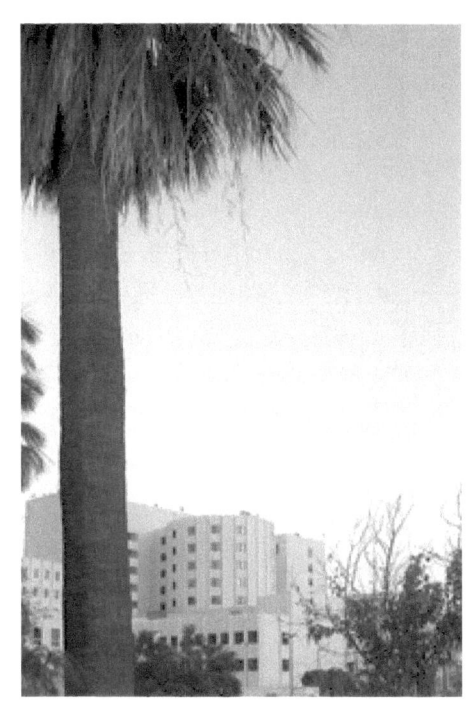

图 29-1-1　Loma Linda 质子治疗中心的
外貌图

29.1.2　总体平面

图 29-1-2 是美国 Loma Linda 质子治疗

中心的总体平面图. 能量 70~235MeV 同步加速器引出的质子流, 通过一个束流输运系统分别将质子送入五个治疗室, 先后次序是第一旋转束治疗室、固定束治疗室、第二旋转束治疗室、第三旋转束治疗室和剂量校正用的实验室. Loma Linda 大学专用质子中心的固定束共有两个分支: 一个治疗眼, 一个治疗中枢神经和头颈部肿瘤. 旋转束治疗室的照视野是 40cm, 用于治疗肺、食道、肝、乳房等部位的肿瘤. 曾用一个旋转束治疗室专供美国太空总署作模拟太空质子的环境用, 研究太空中的质子对飞船的影响. 早期治疗时采用的 CT 扫描层厚 2~3mm. 补偿器的材料用高级石蜡, 准直孔径的材料用类似有机塑料的称为 Cerroben 的材料.

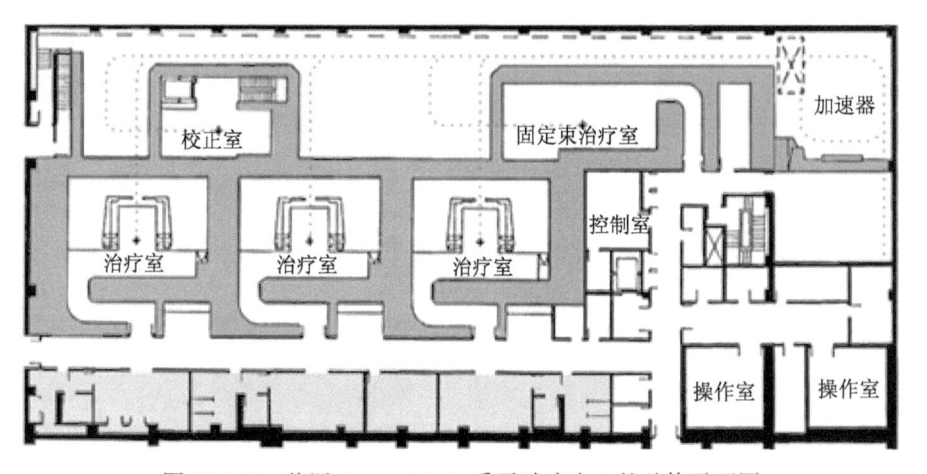

图 29-1-2   美国 Loma Linda 质子治疗中心的总体平面图

每个正常工作日的晚上要对机器进行校正, 以确保准确的剂量传递. 所有设备的运行参数必须经过验证后才能使用. 旋转台上的患者每次治疗时间是 15~20min. 该中心安装一套美国 Optivus 公司研制的专用质子治疗装置. Loma Linda 治疗中心的加速器是委托美国芝加哥费米高能物理实验室设计的, 当时为加工方便、节省投资, 采用边缘型的弱聚焦慢周期同步加速器. 图 29-1-3 是美国 Loma Linda 的加速器

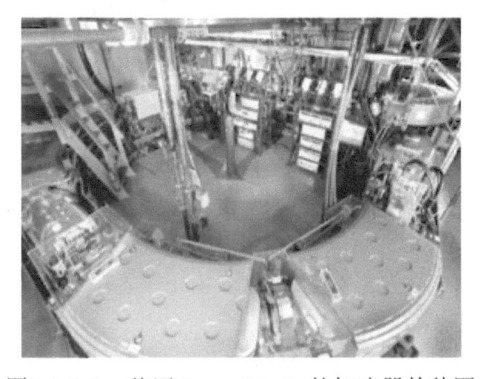

图 29-1-3   美国 Loma Linda 的加速器外貌图

外貌图. 其性能在本书第二部分 14.6.3 节已有详细介绍不再重复. 中心建成后,
治疗中心已经耗费一亿美元对各个主要部件作了升级改造,加速器、旋转机架、患
者定位系统和整体控制系统都作了改进.

图 29-1-4 是改造后的患者定位系统, 图 29-1-5 是改进后的旋转机架和治疗空
间外貌图. 由图可以看出, 更新换代后已用一个机器人来控制患者定位床[1].

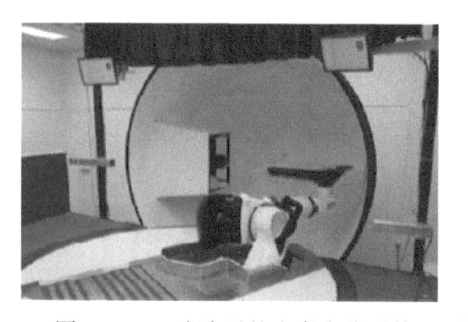 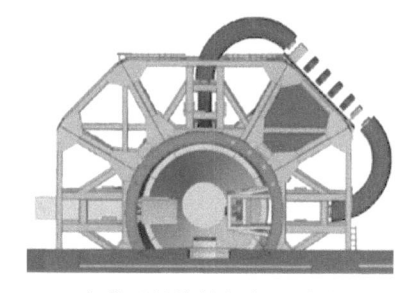

图 29-1-4　改造后的患者定位系统　　图 29-1-5　改进后的旋转机架和治疗空间外貌图

Optivus 公司以 Loma Linda 质子治疗中心的装置为基础开发出一台商品专用
质子装置, 起名为 "Conforma 3000 型质子治疗装置". 下面摘录了有关 Optivus 公
司对 "Conforma 3000 型质子治疗装置"的介绍[2].

29.1.3　Conforma 3000 型质子治疗装置

1. 安全和可靠的同步加速器

一般以回旋加速器为基础的治疗系统在停机后, 辐射强度的冷却时间为 2 天①.

Conforma 3000 装置在停机后能立即进去. 加速器能不停地连续工作多周,同
步加速器能准确可靠地适用于下列各种的质子治疗方法.

(1) 质子的调强治疗(IMPT). 将 X 射线调强的优点扩展到质子治疗, 允许医
务者在单个肿瘤内变更剂量强度, 减少治疗毒性.

(2) 能比其他的质子治疗系统多治疗一倍数量的患者.

(3) 图像引导质子治疗. Conforma 3000 的图像注册登录系统能将患者的真实
准直情况与治疗登录点中规定要求值进行比较, 自动地将治疗靶移动到患者治疗
所需的计划值,误差仅在 1mm 内.这个精确定位到靶位的方法能减少治疗时间. 与
过去的旧方法相比, 从每小时治疗 4 人增到 6 人, 可增加 50%的患者治疗数.

2. 模块式结构

Optivus 的技术人员能在不中断计划治疗的情况下对 Conforma 3000 系统进行
升级. Optivus 的治疗装置中安装了超过 9000 万美元的十多种升级方案, 每一种

---

① 这仅是 Conforma 说明书上的说法. 仅代表他们的看法.

更新方案都能在不中断患者治疗的情况下进行测试和总调. 这种模块化的系统结构允许 Conforma 3000 在不断提供更完善的更新升级情况下始终维持其顶尖的技术.

3. 灵活的可选结构

Conforma 3000 模块结构允许用户在开始时采用小型的治疗装置结构, 然后按需扩大. 例如, 开始时的治疗装置是一个固定束治疗室和三个旋转束治疗室, 然后再扩充到五个旋转束治疗室.

4. 友善的治疗环境

Conforma 3000 是一个具有友善治疗环境的质子治疗装置, 它的精确靶位和低残余辐射能使患者、放疗师、维修人员十分安全. 不像在其他的系统中, 患者专用补偿器和准直器用的黄铜和丙稀酸塑料材料要形成大量的衰变时间长的放射性废物, 而 Conforma 3000 采用冷却循环周期仅数天的可循环使用的材料.

5. 全球培训, 维修和支持

Optivus 公司提供每天二十四小时, 一周七天的现场维修和支持. 还提供用遥控计算机方法的技术支持.

6. 患者治疗计划

采用美国 PerMedics 公司生产的取名为 "Odyssey" 的治疗计划系统. 这是一个以环绕患者为中心模型建造的放射治疗计划应用软件, 已经得到美国 FDA 批准[①]. Conforma 3000 和 Odyssey 预整合后, 只要用一个简易桌面计算机的接口, 就可将患者的 MRI、CT 和 PET 图像输入到 Odyssey 中. 输入的图像经过校正后, 可以协助医生对输入的坐标和剂量进行优化. Odyssey 的计划工具能以很高的精度开发患者的专用补偿器和准直孔径.

7. 总体整合的控制系统

总体整合的控制系统相当于整个治疗装置的中央神经系统. 治疗方案确定后, 治疗控制系统能自动接受患者治疗方案送来的有关参数, 自动地产生质子束流参数, 将必需的信息送到治疗装置的其他分系统, 以便执行和完成这个方案. 同时还监视患者治疗方案所需执行的功能是否正确无误. 治疗结束后, 立即将治疗结果记录在患者病案报告中, 随后再整合到部门的电子患者卡片中, 整理归档. 为了确保最大的效率和安全, 在治疗和非治疗运行期间, 控制系统的诊断工具都会提供快速的运行状态信息.

---

① FDA 是 Food and Drug Administration 的简称, 称美国食品和医药管理局, 负责食品和医药安全.

29.2　美国 M.D.Anderson 质子治疗中心

29.2.1　引言

美国 M.D.Anderson 医院是美国著名的医院, 其肿瘤治疗部门也是很有名的. 2003 年医院决定建造一个专用质子治疗中心.日本日立公司在众多供应商中获取装置供应权. 日本日立公司 2001 年 9 月在日本筑波大学建成第一台专用质子治疗装置, 2004 年又在日本若狭湾建造第二台质子治疗装置. 在筑波大学建成的质子治疗装置, 治疗性能十分良好, 加速器的性能在国际同类产品中领先, 加速器引出的束流位置十分稳定. 呼吸门控制束流技术使该质子治疗装置成为国际先进的治疗肺癌的装备. 日立向美国 M.D.Anderson 质子治疗中心供应设备, 成为日本第一个取得美国 FDA 批准和第一个在北美地区立足的生产质子治疗装置的公司. 从总体来看, M. D. Anderson 质子治疗中心实际上由四大供应商合作建成, 除日立公司供应主系统外, PTS 公司供应 IMPAC 的数据管理系统软件, Varian 公司供应 TPS 和 GE Healthcare 公司供应影像系统. 图 29-2-1 是美国 M.D.Anderson 质子治疗中心的夜间外貌照片.

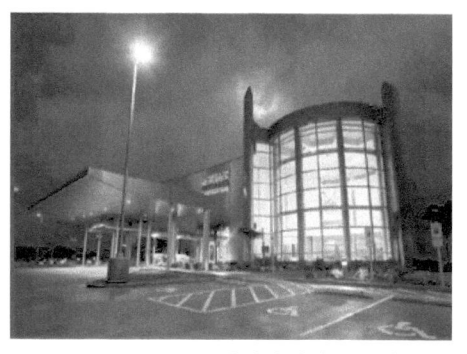

图 29-2-1　M. D. Anderson 质子治疗中心的夜间外貌照片

从破土动工到治疗第一个患者仅用 3 年时间. 2006 年 5 月 4 日第一个旋转束治疗室开始治疗, 2006 年 7 月 22 日固定束治疗室开始治疗; 2006 年 9 月 18 日第二旋转束治疗室开始治疗; 2007 年 3 月第三旋转束治疗室开始用扫描法治疗; 2007 年 5 月开始治疗眼部肿瘤. 中心规定每个工作日的上午 8 点到下午 6 点是专供治疗和有关医学治疗活动的时间. 每月的平均工作开机率是 97.8%, 工作效率 2006 年 5 月 4 日开业日仅 1 人次, 2006 年 10 月 5 日即增加到 40 人次, 2009 年后可过 100 人次. 图 29-2-2是在建造期间, 中心的功能测试和束流测试的计划时间. 由图 29-2-2

和表 29-2-1 可以看出关键装备的建造时间, 对正在或计划建造质子治疗中心的单位有参考价值[3].

表 29-2-1　关键装备的建造时间

加速器	从真空抽上算起	到 250MeV 出束	共 3.5 个月
第一旋转治疗室	安装完后算起	到功能测试完 6.8 个月	再加 6 个月束测试完
第二旋转治疗室	安装完后算起	功能测试 9.5 个月	再加 1 个月束测试完
第三旋转治疗室	安装完后算起	功能测试 6 个月	再加 1 年束测试完
固定治疗室	安装完后算起	功能测试 6 个月	再加 3 个月束测试完
眼睛治疗室	安装完后算起	功能测试 4 个月	再加 3 个月束测试完

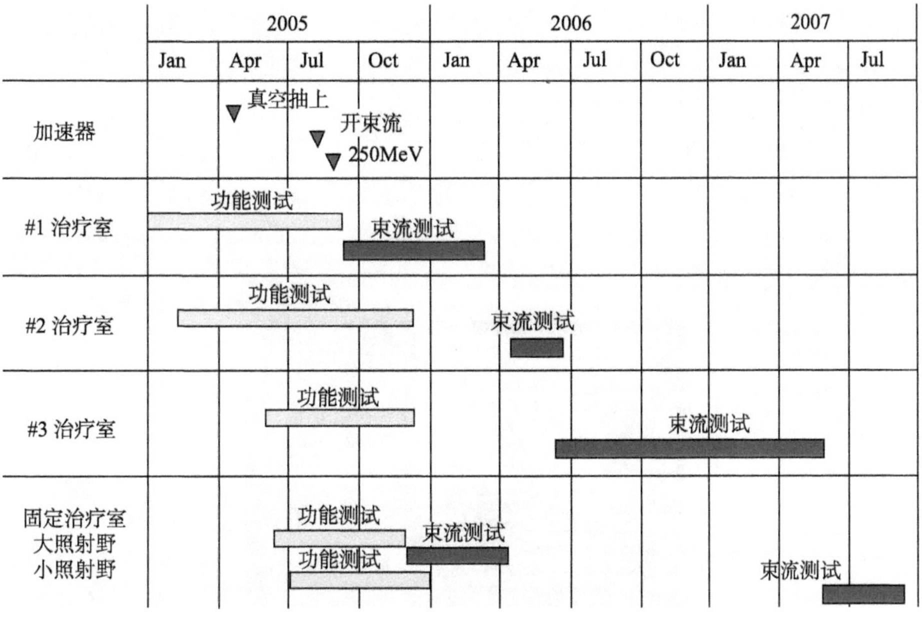

图 29-2-2　在建造期间, 中心的功能测试和束流测试的计划时间

29.2.2　中心总体安排

图 29-2-3 是美国 M.D.Anderson 质子治疗中心平面总体图, 一台 7 MeV 的直线加速器将质子注入到最高能量 250MeV 的同步加速器, 通过束流输运线分别送入五个治疗室. 按先后次序是第一旋转散射束治疗室、第二旋转散射束治疗室、第三旋转扫描束治疗室、大视野散射固定治疗室、小视野散射(眼睛)固定治疗室和实验散射束室.

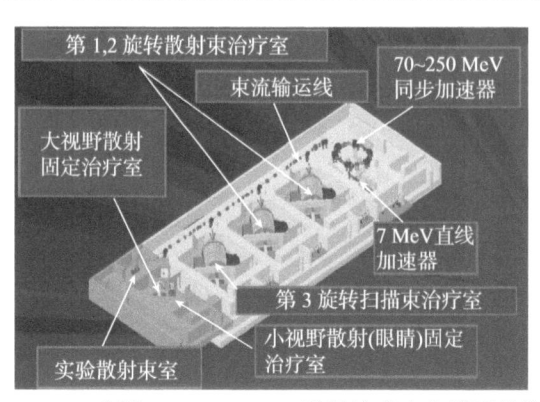

图 29-2-3　美国 M.D.Anderson 质子治疗中心平面总体图

29.2.3　同步加速器

加速器的主要技术参数是：能量 70~250 MeV；能量分辨率 0.4 MeV；每脉冲质子数 $> 8 \times 10^{10}$. 脉冲宽度 0.5~5 s 可变；束流慢引出长度 2~6.5 s 可变；对于 14cm × 14cm × 16 cm 的照射体积，剂量率 2 Gy/min. 有关此加速器详情，请见本书第二部分 14.6 节. 在用铅笔束调强扫描质子治疗时，对加速器的束流性能提出了比物理实验更高的要求，如束流中心位置的稳定性、束流强度的短时间和长时间的稳定性. 此外还要方便运行、十分可靠等. 日立面对这些质子治疗的高要求，2001 年在筑波大学 PMRC 研制的那台加速器上实现下列特点：　采用"高频驱动的慢引出日立专利技术"使加速引出的时间在 2~6.5s 可变；允许束流在高速的时间内开关切换，达到高度的束流稳定度和重复度；束流中心位置的稳定性优于 0.5 mm，适用于铅笔束流的调强扫描；治疗肺癌时使照射剂量和肺的呼吸体积保持严格的同步，消除靶移动的影响. 日立所研制的呼吸门控制技术和日立加速器的可变运行周期相配合，允许患者在正常自由的呼吸情况下，高效地进行质子治疗，成为应用呼吸门控制治疗肺癌最先进的场所[4].

29.2.4　呼吸门控制技术

图 29-2-4 是呼吸门控制技术的工作原理图. 图中最上的曲线是患者的呼吸信号，每个呼吸信号的周期约 2s. 信号大时对应吸气(inspiration)，信号小时对应呼气(expiration). 下面一个是引出门的控制信号，门信号的正脉冲部分是对应肺在呼气，这时肺体积保持最小值，同时又保持相对较小的时间间隔. 再下面一个曲线是同步加速器的运行模式，即在质子注入加速后，束流在平顶段引出，保持在环内循环旋转，直到有触发信号后，才真正引出对患者肿瘤进行照射. 该图表示在任何运行周期情况下都能做到呼吸门控制和肿瘤照射之间的同步关系. 最后一个图是束流的引出信号，只有当有信号时，才有引出. 从图可以看出，只有在正脉冲时，即呼气期间，肿瘤体积最小时才有照射. 反之，在吸气体积变大时，没有照射. 这确保

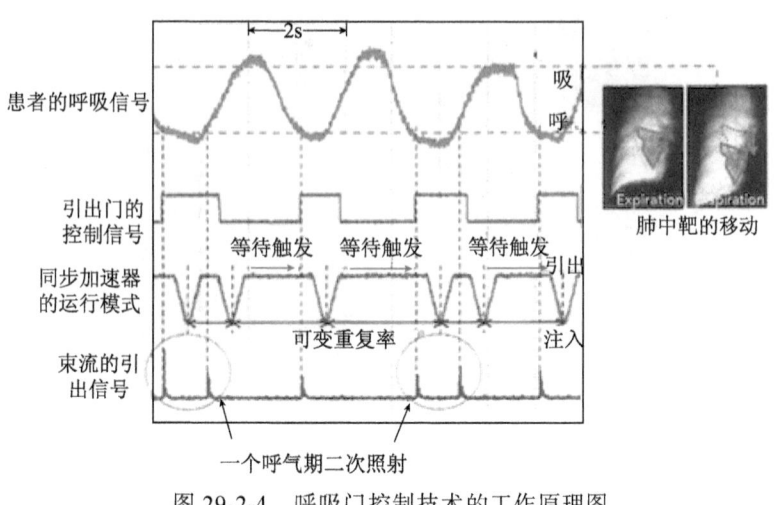

图 29-2-4 呼吸门控制技术的工作原理图

了照射体积和肿瘤体积保持严格同步的要求.

29.2.5 引出束流强度反馈系统

点扫描要求束流强度有很高的稳定性,不然不同的肿瘤点照射不同的剂量,引起不均匀的剂量. 为此必须设法使引出束强稳定. 对回旋加速器,只要控制离子源的灯丝电压、电流,容易达到稳定的离子源强度. 但是在同步加速器情况下,入射后在环内循环的束流不能用阻挡法减少,需用束流强度反馈稳定方法. 首先要解决如何能无损失地控制引出束流的方法,日立使用了改变束流相空间的方法,如图 29-2-5 所示,在同步加速器环内安一个高频激励器,加速器引出电流通过输运线、旋转机架和治疗头将束流打在等中心点,在治疗头内有一个测束强的探头,将其信号反馈控制环上高频极的功率. 当高频功率变化,相应改变旋转束流的相空间,从而改变引出束流强度. 形成一个自动闭路束强反馈稳定系统,达到束强稳定的目的.

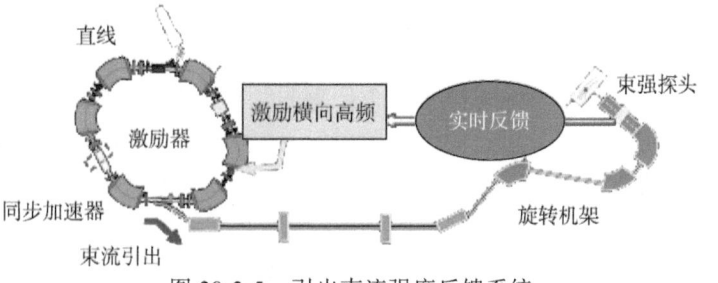

图 29-2-5 引出束流强度反馈系统

29.2.6 治疗头

M.D.Anderson质子治疗中心有两种治疗头,旋转束治疗室 G1 和旋转束治疗室

G2, 两个固定束治疗室都用相同的散射束治疗头. 旋转束治疗室 G3 用另一种扫描束治疗头. 图 29-2-6 是散射束治疗头内部结构图. 不同能量的入射束流先经过一个能自动校正束流中心的截面中心探头, 再通过一个流强参考探头, 进入量程调

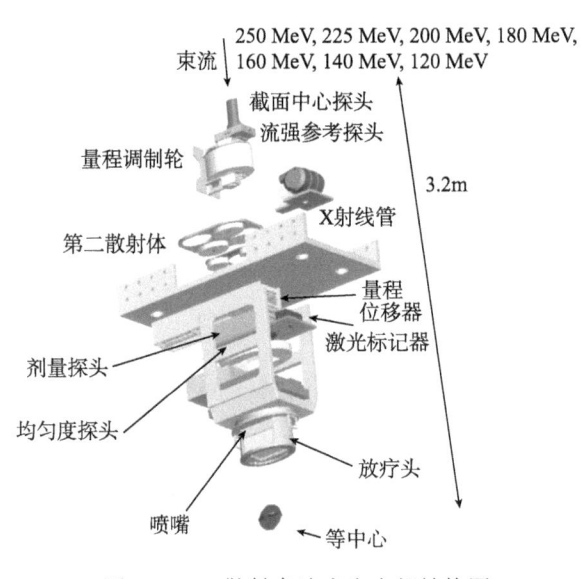

图 29-2-6　散射束治疗头内部结构图

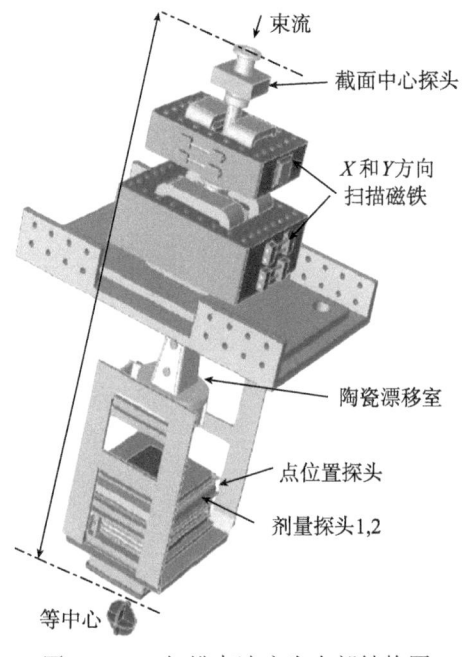

图 29-2-7　扫描束治疗头内部结构图

制轮(兼作第一散射体)形成一个最大量程为 33g/cm^2、SOBP 从 1~16 cm、分辨 1cm 的扩充布拉格峰, 再进入第二(输廓型)散射体, 形成三种 25cm×25cm、14cm×14cm、4cm×4cm 横向视野的束流. 先后经过量程位移器进行能量微调、剂量探头测剂量、均匀度探头测横向剂量均匀度, 经过放疗头和喷嘴后将质子打在等中心的肿瘤处. 此外治疗头内还有患者定位用 X 射线管和激光标记器. 图 29-2-7 是扫描束治疗头内部结构图. 入射束流先经过一个能自动校正束流中心的截面中心探头, 然后进入 X 和 Y 方向的扫描磁铁, 经扫描后的束流在抽真空的陶瓷材料制的漂移室内前进, 先后经过点位置探头来测量束点位置和两个冗余剂量探头测剂量后, 打在等中心处. 其技术参数是最大量程 36 g/cm^2, 可调分辨率 0.1g/cm^2, 最大视野 30cm×30cm, 束流在空气中直径 6~10mm, SAD 大于 250cm, 对 1.1 L 照射 2Gy 需 1min, 剂量均匀度 ±3%.

29.2.7 治疗计划和设备的治疗可用率

M.D.Anderson 质子治疗中心采用美国 Varian 公司的 Eclipse TPS 治疗计划系统. 每个患者的治疗疗程要包含许多治疗次数. TPS 给出每次不同的照射角和剂量, 以及所需的专用准直器和补偿器的尺寸. 图像标准采用 DICOM3.0 (digital imaging and communication in medicine). 制定治疗计划的过程是: 从 CT 图像确定肿瘤的位置, 制定一个方案, 计算剂量分布, 确定治疗参数、准直器和补偿器的物理尺寸.

图 29-2-8 是中心设备治疗可用率 (equipment clinical availability, ECA). 由图可见, 最高治疗可用率达 100%(治眼睛的固定头束治疗头 F2), 其他所有治疗头的 ECA 最低 98%, 最高 99%, 平均 98.5%. 从此数据可以看到目前加速器的可靠性越来越高. 相信不久的将来, 加速器会像大型家用电器那样可靠[5].

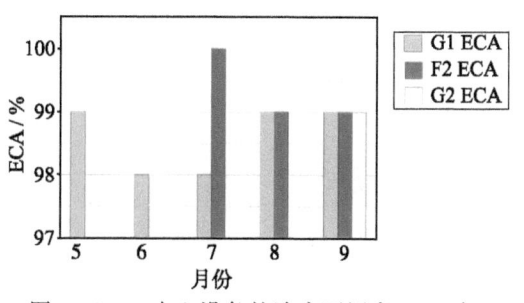

图 29-2-8　中心设备的治疗可用率(2006 年)

29.3　美国 Florida 质子治疗中心

29.3.1　引言

美国 Florida 质子治疗中心(UFPTI) 在 2003 年 12 月和比利时 IBA 签订合同,

2005 年 3 月开始安装, 2005 年 5 月安装旋转机架, 2006 年 1 月全部建筑建成, 2006 年 8 月治疗第一个患者. 从设备安装到第一个患者只用了一年半时间. 图 29-3-1 是中心建筑的外貌照片. 图 29-3-2 是 UFPTI 的总体平面图, 质子治疗系统是 "IBA Proteus 235 型质子治疗系统". 从图 29-3-2 可见, 右边的一台 235MeV 的回旋加速器, 通过图北面的一条输运线将质子流送入三个旋转束治疗室和一个治眼肿瘤的固定束治疗室. 三个旋转治疗室中, 一个专供儿科治疗, 一个专供前列腺治疗, 一个供头颈部和肺肿瘤等治疗. 到 2008 年年底, 每天可治疗一百多位患者, 目前前列腺肿瘤的一个疗程要用 28~39 次, 每次需 15min 左右, 此外该中心还配有 Elekta Synergy 生产的带有照相系统的 Philips 大型锥状 PET-CT. Varian Eclipse 治疗计划系统和 Philips 孔雀系统分别用于质子治疗计划和常规治疗计划. 采用 IMPAC MOSAIQ 的装置管理系统. 质子治疗方法是最大体内量程 28.4cm 的双散射治疗法、量程还能更大一些的均匀扫描和铅笔扫描治疗法. 在双散射治疗时最大照射野是直径为 25cm 的圆, 剂量率是 4Gy/min. 均匀扫描束的最大照射野是 30cm × 40cm[6].

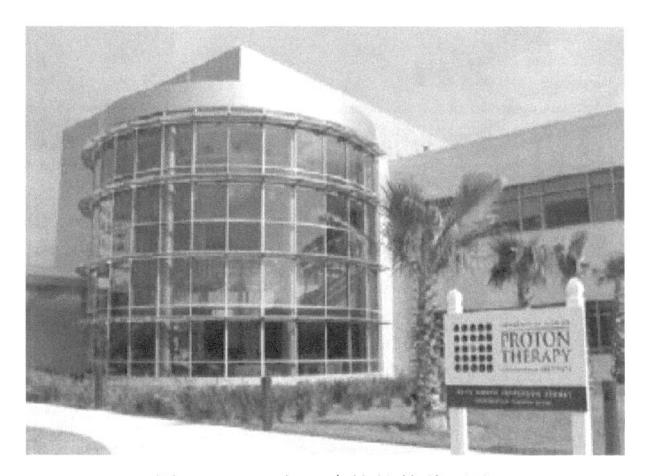

图 29-3-1　中心建筑的外貌照片

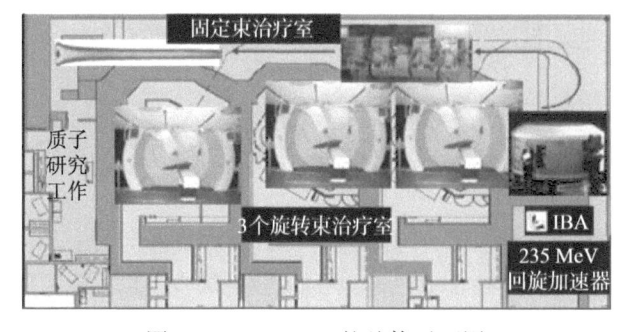

图 29-3-2　UFPTI 的总体平面图

29.3.2 治疗头

用 IBA 万能治疗头, 同时安装四种类型的治疗部件, 即单散射、双散射、均匀扫描(即摆动扫描)和铅笔扫描. 用户根据本身需要, 按需装上. 治疗头的内部结构见图 29-3-3. 由图可见, 输入质子流经过测量束流中心和强度的游离室 IC1, 随后进入第一个散射体. 第一散射体是由六块不同厚度的铅箔通过二进位组合成不同总厚铅散射体. 第二块散射体和第一散射体之间有一定的距离, 利用此空间安放一个量程调制器, 量程调制器上有三个小轮, 每个小轮上有三个能量调制用的阶梯状刻槽, 三小轮又装在一个大轮上(这个量程调制器同时也起到散射作用, 形成第一散射体的一个组成部分). 此外, 此空间也安装有均匀扫描和铅笔束扫描用的扫描磁铁. 在第二散射体后面, 有一个减少辐射本底值和验证质子能量用的可变准直器, 再后面有两个测量束流横向和纵向均匀度的游离室(IC2 & IC3). 在治疗头的最后安有患者孔径和补偿器, 有一个喷嘴, 可选 10 cm、18 cm、25 cm 不同尺寸直径环, 用来匹配患者专用部件尺寸, 使治疗头的出口接近患者皮肤, 使二者的空气间隙尽可能小, 减少散射本底. 喷嘴和游离室间留有相当大空间, 以装卸患者定位准直用的 X 射线管.

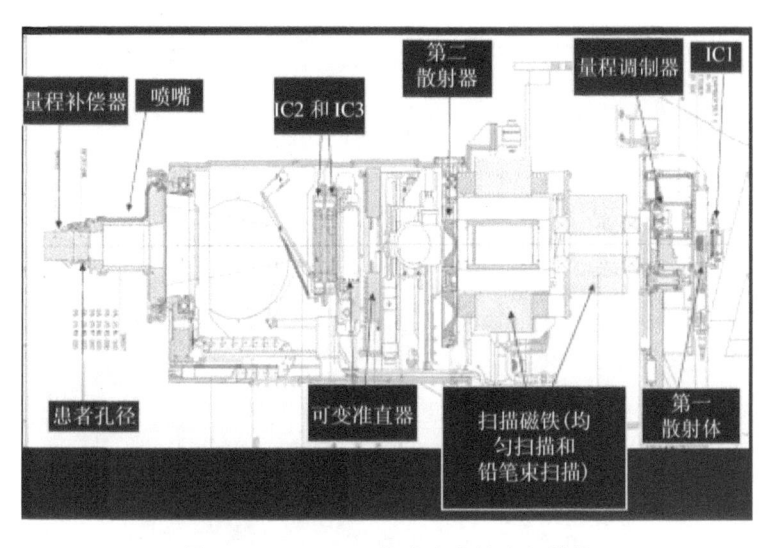

图 29-3-3 IBA 万能治疗头的内部结构

29.3.3 散射束的可选量程

由于治疗精度和工艺需要, IBA 的治疗头中的双散射束分为 8 个量程挡, 每两个相邻量程挡的治疗参数能平滑连接. 表 29-3-1 是 IBA 散射束的可选量程表. 由表可见, 单散射分为 5 个挡, 即 S1~S5; 双散射分为 8 个挡, 即 B1~B8(早期称

A1~A8). 每个挡有五个治疗参数, 即最小量程、最大量程、最大调制度、最大照射野的直径和后沿下降, 其中最大调制度是指能治的最厚肿瘤的厚度, Full 表示能实现满量程调制.

从整体来看, 双散射的最小量程是 4.6g/cm², 最大量程 28.4g/cm², 最大照射野直径 22cm; 单散射的最小量程 3.5g/cm², 最大量程 20g/cm², 最大照射野(直径)6~7cm, 对应的最高能量都是 235MeV.

表 29-3-1　IBA 散射束的可选量程表

	Option ID	最小量程 /(g/cm²)	最大量程 /(g/cm²)	最大调制度 /(g/cm²)	最大直径 /cm	后沿下降/cm
双散射	B1	4.6	5.9	Full	22	0.4
	B2	5.9	7.5	Full	22	0.4
	B3	7.5	9.6	Full	22	0.5
	B4	9.6	12.2	Full	22	0.4
	B5	12.2	15.5	Full	22	0.5
	B6	15.5	19.8	Full	22	0.4
	B7	19.8	26.3	19.2	22	0.7
	B8	19.8	28.4	21.0	12	0.5
单散射	S1	3.5	4.7	Full	6.0	0.3
	S2	4.7	6.0	Full	6.0	0.3
	S3	6.0	8.0	Full	6.0	0.3
	S4	8.0	10.0	Full	6.0	0.3
	S5	10.0	20.0	8.0	7.0	0.4

29.3.4　量程调制的 BCM 函数

从理论上看, 束流在通过能量调制器后的能量降低值是束流通过能量调制器的介质厚度的单一函数, 我们在设计某一个 SOBP 曲线时, 首先要把形成此要求的 SOBP 曲线的许多原始单能量的布拉格峰算出来, 然后再设计阶梯式调制轮的每个阶梯厚度, 阶梯厚度分别对应于某个单能量布拉格的原始峰, 而阶

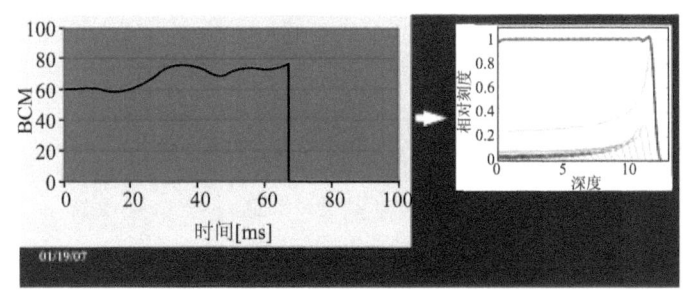

图 29-3-4　确保 SOBP 的平顶的 BCM 函数(称 convalgo 函数)

梯的长度决定所需作用的时间. 但按此加工出来的能量调制器, 在试验中发现所形成的 SOBP 平顶不是设计时的平顶, 其原因是在加工和装配中存在各种误差. IBA 采用了调制束流强度的方法使 SOBP 在实测中成为一个平顶. 因此对每个加工后的能量调制器都有一个对应调制束流强度的 BCM 函数来确保 SOBP 的平顶 (图 29-3-4), 这个 BCM 函数称 convalgo 函数, 此是系统关键技术, 也是 IBA 的专利[7].

29.4　美国费城大学 Roberts 质子治疗中心

29.4.1　引言

美国费城大学 Abramson 癌症中心的 Roberts 质子治疗中心的建造方案在 1996 年就开始实施了, 但直到 2005 年才解决资金问题, 中心的全部投资是 1.44 亿美元, 建筑面积达 7.5 万 ft²[①], 是迄今美国最大的质子治疗中心. 2006 年 6 月和比利时 IBA 签订合同, 2007 年 10 月 12 日开始建造, 2009 年 12 月举行开业典礼. 年计划治疗 3000 名患者. 运行情况是 16h/天, 11 班/周, 200 患者次/天; 每个患者 23~24min. 2011 年 5 月曾在此中心召开 PTCOG 50 大会.

在建造时制订了下列三个原则: 一是尽可能减少此质子治疗中心的供应商, 从而使整合的困难度减到最小; 二是将常规放疗中的先进技术和质子治疗相结合, 如使用 MLC、CBCT 先进工具等; 三是尽可能使质子治疗的系统切换时间, 如治疗室的准备、束流调度、补偿器自动换置等与常规放疗系统的切换时间相近或相同. 图 29-4-1 是中心前的大厅接待台照片.

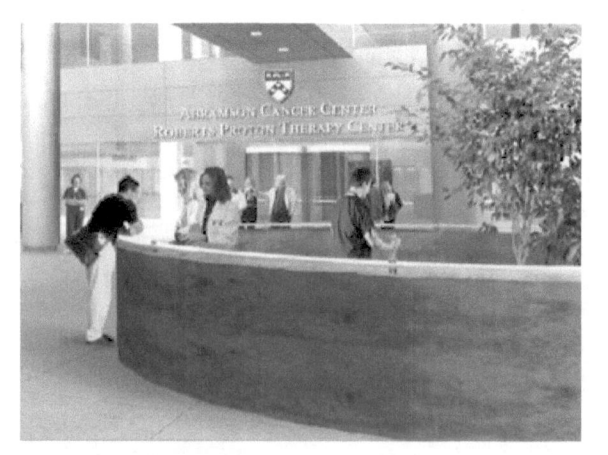

图 29-4-1　中心前的大厅接待台照片

---

① 1ft=3.048×10⁻¹m. 下同.

29.4.2　供应商

(1) IBA 主供应商负责整体系统集成, 提供 IBA- proteus 235 MeV 回旋加速器、输运线、四个旋转束治疗室、一个固定束治疗室、一个研究实验室、一套控制系统、一套治疗系统.

(2) 美国 Varian 公司为 UPENN 提供下列主要设备: 四台 C-Linac iX 型直线加速器、一套 Eclipse 治疗计划系统、一套 Aria 肿瘤治疗信息系统、两台 Acuity 常规模拟器、呼吸门控系统、立体定位设备、多叶准直器和锥形束 CT. 其中新型开发的质子治疗设备有 MLC、自动补偿器、锥形束 CT、快速切换时间、束流计划调度系统等.

29.4.3　总体平面布置

图 29-4-2 是 Roberts 质子治疗中心的总体平面布置图. 从图中可以看出左边的一台 235MeV 回旋加速器通过一条输运线向六处供应束流. 从左到右依次是第一旋转束治疗室、固定束治疗室、第二旋转束治疗室、第三旋转束治疗室、第四旋转束治疗室和实验站[8].

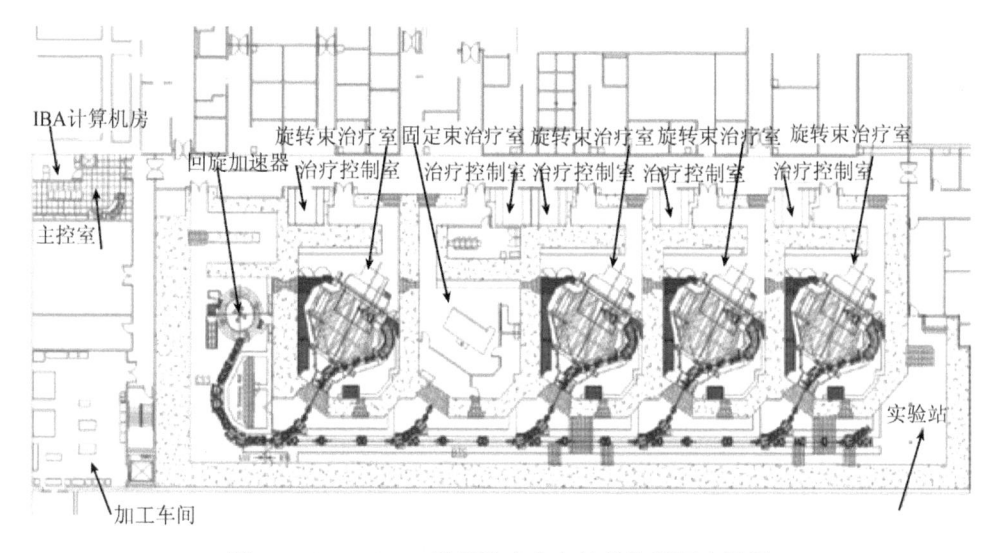

图 29-4-2　Roberts 质子治疗中心的总体平面布置图

29.4.4　各治疗室的设备配置

表 29-4-1 是 Roberts 质子治疗中心的各治疗室的设备配置表. 从表可见, 各治疗室都装备了当代最先进的医用器械. 以第一旋转治疗室为例, 除去常规的患者定位系统 PPS、激光标记和光照射野外. 每个治疗头能用单散射 SIS、双散射 DS、

均匀扫描 US 和铅笔扫描 PSB 四种治疗方法, 并配有锥形束 CT(CBCT)、门控、多叶光阑(MLC)等先进装置, 还装有活动地板, 便于操作维护.

表 29-4-1　Roberts 质子治疗中心的各治疗室的设备配置表

	第一	第二	第三	第四	第五
类型	旋转	固定	旋转	旋转	旋转
PPS	√	仰卧和坐	√	√	√
活动地板	√	×	√	√	√
治疗头	全套全能	PBS 专用	全套全能	全能 (SIS-DS-US)	全能 (SIS-DS-US)
MLC	√	×	√	√	√
光照射野	√	×	√	√	√
激光标记	√	√	√	√	√
X 射线	2(BEV incl.)	3	2(BEV incl.)	2(BEV incl.)	2(BEV incl.)
门控	√	√	√	√	√
CBCT	√	×	√	√	×

29.5　美国中西部质子放疗研究所

29.5.1　引言

美国中西部质子放疗研究所的全名是美国印地安那大学回旋加速器工厂的质子治疗系统(UICF-PTS), 通常情况下称美国中西部质子放疗研究所(MPRI). 图 29-5-1 是 MPRI 的全貌示意图, 现介绍如下: MPRI 在 2003 年 2 月开始用一个单固定水平束流治疗室 (TR1) 进行治疗, 2003 年扩建 TR2, 采用 IBA 的 360° 旋转机架和 UICF 设计的扫描治疗头. 2006 年 TR2 完工, 2006 年 7 月申请 TR2 的美国 FDA 的批准, 后来又扩建第 2 个旋转束治疗室(TR3), 也同样利用 IBA 360° 旋转机架. TR3 在 2007 年 3 月完工, 在研制治疗头的过程中, 发现用摆动扫描法治疗时在治疗室内的中子本底要比散射治疗时少 8 倍. 这是用摆动扫描法的一大优点.

到目前为止, 美国印地安那大学的 k220 型回旋加速器引出的 208.4 MeV 质子流是直接送入一个长 57 m 的主干线, 在主干线的先后地方分别引出四条支线.

(1) 65~208.4 MeV 能量选择器-TR1-水平散射治疗头.

(2) 65~208.4 MeV 能量选择器-TR2-IBA 360° 旋转机架和 UICF 设计的扫描治疗头(图 29-5-2), 照射野直径是 3~16 cm. 一个六轴工业机器人的患者定位系统, 能执行喷嘴更换与重量件的上举等活动.

(3) 65~208.4 MeV 能量选择器-TR3-IBA 360° 旋转机架和 UICF 设计的扫描治疗头, 照射野直径是 3~16 cm. 一个商品六轴工业机器人的患者定位系统.

(4) 束流线终端的法拉第杯(MLFC)诊断器件和束流垃圾站[9].

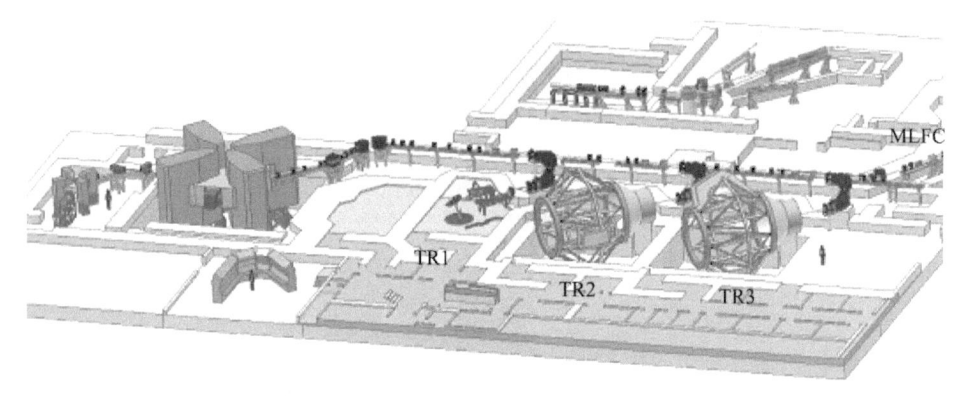

图 29-5-1　MPRI 的全貌示意图钙

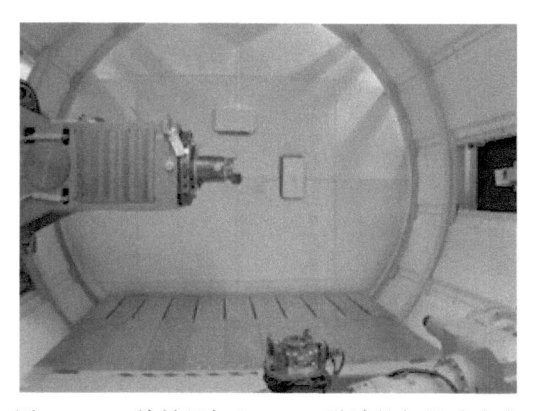

图 29-5-2　旋转机架和 UICF 设计的扫描治疗头

29.5.2　束流传递系统

束流主干线中的束流引出时, 先经过一个快速开关磁铁将束流踢向能量选择系统, 它是由两块 63° 偏转磁铁、一台铍制降能器和一个可移动的多层法拉第测量杯组成. 在束流通过旋转机架, 照射患者之前, 用此法拉第杯来验证束流性能.

29.5.3　患者定位系统

患者定位系统由一个工业机器人、一个与机器人相连的患者床和一套移动机构组成. 这套移动机构能将治疗床移进或移出治疗室. 允许束流从任一个角度对患者治疗, 使质子治疗装置成为一个有难以想象的丰富功能的系统. 机器人的定位精度优于 0.5 mm. 2007 年 3 月在此治疗了第一个用机器人旋转定位系统的患者.
图 29-5-3 是定位床上的一个人假体, 其体内的组成密度相似于人体密度, 专供
束流调试和研究用[10].

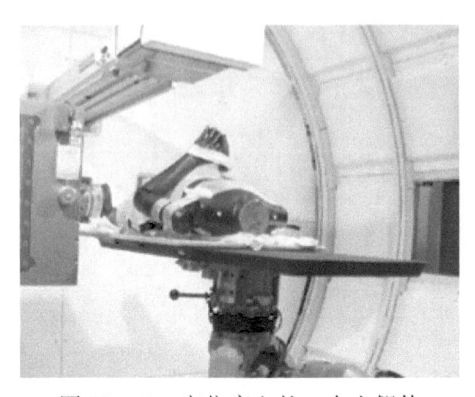

图 29-5-3   定位床上的一个人假体

29.5.4   治疗室控制系统

治疗室控制系统允许放疗技术人员将患者的治疗参数, 诸如患者识别卡、治疗
次数、视野场数、有关数据等输进系统. 有关软件自动将这些信息翻译成诸如磁场、
束流、束能量等机器参数. 系统允许患者定位系统不在治疗室控制系统的控制下工
作, 以便能人工对患者位置和靶位进行校正. 质子治疗系统中还包括两个安全系
统, 即脉冲踢出系统和辐射安全连锁系统, 前者确保患者安全, 后者确保工作人员
和公共辐射场所的安全.

运行情况: 全年开机运行时间占 67%, 停机时间占 33%, 最长停机时间是 1 周,
主要是用于新 RFQ 谐调. 装置正常工作时间大于 92% 的全部运行时间, 总故障率
小于 8%, 其中电源故障占总故障 11%, 高频故障占总故障 11%.

29.5.5   治疗头

图 29-5-4 是治疗头内摆动扫描部分的结构原理图. 治疗头参数 SOBP 是
2~15cm, 照射野(直径)是 2~30cm, 深 27cm. 采用 IBA 的 SAD = 2.5 m 的旋转治疗

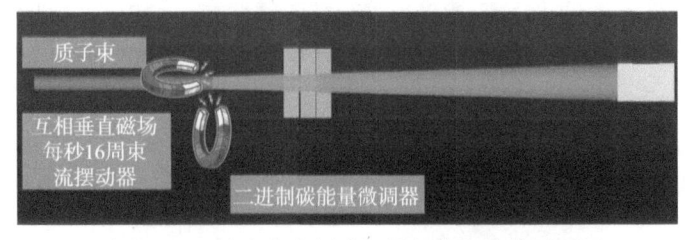

图 29-5-4   治疗头内摆动扫描部分的结构原理图

头的结构框架, 作为 MPRI 研制的扫描治疗头框架. 在 IBA 旋转治疗头的框架的结构中安装一个束流位置游离室、一个摆动型扫描铁与一个用 6 个不同厚度的碳制板组合成 SOBP 从 2~15cm 的能量调制器. 一个冗余式束流强度和均匀对称度的游离室装在另一个 IBA 治疗头框架内. 此外还利用原 IBA 治疗框架内的射程调制器, 可卸装 X 射线管、X 和 Y 方向的准直器和量程验证器、剂量测量头、反射光源和镜、喷嘴、患者孔径和补偿器. 整个治疗头的完整结构图请参看本书第二部分 18.8.9 节中的图 18-8-9.

29.6　美国 ProCure 质子治疗中心

29.6.1　美国 ProCure 治疗中心

ProCure 治疗中心总部位于印地安那州布卢明顿(Bloomington), 2005 年由 John Cameron 博士(物理学家)创建. 他是开创粒子治疗的先驱者之一, 曾在中西部质子放疗所的投资开发中作出贡献. ProCure 公司为设计、建造、运行和维护质子治疗中心提供一个范本模型和管理上的支持, 此外在财务上、培训人员上、雇用人员上也给用户提供一个完美的解答. 通过和顶尖级的放疗肿瘤学家和医院的合作, ProCure 公司的工作模式降低了建造中心的时间、工作量和费用, 从而使医生们有更多时间去关注患者的治疗. ProCure 公司计划在美国增加质子治疗中心的数量, ProCure 公司的培训中心也是世界上第一个专用于质子治疗的培训中心.

ProCure 公司对每个分治疗中心提供一个模型, 此模型能给出一个最佳水平的诊断、治疗计划、装置、管理、图像整合系统和有关软件. ProCure 公司还制订和维护中心计划、培训政策、规范开发、回收资金、运行支持和备用装置等, 目前 ProCure 公司正在争取在全美建造 5~7 个质子治疗中心. 图 29-6-1 是 Bloomington 的 ProCure 治疗中心总部的建筑美术设计图.

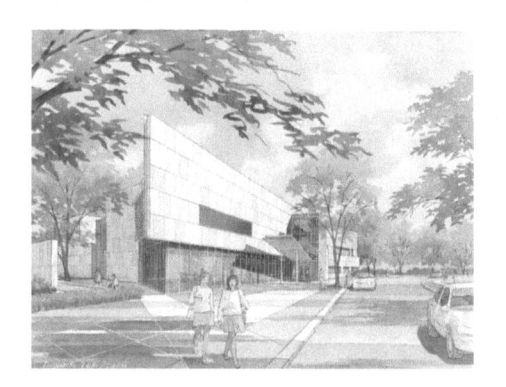

图 29-6-1　ProCure 治疗中心总部的建筑美术设计图

29.6.2 美国各地的 ProCure 质子治疗中心

美国 ProCure 公司质子治疗中心总部(即 ProCure 质子治疗公司) 决定在和美国有关部门合作下,在美国各地发展和投资建造各地区的 ProCure 质子治疗中心,并选择比利时 IBA 的质子治疗装置作为各地 ProCure 质子治疗中心的治疗装置,到 2010 年底的统计显示,ProCure 质子治疗公司在美国各地总共要建六个质子治疗中心; 其中两个已建成(Oklahoma 和 Illinois),两个正在建造(New Jersey 和 Washington),两个正在筹建(South Florida 和 Michigan). 现分别简述于下.

(1) 俄克拉何马州(Oklahoma)的 Oklahoma 质子治疗中心计划 2009 治第一个患者[11,12]. 2009 年 8 月 27 日该中心宣布治疗第一名患者. Oklahoma 质子治疗中心的建造速度,从土建、安装、调试到治疗第一个患者,总共用了 27 个月,创造了比利时 IBA 公司建造质子治疗中心的最快记录.

(2) 伊利诺伊州(Illinois)芝加哥附近 Warrenville Central DuPage 医院预期 2010 治疗第一个患者[13]. 2011 年 1 月 19 日该中心宣布治疗第一个患者. 2011 年 3 月 9 日该中心又宣布进一步扩大治疗肿瘤的类型,计划年治疗 1500 名患者.

(3) 2010 年 2 月比利时 IBA 公司和 ProCure 公司宣布在美国新泽西州(New Jersey)建造一个专用质子治疗中心,中心包括 4 个治疗室,最新的铅笔束扫描治疗法等,准备 2012 年建成.

(4) 2010 年 7 月比利时 IBA 公司和 ProCure 公司宣布在美国华盛顿州(Washington)北西雅图市(Seattle)的西北医院和医学中心(Northwest Hospital & Medical center)建造一个专用质子治疗中心,设备合同金额 45~55M 欧元,包括固定治疗室、旋转治疗室、最新的铅笔束扫描治疗法等,准备 2013 年建成.

(5) 在南佛罗里达州 Florida 根据 2008 年的统计,每年新癌症患者迅速增加,据医界估计,其中有相当多的患者适用于质子治疗因此 ProCure 公司要在南 Florida 的 Broward 或 Palm Beach country 地区筹建一个年治疗 1500 名的质子治疗中心,此中心正在筹建中.

(6) 早在 2009 年前 ProCure 宣布要在密歇根州(Michigan)罗亚尔奥克(Royal Oak)的 William Beaumont 医院建一个质子治疗中心,该医院在放射肿瘤学研究和治疗中是一个全球领先的知名医院. Beaumont 医院是由三个地区医院,即 Oakland、 Macomb 和 Wayne 医院组成,共有 1696 床位,有 1.8 万名雇员和 3000 名医生,此外 Beaumont 医院还有许多社区医疗中心,五个护士中心,一个研究所和一个家庭服务站. 在该医院将建的质子治疗中心内将装备一个等中心旋转治疗室,一个倾斜治疗室,一个水平治疗室,将装备最新型的万能型治疗头,最新的扫描治疗法和带机器人的患者定位系统, 还签了一个长期服务和维护合同. 预期 2010 治疗第一个患者. 但 2009 年后由于财务资金上的困难, 原计划不能执行. 根据 2010 年 11 月 16 日的最新报告, 现部分经费已解决, 计划 2012 年 12 月开工, 2014 年治疗第一个患者.

29.6.3 美国 ProCure 培训和开发中心

图 29-6-2 是美国 ProCure 总部培训和开发中心 (TDC). TDC 将提供手把手地培训放射肿瘤师、医学物理学家、剂量师、放疗师和其他在质子治疗中所需的工作人员. 这个中心提供治疗、技术、人际关系的和行政管理的训练, 这种训练完全模拟真实的质子治疗中心的工作情况. 中心除去培训和讲课的房间外, 还在中心的二层楼内设有两个治疗室: 一个是带倾斜角的束流治疗室, 它的束流可以从两个角度来照射, 图 29-6-3 是带倾斜角的束流治疗室; 另一个是旋转治疗室, 它的束流可以围着患者旋转 360°. TDC 确保被培训人员在中心开业前已为治疗患者做好准备, 从而在进行第一个患者治疗后, 就降低了工作的起动时间, 能很快进入正常工作状态.

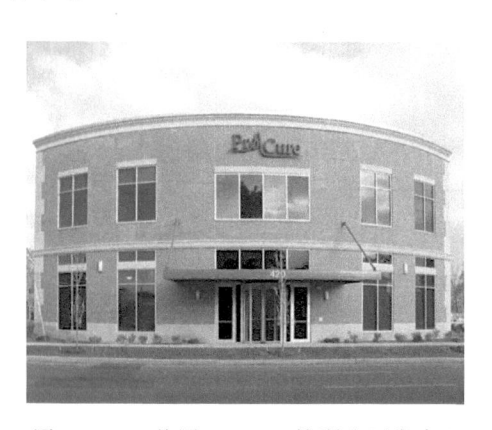

图 29-6-2 美国 ProCure 培训和开发中心

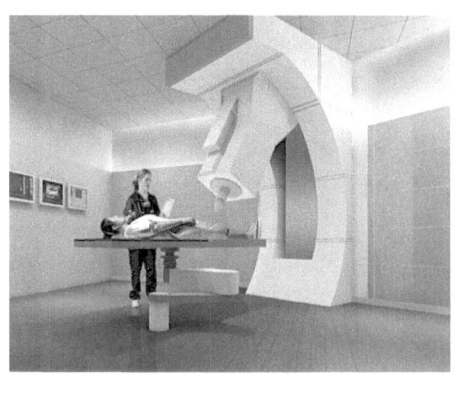

图 29-6-3 带倾斜角的束流治疗室

29.6.4 合作者美国 INTEGRIS Health[①]

ProCure 治疗中心和俄克拉向马州本地的卫生健康系统 INTEGRIS Health 相互合作, 为俄克拉向马的 ProCure 治疗中心的患者提供疗后的医疗跟踪, INTEGRIS 有一种跟踪记录方法可以对患者治疗后的情况进行完美的追踪和观察. 二者合作后使俄克拉向马的 ProCure 治疗中心的患者也能享受这种服务.

---

① INTEGRIS Health 是美国俄克拉向马州最大的一家从事健康卫生的公司. 有九千多名雇员, 下有 15 个医院, 以及康复中心、牙医中心等许多医疗机构.

29.7 美国麻省总医院 Francis H. Burr 质子治疗中心

29.7.1 引言

美国麻省总医院 Francis H. Burr 质子治疗中心(即原NPTC)位于美国波士顿麻省总医院内. 原来在哈佛大学的回旋加速器实验室(HCL), 有一台 160MeV 的回旋加速器, 与麻省总医院合作, 质子治疗已开展了近50年, 取得了极大的成绩, 鉴于HCL 的质子能量太低和设备太旧, 难于满足要求, 因此由医院和美国国家癌症所共同出资, 建造了这个专用治疗中心. 中心有一台比利时 IBA 公司研制生产的第一台质子治疗装置, 也是 IBA 公司的一台样机. 实际上, IBA 公司当时没有医学人才和经验, 而 MGH 具有丰富的临床医学经验. IBA 公司将有关治疗头的研制开发工作委托 MGH 负责, 形成双方合作, 并于 2001 年开业, 图 29-7-1 是美国麻省总医院 Francis H. Burr 质子治疗中心.

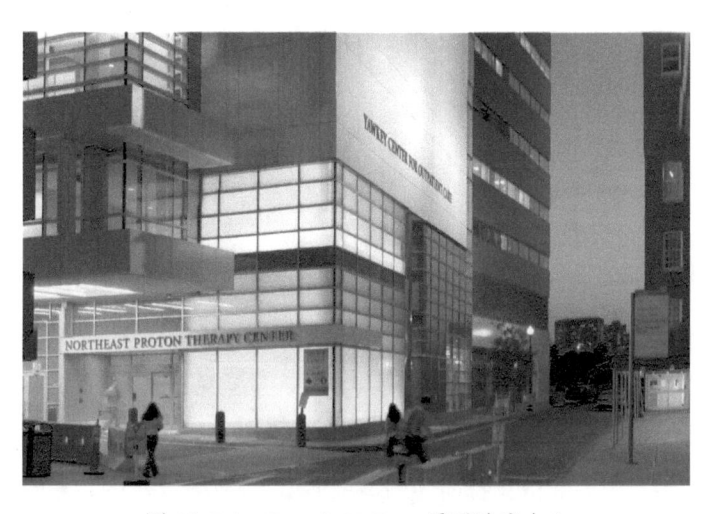

图 29-7-1   Francis H. Burr 质子治疗中心

美国麻省总医院 Francis H. Burr 质子治疗中心的平面布置见图 29-7-2, 共有三个治疗室、两个旋转治疗室、一个固定束治疗室. 固定束室中有两条固定束流线, 一是供头颈部治疗, 一是供治眼专用. 有关 IBA 设备基本上和前面介绍的内容类似, 不再重复[14].

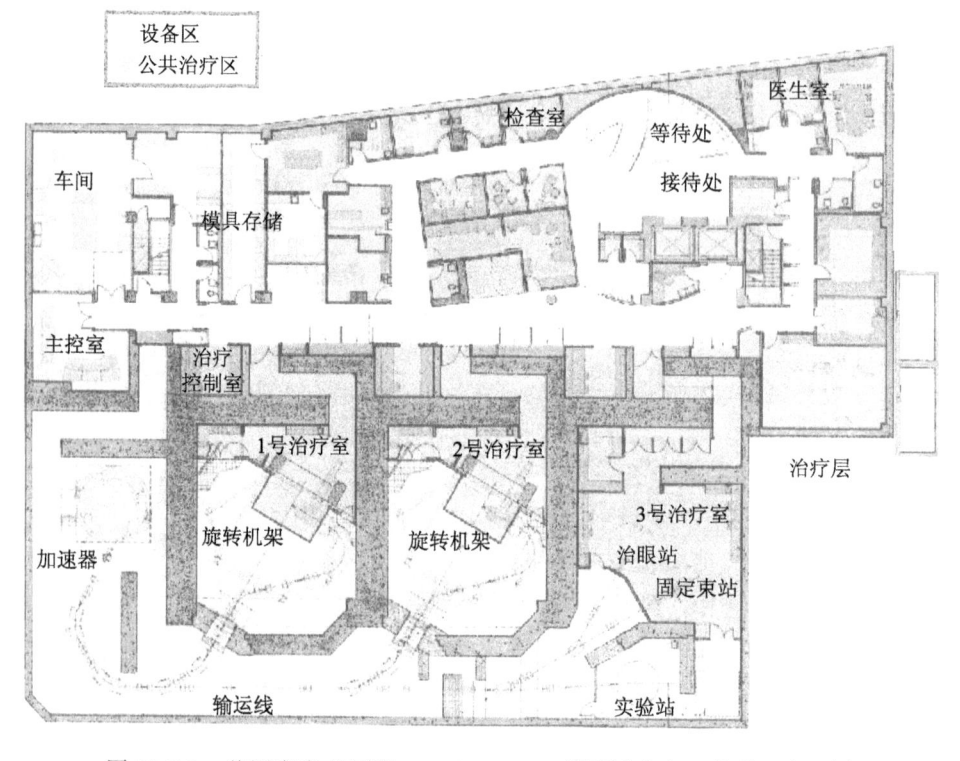

图 29-7-2　美国麻省总医院 Francis H. Burr 质子治疗中心的平面布置图

29.7.2　有关治疗中的注意事项

(1) 美国社会医保中并不是都包括质子治疗的, 有些社会医保只包括某种特定诊断下的质子治疗, 因此在治疗前有必要请社保部门预审批一下.

(2) 原则上在开始的若干次治疗预约时间, 患者可以按照自己的选择通知放疗师来确定. 但患者需要了解下述情况: 通常治疗的时间会受技术上的限制, (如头和体部有不同要求)不是固定的治疗时间; 但是通常有许多患者在等待, 因此治疗时间不能规定太死, 而要有一定程度的机动, 如儿科麻醉等, 因此也要服从统一安排.

(3) 患者的癌症有轻重缓急, 因此治疗计划也需按病情和治疗资源优先原则制定. 当前, 星期一至星期五早上 7 点半到下午 5 点半工作. 患者可以在这些工作时间安排预约.

(4) 质子治疗比 X 射线更精确, 因此也要求诊断和定位更精确, 虽然真正照射时间二者差不多, 但需要比常规更多的总治疗时间.

29.8　美国北 Illinois 质子治疗和研究中心

29.8.1　引言

美国北 Illinois 质子治疗和研究中心(NIPTRC)位于 Illinois 州芝加哥西的 DuPage 国家技术园区内，占地共 15 acre[①]，是芝加哥地区新建立的一个先进质子治疗和研究中心. 这是继 Warrenrille Cenfral Dupage 医院的 ProCure 质子治疗中心后在 Illinois 建立的第二个质子治疗中心. 前者已于 2011 年 1 月治疗第一名患者. 这个新中心 2008 年已正式宣布建造计划, 2008 年 6 月正式破土动工, 计划在 2010 年右左能开始进行治疗, 但实际情况, 资金一直未到位. 据 2010 年 10 月 20 日的报道. 资金还不到位. 但发言人说计划仍继续有效. 中心共投资 1.59 亿美元. 北 Illinois 大学从联邦基金中接受 1.33 亿美元协助开发这个中心. 北 Illinois 大学在建造和计划该中心时发挥了领导作用. 该中心有四个单独的治疗室, 其中两个装有 190° 的旋转机架, 两个是固定治疗室. 此外还有一个专用研究实验室作为培训教育场所. 图 29-8-1 是质子治疗和研究中心的建筑外貌图. 中心准备医治各种不同类型的肿瘤, 包括对常规放疗会危害发育健康组识的各种儿科癌症、前列腺肿瘤、头颈部肿瘤等[15].

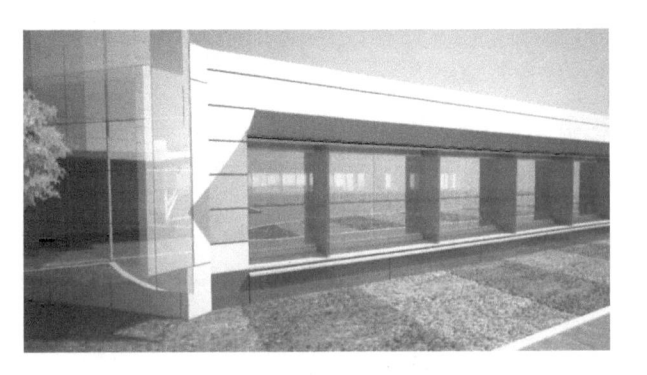

图 29-8-1　美国北 Illinois 质子治疗和研究中心的建筑外貌图

29.8.2　质子治疗装置

虽然因资金未到位. 原建筑工地一直处于"保留"状态, 人员已遣返. 但项目发言人宣布仍延期执行此计划. 原计划中, 治疗装置是全部采用美国 Varian 公司研制的 Varian 质子治疗系统. 实际上就是原 ACCEL 总承的德国慕尼黑 RTPC 质子

---

① 1acre=0.404856 hm². 下同.

治疗系统. 2005 年后, RTPC 一直存在技术问题而不能开业. 2008 年 Varian 收购了 ACCEL 公司, 并负责将 RTPC 的质子治疗系统调试成功, 正常开业治疗. 这台原 RTPC 的质子治疗系统也成为美国 Varian 公司的产品, 2009 年 2 月 19 日 Varian 医用系统公司收到 Varian 的质子治疗系统(样机)的欧洲论证, 从而走进国际质子治疗系统的市场. 美国北 Illinois 质子治疗和研究中心是美国 Varian 公司的质子治疗系统在美国使用的第一台.

美国 Varian 公司的质子治疗系统用一台 250MeV 超导回旋加速器, 束流稳定可靠, 强度满足点扫描、调强和其他治疗法的要求, 有两种治疗室类型可选, 固定和旋转治疗室. 旋转治疗室可配置两种类型治疗头, 旋转头的角精度可达 ±0.1°. 在治疗头内装有运动探头以确保安全, 当患者和治疗头离开或距离太近都会有警报. 有关此系统的详细情况, 请参看本书 31.1 节 "德国慕尼黑的 RTPC 质子治疗中心". 美国北 Illinois 质子治疗和研究中心用的系统和德国 RTPC 的基本相同, 这里不再重复.

29.9　美国 Hampton 大学质子治疗研究所

29.9.1　引言

美国 Hampton 大学质子治疗研究所(HUPTI)是位于美国东南弗吉尼亚州的一个专用质子治疗中心, 是目前弗吉尼亚州唯一的一个质子治疗中心. 从历史上看 Hampton 大学是美国第一个黑人的大学. HUPTI 的加速器可以将质子加速到 60% 的光速, 约 180000 km/s. 此装置是 2007 年 7 月开始建造, 计划在 2010 年 8 月治疗第一个患者, 2011 年将全部完成, 全面投入治疗[16]. 图 29-9-1 是美国 Hampton 大学质子治疗研究所的大楼照片.

2007 年 7 月开始建造[17], 通过浇注 $8.5M \times 10^7$ 磅[①]的混凝土和 70t 钢材, 有些地方的屏蔽墙厚度达 16ft, 这个 $98000ft^2$ 的建筑在 2008 年 12 月完工. 2009 年 7 月已有超过 95% 的 IBA 设备安装到位, 开始进行装置有束试验. 计划 2010 年进行最后的验收测试. 2010 年 9 月 5 日 HUPTI 进行第一个前列腺肿瘤病患者的治疗, 在治疗这个前列腺肿瘤病患者时, 已有 75 名患者在排队等待治疗. 典型的前列腺质子治疗需要 44 次, 每天一次, 每次约 20min, 共需 44 天. 在美国, 非裔美国人因前列腺癌引起的死亡率高于非非裔美国人 2.4 倍. 所以, HUPTI 计划中 65% 的治疗患者数目用于治疗前列腺癌. 其余的 35% 用来治疗胸、肺、骨盆和其他癌. HUPTI 计划在全面开业后, 每年能治疗超过 2000 名患者. 这个研究所总值在 2.25 亿~2.50 亿美元. 除质子治疗研究所之外, 还计划成立一个研究

---

① 1 磅=0.45359 千克; 1ft=0.305m. 下同.

中心作为这个治疗装置的一个补充措施, 研究课题主要是放射生物学研究和先进设备开发[18].

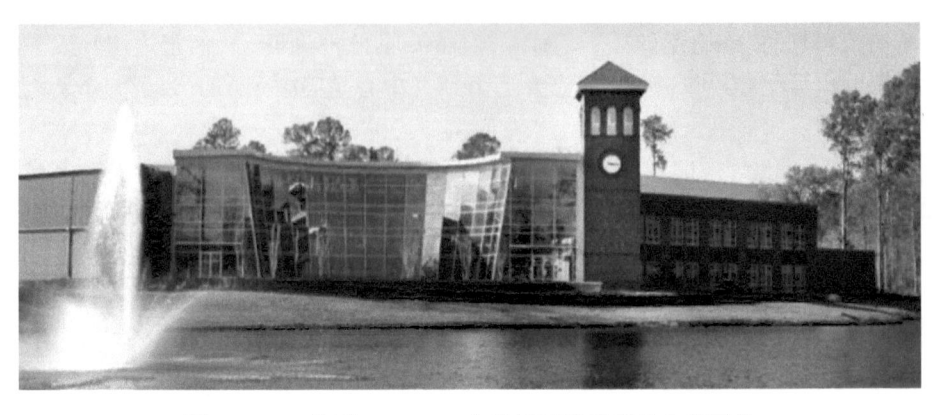

图 29-9-1　美国 Hampton 大学质子治疗所的大楼照片

此研究中心的支柱是 Hampton 大学(HU)的先进医学设备中心. 这个研究中心已获得至少九个患者做 "癌检测和治疗器件" 研究课题的特约试验申请[1]. 这个学校还和东 Virginia 医学专科学校协作, 后者专门为 HU 的医学物理专业研究生进行临床轮班服务. 除去对患者最佳关心以外, HU 质子治疗研究所还将主导临床试验. 中心规划建立一个 "放射治疗和剂量学" 研究中心. 在那里可以探讨先进的健康概念和建立一个连接 MD/ PhD 的规划.

虽然 Hampton 已接受一些州和联邦的基金, 其中包括国家卫生研究所的 4200 万美元. 但主要是用自己的基金和来自 J. P. Morgan Chase 的基金以支付此方案, 此方案是在 2007 年开始实施的, 目前进展比计划提前两年. Hampton 大学、IBA 和 VOA (VOA 是土建的总承方)之间的紧密合作才有 HUPTI 的今日成就.

根据美国卫生部统计材料: 2006 年美国平均男性的前列腺癌患者死亡率是每 10 万人中有 26.6 人, 而 Virginia 每十万人口中有 30.8 人. 因此当局欢迎大家参加到 Hampton 大学的向癌症战斗中来, 欢迎参与 Hampton 大学的癌症募捐活动.

29.9.2　比利时 IBA 公司的设备

图 29-9-2 是美国 Hampton 大学质子治疗所的平面图. 这是全球最大的一个专用质子治疗中心. 有一台回旋加速器, 通过一条输运线向 5 个治疗室供束, 其中 4 个是旋转治疗室, 一个固定束治疗室. 还有一个附加研究室. 供应 IBA 的最新患者定位和万能治疗头技术. 还有最先进的束流扫描、图像引导和机器人定位. 还包括一个长期服务和维修合同. IBA 提供的有关设备和维修合同超过 7000 万欧元. 此中心的总工期约 3 年.

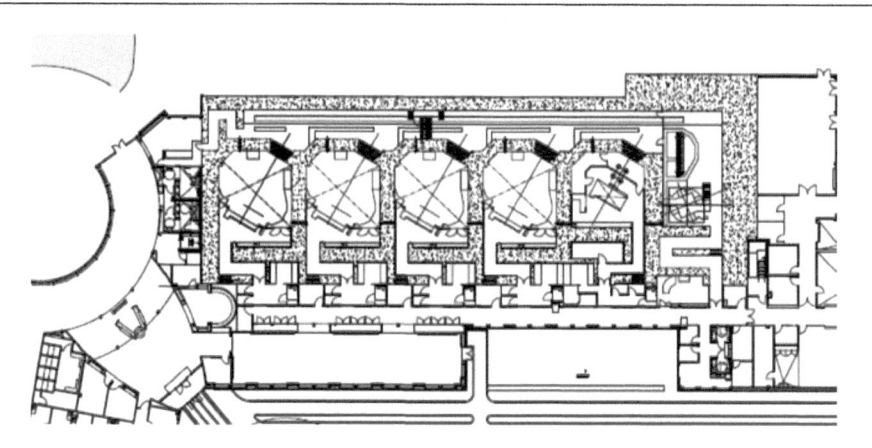

图 29-9-2　美国 Hampton 大学质子治疗所的平面图

29.9.3　MedCom's VeriSuite 粒子软件

2007 年在美国洛杉矶举办的美国肿瘤和放疗协会(ASTRO)的展览会上展出一个旋转束治疗室的新设计, 吸引了大批观众. 在此新设计中有一个装有 MedCom's VeriSuite 粒子软件的专供放疗师的工作区. 从不同国家来的观众和用户, 在知悉粒子治疗患者定位用的这个 MedCom's 软件后, 也选用了这个 MedCom's VeriSuite 粒子软件. Hampton 也采用了这个软件.

MedCom 公司是德国的一家从事临床图像技术的制造供应商, 特别重视远距离医学、放射医学、心(脏)病学、癌治疗和超频率音响研究. MedCom 公司也是 IBA 公司的合作者. 早在 2003 年该公司开始开发 VeriSuite 患者定位验证系统. 目前他们已在各种类型的治疗室作了试验, 如治头颈部的固定束治疗室、有 3 个放射图像轴验证的旋转束治疗室.

高精确和高分辨的自动化、直观的用户接口、六维自由度的快速计算和 DICOM 网络连接仅是此系统的某方面技术特性而已. 绝大多数的粒子治疗系统供应商和其他治疗中心都将此软件用在他们的治疗室. 很快在欧美亚 3 大洲的治疗中心都要装备 MedCom's 技术. 在 MedCom 提供未来版本解答的那些地方, 治疗期间患者定位的管理成为一个真正的热点, 是当前最新供治癌用的软件和工具, 是癌症诊断和治疗领域的特别精确的解答.

29.10　加拿大 TRIUMF 癌症治疗中心

1995 年 8 月 Lorne Scott 在加拿大第一个用质子来治癌. 在加拿大国家粒子和核物理实验室(TRIUMP) British Columbia (BC) 癌症事务所和加拿大 British

Columbia 大学眼睛爱护中心的合作下，成立了 TRIUMF 癌症治疗中心. P.A. Woodward's 基金会提供建造患者治疗椅和束流线装备的资金[19].

29.10.1　质子治疗装置

TRIUMF 质子治疗装置只治眼睛上的脉络膜黑色素瘤(choroidal melanomas). 在质子治疗时，质子小心地仅打在肿瘤的那一层，使那层的癌细胞死亡，而使其他正常细胞一切如常. 质子治疗后患者可保持视力. 图 29-10-1 是 TRIUMF 质子治疗线上的装置安排.

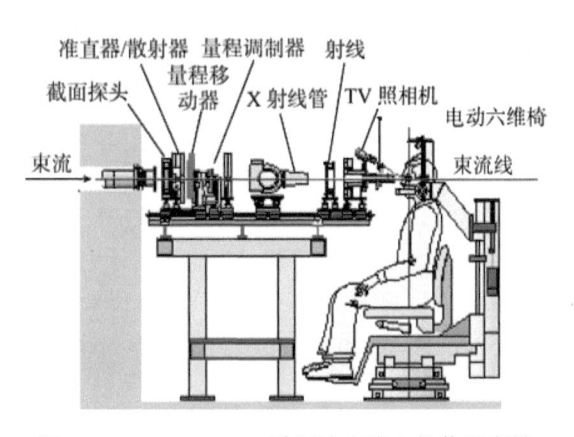

图 29-10-1　TRIUMF 质子治疗线上的装置安排

TRIUMF质子治疗装置位于介子厅的下一层，回旋加速器大厅的旁边. 加速器引出束流先在主控室调好，再用来治眼. 治疗工作是与英国 Columbia 癌症事务所和英国 Columbia 大学眼部合作进行的. 有下列一些治疗装置：一个束流传递系统和患者固定系统、一个治疗控制室和一个患者等待室.

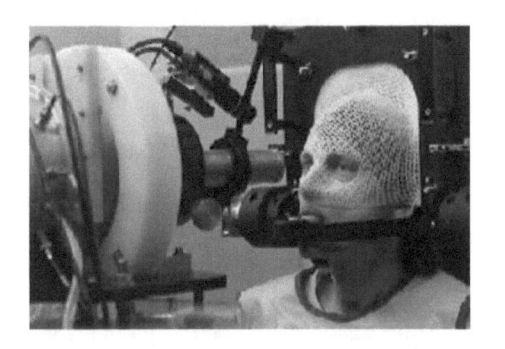

图 29-10-2　患者固定面膜和牙垫

治疗眼癌最佳的质子能量是 70 MeV. 束流传递系统是将束流从加速器引向治疗室. 有一个激光粗定位系统, 用一系列的 X 射线 polaroid 胶片进行精定位. 患者本身要用一个用户专用的屏蔽面膜和牙垫来固定. 图 29-10-2 是患者固定面膜和牙垫. 非常重要的是放射治疗期间, 患者眼睛不能再动. 为此, 房间灯要关, 患者仅允许有一点点闪光. 若要治的眼是盲眼, 则用另一只眼来注视一点点闪光.

29.10.2　眼的质子治疗步骤

质子治疗分为四个步骤.

(1) 首先利用超声对患者眼睛和肿瘤进行精密测量, 眼科医师需要作个小手术, 将一个微小的钽(金属元素)制的夹子依附在眼睛的外表面, 用此夹子定义肿瘤的边界. 这个手术是在 Vancouver 医院和卫生科学中心处的麻醉条件下进行的.

(2) 患者到质子治疗中心做患者固定用的面膜和牙垫, 用正规 X 射线(不是治疗束)照出治疗位置时的 X 射线照片, 从 X 射线照片可以看见这个缝制的(钽夹子)标记.

(3) 将 X 射线数字化, 用钽夹子的位置制作患者眼睛和肿瘤的计算机模型. 眼科医师、放射肿瘤学家和医学物理师来确定最佳的治疗位置.

(4) 跟随治疗计划, 设计出一个用户束流孔径, 将质子能量专调到特定值, 技术员检查一切是否正常, 患者准备治疗. 全部治疗分四天, 每天一次, 每次相同剂量, 实际每次治疗 50~80s.

第30章 日本专用质子和重离子治疗中心

30.1 日本重离子医用加速器中心

30.1.1 引言

日本建立的日本国家放射科学研究所(National Institnte for Radiological Science, NIRS)是日本最大的重离子医学研究中心，主要任务是重离子治疗和重离子治疗的基础研究. 内设下列几种专门研究机构：加速器物理、放射生物学、放射物理、辐射屏蔽和保护、治疗研究和今后发展等. 日本重离子医用加速器中心(Heavy Ion Medical Accelerator Center, HIMAC). 是 NIRS 最大的一个研究中心图 30-1-1 是日本(HIMAC)重离子治疗中心.

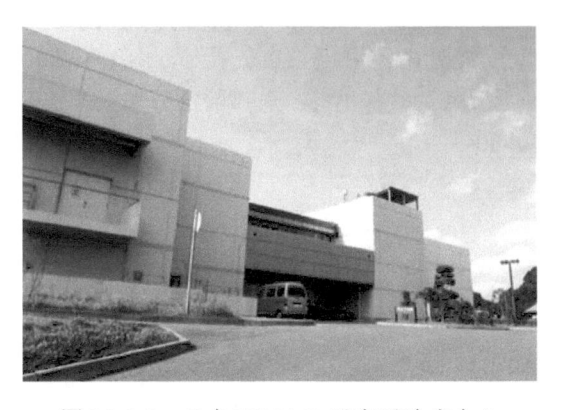

图 30-1-1　日本 HIMAC 重离子治疗中心

从 1994 年 6 月开始到 2009 年 2 月 NIRS 总共治疗了 4504 名患者，其中有头颈部、食道、肝肺、前列腺等癌症. 考虑到日本癌症死亡人数占全部死亡人数中的 30.35%，在 1991 年共死亡 22.4 万名患者，在 1998 年达 28.4 万名患者. 在 2000 年新增癌症患者数 37.7 万名. 由于重离子比其他粒子有较好的物理性质，因此日本厚生省决定建 HIMAC.

30.1.2 日本 HIMAC 重离子治疗中心

HIMAC 的总投资是 326 亿日元,其中包含设备费 80 亿日元. 重离子有 He、C、N、O、Ne、Si、Ar 共 7 种. 日本重离子医学加速器中心的平面布置图见图 30-1-2.

图 30-1-3 是注入器的结构图, 由两个 10GHz ECR 和 PIG 型离子源、RFQ 直线加速器、Alvarez 质子直线加速器 3 部分组成. 由图可见, 用 PIG 和 ECR 型的 8keV/u 离子源注入到 7.3m 长 800keV/u 的 RFQ 直线加速器, 又注入到长 24m 6MeV/u Alvarez 型的直线加速器, 最后注入进两个垂直方向相距 10m, 加速离子到 800MeV/u 的一号和二号同步加速器. 一号同步加速器的输出束流送到四个照射室, 即垂直束流治疗 A 室、垂直束流治疗 B 室、45° 角束流治疗 C 室和水平束的生物照射室. 二号同步加速器的输出束流也送到四个照射室. 水平束流治疗 B 室, 具有两个水平束流口的物理照射室和两个水平束流的二次束流照射室. 从上可见在 B 照射室中有一个水平束一个垂直束, 两个束流能在一个时间内同时照射, 为了做到这点, 不惜做两个同步加速器. 同步加速器的束流能量为 75~800 MeV/u, 典型的流强是在 3.3s 周期内每个脉冲引出粒子数是 10^9 数量级, 引出时间在 0.3~2s. 治疗采用二维摆动扫描和带有多叶准直器 MLC 的三维散射法[20].

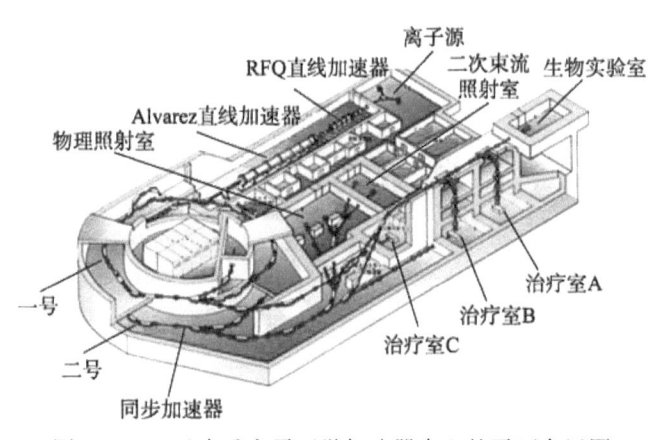

图 30-1-2 日本重离子医学加速器中心的平面布置图

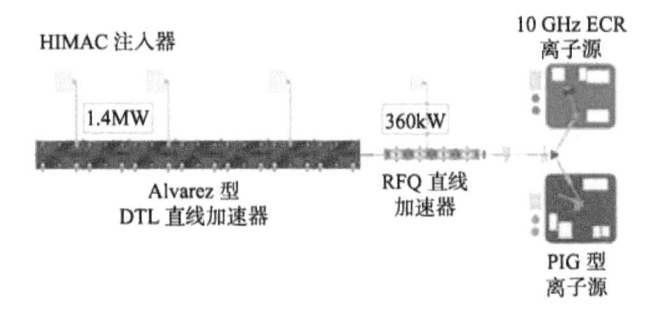

图 30-1-3 注入器结构图

30.1.3　^{11}C 放射粒子束流线

为了研究放射性束在医学上的应用, 建立一条 ^{11}C 束流线, 用 ^{12}C 打击铍(Be)靶, ^{12}C 转换成 ^{11}C 的转换率约是 1%. 这个课题有两个意义：一是能实时测量束流在体内的射程, 使用 ^{11}C 的正电子发射, 可以用 PET 照相足够精确的测得放射束在患者体内的量程, 把此信息反馈回 TPS, 可使治疗计划做得更好; 二是这次用 ^{11}C治疗时, 采用扫描法来照射. 更精确的扫描照射技术要求有更精确的治疗计划和患者精确定位, 以便减少它们在治疗中带来的误差. 因此在用扫描法精确治疗肿瘤时, 更需要一个粒子射程和照射体积的验证系统. 而 ^{11}C 的照射满足此要求.

HIMAC 的目的是用放射核束流(RNB)来实现最大的肿瘤控制概率和最小的正常组织伤害概率, 利用这种 RNB 治疗肿瘤, 希望能改进在眼球、视神经和脑干环绕的敏感器官附近的脑肿瘤和头颈部肿胀瘤的治疗效果. 同样对肺癌, 由于肺部内的骨和空气形成复杂的粒子轨迹, 很难将量程算准. 而用 RNB 后, 就能验证这种计算, 并能实测出粒子真实的停止位置.

30.1.4　HIMAC 运行情况

正常情况下 HIMAC 每年运行 5500 h, 非计划停机约占 1%. 在 2000 年期间, 碳离子束运行时间超过总运行时间的 60%, 其他的运行有 Ar 10%、 Ne 5.1%、Fe 4.7%, 还有对 ^{13}C、^{15}N、^{36}Ar、^{57}Fe 这些稳定同位素也作了加速, 并进行了有关试验.

HIMAC 开发了阀门控制束流的技术. 呼吸引起运动的边界(margin)能从不用阀门控制时的 1~3cm 降到若干毫米. 碳离子治疗的照射次数, 特别是肺和肝癌, 已由初期 6 周 18 次降到 1 周内 4 次, 还将要降到 1 周 2 次.

为了实现高质量和高强度的束流, HIMAC 曾安装了一个电子冷却系统, 设计了一个 24m 周长的用电子冷却技术的环, 此外还研制了一个固定频率、交变梯度的 FFAG 加速器. FFAG 加速器具有每秒 100 周的高重复频率和很狭的脉冲束. HIMAC 机器由加速器工程公司负责运行, 包括治疗束在内的运行人员共 50 人左右. 每年 3 月和 8 月, 二次共五周停机维修. 因此每年的有效工作时间 40 周.

为了改进引出束流的稳定度, 采用了一个 "高频踢出引出法" 来控制束流流出. 取代了原来将调谐推向自然谐振的做法. 在这种运行情况下, 水平束的发射度很低, 输出轨道参数保持不变, 从而改进了束流稳定性. 高频的辐值大小可以控制束流的引出率, 在一毫秒内能开关束流. 束流引出效率达 80%~90%.

30.1.5　HIMAC 新建部分

1. 引言

1994 年 6 月到 2005 年月 12 月, HIMAC 用碳离子共治疗了 2500 多名患者. 根据 10 年来的经验, 决定再建造一个新的碳离子治疗装置, 以进一步推广碳离子治疗. 自 2004 年 4 月以来有关新建装置的关键技术都已研制完毕. 这个新建中心分两个部分: 一是 2006 年 4 月在日本群马大学建造一个新的碳离子治疗中心; 另一个是 HIMAC 本身的发展计划, 2006 年 4 月在 NIRS 再建一个新治疗装置, 这个新装置在利用原有的 HIMAC 加速器基础上增建两个既有水平也有垂直束的治疗室和一个碳离子的旋转机架. 图 30-1-4 是此新装置的建筑示意图[21].

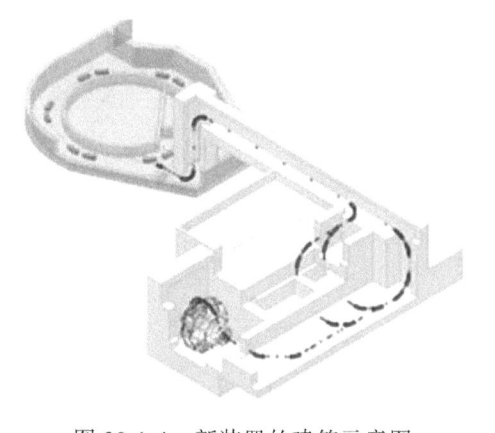

图 30-1-4   新装置的建筑示意图

2. 新 HIMAC 固定束带呼吸阀门控制的光栅扫描治疗头

这是一个高精确度的治疗头, 不仅适用于治疗肿瘤体积随呼吸而变化的癌, 还能提高治疗头颈部肿瘤的精度. 目前的设计参数是, 用一个 140~430MeV 能量的碳离子, 照射野为: 横向最大可提供 ±150mm; 扩展后布拉格峰宽 150mm. 系统由一对扫描铁、一个剂量监视器、一个楔形滤波器和一个量程位移器所组成. 慢扫描速度是 5~10mm/ms, 快扫描速度是 100mm/ms. 有效面积是 20mm^2 的两个平行板式剂量监视器用作剂量管理. 用多丝正比计数器来测量束流位置和强度. 楔形滤波器对布拉格峰稍加展宽. 量程位移器用来精确调节患者量程. 此位移器放在最靠近等中心点, 从而尽量减少此位移器中多次散射引起的束流尺寸变化. 整个治疗头的完整结构图请参看本书第二部分 18.8.8 节的图 18-8-8, 此处不再重复.

3. HIMAC 新重离子治疗中心的旋转机架

HIMAC 新重离子治疗中心的旋转机架结构图请参看本书第二部分 16.2 节的图 16-2-2, 此处不再重复. 目前设计的旋转机架参数是最高能量 400MeV/u, 最大照射野是 150mm × 150mm 的正方形, 最大量程 250mm, 最大 SOBP 宽度是 150mm, 总重 300 t. 在旋转机架上安装一个粗束光栅扫描治疗头, 长 16.5m, 直径宽 7.1m, 治疗头 SAD 长 3.54m. 束流在偏转后, 用扫描铁 SCAN 形成一个均匀照射野, 又打在后面的一个散射体 Scat 上, 经过一个测流强的游离室 IC 后, 形成一个更均匀的照射野, 经过一个楔形滤波器(RGF)对布拉格峰稍加展宽. 再通过一个测量横向剂量均匀信度的测量监示器(UM), 才送到等中心点处进行肿瘤治疗.

30.2 日本兵库重离子医学中心

30.2.1 引言

最近的医学水平将不同类型的肿瘤治愈率已提高并超过 50%, 因此如何使这些已治愈的患者进一步改善生活质量已提上日程. 过去用的常规放疗, 甚至先进的 X 射线调强治疗法, 虽然已经能够局部控制和治愈, 但 X 射线本身的物理性能不可避免地使正常组织受到损害, 带来的副作用会影响生活质量. 日本兵库(Hyogo)重离子医学中心不但要提高治愈率, 更要大大改善患者的生活质量. 图 30-2-1 是其全貌图.

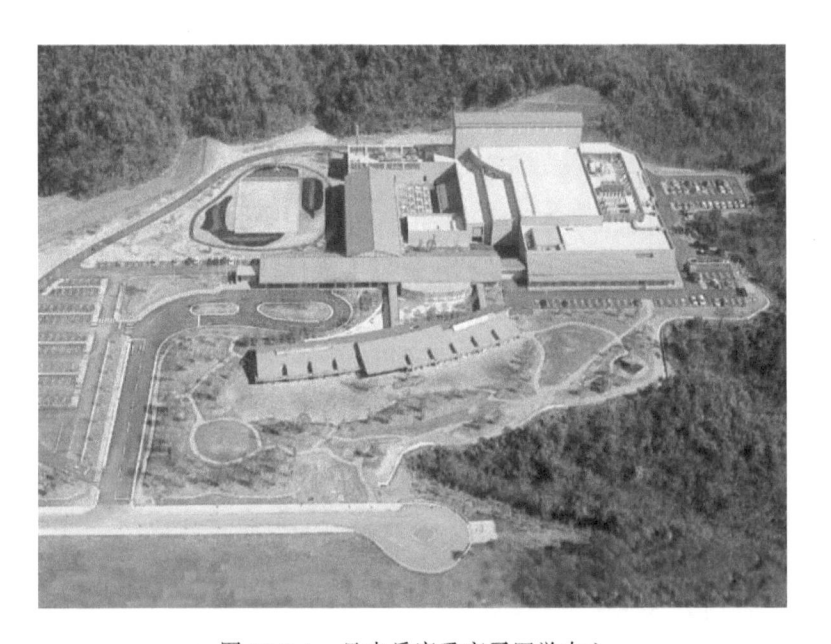

图 30-2-1 日本兵库重离子医学中心

2001 年 4 月完成总调, 2001 年 5 月开始质子治疗试验, 完成 30 名患者质子治疗后提交厚生省[①]. 厚生省在 2002 年 12 月批准准许质子治疗. 从 2002 年 2 月开始碳离子治疗试验, 完成 30 名患者碳离子治疗后, 提交厚生省, 厚生省在 2003 年 3

---

① 日本的厚生省. 相当于中国的卫生部.

月批准准许治疗. 兵库重离子医学中心总共投资 280 亿日元, 其中包含 122 亿的设备费, 不包括医院扩建 12000m^2 建筑面积的扩建费, 最多的治疗次数是每年 20000 次, 患者人数每年 1200 名[22].

30.2.2　总体布局

图 30-2-2 是日本兵库重离子治疗中心的总体布置图. 一个由两台离子源(一台质子、一台碳离子)、RFQ 直线型加速器和直线加速器组成的注入器将质子(或碳离子)注入进一台同步加速器, 同步加速器的引出后经过高能束流输运线, 将粒子分别引入到各治疗室, 即具有 45° 倾斜治疗头的 A 治疗室、有垂直和水平两个治疗头的 B 治疗室、有一个水平治疗头的坐式 C 治疗室和两个质子旋转治疗头的 G 治疗室. 有关各治疗室的详情后面有介绍.

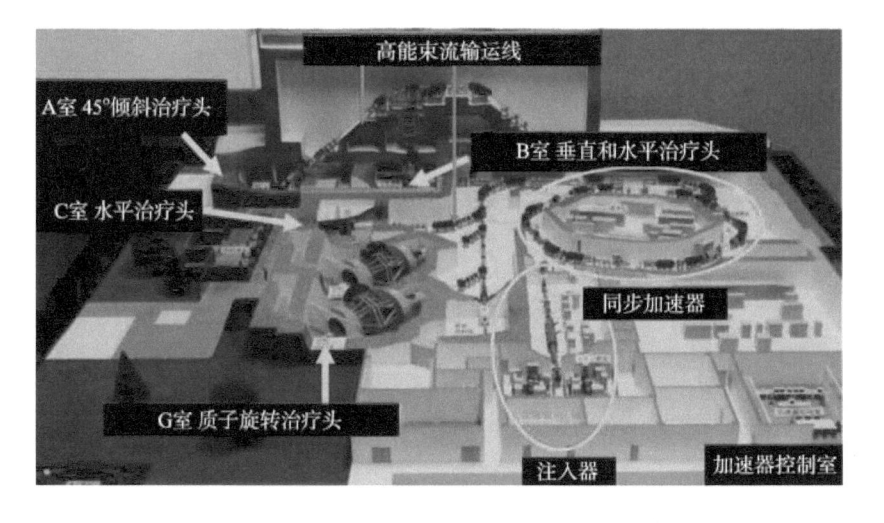

图 30-2-2　日本兵库重离子治疗中心的总体布置图

30.2.3　基本照射参数

在治疗时可选质子和碳离子两种粒子. 质子能量 70~230MeV(对应患者体内射程 40~300 mm), 工作频率 1.0 Hz, 质子流强是每秒 7.2×10^{10} 个质子数. 碳离子(原子核有 6 个电子, 6 个中子, 总共 12 个, 比质子多 6 倍电荷), 能量 70~320MeV/u (对应体内射程 13~ 200mm). 工作频率 0.5 Hz, 碳离子流强是每秒 1.2×10^{9} 个离子数.

30.2.4　照射系统

照射系统由下列五部分组成：注入系统、主加速器、高能束流输运系统、患者定位系统和整体控制系统. 注入器由两个 10GHz ECR 离子源(图 30-2-3(a))、一个 RFQ 直线型加速器、一个 5 MeV/u Alvarez 质子直线加速器(图 30-2-3(b))和一个散束器组成. 直线加速器的工作频率是 200MHz. 同步加速器(图 30-2-3(c))的环是一个分离型 FODO 强聚焦结构. 具有 6 个超周期, 环周长 93m. 采用 1/3 整数共振法进行慢引出.

照射系统共有 6 个治疗口: 两个 15cm 直径的旋转机架口、两个 15cm×15cm 的 H+V 束流口(图 30-2-4(b))、一个 10cm 直径的 H 坐口(图 30-2-4(a))、一个 15cm ×15cm 的 45° 斜口(图 30-2-4(c)), 治疗口的剂量率> 2Gy/min (5Gy/min), 场均匀度是 ±2%.

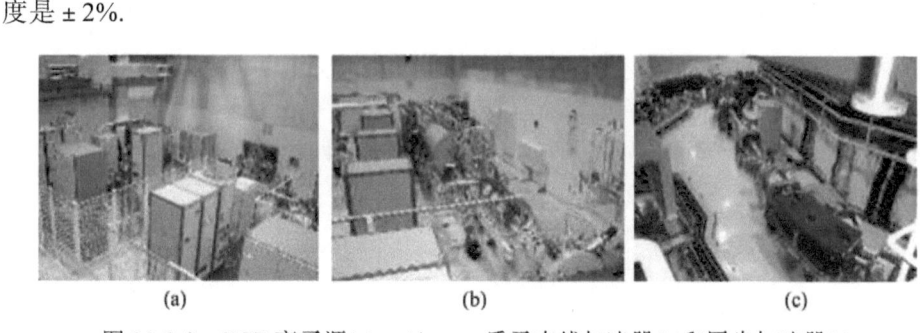

(a)   (b)   (c)

图 30-2-3 ECR 离子源(a)、Alvarez 质子直线加速器(b)和同步加速器(c)

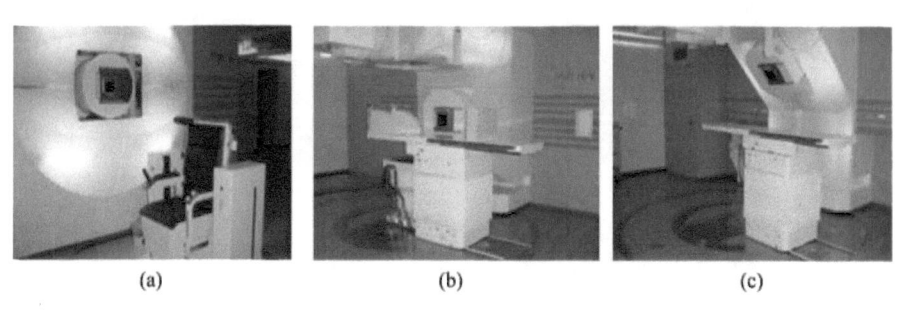

(a)   (b)   (c)

图 30-2-4 H 坐口(a)、H+V 束流口(b)和 45°斜口(c)

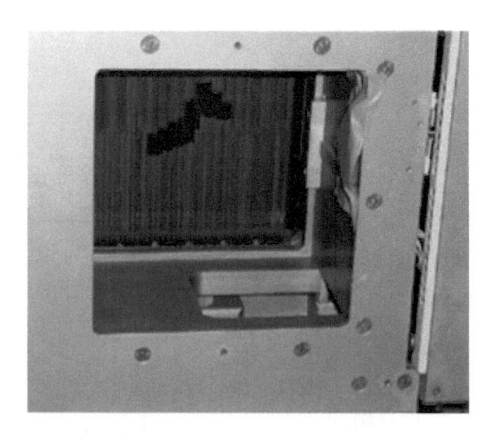

图 30-2-5 多叶光阑正视图

旋转机架 MLC 的孔径是 15cm×15cm. 兵库的治疗头都用散射型, 其结构已在本书第二部分的治疗头一节中作介绍, 这儿不再重复. 治疗头上所用的多叶光阑技术参数: 叶子是 40 对、32 对两种, 40 对的叶间距是 3.75mm. 32 对的由两部分组成, 即 14 对叶距 2.25mm 和 18 对叶距 3.75mm. 多叶光阑的最大照射野分别是 15cm×15cm 和 10cm×10cm, 可旋转 ±90°, 到等中心点的最小距离 25cm. 在束流方向最长的行程是 42cm. 支架可用来装患者专用补偿器和准直器. 图 30-2-5 是多叶光阑的正视图[23].

30.2.5 其他治疗支持系统

肝和肺的肿瘤体积随患者的呼吸而变动, 当患者呼气时, 位移运动相对小, 较长间隔内稳定不变. 因此治疗时肿瘤靶通常在呼出期照射. 在兵库医院可用一个呼吸阀门控制照射系统, 对肝肺癌进行质子和碳离子照射. 在用呼吸门控时, 加速器的引出束流受患者呼吸门控触发信号的指挥, 达到照射和呼吸同步的目的. 具体的实施过程如下: 用一个激光束从人体腹部上下运动中获得患者的呼吸信号, 这个呼吸信号用两个阀信号来辨别, 一个叫 A 信号, 用以确定束流启动时间; 一个叫 B 信号, 用以确定关闭束流时间. 启动和关闭信号都允许有一个延时调节, 最后形成允许出束的门控信号. 门控信号的正值脉冲时间间隔对应人的呼气. 因此只有在正脉冲时才允许出束, 也就是只有在呼气肿瘤体积最小且稳定时才允许照射. 允许照射不等于照射. 真实的照射还需两个条件: 一是加速器内束流已加速完毕, 处在等待状态; 二是控制处于加束状态, 这时才有质子束. 在出束时, 必须控制剂量, 一定要准确, 过剂量和欠剂量都不行. 此剂量测量必须十分可靠, 不然造成人身事故. 为此专用两个独立的 0.2%高精度剂量探测器来测剂量.

30.2.6 治疗验证系统

伹 如用 ^{12}C 离子治疗时, 带电粒子在人体组织内产生 ^{11}C 的短寿命同位素. 而 ^{11}C 会发射亚电子. 因此用一个 PET 照相机就可以实测出粒子流在体内的轨迹, 以及射程的末端地点. 以此信息反馈给医师, 从而作出更优化的治疗计划. 图 30-2-6 分别表示 PET 图像获取和 PET 图像验证.

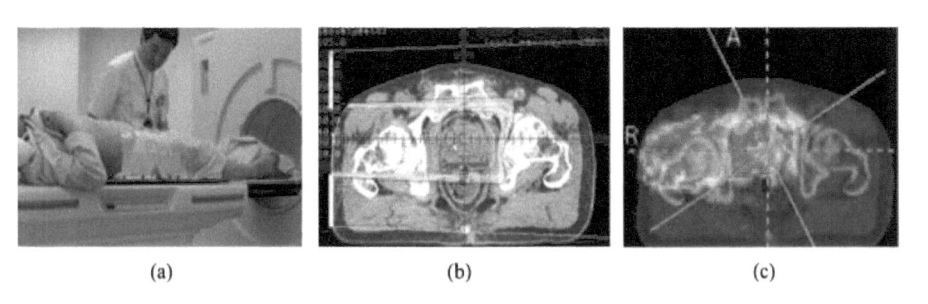

(a)　　　　　　　(b)　　　　　　　(c)

图 30-2-6　PET 图像获取(a)、PET 图像验证(b)和(c)

30.3　日本群马重离子治疗中心

30.3.1　引言

　　2004 年在日本政府领导下, 集中放疗装备的精英, 日本千叶国立放射科研所, 日本千叶加速器工程公司(AEC)和群马县群马大学的二十多名放疗装备专家, 基于日本 HIMAC 的设计研制经验, 共同联合设计出一台日本新型重离子治疗装置. 此装置已在 2006 年 4 月由群马大学建造. 2007 年 2 月开始扩建. 2008 年 8 月设备安装完成. 2008 年 10 月中心建成. 2010 年 3 月进行治疗试验. 图 30-3-1 是群马大学重离子治疗中心建筑的正视图. 占地面积 66m×50m, 考虑到经济原因, 该装置计划年治疗 600 名以上患者, 不用旋转机架, 只在同楼层上设有水平治疗、垂直治疗和水平/垂直治疗的三个治疗室.

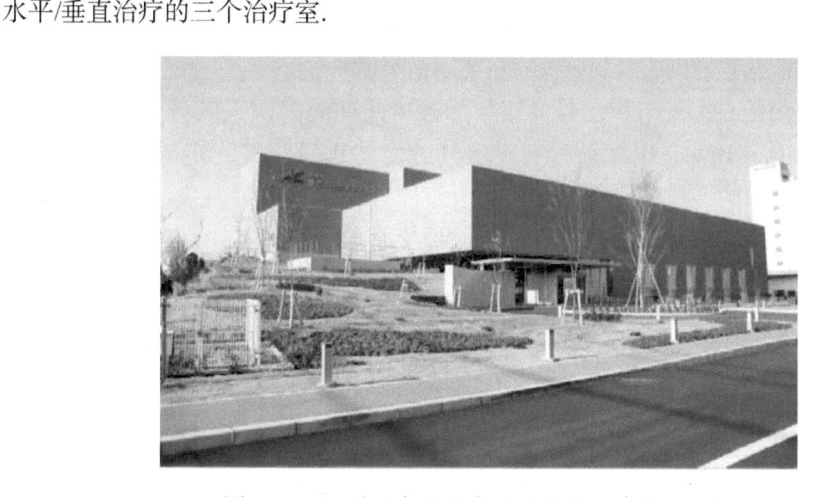

图 30-3-1　群马大学重离子治疗中心建筑正视图

　　采用同步加速器治疗的最大射程250mm, 照射野直径220mm(可覆盖97%的日本患者), 扩展布拉格峰宽150mm(可覆盖95% 的日本患者). 研制了螺旋形摆动法和光栅扫描法两种治疗头. 为了满足上述要求. 要求碳离子能量达 400MeV/u, 为了治黑色素眼癌, 要求最低能量 140MeV/u, 流强约 $1.2×10^9$pps. 束流的利用效率为 40%.

　　整个建筑设计充分贯彻了人性化要求. 日本在医院建筑设计方面近年来有很明显的进步. 2000 年建成的日本癌症中心的建筑安排, 人们一进去, 心中不免感到不舒适, 甚至有恐惧感. 后来建成的日本兵库重离子治疗中心, 已表现出人性化的色彩, 大厅明亮而舒适, 旁边的墙上挂有彩色艺术名家之画, 心中不免有轻快感.

这次群马重离子治疗中心的建筑更人性化. 图 30-3-2 是日本群马重离子治疗中心进门后的接待大厅, 像大饭店的前厅, 令人心情舒畅. 这和老式医院中一条狭长的长廊, 人声杂乱的环境有很大差别[24].

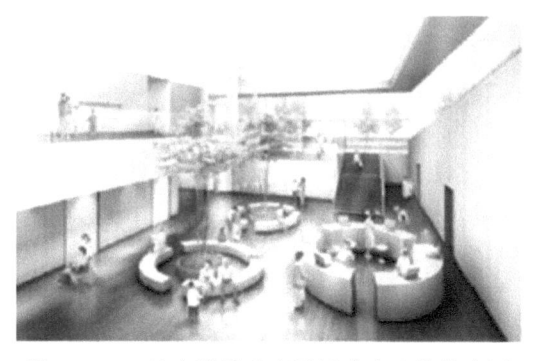

图 30-3-2　日本群马重离子治疗中心接待大厅

30.3.2　预加速器

预加速器是由 ECR、RFQ 和 APF-IH 三段串接加速形成, 分别叙述于下.

(1) ECR 离子源(图 30-3-3). 这是当前最常用的长期稳定性较好的离子源类型. 图 30-3-3 是它的外貌图, 该装置的直径是 300mm, 所有磁铁一律采用 NdFeB 永久磁铁, 最高表面磁场是 1.1T. 一个 400 W 的行波放大管 (TWT) 产生 8~10Gc/s(1Gc/s=10^9Hz)的微波进行供电, 工作在脉冲工作状态, 引出电压 30kV, 输出的碳离子 C^{4+}强度是 400eμA, 比要求 5Gy/min 的剂量率所需的 260 eμA(e 是电荷, μA 是微安)多出 140 eμA.

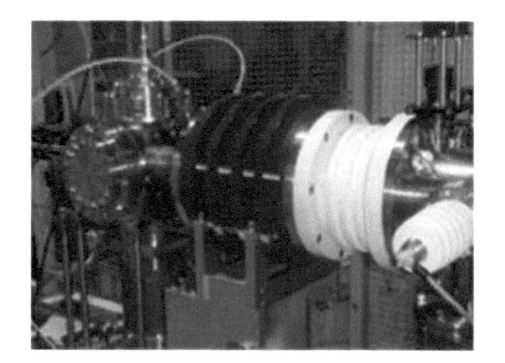

图 30-3-3　ECR 离子源

(2) RFQ 直线型加速器. 这是一种高频四极场的直线加速器, 利用高频四极场, 同时实现横向聚焦和纵向加速的高效结构, 适用于低能量的加速, 替代过去的倍压加速器. 图 30-3-4 是 RFQ 直线型加速器的外貌图. 管内采用 4-vane 结构, 共长

2.5m, 由一个 120kW, 200Mc 的高频功率管供电, 工作在 1ms 脉冲长度, 每秒 4 次, 入射的碳离子能量是 10keV/u, 输出能量是 608keV/u(u 指核子).

(3) APF-IH 直线加速器. 这是一个交替相位聚焦(APF-IH)的重离子直线加速器. 在过去人们都用 Alvarez DTL 型的结构. 但 APF-IH-DTL 直线加速器比 Alvarez DTL 直线加速器可以用更高的频率, 腔体尺寸小, 整体更紧凑. 虽然以前没人用过, 但经仔细分析, 认为可行. 其工作指标是输入 0.61MeV/u (每核子 MeV 数)直线加速器频率是 200Mc, 输出碳离子能量是 4.0MeV/u, 能散度是±0.4%, 输出束流强度是 390eμA. 图 30-3-5 是 APF-IH 直线加速器内的 DTL 结构图. 上面 ECR、RFQ 和 APF-IH 三段串接加速的总效率是 79%[24].

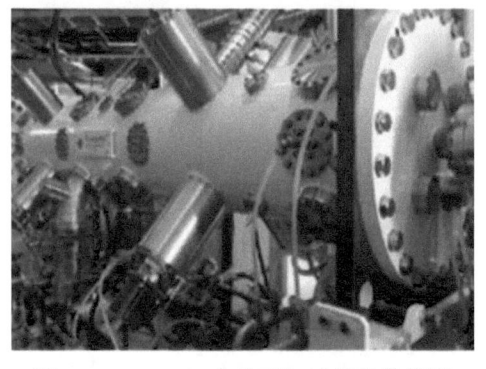

图 30-3-4　RFQ 直线型加速器的外貌图

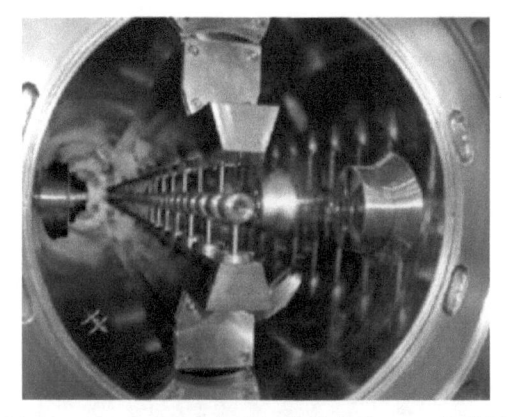

图 30-3-5　APF-IH 直线加速器内的 DTL 结构图

30.3.3　同步加速器

本书第二部分的 14.6 节的图 14-6-14 是群马的专用碳离子同步加速器结构图. 该装置不加速质子, 设计为加速碳重离子, 能量 140~400MeV/u. 采用多圈注入法,以增加流强. 用"高频踢出(RF-KO)法"引出, 以便用于呼吸阀门控制治疗. 为了减少周长, 采用了 FODO 的磁铁结构, 每个单元由三个偏转磁铁和两种 QF/QD 四极聚焦磁铁所组成. 这样加速器的周长可降到61m, 专门研制了一台共基(co-based)磁铁芯的非调谐式高频腔, 高频腔能减少纵向空间电荷效应的条件下, 实现多谐波工作模式的运行. 在呼吸阀门控制治疗情况下, 有一部分加速的粒子流通常要在环内保存着, 从而产生大量中子, 因此加速器控制能将这部分束流进行减速, 直降到注入时的能量. 这样中子辐射大大减少, 从而使原来必要的屏蔽墙省去, 既省钱又省地. 图 30-3-6 是该同步加速器在整体建筑中的位置, 从图中也可看出加速器与其他部件的关系.

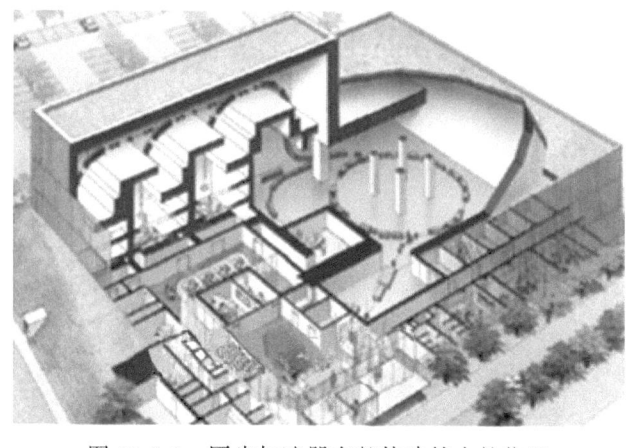

图 30-3-6　同步加速器在整体建筑中的位置

30.3.4　螺旋形摆动法散射治疗头

有许多方法都能用于呼吸阀门控制治疗和分层照射法(layer-stack). 虽然从治疗先进度来看, 无疑进行调强质子治疗的铅笔型或点状扫描法比常规的散射质子治疗法要好. 世界各大质子治疗中心都在研制扫描治疗. 扫描法不仅能省去加工补偿器而且能节省辐射能. 但从全方位治疗角度看, 相当部分肿瘤用散射法就行, 必调强. 况且扫描法难以用在有移动的肿瘤的治疗. 扫描法费时又费钱. 经反复比较结果, 在群马仍用螺旋形摆动法散射治疗头. 群马治疗中心共有三个治疗室, 内有四个结构相同散射治疗头. 图 30-3-7 是这种治疗头的束流传递系统外貌图. 在本书第二部分 18.8.7 节中的图 18-8-7 中有这个治疗头的结构图.

从图 18-8-7 与图 30-3-7 可以看出, 质子束流先进入两个测束流探头, 测量出入射质子的位置和强度, 然后进入两个相互垂直的扫描线圈, 各通入相位差为90° 的正弦电流波. 根据本书 18.2.2 节磁铁摆动扩展法的叙述原理. 束流通过这两个扫描线圈后. 就能在后面的散射体上形成一个大截面质子束横向分布, 再通过散射体后形成一个横向分布均匀的质子场. 质子流通过一个楔形滤波器, 扩展布拉格峰的宽度变化为 4~15cm, 再用量程位移器调节质子能量使其与患者治疗射程要求值相对应, 用一个束流探头测质子横向均匀度, 经一个多叶光阑和患者补偿器, 对横向和后沿精确定位后, 来治疗等中心处的肿瘤.

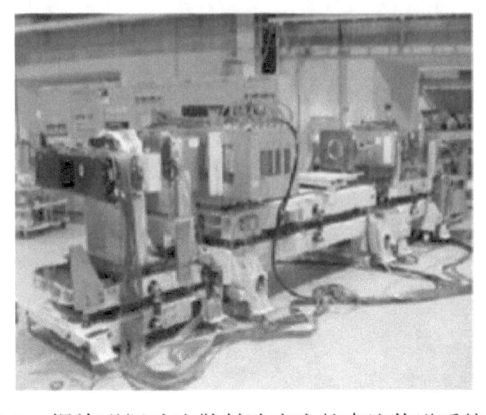

图 30-3-7　螺旋形摆动法散射治疗头的束流传递系统外貌图

30.4　日本筑波大学质子医学研究中心

30.4.1　引言

日本筑波大学 1983 年用日本高能物理所的 500MeV 增强器开始做质子治疗研究工作. 1983~2000 年总共治疗 700 名患者. 2000 年在筑波大学医院附近新建一个质子医学研究中心(PMRC), 中心装有一台同步加速器和两个旋转机架. 2001 年 9 月

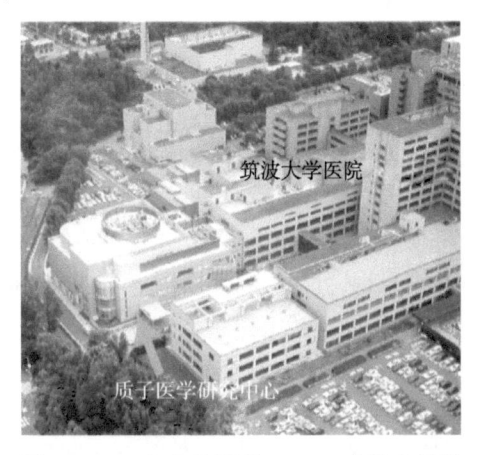

图 30-4-1　空中俯视的 PMRC 建筑全貌图

正式治疗. 图 30-4-1 是空中俯视的 PMRC 建筑全貌图. 这个中心的主要任务是推进质子治疗工作、开发新的治疗技术和培训人才. 2001 年 9 月~2007 年 3 月在新建中心总共治疗 1046 名患者. 治疗的肿瘤类型主要集中在日本人中经常发生的癌症, 如肝癌、肺癌、前列腺癌、食道癌和头脊部癌. 脑中的良性肿瘤, 如动静脉歧变也是其中之一[25].

30.4.2　质子治疗装置

图 30-4-2 是筑波大学 PMRC 的质子治疗装置平面布置图. 有日本日立公司研制的一台 250 MeV 质子同步加速器, 有三个治疗实验室, 其中两个是旋转束治疗室, 一个是固定束实验室. 此外, PMRC 还配有一个 MRI 室、一个 CT 室和一个 X 射线模拟机.

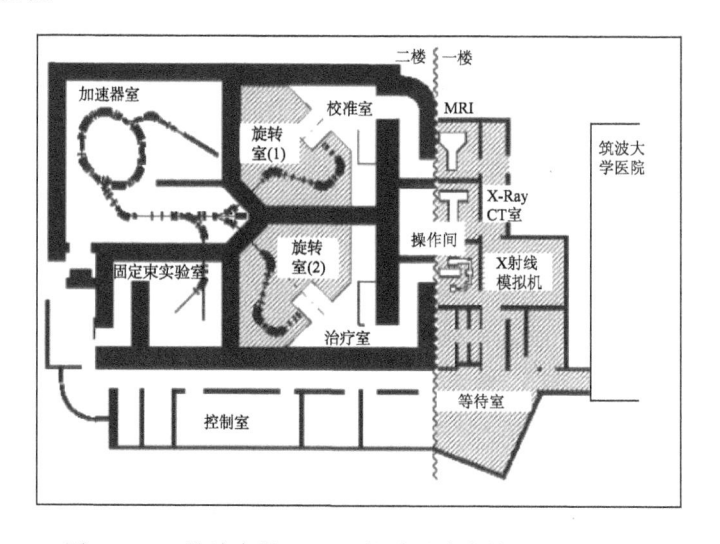

图 30-4-2　筑波大学 PMRC 的质子治疗装置平面布置图

30.5　日本若狭弯 WERC 的质子治疗中心

日本若狭弯 WERC 是 Wakasa Wan Energy Research Center 的简称, 中文意思是若狭弯能量研究中心, 该中心成立一个医学研究部, 部下有一个专门研究质子束的治疗机构. 因此 WERC 是一个专门研究质子治疗的场所[26].

30.5.1　当前的工作情况

在 1992 年以前主要研究质子对前列腺的治疗, 之后增加对治疗肝癌的研究, 肝肿瘤的位置随呼吸而变化, 因此一定要用呼吸同步传感器使质子束流照射到肿瘤的位置. 到 2006 年 12 月 WERC 已治疗了 35 例前列腺癌、3 例肝癌和 1 例肺癌,都没有特定的副作用, 都获得好的治疗效果. 在上述的成功治疗基础上, 1998 年又在福冈地方医院中建立了"福冈质子癌症治疗中心".

30.5.2　加速器装备

图 30-5-1 是日本若狭弯 WERC 的加速器装备平面布置图. 由质子离子源产生的质子束通过低能传输线入射到一个 5MeV 的串接高压倍加加速器, 其输出分别输入照射室 1、照射室 2 和 200MeV 质子同步加速器, 同步加速器输出束流通过高能传输线进入照射室 3、照射室 4. 照射室 3 中有一个垂直固定治疗束, 照射室 4 中有一个水平固定治疗束. 目前没有旋转治疗束.

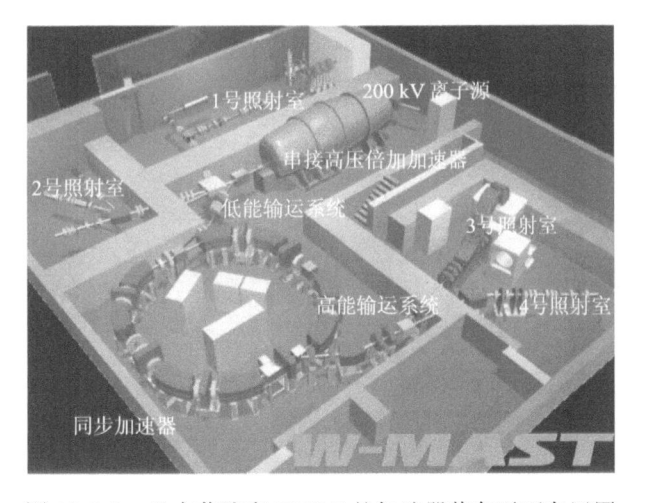

图 30-5-1　日本若狭弯 WERC 的加速器装备平面布置图

30.5.3　未来的治疗计划

未来将在研究质子治疗的基础上推进粒子束治疗. 目前正在进行"质子束效应的遗传研究"、"研究完善治疗计划系统"和"研究粒子放疗的质量保证技术"三个研究课题. "质子束效应的遗传研究"的研究目的是弄清楚质子束作用于细胞的机制. 虽然质子对细胞的生物效应和 X 射线相类似, 但机制是不相同的. 所以要通过遗传方法研究这个机制, 希望能利用机制中的差异开发出一种更有效的质子治疗疗法. "研究完善治疗计划系统"是要开发出一种能适用于更先进的照射治疗方法. 现已开发出一个供质子 CT 治疗的位置支持系统, 一个管理质子治疗计划的医用图像和信息用的整合质子治疗信息管理系统, 期望正在研制的治疗计划系统也能用作为商业上验证生产系统的工具.

30.6 日本南东北质子治疗中心

30.6.1 引言

日本南东北(TOHOKU)质子治疗中心建在南东北总医院和南东北医学临床治疗中心的旁边，前二者都是该地区的高水平癌症诊断和治疗场所，三者相结合成为一个完整的先进的治癌中心. 有手术、化疗、常规放疗和质子放疗. 该中心还与兵库离子医学中心的质子治疗部门联合，并从兵库离子医学中得到各方面的协作帮助. 图 30-6-1 是日本南东北质子治疗中心的建筑楼.

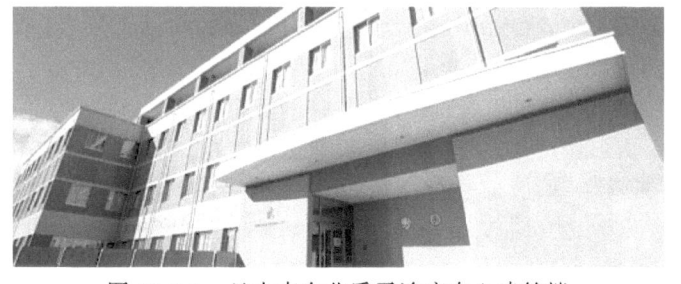

图 30-6-1 日本南东北质子治疗中心建筑楼

日本是癌症高发国，每年有 60 万名以上的患者遭受癌症痛苦，30 万名患者死亡. 日本政府法律已通过"癌症控制法令"，并采取不同方式，不再仅是早期检查和治疗，而是如何降低癌症死亡率. 粒子治疗是一种基于门诊、副作用最小、不中断常规生活的无切口治疗方法. 该中心是日本第一个私人管理的质子治疗系统. 2008 年 10 月 1 日在日本福岛(Fukushima) (日本本州岛东北部城市)郡山市(Koriyama city) 开业[27].

30.6.2 工作目标

(1) 用质子治疗和化疗结合的疗法来改善晚期癌症的治疗效果.

(2) 开发一种质子治疗和超选择内动脉治疗结合的疗法来治疗舌癌.

(3) 开发一种质子治疗和免疫细胞疗法结合的疗法来治疗肝癌.

(4) 开发一种一两天短项的质子照射方法治疗早期肺癌.

(5) 晚上照射时间可到晚九点，实行不影响患者白天正常工作的治疗方法.

(6) 全世界第一个在质子治疗后，再用 PET-CT 来验证照射面积的治疗中心.

在日本，除上面介绍的 6 个专用重离子质子治疗中心外，还有正建和已建 6 个质子治疗中心，即鹿儿岛县 Medipolis 质子治疗和研究中心、 名古屋(Nagoya)质子治疗装置、静冈(Shizuoku)癌症中心、福井(Fukui) 质子治疗中心、国立癌症中心(NCC)和长野县松元相泽医院质子治疗中心. 上面 6 个和已介绍的 6 个基本类同, 故不再一一介绍了. 从上可知目前日本已建和正建的重离子(3 个)和质子(9 个)治疗中心共有 12 个.

30.7 日本松元相泽医院质子治疗中心

相泽医院位于日本松本市长野县, 拥有 100 多年的历史, 拥有 496 个床位的私人医院, 是该地区的癌症治疗中心和医疗辅助机构, 为患者提供紧急医疗服务.

2010 年 8 月 18 日日本松元相泽医院向日本住友重机械工业株式会社订购一台世界上首套小型直立式质子治疗系统. 该新型质子治疗系统采用了直立式设计, 由一个小型旋转机架以及一个 230MeV 回旋加速器构成. 该结构设计极大地节省了空间. 预计该治疗系统将于 2013 年投入使用. 图 30-7-1 是相泽医院的住友质子治疗系统示意图. 从图中可以看到关键设备是采用向上立体的安装方式, 从而使所占面积大大减少, 这对寸土寸金的大城市可大大节省投资, 确有独创之处.

(1) 回旋加速器. 回旋加速器放在最底层, 因在地下, 所以可节省屏蔽费用. 回旋加速器加速质子到 230MeV. 回旋加速器的剂量高、治疗时间短, 并且能提供连续质子束, 所以特别适用于呼吸门控放疗.

(2) 束流输送系统向上传送. 通过束流输送系统将质子束流输送到最上层的旋转机架.

(3) 旋转机架安放在最上层, 旋转臂照射系统配备有一个旋转臂、一个辐射喷嘴、一个 X 射线数字照射成像系统以及一个治疗床.

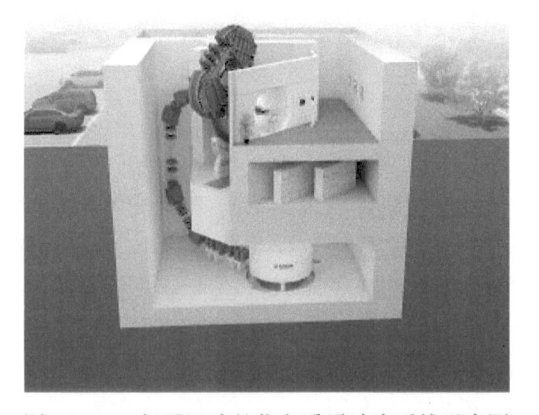

图 30-7-1 相泽医院的住友质子治疗系统示意图

第31章 德国和欧洲其他国家的质子和重离子治疗中心

31.1 德国慕尼黑的 Rinecker 质子治疗中心

31.1.1 引言

瑞士 PSI 长期以来与 ACCEL 公司合作, 曾制造出世界第一台质子调强的点扫描治疗头. 在 2002 年左右, 他们分析当时国际上粒子治疗和设备水平后提出以下几点.

(1) 目前的碳离子存在下述缺点: ① RBE 值随穿透深度变化很大, 绝对值也大, 目前还研究不够深, 一旦处理不当, 风险大; ② 适应病例少; ③ 微观剂量均匀度差, 存在冷点所带来的后效应; ④ 临床病例实际经验还少; ⑤ 经济上目前还不合算. 相比之下, 质子治疗更成熟稳妥. 因此决定在新建德国慕尼黑的 Rinecker 粒子治疗中心时, 仍采用质子. 此治疗中心称为 Rinecker 质子治疗中心, 英文简称 RPTC.

(2) 由于只有质子亮度调强的治疗才能胜过光子调强, 质子治疗才有竞争力. 因此采用质子调强的点扫描治疗头.

(3) 超导回旋加速器性能优于常规回旋加速器, 现闭路液氦控制技术过关, 决定采用超导回旋加速器. 因此做出 RPTC 的两个关键技术决定, 即建造用超导回旋加速器和点扫描治疗头的质子治疗中心. 图 31-1-1 是德国慕尼黑的质子治疗中心大楼照片[28].

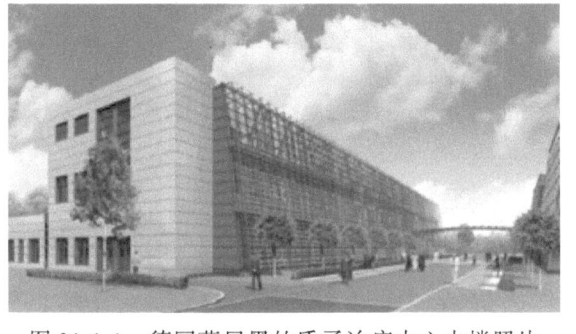

图 31-1-1 德国慕尼黑的质子治疗中心大楼照片

31.1.2 概述

Rinecker 质子治疗中心共有两期工程: 第一期是在 Munich 建, 称 RPTC1; 第二期在 Cologne 建, 称 RPTC2. 本书只介绍 RPTC1. RPTC 由 PRO-HEALIH 公司负责建造, 委托 M+W Zander 公司总承建造, 由 ACCEL 公司供应质子治疗设备. 总投资 1.2 亿欧元, 其中质子治疗系统 0.405 亿欧元. Rinecker 质子治疗中心的平面布置图见图 31-1-2, 由一个 250MeV 超导回旋加速器提供束流, 加速器引出束流先经过一个能量选择段, 变成对应治疗深度所需 70~230MeV 能量的束流, 再通过一个水平的束流输运线, 将束流分别送到四个旋转束治疗头和一个专治眼的水平固定束治疗头. ACCEL 公司和国际著名的美国 Michigan 州立大学的国家超导回旋加速器实验室(NSCL/MSU)合作, 于 2003 年建成全世界第一台 250MeV 超导回旋加速器, 性能十分优良, 比常温回旋加速器有下述优点: 引出效率提高, 耗电少, 束流性能更稳定, 运行成本低, 束流强度能快速调整, 在 100μs 内变化 10%, 具有快速的启动和截止性能, 体积更小, 外径少于 3.6m. 有关 250MeV 超导回旋加速器的详情参看本书第二部分 14.7.3 节.

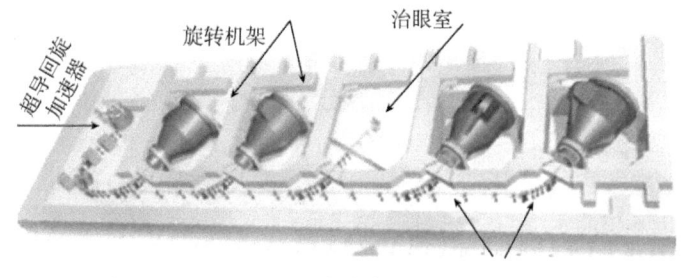

图 31-1-2   Rinecker 质子治疗中心的平面布置图

RPTC 共有四个旋转机架. 图 31-1-3 是旋转机架的外形图,它和其他中心的设

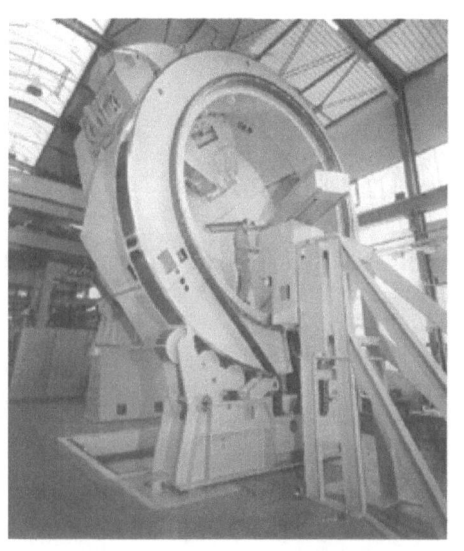

图 31-1-3   旋转机架的外形图

计是不相同的, 具有自己的独创性, 其等中心误差小于 0.5mm. 图 31-1-4 是旋转铅笔扫描治疗头和治疗空间, 从图可见, 治疗空间宽敞, 具有安静的人性化色彩. RPTC 点扫描用的点阵尺寸采用瑞士 PSI 点扫描的点阵尺寸. 瑞士 PSI 点扫描治疗头在 1992 年 7 月调试成功, 至今已运行十余年, 先后共治疗过几百名患者, 证明十分成功. 点扫描治疗的基本原理是先将需要被照射的癌病灶体积, 按束流方向切成间隔为 5mm 的前后不同层. 每一层相当同一个体内射程, 用相同能量的质子束流来照射. 每一层又分成上下左右间隔 5mm 的点阵, 控制扫描磁铁电流使束流上下左右移动而照射到这一层的每一个点上.

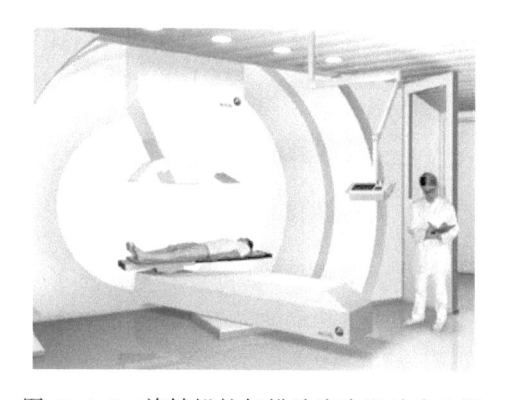

图 31-1-4　旋转铅笔扫描治疗头和治疗空间

由于束流直径的半高全宽度 FWHM 是 10mm, 只要质子束流能照射到肿瘤体积的每一个点阵上, 就意味着该肿瘤的全部病灶得到照射. 照射视野可达 30cm×40cm. 照射时间是每个点约 5ms, 束流开启停止一次是 50μs, 每一层照射时间 1~10s, 层间切换需 1s, 平均肿瘤照射 2Gy 小于 60s.

31.1.3　RPTC 的建成的意义

1. RPTC 是全球最先进的质子治疗系统

瑞士 PSI 的质子治疗, 不论设备, 还是临床实验, 在全世界首屈一指. 而 PSI 的设备都是由 ACCEL 公司研制的. 现 ACCEL 由后台走向前台, 用 PSI 最新技术武装的 RPTC 参加国际竞争. RPTC 的加速器技术先进且性能稳定, 旋转机架等中心误差最小, 只有 0.5mm, 是目前世界最精确的; 治疗头用国际上最先进点扫描型. 可以说性能方面超过全世界现有的所有质子治疗系统. 但是 RPTC 在 2005 年建成后, 因控制总体软件集成一直没有过关, 无法表现其先进性. 因此在近几年来一直未见 RPTC 的有关新报道, 后来才知道当初设备建成后, 主要因软件方面存在问题而不能正常工作, 随后美国 Varian 公司收购了 ACCEL 公司. 从而参于 RPTC 工作, 并经近 3 年改进, 终于在 2009 年 3 月 16 日治疗第一个患者, 目前一周工作 5 天, 每个患者治疗已达 20min, 现向每患者 15min 时间前进. 一切工作都走向正常, 并已表现出扫描治疗的优点.

2. RPTC 建造的意义

自从光子调强普及以来, 因其剂量分布可与常规质子治疗的剂量分布相比拟. 因此在 2003 年前后, 国际上对质子治疗的优越性产生疑问. 后来瑞士 PSI 用点扫描治疗头进行的质子调强治疗, 从临床上证明质子调强, 即使用较小数目的视野方向, 做出的剂量分布也胜于光子调强的剂量分布, 还了质子治疗一个清白. 此后大家认为只有质子调强才能发挥其优越性, 因此随后, 全世界各质子治疗研制场所, 如 Loma Linda、IBA、日立、三菱等都在研制扫描治疗头. 由于扫描治疗要求加速器束流性能高度的稳定度, 难度很大. 在 2005 年时, 全世界大多数质子治疗基本上仍采用散射治疗的常规照射法, 调强治疗铅笔扫描仅瑞士 PSI 才有, 那时装有五个调强扫描治疗头的 RPTC 专用质子中心问世, 预期必然给全世界质子治疗界带来冲击和希望. 但是由于 RPTC 几年来不能正常治疗, 这种冲击也没有发生. 进入 2009 年, 点扫描早已不是 PSI 专利, Loma Linda、IBA、日立、三菱等都成功研制出扫描治疗头, 并已投入正式治疗使用. 此外人们对质子常规和调强两种治疗有更全面的认识, 但 RPTC 的先进点扫描调强质子治疗仍表现出其特有的优越性.

近两年日本 HIMAC 和德国 GSI 的碳离子治疗的成功和好的临床效果给质子治疗也带来很大冲击. 日本、欧洲和中国的放射医疗界都看好重离子治疗. 大部分质子设备供应商都在准备开发重离子治疗设备. 在此背景下, 拥有相当权威的 PSI 和 ACCEL 仍认为目前重离子治疗还不够成熟, 有待进一步研究, 而仍选择质子治疗.

31.1.4 RPTC 的当前运行工作情况

2009 年 3 月 2 日 RTPC 和 PROHEALTH AG 公司合作进行了 616 个验证测试, 通过了所有总调验收的技术要求和安全测试. 德国国家环境保护部批准了在第一个治疗室治疗各种癌症治疗的许可证. 2009 年 3 月 16 日和 RPTC 合作的 "Chirurgische Klinik Dr. Rinecker(CKR)" 也纳入 Bavaria 州 "放疗" 的政府医院总计划中. 这样 CKR 是德国第一个政府批准的可用社会保险来进行质子治疗的医院. 在 2009 年 10 月 RTPC 先获得可以治疗身体内 24 个不同地方上的癌症, 随后由政府权威部门发出运行许可证后, 已可以治疗迄今放疗可治的一切癌症. 自 2010 年之后全世界患者都来 RTPC 治疗, 在头 7 个月, 已治疗欧洲内外 15 个国家的患者[29].在 2009 年的下半年 RTPC 投入准备欧洲论证(CE certification), 这需要完善大量未完成的和仍欠缺的报告. Varian 在 ProHealth AG 的协助下, 正集中力量去解决这个困难, 安排了一个 CE 审批的日程计划. 最费时间的任务是重建原 ACCEL 的遗留未做的大量文件(ACCEL 已被 Varian 收购. Varian 已接管过去 ACCEL 的一切), 通过 Varian 努力, 最终还是完成所有文件化工作, 并获得运行许可证. 2009 年初, RPTC 为完成 RPTC 的全部建造规划任务而努力, 准备一步一步地提高性能和增加功能. 制订了完成全部任务的日程是: 2009 年 3 月旋转机架 1 完成运行; 2009 年 10 月 30 日旋转机架 2 完成和运行; 2010 年 2 月旋转机架 3 开始运行; 2010 年 6 月旋转机架 4 完成, 在旋转机架 4 上要安装一套 "快控制软件", 加速切换各治疗室的束流分配, 从而当所有治疗室都工作时, 不会因过多的束流切换而降低工作和治疗效率. 2010 年 11 月以前, 将完成眼睛和小肿瘤的固定束治疗. 目前上述计划都已基本实现.

在开始治疗的前几个试验中, 官方只允许 RPTC 系统只能治疗 X 射线目前治疗的那些癌症. 但最新的 CMS/Elektra 治疗计划系统可适用于更多的癌症治疗类型. 目前在 RPTC 可以治疗下列癌症: 头盖和面部与舌的癌症(脑转移)、脊骨(尤因肉瘤, 转移)、胸和肺的癌症(胸膜的间皮瘤)、腹部的癌症 (肝小胆管癌、胰腺癌)、骨盆症、泌尿生殖器的癌症(前列腺癌、膀胱癌)等.

31.2　德国海德堡重离子治疗中心

31.2.1　引言

德国海德堡重离子治疗中心(Heidelberg Heavy Ion Therapy Center, HIT)是 21 世纪最先进、最昂贵、最复杂的粒子治疗中心, 是迄今为止全球最大的 "世界医疗器械". 在国际放疗界具有划时代的意义[30].

海德堡离子束治疗中心是在德国 GSI 碳离子治疗成功的基础上建立的, 是欧洲第一个专用重离子治疗中心. 2000 年 9 月首先由 GSI 提出在海德堡建立重离子治疗中心的可行性报告, 并决定由海德堡大学医院、德国癌症治疗中心(DKFZ)、德国重离子研究中心(GSI)、德国鲁森道夫研究中心(FZR)合作建造. 2003 年 5 月德国科学委员会对加速器部分审批, 2003 年 10 月决定委托 M+W Zander 公司为建筑承包单位, 2004 年 5 月土建奠基, 2005 年 6 月举行 HIT 建筑封顶典礼, 2005 年 10 月西门子医疗系统集团和 GSI 合作在德国海德堡大学医学院负责安装加速器, 2006 年 12 月直线加速器调试出束, 2007 年 1 月进行旋转机架装配, 2007 年 2 月同步加速器达到束流指标, 2007 年 3 月束流到达水平治疗区, 2008 年 6 月完成技术安装, 开始试调运行, 2009 年开始进行验证测试, 优化技术功能, 准备总调测试完成后进行患者治疗工作, 2009 年 9 月在德国海德堡召开 PTCOG48 会议, 2009 年 11 月进行德国海德堡重离子治疗中心开幕典礼, 随后几周后治疗第一个患者, 2009 年 11 月 2 日, 海德堡离子束治疗中心正式投入运行. 如今终于可以给大量病人提供常规的正式服务. HIT 所采用的离子束治疗方法有其独到之处. 当前只有日本才能运用离子束治疗癌症, 但照射技术的精度要比 HIT 差一些. 按设计要求, HIT 年治疗人数可达 1300 名患者. 自 1997 年以来, 在 GSI 的治疗点上已经对 440 多名主要患颅底肿瘤的患者进行了碳离子束的治疗. 临床试验很成功, 治愈率达到 90%. 现在这种疗法已经得到公认, 并可以由医疗保险支付. 随着 HIT 对社会开放, 将有更多患有不治之症的肿瘤患者进行常规的离子束治疗. 这种疗法的治愈率高、治疗时间短而且副作用小.

目前世界上虽有不少粒子治疗中心, 但相比之下, HIT 具有下面独特的特点: ① 虽然日本兵库也有质子重离子专用治疗中心, 但 HIT 是目前世界上唯一的一个以研究和治疗为双重目的的质子重离子组合的专用中心. ②中心和日本 HIMAC 具有世界上唯一的两个重离子旋转机架(日本兵库只有固定束). ③ 中心具有世界上唯一的重离子调强扫描治疗头, 具有精确的三维肿瘤照射手段(日本兵库只有散射治疗头,不能用于调强). ④ 中心的肿瘤治疗研究和科研环境, 由于有上述四个德国最著名的院校科研机构支持, 其高水平在国际上是少有的. ⑤ 中心治疗一个疗程的费用约 19500 欧元, 比常规放疗贵 3 倍, 目前德国卫生保险公司已同意, 只要在 HIT 治疗, 公司负担此费用, 使治疗费用不成问题.

此中心的建造总费用约 1.19 亿欧元, 由德国政府和海德堡大学共同出资. HIT 占地 5027 m^2. 共有两个建筑, 一个供各种人员办公用; 一个是带屏蔽的建筑, 安装有加速器和三个治疗室. 建筑共三层, 地下两层, 地上一层. 全体工作人员, 包括医生、护士、物理师、工程师、技术员和助理等共七十多人. 计划每周工作六天. 加速器 24 小时连续运行, 治疗每天分早晚两班[31].

31.2.2　总体方案

德国海德堡重离子治疗中心的总体方案见图 31-2-1. 图中右下角是一台同步加速器, 用一台由离子源、RFQ 直线型加速器和直线加速器串接形成的预直线加速器作注入器. 加速器引出的粒子束通过输运线, 分别送到三个治疗室和一个实验区, 两个水平治疗室(图中 H-1 和 H-2), 每室有一个固定治疗头, 一个旋转治疗室有一个旋转治疗头, 后者是一个位于输运线末端的"质量保证"用束流实验区(图中 QA). 加速器可加速四种治疗用粒子, 质子、铍、碳和氧, 碳离子的能量是 50~430 MeV/u, 相当于在水中等效 20~300mm. 加速器的束流引出时间是 1~10s, 在垂直和水平方向的束流直径是 4~10mm. 根据不同离子的类型, 粒子强度从 $1 \times 10^6 \sim 4 \times 10^{10}$ 离子数/次引出. 治疗肿瘤的对象是目前难以治愈的脑瘤、前列腺瘤和软组织肉瘤. 计划年治疗千人以上, 至少有 1300 名患者可从 HIT 治疗中受益[32].

31.2.3　加速器分系统

加速器分系统由离子源、RFQ 直线加速器、同步加速器和高能输运段四部分

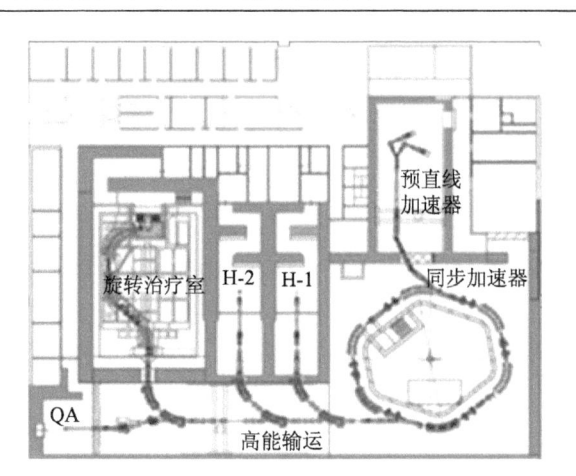

图 31-2-1　德国海德堡重离子治疗中心总体方案

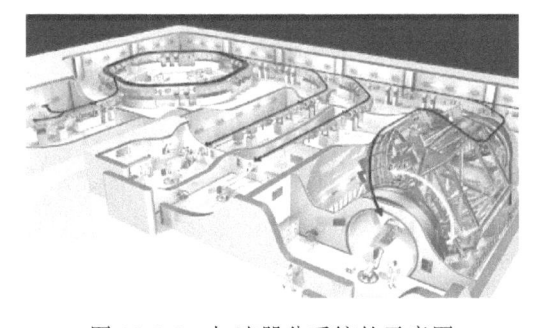

图 31-2-2　加速器分系统的示意图

串接组成, 图 31-2-2 是加速器分系统的示意图.

1. 离子源

原子是中性的, 要加速(碳)重离子, 首先要将(碳)原子变成带正电的(碳)离子. 离子源就是产生(碳)离子的一种装置, 其基本工作原理是先将二氧化碳气体送入一个游离室, 在此室内, 用磁场和微波加速气体中的自由电子, 被加速的自由电子再与(碳)原子相碰撞. 通过碰撞, 碳原子外层的六个电子, 有四个电子被打掉, 碳原子变成带四个正电荷的碳离子 $^{12}C^{+4}$. 然后送入后面的 RFQ 直线加速器继续进行加速. HIT 采用 ECR 型离子源(Electron Cyclotron Resonance 的简称), 采用电子回旋加速共振方法(来获得离子的一种部件), 具有一个很好的长期稳定束强. HIT 共安装两个 ECR 型离子源, 一个是重离子(碳), 一个是质子. 这两个离子源通过开关磁铁送入后面的 RFQ 段, 因为这两种粒子不能同时加速, 所以相互切换使用(如果这两个离子源改成氧离子和铍离子源, 则就变成氧离子和铍离子的治疗和研究). 离子源的粒子流强在 80μA(对 $^{16}O^{6+}$ 离子)到 1.2mA(质子)之间, ECR 源引出的能量是 8 keV/u, 采用适当束流散焦的方法, 可使束流强度降低到最大流强的千分之一.

2. RFQ 直线加速器

从离子源引出的 $^{12}C^{+4}$ 进入此 RFQ (Radia-Frequency-Quadrupole 简称 RFQ, 是一种用射频四极聚焦原理进行加速的部件)段, 在 RFQ 中经准直和加速后, 输入 RFQ 时的恒定离子流就变成每秒 216Mc 的微脉冲, 然后再进入后面直线加速段. 在直线加速段中, 又用高频电磁场进一步将离子加速到 7MeV/u, 相当于 0.1 的光速. 当直线段输出的 $^{12}C^{+4}$ 经过直线加速器引出处的一个碳薄膜后, 再去掉两个电子, 而形成带六个正电荷的碳离子 $^{12}C^{+6}$. RFQ 直线加速器段总长度 6m, RFQ 高频 216Mc/s, 束流脉冲宽度为 200 μs, 最高重复工作频率是 5 c/s . 从直线引出的规范化束流发射度是 0.8 πmm·mrad, 动量分散度是±1.5 %. 为了多圈注入, 在直线入口处设有一个切割器, 用与直线的脉冲值相匹配. 在直线出口处, 设有一个用来减少注入同步加速器束流的动量散度的高频散束器, 以尽量提高多圈注入的效率.

3. 同步加速器

图 31-2-3 是 HIT 同步加速器, 周长约 60m, 沿周设有 6 块偏转磁铁, 每块偏转 60°, 有 4 个长直线漂移空间段和两个短直线漂移空间段, 用以安装注入和引出装置和高频腔. 束流注入的时间为 30μs, 相当于 15~20 个多圈注入, 离子在环内反复旋转三四百万圈后, 加速到近 73% 光速时, 即加速到最高能量, 全部加速时间小于 1s. 引出束流脉冲宽度为 3s. 平顶部分有 2s, 占空比是 60%. 慢引出用横向高频踢出法. 慢引出时间在 1~10s 内变化, 可在同一个平顶进行多圈束流引出.

4. 高能输运段

由磁铁和真空管道组成的高能输运线将加速器的引出束流, 先后送到两个水平治疗室、一个旋转治疗室和终端验证实验区.

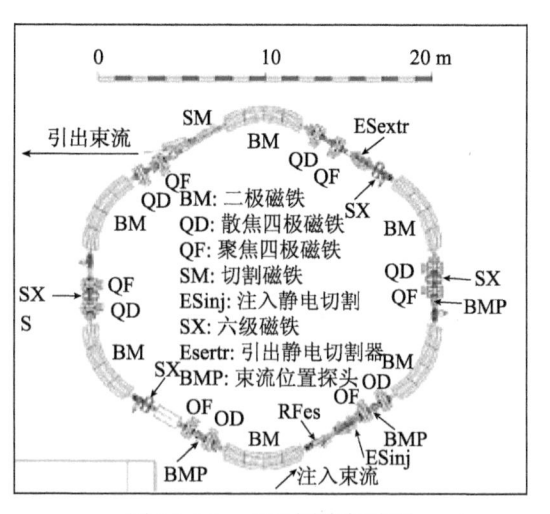

图 31-2-3　HIT 同步加速器

31.2.4　旋转机架

旋转机架是与 SEAG 公司合作进行 (SEAG 是建造 PSI 旋转机架的公司)的，整个结构重 630t，治疗头旋转部分约重 570 t. 与旋转角度有关的最大变形约 0.3mm，由此导致在等中心点处的束流位置变化约 1.5 mm. 此旋转机架的横向旋转半径是 7m. 结构最大尺寸是 20m. 可供 400MeV/u 的碳离子治疗用. 安装后的旋转机架示意图，已在本书第二部分 16.2.1 节图 16-2-1 登出，不再重复. 由同步加速器引出的束流，通过高能输运线，在旋转机架内再经过两个 45° 偏转磁铁和一个 90° 偏转磁铁的三次束流偏转后，才能到等中心治疗点. 为了防止温度变化引起机架的变形而增加等中心点误差，整个旋转机架要置于严格的空调空间中[33].

31.2.5　治疗头

束流进入相应治疗室，先经过一个窗，使两边的真空隔离，以便于维护. 对水平治疗室束流则直接进入治疗头. 对旋转治疗室则通过旋转机架内输运线后，再进入治疗头. 图 31-2-4 是机器人控制精确的治疗床.

HIT 采用有精确三维肿瘤照射的调强铅笔扫描法，这种扫描治疗头有下面两种关键部件.

1. 扫描磁铁

用水平和垂直两块扫描磁铁，使束流在横向扩展成照射野. 其工作原理简单，但工艺要求很严. GSI 经过临床试验开发的扫描磁铁十分成功，也是目前世界上唯一在使用的重离子扫描磁铁，因此 HIT 治疗头的扫描磁铁采用 GSI 的技术.

2. 束流探测器

由于束流参数的任何微小变化会直接影响治疗精度，严重情况下还涉及患者安全，因此要极大地注意探头内的各种束流探测器的灵敏性、精确性、可靠性、稳定性等. HIT

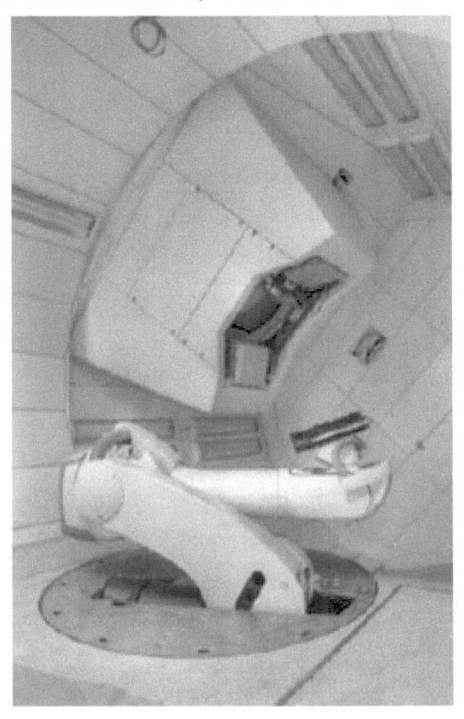

图 31-2-4　机器人控制精确的治疗床

在这方面主要采用 GSI 的成功经验. GSI 束流探测系统能在每 12.5μs 测量一次流强，每 150μs 测量一次束流位置和束流截面.

束流流强探测采用 PPIC 型 (Parallel Plate Ionization Chamber 的简称)，即"平

行板游离室". 束流截面和位置探测采用 MWPC(Multi-Wire Proportional Chamber 的简称), 即"多丝正比游离室". 每个治疗头内, 在患者定位床的前方, 安有三个 PPIC, 其中两个作双工测量流强, 以确保治疗安全, 当其中任一个读数到达所需照射剂量值, 立即快速(小于 0.5s 内)将束流断开. 余下另一个 PPIC 独立地做安全冗余用. 同样安有两个 MWPC 探测器. 分别用于测量束流水平和垂直的位置和截面, 在治疗中通过控制同步加速器的运行参数, 可随时改变扫描束流的流强、能量、束流截面大小, 从而可以大大提高治疗的精度.

患者固定躺在一个由机器人控制精确定位的治疗床上, 精确定位后使扫描束流精确地打在三维肿瘤体积内, 达到治疗目的. 每次照射时间约 5min. 图 31-2-5 表示患者在水平治疗室内进行脑部肿瘤治疗. 除数字 X 射线设备外, 还设有能准确测量患者肿瘤量程和位置的正电子灵敏探测器.

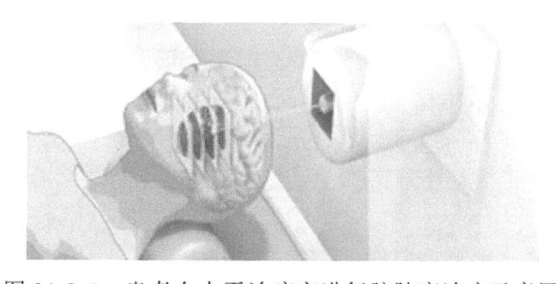

图 31-2-5　患者在水平治疗室进行脑肿瘤治疗示意图

31.2.6　预计治疗患者的数目

按照 HIT 2007 年的报道, 此中心每年可治疗千人以上. 每年至少有 1300 人受益. 在 HIT 早期的可行性报告中曾提出有关预计治疗患者的数目论证, 但由于近年来重离子治疗的进步, 每个治疗疗程的次数比过去大大减少, 因此早期的评估虽未必和目前实际相符, 但仍有参考价值, 故简述于下.

按照早期 HIT 的评估有下列数据: 每个治疗室, 每小时做两次照射(fraction), 1 天工作 12h, 平均年工作 48 周, 每周工作 5 天. 每个治疗室 1 年可作 5760 次治疗, 今有 3 个治疗室, 因此一年总共可治疗 17280 次. 当时认为平均每个疗程 15 次, 因此 1 年可治 1150 个人, 这也是到目前 HIT 还宣称每年治一千人以上的依据. 如果我们按照此逻辑, 再根据最新 HIT 拟运行的数据, 作重新评估, 则有如下数据: 每个治疗室, 每小时做 2 次照射, 1 天工作 12h, 每年工作 48 周, 每周工作 6 天, 则每一个治疗室 1 年可作 6912 次, 今有 3 个治疗室, 因此一年总共可治疗 20736 次. 目前重离子治疗, 可认为平均每个疗程 5~10 次, 因此一年可治 2000~4000 人, 此外若每小时做 2 次以上照射, 可治患者更多. 当然上面评估是非正式的, 但至少可以说明, HIT 每年治 1000 人是十分保守的. 相比德国慕尼黑质子治疗中心, 共 5 个治疗室, 还是质子治疗, 过去就宣称年可治 4000 人, 最近又宣称在最佳情况下, 年可治 5000 人. 由此可见 HIT 每年治 1000 以上是留有很大余地的.

31.2.7　有关资金投资回收

有关资金投资回收是我国拟投资建造粒子治疗中心的有关金融投资者日夜在估算的命题, 现在看 HIT 是如何处理这个问题. HIT 所需资金, 虽由德国政府和海德堡大学提供, 但此笔贷款大部分还来自银行, 而银行贷款及其利息最终是要回收的. 由于此项目的性质不是纯市场利润项目, 中心的收入全部来自社会保险网, 若要求回收时间过短, 则每人每次治疗费用很高, 保险方不愿承担, 相反订价过低, 不但还不了本, 还要每年补充经费, 因此 HIT 原则上作以下假定: 要在开业后 15 年内能回收全部贷款. 目前订一个疗程的费用约 19500 欧元, 德国卫生保险公司也同意负担此费用, 估计是这种假定的平衡产物.

31.2.8　工作人员

按照 HIT 2007 年的有关报道, 该中心工作人员有 70 多名, 这和早期可行性报告中预计需 75 名工作人员相符, 这些工作人员的职位如下所述.

(1) 医疗部分共有 47 人, 其中放疗肿瘤医生 15 人, 治疗计划医学物理师 6 人, 放射生物学家 1 人, 医疗器械和数据处理维护技术工作者 15 人, 医务和技术助理 15 人, 护士 2 人.

(2) 加速器运行和维修共 18 人, 其中机器协调员 2 人, 值班人员 7 人, 数据处理工程师 2 人, 部件工程师 3 人, 维修技术员 4 人.

(3) 其他 10 人, 其中通用和辐射安全 4 人, 行政、秘书和接待人员 6 人.

对于上述的工作人员, 都有学历和工作经验的要求. 此外各国的体制不同, 外国情况必须结合中国具体情况, 不能照抄.

31.2.9　德国西门子重离子治疗方案

2003 年西门子(Siemens)决定向质子重离子治疗市场进军. 首先采取收购 GSI 的技术和通过承建德国海德堡重离子治疗中心的安装建造, 作为发展的技术基础. 其次开始建立西门子自己的研制基地和设计一个有完整西门子产权的重离子治疗系统(德国海德堡重离子治疗中心主要是由 GSI 等设计). 在建造基地方面, 2004 年西门子首先和丹麦的 DANFYSIK 公司在医用工程和加速器方面进行合作. 2008 年西门子再将 DANFYSIK 公司 100% 兼并, 成为西门子集团的成员. 原丹麦 DANFYSIK 公司的 Danfysik 工地即成为西门子生产加速器和其他装置的研发基地. 目前研制的同步加速器方案就是西门子向德国和中国用户签订销售合同的三个离子治疗装置. 与此同时, 西门子积极设计具有完整的西门子产权的重离子治疗系统.

图 31-2-6 是具有西门子产权的重离子治疗系统方案, 此方案是基于德国 GSI 的技术和德国海德堡 HIT 装置的技术, 在总结建造 HIT 的成功和不成功经验基础上, 加以改进和优化而形成的. 举例如下, 当初最早的 HIT 方案有两个重离子旋转机架, 说明德国放疗界十分重视旋转束的重要性, 但执行中困难很大, 后来将 HIT 方案改成只有一个旋转机架, 并专门说明此是样机, 先试做一个有待考验. 这样才千辛万苦地终于制成全球第一个又重又大的碳离子旋转机架. 从学术和医疗角度是满足治疗要求的. 但这次西门子方案中把这个关键的旋转机架给去掉了, 明知重要, 又给去掉, 说明西门子的商业观点. 此外西门子新方案也部分改变一些 HIT 的加速器工艺, 原 HIT 用每块 8t 重, 共 12 块二极偏转磁铁, 而为安装方便改用每块 25t 重, 共 6 块二极偏转磁铁. 其他的大部分技术, 如扫描治疗头、剂量测量等虽声称有所改进, 但实质上都是继承德国 GSI 和 HIT 的技术. 入射器也是典型结构, 由一台 RFQ 直线加速器、IH-直线加速器组成. 在直线输出段有一段质谱段用来纯化粒子后再注入. 用慢引出将粒子送各治疗室等[34].

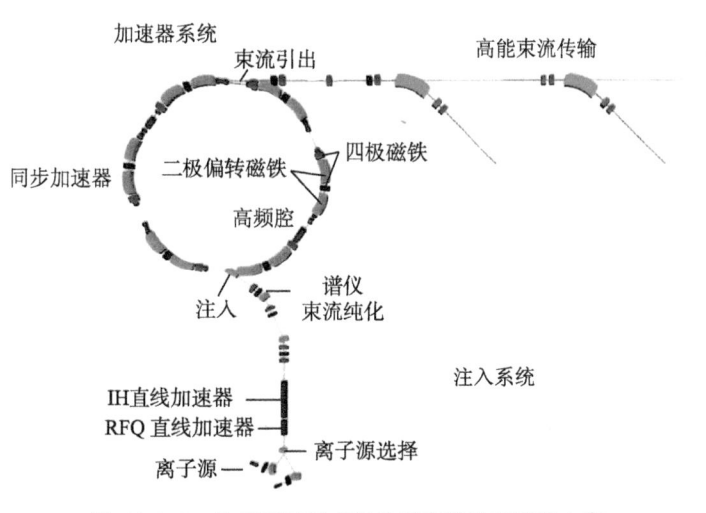

图 31-2-6 具有西门子产权的重离子治疗系统方案

这个西门子重离子治疗方案虽然仍具有 HIT 先进的加速器工艺和先进的高效铅笔扫描治疗头的性能, 但和 HIT 相比, 若从治疗功能看, 还存在一个很大的缺点, 即西门子既不满意 HIT 的旋转机架方案, 又不能创造一个碳旋转机架新方案, 最终用一个固定倾斜束代替旋转束的治疗方法. 如果说因此使价格下降, 不求完美, 无可非议. 但此简易方案的价格比原有旋转束的 HIT 装置还要高(原 HIT 装置 1 亿欧元, 现以 2 亿欧元销售中国). 此外西门子的现方案, 不但没有碳离子旋转治疗束, 比现德国海德堡重离子治疗中心和日本 HIMAC 的新方案要低一等, 并且也没有质子旋转治疗束,要比价格更低的质子旋转束的专用质子中心也要矮一级. 这是因为有些肿瘤虽可用 45°、60°、90° 固定倾斜束代替旋转束, 但不免正常组织要受到过多剂量损害, 从而增加副作用, 降低生活质量, 减少了离子治疗最大优点. 而有些肿瘤部位必须要用旋转治疗束治疗, 这时西门子方案就无能为力了.

1. 西门子已签订的三个订购合同

西门子官方宣布: 2006 年西门子和德国 PTX Marbury 大学 Rhoen clinic 签订合同. 2008 年西门子和德国 Schlerwig-Holstein 大学 NRock Kiel 签订合同. 2009 年西门子和中国上海重离子治疗中心签订合同. 这三个合同都是提供西门子现在 Danfysik 工地研制的治疗装置. 比较西门子公布的德国 Rhoen clinic 方案的平面布置图 31-2-7, 德国 NRock Kiel 方案的平面布置图 31-2-8 和登在 32.5 节中的上海重离子治疗方案的平面布置图 32-5-1, 可以得出下述结论: 这三个合同的基本方案和技术指标都是相同的. 这三个西门子重离子治疗装置具有下述的相同特点: 一是都没有旋转治疗室. 有四个治疗室. 室内分别装有单独或由两个组合的水平、垂直和 45° 倾斜束. 二是主要技术指标是直径 22m 的同步加速器, 能加速碳离子到 85~430MeV/u, 加速质子到 70~250MeV. 加速粒子可有质子、碳(可扩充到氦和氧四种)等, 同类离子样品切换时间 10s, 不同离子切换时间 30s. 质子加速时间 0.5s, 碳离子加速时间 1s. 慢引出时间

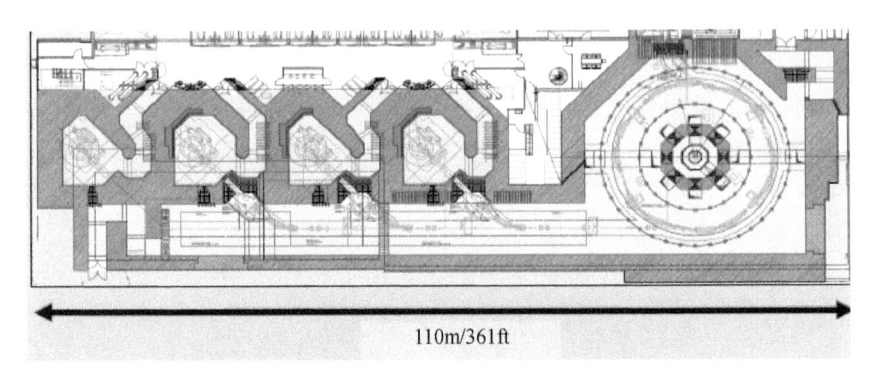

图 31-2-7　德国 Rhoen clinic 方案的平面布置

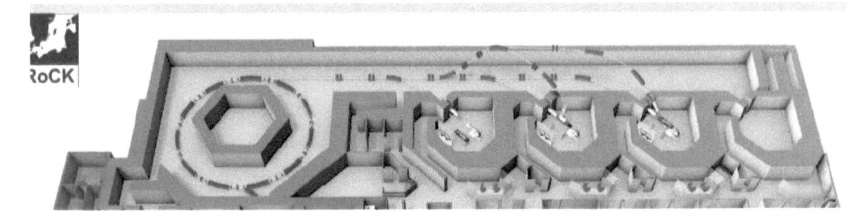

图 31-2-8　德国 NRock Kiel 方案的平面布置

1~10s, 最大强度质子 2×10^{10} 质子/周期, 碳离子 1×10^9 离子/周期. 剂量测量系统也是在原 GSI 和 HIT 上改进形成, 有两个冗余多丝正比室测量束流位置, 每 50~299μs 测量一次, 精度是半径 0.5mm 的圆. 用 3 个并行板游离室测量强度, 每 10μs 读出一次. 每个包含两个正交的 X 射线管和锥形束 CT 的机器人图像系统. 机器人的患者定位系统精度是 0.5mm.

2. 海外报道的上海订购的"德国西门子离子治疗装置"

在意大利详细报道了上海向西门子订购的"德国西门子离子治疗装置离子治疗中心(2009)"的方案. 证明这方案都是现在 Danfysik 工地研制的治疗方案和装置, 即说明西门子虽然用不同价格向三个用户销售离子治疗装置, 但对这三个合同销售一个完全相同的技术方案, 并没有按价论质对高价的用户给予高质的产品.

德国的质子重离子治疗装置到底值多少钱? 按照德国公布的 HIT 2007 年的报道, 此 HIT 中心的总投资是 1 亿欧元, 而 2009 年 5 月在意大利, 清华大学的 Wei 专家公开透露的是: 合同中用 19 亿人民币, 合 2 亿欧元购买德国西门子重离子治疗装置(没有旋转束). 比较 2009 年 7 月 19 日成立的"兰州重离子治癌中心"自主研发的重离子治疗同类装置每台造价初估 5.5 亿人民币, 加上建筑工程等每台市场暂定价为 8.5 亿人民币. 德国西门子没有旋转束的重离子治疗装置价格不知为何如此之高?

3. 德国西门子的重离子治疗方案和主要技术参数

(1) 预加速器. 由离子源、RFQ 和直线加速器三段组成, 采用 ECR 型离子源, 是一种用电子回旋加速共振的方法来获得离子的一种部件, 具有一个很好的长期稳定束强. 离子源能产生所需的粒子流强在 80 μA(对 $^{16}O^{6+}$ 离子)~1.2mA(质子), ECR 源引出的能量是 8 keV/u. 在 RFQ 中经准直和加速后, 再进入后面直线加速段. 进一步将离子加速到 7MeV/u.

(2) 同步加速器. 同步加速器周长约 60m, 沿周设有 6 块偏转磁铁, 每块偏转 60°, 有四个长直线漂移段和两个短直线漂移段, 用以安装注入和引出装置和高频腔. 束流注入的时间为 30μs, 相当于 15~20 个多圈注入, 离子在环内反复旋转三到四百万圈后, 加速到近 73% 光速时, 即加速到最高能量, 全部加速时间小于 1s. 引出束流脉冲宽度为 3s. 平顶部分有 2s, 占空比是 60%, 是一台先进的同步加速器.

(3) 治疗头. 采用目前最先进的精确三维肿瘤照射的调强铅笔扫描法, 这种扫描治疗头有下面两种关键部件: 一是扫描磁铁, 工作原理简单, 但工艺要求很严. GSI 经过临床实验开发的扫描磁铁十分成功, 因此 HIT、西门子都采用这个 GSI 的技术; 二是束流探测器, 由于束流参数的任何微小变化, 都会直接影响治疗精度, 严重情况下还涉及患者安全, 因此对探头内的各种束流探测器的灵敏性、精确性、可靠性、稳定性等都要极大的注意. 西门子也采用经考验的 GSI 的技术. 束流探测器能在每 12.5μs 测量一次流强, 每 150μs 测量一次束流位置和束流截面.

31.3　瑞士 PSI 质子治疗中心

从 1996 年到 2008 年瑞士 PSI 质子治疗中心的主要任务是用一台紧凑型旋转机架研究点扫描治疗. 2006 年后又开展了质子治疗的新任务——另建一台超导回旋加速器和一台新型旋转机架及其扫描系统. 在前一个工作中, PSI 质子治疗从 1996 年 12 月至 2008 年 12 月期间已治疗 426 名患者.

31.3.1　质子加速器

图 31-3-1 是一台 590 MeV (能量优化在产生 π 介子)的扇形回旋加速器顶视图. 引出束流主要是用于核和基本粒子的基础研究, 质子流强可达 1.5mA. 质子治疗用的束流通过下面 4 种方法得到.

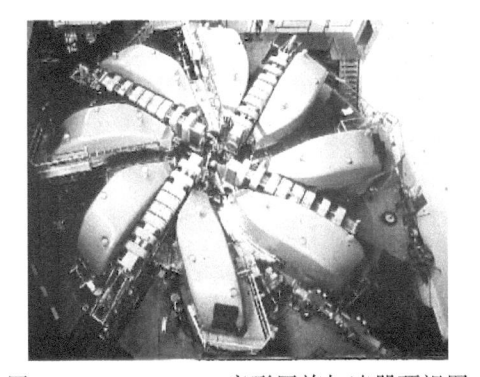

图 31-3-1　590 MeV 扇形回旋加速器顶视图

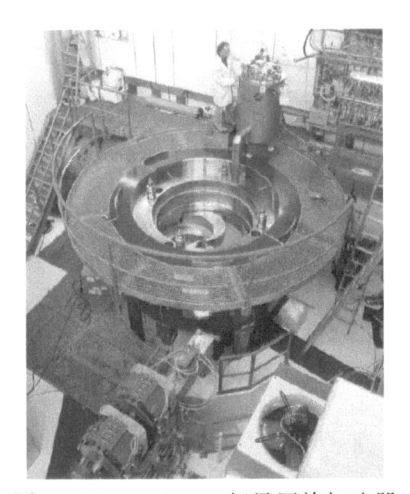

图 31-3-2　250MeV 超导回旋加速器

(1) 用一个静电分割器从主束流中切出一小部分束流, 约 15uA 供治疗用.

(2) 用一组石墨和铜块组成的降能器将引出束能量降到 85~270MeV.

(3) 在降能器后面建一条新 NA3 束线, 降能的束在 NA3 中进行动量和相空间分析, 使 NA3 输出的束流具有圆形对称相空间, 以备匹配和进入旋转机架. NA3 是一个 DC 束流, 适于扫描用. NA3 的输出质子强度小于 1nA, 适用于治疗.

(4) 在束流线第二块偏转磁铁前有一块快脉冲铁, 作为快速开关束流用.

2006~2007 年 250MeV 超导回旋加速器取代 590 MeV 的扇形回旋加速器. 图 31-3-2 是一台 250MeV 超导回旋加速器. 2009 年后旋转机架 1(老的一台紧凑型)和旋转机架 2(新的那台)全部在超导回旋加速器之下工作.

31.3.2　紧凑型旋转机架

紧凑型旋转机架的主要情况已在本书的第二部分中介绍过, 本节仅作一些补充. 这个机架专用于扫描, 故很紧凑, 不能用于散射方法. 机架直径仅有 4m, 图 31-3-3 是该机架的治疗头部分. 由图可见, 机架直径等于 90° 偏转磁铁高、束流探头厚、量程移位器厚和治疗床部分的厚度之和. 在治疗头和患者间不留空气间隙. 扫描磁铁放在 90° 偏转磁铁的入口处, 因此束流只能沿一个方向扫描, 另一个方向扫描靠移动床实现.

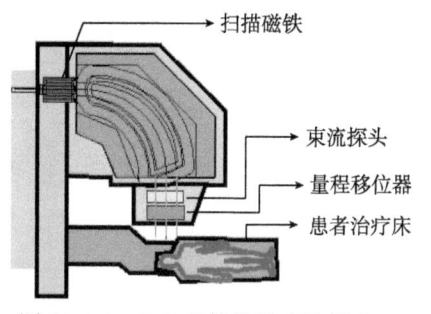

图 31-3-3　PSI 机架的治疗头部分

下面对主要部件作如下介绍.

1. 束流探头

采用平板游离型探头, 其结构可见本书第 22 章. 此探头测量每点剂量值, 一旦到达预置值, 立即打开前面束线上的快脉冲铁, 停止束流.

2. 快脉冲铁

快脉冲铁是一块叠片的 C 形磁铁, 长 20cm, 极间隙 5cm, 用一个椭圆形的 Plexiglas 管作真空管道, 采用叠片和绝缘管是为了减少快速切换时的涡流效应, 工作电流 50A, 在垂直方向偏转, 用闪烁晶体(scintillator) 测量束流开关时间小于 50μs.

3. 扫描铁

扫描铁是一块叠片的 H 形磁铁, 长 40cm, 极间隙 5cm, 用一个绝缘管作真空管道, 采用叠片和绝缘管是为了减少涡流效应, 束点能在 ± 10 cm 内移动, 线圈电流可为 ± 400A 范围内的任意值, 对应磁场 ± 0.8 T. 在相邻两点照射只需变动很小扫描电流. 有一个小于 5ms 的死时间(定义为束流断开等下个点的调整时间). 假定每次照射 10000 点, 则由扫描引起的总死时间约 50s. 图 31-3-4 是旋转机架的顶视图, 可以看见那块很小尺寸的扫描磁铁.

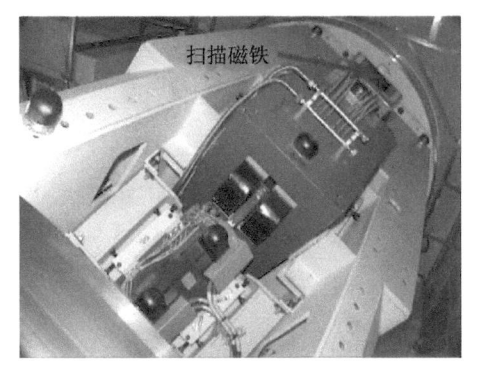

图 31-3-4　旋转机架的顶视图

4. 量程移位器

量程移位器放在紧靠患者前部, 束流探头后面, 用来控制布拉格峰在患者体内的深度. 它由 40 块板组成, 每块 20cm × 2.5cm 面积, 刚好覆盖全部扫描束流, 每一块可以约用 30ms 时间单独用气动阀进入或退出束流通道, 对应调整点用的死时间约 60ms. 可以用一个单命令在 200ms 将所有板移出束线, 40 块中有 36 块具有相当水中质子量程 4.7mm 的厚度, 其余 4 块只有一半的厚度, 以备更精细的深度扫描调节. 此外还有三块薄铅膜也可以插入束流通道, 以加大束流的量程位移. 如果假定每板有 60ms 的死时间, 我们估计将板移入束流的有贡献的总死时间典型值是30s, 而将所有板移出的总死时间是 5~10s, 这和扫描给出的死时间相同[35].

31.3.3　患者定位用的运载车

为了患者在 CT 诊断和照射时定位方便和减少患者因定位占用的治疗室时间, 提高治疗室每小时照射患者数, 特研制一个患者定位用的运载车. 运载车上有一个床, 患者躺在床上, 床上有专用固定患者肿瘤病部位的各种工具(如充气固定垫、热熔模具、头颈固定件等). 从而使患者肿瘤位置和床位置, 即使在床搬运时也固定不变. 操作步骤如下: ① 先在"准备房"将患者固定在运载床上. ② 将运载床放在车上, 运 CT 房, 将床连人搬 CT 床架上, 经定位后进行诊断. ③ 诊断完后, 又运治疗室, 将床连人搬上治疗床架, 经定位后进行照射. 患者床与 CT 床架、治疗台上床架的定位十分简单, 用床上标记即行. 若希望定位再精确, 则可用另外两种在旋转机架上的定位方法: 一种是 X 射线图像定位法; 一种是质子照射图像定位法, 这两方法已在本书第二部分介绍过.

31.3.4   点扫描的优点

(1) 点扫描可以将全三维适形治疗作为常规治疗.

(2) 一般情况下, 不需患者专用部件. 若再结合准直器和补偿器, 则可以形成一个比双散射更完美的散射系统.

(3) 所有束流都用在患者身上, 因此辐射活性小, 中子本底小, 束流利用率高.

(4) 在要求复杂的剂量密度分布情况下, 点扫描的灵活性能校正剂量分布中的均匀度误差.

(5) 鉴于点扫描的无穷大 SAD 值(平行束), 在靶体积中有更好的剂量均匀度.

31.4   德国 GSI 重粒子物理研究所

德国 GSI 是一个重粒子物理研究所, 1969 年 12 月在 Darmstadt 地区建立, 年经费 1 亿欧元, 研究课题很广, 每年从世界各国有一千多名科学家来此作实验. 其中重离子治疗的研究课题十分有名[36].

31.4.1   预加速器

预加速器的用途: 一是作为同步加速器的注入器; 二是提供各种实验用的粒子束. 图 31-4-1 是注入器的平面布置图, 从图的左边开始, 两个 PIG 型离子源将系统通过一个低能运输段(LEBT)注入第一段 HSI 直线加速器(由 RFQ、IH1 和 IH2 三段组成), 从 HSI 输出经气体剥离器(Gas stripper)后又注入进第一段 Alvarez 型直线加速器. 其输出即用作同步加速器的注入器和提供各种实验的粒子束.

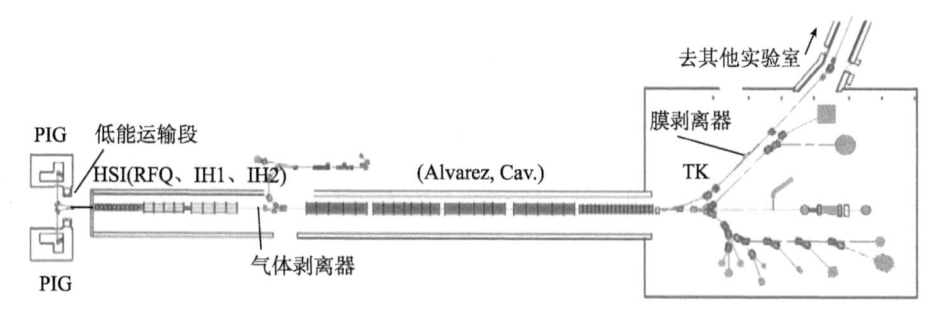

图 31-4-1   注入器平面布置图

31.4.2　同步加速器

图 31-4-2 是同步加速器的平面布置图. 其周长 216m, 环上装有 24 个二极磁铁, 12 个三合一四极棱镜组, 12 个六极磁铁, 2 个高频加速腔(在 16kV 时, 频率为 0.8~5.6Mc/s). 12 个束流位置探头, 2 个束流相位探头, 1 个直流压变压器, 1 个快脉冲、1 个慢脉冲变压器, 1 个法拉第圆筒和 1 个束流切割器. 同步加速器的运动技术参数在本书第二部分 18.7.6 节表 18-7-3 中已引出, 不再重复.

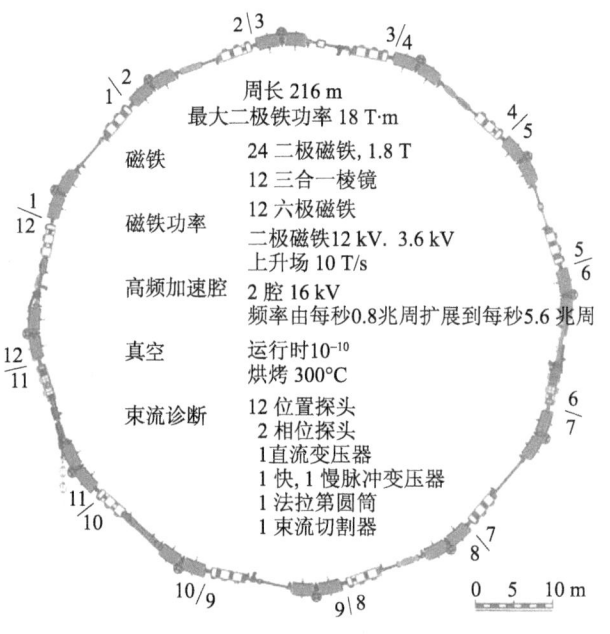

周长 216 m
最大二极铁功率 18 T·m

磁铁　　　　24 二极磁铁, 1.8 T
　　　　　　12 三合一棱镜
磁铁功率　　12 六极磁铁
　　　　　　二极磁铁12 kV. 3.6 kV
　　　　　　上升场 10 T/s
高频加速腔　2 腔 16 kV
　　　　　　频率由每秒0.8兆周扩展到每秒5.6兆周
真空　　　　运行时10⁻¹⁰
　　　　　　烘烤 300℃
束流诊断　　12 位置探头
　　　　　　2 相位探头
　　　　　　1直流变压器
　　　　　　1 快, 1 慢脉冲变压器
　　　　　　1 法拉第圆筒
　　　　　　1 束流切割器

0　5　10 m

图 31-4-2　同步加速器的平面布置图

31.4.3　光栅扫描技术

GSI 开发研制一种称光栅扫描技术, 即借助于 2 个扫描磁铁, 使离子束能像电视中光点在荧光屏上运动那样在肿瘤上来回运动. 离皮肤最远的那层要用最高束流能量, 越向皮肤靠近, 所用束流能量越低. GSI 的光栅运动原理图见本书 18.4 节图 18-4-2. 肿瘤体积分成若干层, 一般分成 60~80 层, 有时还要分得更多, 每层对应于加速器一个特定能量值. 在每一层上用两个扫描磁铁, 像电视那样在 X 和 Y 两个方向扫描. 扫描束流的强度要用在线游离室监控, 当一点照射的粒子数到达预定要求值, 则控制逻辑切换到下一个光栅点. 除光栅扫描技术外, 重离子治疗还有一个优点, 即重离子在穿过人体组织时, 会感应出小量放射性同位素, 如 ¹¹C, 因此可以用 PET 仪测出束流在人体内的真实轨迹.

31.4.4   治疗计划

在光栅扫描系统情况下, 其治疗计划即是要求确定出肿瘤体积中每个点的束流能量、束流截面、束流强度值, 即 EFI 值. 这些点通过彼此覆盖重叠后的总剂量效应, 应是医师要求的在肿瘤体积内的均匀生物剂量分布. 这个任务相当于对一个有 50000 个自由度(对应一个较大体积肿瘤而言)的优化工作. 还必须有重离子和具体活细胞的物理和生物效应的模型, 有如何处理 RBE 和吸收物理剂量的非线性关系优化方法, 所有这一切都包含在 GSI 研制的 TRIP98 型治疗计划计算程序中.

用一个 270MeV/u 的碳重离子, 对一个位于水深 6~15m 的 6m 直径的球型靶进行照射, 图 31-4-3 是用 CR-39 核示迹探测器测量靶的剂量图, 从图中可以看出剂量分布和靶体积二者的适形性.

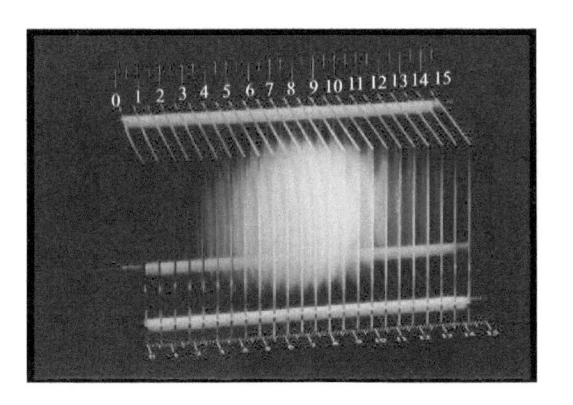

图 31-4-3   用 CR-39 核示迹探测器测量靶的剂量图

31.5   奥地利离子治疗和研究中心

31.5.1   引言

MedAustron 是一个奥地利计划建造的离子治疗和研究中心. 此中心规定要和所有奥地利大学的放疗肿瘤医院和部门进行合作. 这个中心有一台圆形加速器、一个带有生物和物理研究计划的医用放疗装置和一套非治疗基础研究用的诊断和放射设备. MedAustron 有两个重要的国际合作者: 一个是欧州核子中心 CERN; 一个是意大利的强子肿瘤治疗中心(CNAO). CNAO 和意大利核子研究所(INFN)在一起已计划在 Pavia 建造一个与 MedAustron 相类似的中心. 1996~2000 年在 CERN 的领导下进行了 PIMMS (质子和离子医用装备研究)研究. 2000~2004 年在奥地利进行了 MedAustron 的可行性研究. 图 36-6-1 是奥地利离子治疗和研究中心的建筑平面图. 2007 年奥地利政府决定给予资助. 首先国家议会给 MedAustron 一笔 1.2 亿欧元的信用担保. 此外政府出资 0.46 亿欧元, Vienna's Newtown(指该中心所在的地区政府)无偿提供一块地. 其余的资金通过风险资本家基金中心提供. MedAustron 将由 EBG MedAustron 公司负责建造和运行. MedAustron 方案的计划是: 2008 年春冻结设计, 2010 年夏破土, 2011 年夏开始安装, 2012~2013 年冬总调试, 希望大约 3 年后开始中心的试验运行, 2013~2014 年冬治疗第一名患者.

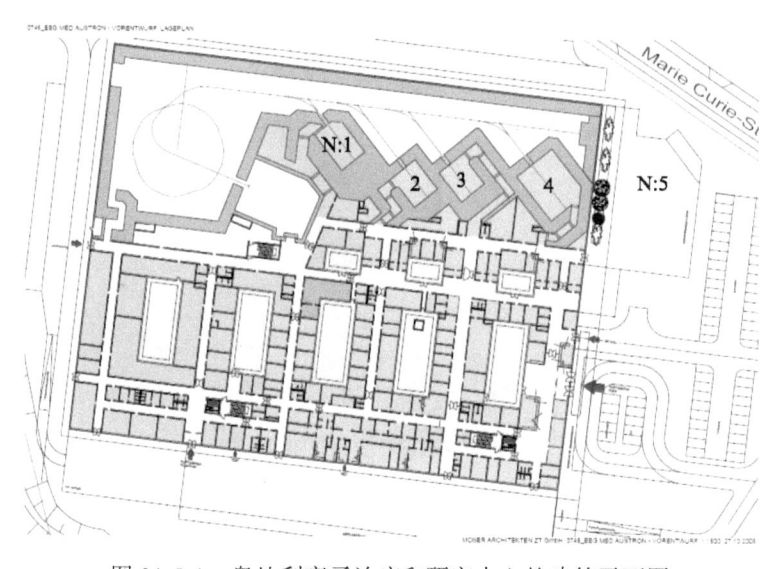

图 31-5-1　奥地利离子治疗和研究中心的建筑平面图

中心准备多班工作制, 每天上午 6 点到下午 10 点加速器用作治疗. 中心的束流直接进入治疗室或研究室. 一般在下午 10 点后、周末和假日用作研究. MedAustron 每年计划治疗 1200 名患者, 其中 90% 是门诊治疗. 中心工作人员包括医生、医学物理师和护士等 100 名左右. 在 Vienna's Newtown 的应用科学大学还要开办一个英语的离子治疗课. 医用技术将采用国际标准, 医用技术的训练可以对已获学士或硕士的人员进行放射技术人员的量化培训. MedAustron 机构组织设有两个部: 一个是医学应用部, 包括肿瘤治疗、临床研究和非临床研究(NCR)三个组; 一个是无患者研究部, 包括医学放射物理、放射生物学和实验物理. 用于治疗和 NCR 的束流时间分配是各占一半[37].

31.5.2　MedAustron 方案

MedAustron 的加速器是由 CERN 设计, EBG MedAustron 公司全权负责建

造和运行. 其方案的要点如下所述.

(1) 有一个直径约 25m, 周长 78m 的同步加速器, 环上有 16 块二极磁铁, 24 块四极磁铁. 整个系统总共有 300 多块各类磁铁. 同步加速器是用一台 7MeV/μ 的 IH 结构的直线驱动. 图 31-5-2 是 MedAustron 同步加速器的建筑平面图.

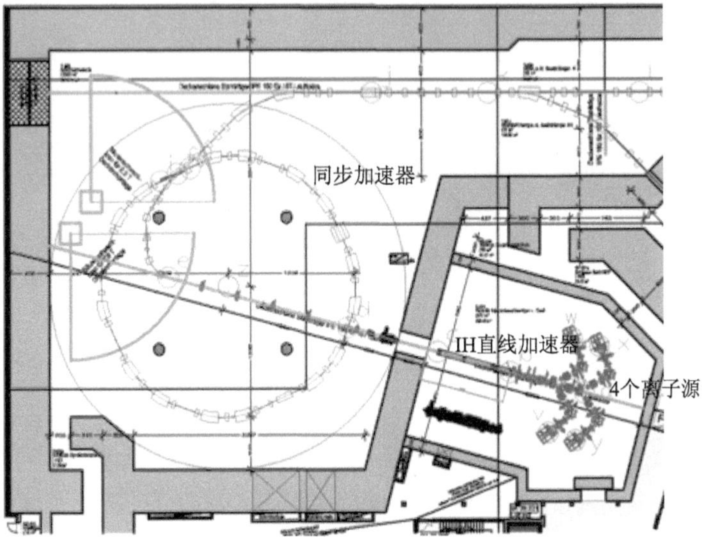

图 31-5-2   MedAustron 同步加速器的建筑平面图

(2) 有四个离子源. 一个 ECR 质子源、一个 ECR 碳离子源、一个备用源、一个作源研究用. 今后可能会加氦和氧离子源.

(3) 治疗用的离子的性能.

医疗用的质子能量 60~250MeV, 实验用的质子能量可高达 800MeV. 医疗用的碳离子能量 120~400MeV/u. 加速器的工作周期大于 1s. 束流引出时间大于 0.1s. 最大的质子引出束流强度是每次慢引出有 1×10^{10} 升质子数. 最大的碳离子束流强度是每次慢引出有 0.4×10^9 个碳离子.

(4) 束流将传递到以下地方:① 水平束;② 水平和垂直束;③质子旋转机房. 所有束流线都有扫描.

(5) 射照室. 一号室是质子/离子水平束, 用于非临床研究;二号室是质子/离子的水平和垂直束, 用作医用治疗和医学放射物理;三号室是质子/离子的水平束, 用作医用治疗;四号室是质子旋转机房, 用作医用治疗;五号室是扩充用于医用治疗的离子旋转机房[38].

31.5.3 MedAustron 研究机构

MedAustron 研究机构是一个非临床研究机构，是一个支撑研究中心. MedAustron 研究机构将提供研究工作必需的物质基础，并将提供很广的支撑服务，以便能在医用放射物理、放射生物学和实验物理领域内开展研究活动.

MedAustron 研究机构包含下列内容.

(1) 研究机构. 一个带水平束的辐射室(室 1)，供非临床研究用.

(2) 一个 PEG MedAustron 有限公司，从事提供投资的起动基金，提供非临床研究用的部分运行资金.

(3) MedAustron 研究机构为在专门的技术或物理研究范围内的学生和青年科学家提供教育和训练. 专门技术包含现代高技术，如实验粒子物理、探测器物理和加速器物理.

(4) 提供有关研究用的物质基础和支持、服务性组织机构运行资金，以确保各种实验场所和设备使用等.

31.6 捷克布拉格质子治疗中心

31.6.1 引言

2009 年 5 月 8 日比利时 IBA 公司宣布签订一个提供捷克布拉格质子治疗中心设备的合同[39]. 该中心已于 2009 年 3 月开工，将在 2012 年下半年治疗第一个患者，2013 年完全开业. 此中心将是中欧和东欧的同类型的首个装置. 今后全开业时每天工作 2 班，每周 6 天，年治疗容量 2000~2500 名患者. 5%~10%患恶性肿瘤的捷克患者都适宜在此治疗. 中心除了基本治疗功能之外，还是研究生和大学生教育和训练的场所，也可供卫生专业进修训练使用. 捷克共和国是全球恶性肿瘤高发的国家. 尤其是结肠癌(colon cancer)和直肠癌. 在捷克约有 7 万人诊断有恶性肿瘤，每年几乎有 3 万患者死亡. 大约有 30 万个癌症患者在和癌症斗争，而其中只有 45%在诊断出癌症后有 5 年的生存率.

这个治疗中心有四个治疗室，其中三个是等中心旋转治疗室和一个固定束治疗室. 中心将装备最新型号的患者定位和 IBA 万能治疗头技术，包括最新的铅笔束扫描. 在用回旋加速器的质子治疗装备中 IBA 公司是第一个在 2008 年 12 月得到美国对铅笔束扫描的 FDA 批准. 合同中除供货外，还包括一个长期服务和维修合同.

31.6.2 治疗的过程

首先用 CT、MRI 和 PET 来确定肿瘤的正确位置， 通过融合方法产生肿瘤的三维数字化图像, 图像中还包括在肿瘤周边的重要的解剖结构. 根据诊断图像, 肿瘤医师和医学物理师作出治疗计划, 确保在肿瘤处有足够致死的剂量, 而周围组织剂量在允许值以下. 患者在治疗室外进行固定和初定位, 然后用一个自动传输系统将患者和移动床一起送入治疗室, 治疗准备约 20min, 实际放疗约 2 min. 治疗时用一个 IGRT 系统将患者处于恒定的图像控制之下, 如使器官的呼吸运动不要干扰治疗的正确性, 用来检查治疗目标的精确性等. 在治疗儿童时有时要在麻醉下进行.

31.6.3　捷克布拉格质子治疗中心和 Elekta 的合作

捷克布拉格质子治疗中心将要装备 MOSAIQ®OIS, 一个直观的、有巨大威力的肿瘤信息系统, 它能增加处理效率, 允许实时快速拾取临床信息并给予患者高度的关心. MOSAIQ 以工作流为中心的工作步骤和方法, 在整个治疗期间增加了患者的舒适度, 也使工作人员达到较高的工作活力. 中心还装备 Elekta 的 XIO®, 一个有全面功能的治疗计划系统, 它将最现代的工具与最强力的剂量计算算法相结合从而产生快速、精确治疗计划. XIO 治疗计划系统是在 10 年前开发出来. 十年后的今天才证实, XIO 与其他同类商销产品相比, XIO 在更多的质子治疗中心获得应用[40].

在功能上 XIO 能给出各种类型的计划, 可以全面满足 IBA's 的临床需求. XIO 支持质子治疗的所有工作模式, 散射或摆动, 点扫描和眼治疗. XIO's 强大的自动计划工具, 即便在最苛求的环境中, 也能降低计划时间, 增加临床效率, MOSAIQ 和 XIO 能支持各种不同类型的系统和工作模式, 包括 IMRT 和 IGRT. 这是 Elekta's 长期以来支持多元销售商和开放政策的体现.

31.7　意大利轻离子治疗中心

31.7.1　引言

1992 年由 TERA 基金会支持在 Pavia 建造了 CNAO(Centro Nazionale di Adroterapia Oncologica), 意大利的强子治疗中心, 即根据1996~2000 年在 CERN进行的 PIMMS (Proton Ion Medical Machine Study) 课题提出的最佳医用加速器设计方案而设计的, 一个质子和碳离子的治疗中心. CNAO 在第一阶段有 3 个水平和垂直束的治疗室, 随后再扩充两个旋转治疗室. 此装置用主动扫描传递系统和最新的固定和定位验证系统. 此外还有一个物理和放射生物的研究室. CNAO 每年能治疗 3000 多名患者. 已确认有 7 个感兴趣的治疗领域: 肺癌、肝癌、头颈部恶癌、小儿科的癌、眼癌、恶性毒瘤和中央神经系统癌. 对应以上每个领域成立一个专门的工作组, 负责在 CNAO 选择准则和标准. 对妇产科医学和消化科的胰腺、胆管和直肠癌也成立两个专门组. 全体患者都要参加治疗实验, 以便能非常清楚地建立真正的在强子治疗时的肿瘤适应指示. 正在建立国家和国际的合作网[41]. 图 31-7-1 是 CNAO 的总体示意图.

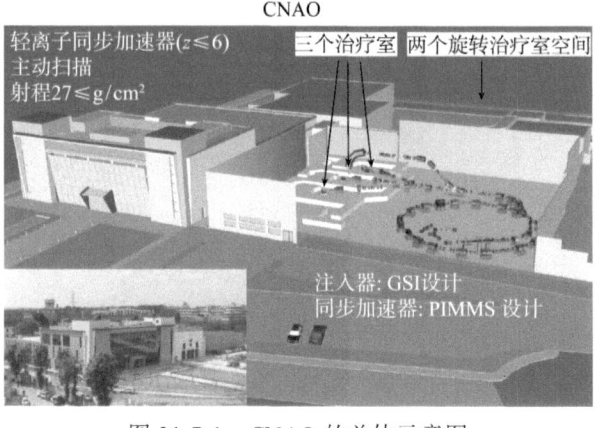

图 31-7-1　CNAO 的总体示意图

31.7.2　轻离子治疗中心的同步加速器

轻离子治疗中心的同步加速器结构见图 31-7-2. 钨有三个离子源, 一个是质子源、一个是碳离子源、一个是备用源或其他可选离子源. 采用德国 GSI 的直线加速器, 注入到由 CERN 设计的同步加速器, 环上共有 16 块二极磁铁. 加速器的引出束流

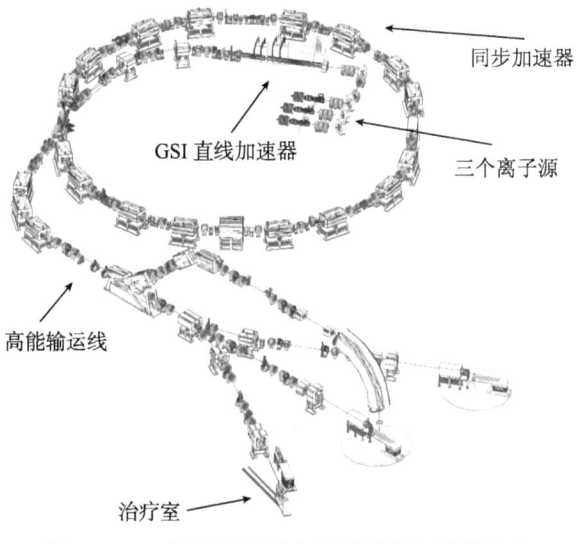

图 31-7-2　轻离子治疗中心的同步加速器结构

通过高能输运线分别进入上下两根输运线：下面输运线分别进入三个水平束治疗室，上面那根输运线以垂直束流方式进入中间一个治疗室，中间一个治疗室同时有水平垂直两个治疗头.

31.7.3　轻离子的强子治疗

质子和轻离子(一般指比氧更轻的重离子, 即较轻的重离子, 有时简称轻离子)具有下述几种物理性质, 十分有利于强子(强子是一个总称, 包含质子到铀以上的一切轻和重的离子. 通常人们仅用质子和重离子治疗, 很少用此更广泛的强子称呼)的适形治疗[42]：① 穿透时无扩散；② 能使肿瘤外的横向和深部的健康组织少受损害, 将肿瘤杀死；③ 能形成一个狭的聚焦铅笔扫描束；④ 有一个大于 1 的RBE 值；⑤ LET 大于 15 keV/μm, 从而能产生离子束群簇. 因此强子治疗是一种先进放疗, 已有 50 多年的使用经验, 已治疗 5 万多名患者, 虽然对此还有争论, 但目前发展很快.

表 31-7-1 是轻离子的强子治疗的有关性能, 表中第二列中的能量是对应 26.2 cm 的水深, 对于一个 400 MeV/u 的碳离子, 在量程的开始 LET 是 10 keV/μm, 意大利中心预见到在氢和碳之间的轻离子锂(lithium), 它在量程最后 1.5cm 的 LET 还大于 15 keV/μm. 中心还发现此粒子能治疗深部的细胞低氧症癌, 此癌对 X 射线和质子都是抗阻的.

当前欧洲百万人口中每年有 4000 名癌症患者, 其中有半数需常规放疗. 根据意大利肿瘤放疗协会在 2003 年的研究报告指出, 在所有常规放疗的患者中, 有 12%~15%若用质子治疗会有更佳效果, 此外约有 3%的患者是抗放射的肿瘤, 若用碳离子治疗则比质子或 X 射线有更佳的控制. 从此点出发, 具有 0.57 亿人口的意大利应有一个具有 3 个治疗室的碳离子治疗中心和 5 个基于医院的的质子治疗中心.

表 31-7-1　轻离子的强子治疗的有关性能

带电粒子类型	能量/(MeV/u)(当射程=26.2 cm 时)	LET/(keV/μm)当对应不同的剩余射程时				
		26.2 cm	15 cm	7 cm	3 cm	0.1 cm
$^1H^{+1}$	200.0	0.5	0.6	0.8	1.1	4.8
$^4He^{+2}$	202.0	1.8	2.2	3.1	4.4	20.0
$^7Li^{+3}$	234.3	3.7	4.6	6.2	8.9	40.0
$^{11}B^{+5}$	329.5	8.5	10.0	13.5	19.0	87.5
$^{12}C^{+6}$	390.7	11.0	13.5	17.5	24.5	112.0
$^{14}N^{+7}$	430.5	14.5	17.5	22.5	31.5	142.0
$^{12}O^{+8}$	468.0	18.0	21.5	28.0	39.0	175.0

31.7.4　意大利 TERA 基金会的项目

TERA(意大利文 TErapia con Radiazioni Adroniche)是 1992 年成立的非赢利基金会, 1994 年意大利政府承认 TERA, TERA 曾从私人基金中获得大量资助. 1992~2004 年有 10 万欧元进入 TERA. 1996 年意大利研究部资助 TERA 0.5 万欧元. TERA 的目的是给意大利和欧洲引入治癌的最新技术, 当前有两个基金项目: 一个是设计和建造碳离子和质子治疗中心 (CNAO); 一个是开发称 "cyclinac" 的新型加速器[43].

31.7.5　开发离子治疗用 TPS 软件

碳离子治疗是一个新技术, 必须有一个相适应的治疗计划系统. 中心开发一个为估算最佳适形剂量用的 ANCOD++治疗计划系统, ANCOD++ 是一种分析码, 用三维像素扫描技术作为主动方法, 将剂量传递给患者. 治疗计划能在碳离子和质子两种情况下提供最佳的物理剂量分布, 传递最大剂量到肿瘤, 最少剂量到敏感结构. 剂量验证是用全 Monte Carlo 模拟进行的, 显示结果与治疗计划中的计算值能很好的符合.

现要强调上述的工作目的仅是物理剂量的验证, 下一个工作则是要专注于等效生物剂量的放射生物的评估工作.

第 32 章 中国质子和重离子治疗中心与韩国国家癌症中心

32.1 中图淄博万杰医院博拉格质子治疗中心

32.1.1 引言

在本书第一部分中已谈了淄博万杰医院博拉格质子治疗中心的起源, 自 2001 年 12 月签订合同以后, 万杰兄弟因下述原因: 一是经营理念不同, 弟是要向山东以外, 特别在北京发展. 兄只愿在本地发展. 二是下一代子女都长大, 留洋回国接班. 其结果是兄弟分家. 弟退出万杰, 也退出万杰质子治疗工程. 在北京成立亿仁公司和北京质子开发公司. 过去万杰的所有医院都是弟弟负责, 分家后都由原万杰一把手开发经营. 但后来因万杰投资钢铁项目的错误决策, 使万杰明显一路下滑, 先后将西安万杰医院、青岛万杰、北京万杰出售, 退守淄博. 在这种艰难条件下, 万杰经营这个质子治疗中心. 此中心从 2007 年后一直不能正常运行, 直到停业. 图 32-1-1 是刚建成的万杰质子治疗中心入口处.

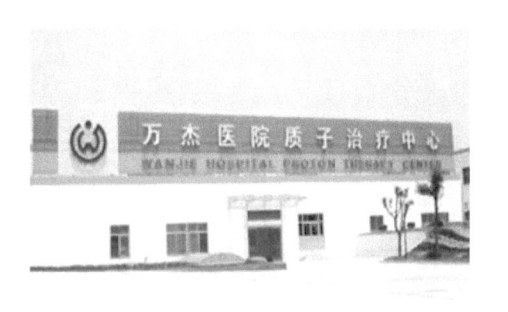

图 32-1-1 万杰质子治疗中心入口处

32.1.2 建造过程

淄博万杰医院博拉格质子治疗中心(WPTC)是引进先进的质子治疗设备的国内第一家质子治疗中心. 2002 年初开始土建, 2004 年 12 月 20 日质子治疗系统投入临床使用. 质子治疗中心建筑复杂, 出于防辐射、防渗漏、防火防震等安全措施的考虑, 建设过程中, 质量要求严、技术含量高、精确度高、混凝土量大、墙体厚度宽、预埋管道多, 其精确度和严密度是国内一般施工要求的许多倍以上. 万杰用 7

个月的时间就全部竣工，在不到 3 年内建成这个质子治疗中心，其速度在国际上也算很快，但建筑质量是否满足治疗要求，将由时间、今后运行和治疗效果来定.

2009 年时据悉万杰的治疗价格平均每个患者收 15~20 万人民币，折合日元约 230 万元，比日本厚生省价格 288 万日元少，但考虑到中国人的平均收入，这个价格仍相当贵.

32.1.3　装备情况

现将合同中有关供货范围的主要内容摘录如下，后来实施中也主要以此为准.

1. 加速器和能量选择系统，束流传输系统和开关系统

(1) 一台 230MeV 等时回旋加速器和能量选择系统，提供一个有能量发散和束流发射度调节的可变能量束流.

(2) 束流传输系统和开关系统，将束流引向两个治疗室的每个入口，日后可以扩展另两个治疗室.

(3) 确保加速器和束流传输系统的所有相关设备正常运行，如电源设备、真空系统、电子设备和带热交换器的主冷却水系统等.

2. 旋转束治疗室

(1) 一个旋转束治疗室包括机械结构、旋转机构及其他实现束流传输和治疗的必要设备磁铁、真空系统和附属设备. 图 32-1-2 是万杰的旋转治疗室.

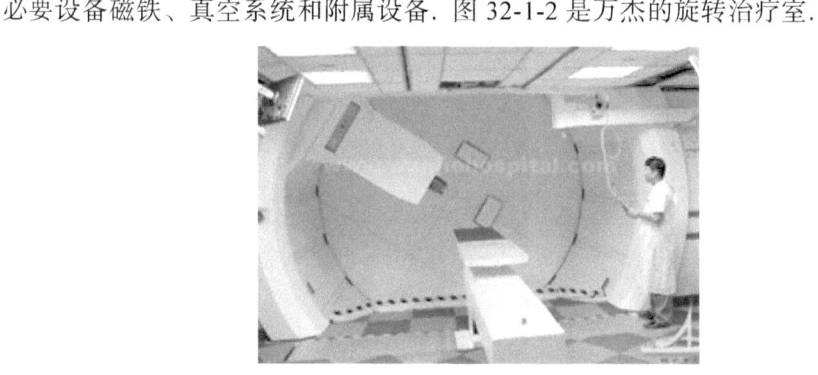

图 32-1-2　万杰的旋转治疗室

(2) 一套患者精确定位系统，两套垂直的数字式 X 射线相机构成的准直校准系统，以及一套激光预准直系统.

(3) 开始时供应常规的散射型治疗头，铅笔扫描治疗头成功后，更换为铅笔扫描治疗头.

3. 固定束治疗室

(1) 一个固定束流，包括确保束流传输和治疗的必要设备(磁铁、真空系统和附

属设备).

(2) 标准治疗头，包括 3 个喷嘴，每个适用于 24cm、15cm 和 5cm 半径的照射野.

(3) 患者定位系统，配备可以移动的座椅，配合眼部、头部和颈部的治疗.

(4) 患者精确定位系统，两套垂直的数字式 X 射线相机构成的准直校准系统，以及一套激光预准直系统.

4. 集成治疗控制系统

总控制系统是集成系统，通过独立但网络化的治疗控制单元确保治疗过程的控制，包括加速器在内的各个设备子系统. 提供的软件版本将是调试时能得到的最新版本，并能满足日后扩展另外两套旋转治疗室的需要.

5. 综合安全管理系统

综合安全管理系统与治疗控制系统独立，包括治疗安全系统、电视监控系统和一套安全设备，以便确保患者和人员安全. 任何独立区域的辐射监视器将由卖方建议，买方负责.

6. 患者特定设备制造系统

该系统包括两台计算机控制的机床用于制造患者专用准直器和补偿器. 患者专用准直器和补偿器所用的材料(黄铜、Cerebend 材料、蜡等)将由买方在采购合同签订后 6 个月内确定. 卖方将提供相关的 CAD(计算机辅助设计)、CAM(计算机辅助制造)以及尺寸校准设备. 所选的任何软件应与 Varian Proton Vision (瓦里安的质子软件版本)兼容.

7. 质量保证设备

该设备包括两套树脂箱，每套装配一个静电计以及一个水箱和附属剂量测量设备.

32.1.4 治疗情况

至万杰在 2006 年公布的下面两个治疗数据. 图 32-1-3 是患者的照射次数图，可见 22%患者照射次数在 20 次左右，15%左右患者照射次数可高达 30 次以上. 图 32-1-4 是每个患者每次照射的剂量，由图可见，每次照射量在 1.8~5CGE[①]变化，今后，当治疗经验丰富后必然要提升每次照射剂量，从而减少每个患者的照射次数[44, 45]. 关于 2006 年后的情况，因未见正式报道，故无法介绍.

---

① CGE 是 Cobalf Gray Equiyalents 的简称，是钴 60 放射源的等效戈瑞.

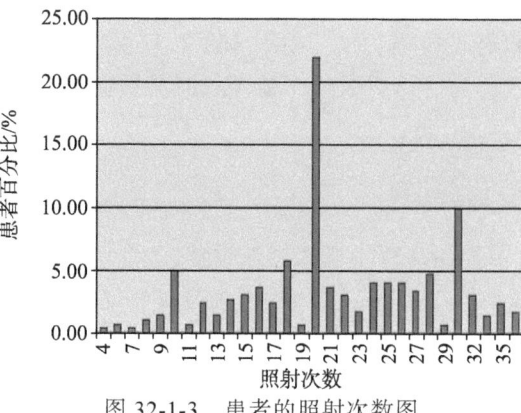

图 32-1-3　患者的照射次数图

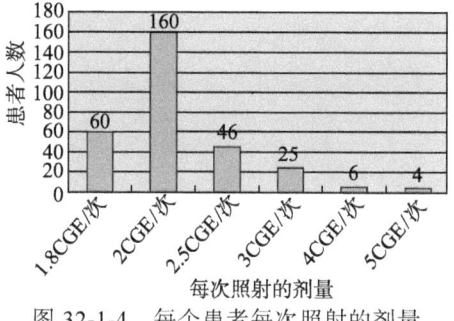

图 32-1-4　每个患者每次照射的剂量

32.2　中国北京质子医疗中心

32.2.1　曲折的经历

北京质子医疗中心位于中日友好医院内, 最初由长安信息产业集团股份有限公司与香港健昌集团有限公司出资, 中日友好医院出地和医务人员, 共同以中外合资的方式兴建. 2002 年初与比利时 IBA 正式签优先购买合同, 2002 年组识班子开始基建. 2005 年 10 月正值质子治疗部分室外基建完工之际, 恰逢 "SAS" 非常时期, 贷款紧缩, 原向银行贷款计划不能实现, 而改拟采用租贷方式获取资金. 此时不巧又赶上中日友好医院领导换届, 原发起和支持该项工作的院长退休. 院新领导不同意租贷方式, 致使 2005 年 10 月后全部停工, 人员解散. 从那时起长安方面曾和 7 家以上的中资、外资商谈转让, 均无结果. 直至 2008 年初中国泰和诚医疗集团有限公司决定和长安信息公司合作, 由泰和诚控股, 后经中日友好医院同意, 成立北京质子医疗中心筹备处, 正式开始重建复工前的准备工作. 而此时原卫生部批件已过时失效，首要的最重要的事是需要办理重审和批复手续. 根据新规定, 此手续要涉及国家卫生部和财政部两个部门. 从 2008 年上半年至 2012 年 7 月为止, 还未见批复文, 复工还需等待. 我们极寄希望于 2012 年底之前有批复文, 若能如此 2014 年可望建成北京质子医疗中心, 能为民造福[28].

32.2.2　建筑安排

　　图 32-2-1 是北京质子医疗中心大楼外貌图, 它位于北京市朝阳区中日友好医院内的西北角, 共占地约 5000m², 质子治疗装置建在地下, 一二层地上建筑主要是行政、科研和病床房间. 图 32-2-2 是北京质子医疗中心粒子治疗装备的屏蔽平面图, 由图可见, 最左边是回旋加速室和能量选择系统房间, 其右边是一个固定束治疗室, 其余三个是旋转束治疗室, 南面一条狭长带状空间是束流输运室, 最右边一个带

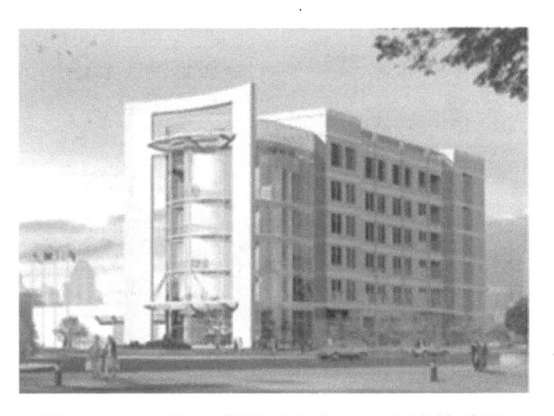

图 32-2-1　北京质子医疗中心的大楼外貌图

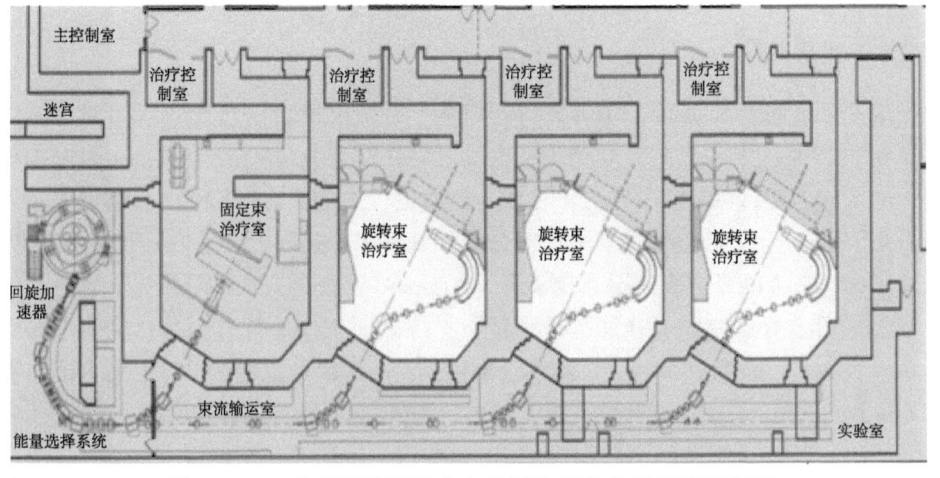

图 32-2-2　北京质子医疗中心粒子治疗装备的屏蔽平面图

状空间准备作束流实验用. 每一个治疗室的东西边和北边以及天花板都用近 2m 的水泥墙密封包围, 必须做到禁止一线之光的照入. 这就是为了辐射安全的屏蔽墙. 为了人员进出治疗室在北边一律做成迷宫的结构, 所谓迷宫指人们必须转两个弯, 才能出入, 而不许直进直出. 在每个治疗室的西北角有一个小房间用作该治疗室的控制室. 此外在加速器室中的能量选择系统的右边专门设一块孤立的屏蔽墙, 其目的是为了防止能降器的强辐射影响其他房间.

32.2.3　设备和装置

当前的质子楼是按照 IBA 的方案建造的, 停建时质子楼已基本建好. 2008 年 9 月决定复工后, 因价格原因, 又重新考虑比利时 IBA 公司和日本住友公司的两种基本技术内容相同的方案, 其主要的设备和装置如下所述.

(1) 一台 230 MeV 回旋加速器, 一套 70~235 MeV 能量选择系统, 一个 70~235MeV 束流输运系统.

(2) 一个固定束治疗室, 内含一个治疗头, 装有单散射(SIS)、双散射(DS)和铅笔扫描(PBS)的治疗功能, 带有 6 个尺寸从 5~24cm 的喷嘴, 一个机器人患者床定位系统, 一个患者激光定位标记产生器, 一个正交数字放射图像系统.

(3) 两个旋转束治疗室, 每一个室含有一个等中心旋转机架, 一个万能治疗头, 装有 SIS、DS、振动扫描(WS)和 PBS 的治疗功能, 带有 6 个尺寸从 5~24cm 的喷嘴, 一个机器人患者定位系统, 一个患者激光定位标记产生器, 一个正交数字放射图像系统, 一个呼吸门控系统. 呎

(4) 治疗控制系统, 内含所有相关的硬件和软件. 这个整体治疗控制系统能够满足用户的各种运行、维修和治疗的工作模式.

(5) 安全系统包括所有相关的硬件和软件. 这个安全控制系统能够满足用户的各种运行、维修和治疗的工作模式. 钨

(6) 一套精密加工系统, 内含一台线切割床, 一台精密磨床, 一个三维测量装置, 两台微机中装有 CAD, CMA 和 QA 的应用软件.

(7) 每个治疗室配有一套剂量验证装置, 另加一个可装在旋转治疗头上的可转动的验证水箱.

(8) 一套美国 Varian 公司的 "Eplicse"治疗计划软件或者是 Elekta 公司的"XIO"治疗计划软件, 下载到中控室的主服务器, 有四台工作站调用此软件.

(9) 一套美国 Varian 公司的 "Aria"或者是 Elekta 公司的"IMPAC's MOSAIQ" OIS 信息管理软件, 下载到中控室的主服务器, 各治疗室都能使用, 年可治疗 2000 名患者.

32.3 中国兰州重离子治癌中心

兰州中国科学院近代物理研究所是中国唯一的重离子加速器科研基地. 自 20 世纪 90 年代开始, 该所从物理实验用的加速器上引出一条 900 MeV 的碳重离子束开始进行辐射生物物理、医学物理实验研究和动物试验. 2005 年与德国 GSI 技术合作, 建成重离子治疗浅层肿瘤 (深度小于 2.5cm)终端, 并通过了专家鉴定, 随后与兰州等地的医疗机构合作开展了重离子治癌临床试验研究. 2006 年 11 月到 2009 年 3 月, 重离子治疗浅层肿瘤终端先后对来自全国各地的 8 批 103 例浅层肿瘤患者进行了重离子束放射治疗. 在一个疗程结束时, 患者肿瘤平均缩小 50%~60%, 前期治疗的患者在治疗结束 2~3 月后, 大部分患者肿瘤消失; 在治疗 1~1.5 年后, 控制率达到 90%以上, 疗效显著. 患者大部分是常规放疗及其他方法治疗无效或易复发的患者, 整个治疗过程没有采用辅助药物, 至今没有发现明显副作用. 图 32-3-1 是兰州中国科学院近代物理研究所重离子束治疗研究中心门口的照片. 为进一步开展基础研究和重离子深层肿瘤治疗临床试验, 2008 年中国科学院近代物理研究所承建的兰州重离子加速器冷却储存环通过国家验收, 利用这一装置提供的高能重离子束治疗深部肿瘤的终端也于同年建成, 并完成了束流测试和首批细胞及动物试验, 第一批深层肿瘤治疗临床试验研究也于 2009 年 4 月完成.

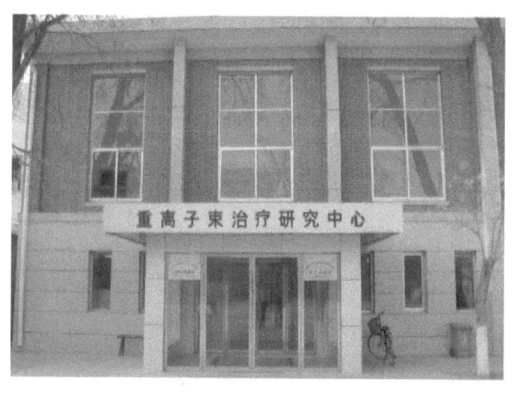

图 32-3-1　兰州近代物理研究所重离子束治疗研究中心门口

2009 年 4 月中国科学院近代物理所和广州中山肿瘤医院在广州联合举办了医用重离子/质子治疗装置临床解决方案论证会. 来自全国各主要单位的放射治疗专家、相关公司的代表、广东省产业院和广州市发改委的有关领导参加了会议, 会议听取了 IBA、TOMO、SIEMENS 和 OPTIVUS 等公司所做的有关医用重离子/质子治疗最新进展、临床解决方案和新技术的介绍. 近代物理研究所分别介绍了近代物理研究所重离子治癌项目进展、重离子治癌临床试验进展和医用重离子/质子治疗装置设计方案. 与会专家认为中国每年新增癌症患者约 200 万例, 其中 60%, 即约 120 万例需要放射治疗, 这其中约 60 万例若采用重离子进行治疗, 以每台重离子治癌专用装置年收治患者 1500 例计, 中国将会有数百台重离子治癌专用装置的市场需求量.

鉴于目前的寄生治疗方法, 系统庞大, 技术复杂, 运行成本高, 不可能长期全面开展重离子治癌门诊服务, 因此急需小型化和产业化以满足国内患者需求. 为此 2009 年 5 月中国科学院近代物理研究所通过兰州重离子治癌专用装置自主设计的技术方案, 使中国具备了自主研发建造重离子治癌专用装置并使之产业化的技术实力.

目前国际市场上日本建造的重离子治癌专用装置报价约合人民币 10 亿元, 德国同类治疗装置的报价约合人民币 15 亿元, 而中国科学院近代物理研究所自主研发的同类装置每台造价初估 5.5 亿元, 加上建筑工程等每台市场暂定价为 8.5 亿元, 在性价比上具有明显优势. 为将重离子治癌专用装置进一步科技成果化和产业化. 2009 年 7 月 19 日兰州市人民政府、中国科学院近代物理研究所、甘肃盛达集团共同签署协议[47], 由政府协调推动, 院所技术支持, 企业全额投资, 合作建设"兰州重离子治癌中心". 三方联手建设的兰州重离子治癌中心是国内第一家重离子治癌中心. 该项目总投资超过 10 亿元人民币, 建设周期 2~3 年. 这是一个良好的开始, 但还有大量的技术上、财务上、管理上的困难有待解决后, 才能按期完成.

32.4　中国上海市质子重离子医院

上海申康医院发展中心作为市级公立医疗机构国有资产运营与管理的责任主体和政府办医的责任主体, 在上海国际医学园区内建设上海市质子重离子医院(第二冠名: 复旦大学附属肿瘤医院质子重离子治疗中心), 项目依托国内资本、国际技术和管理的合作, 立足于高质量、现代化的医疗服务, 着眼于医疗技术的创新和研发. 医院建成后由复旦大学附属肿瘤医院作为法人负责日常的运行和管理.

医院建址拟位于上海市南汇区周浦镇上海国际医学园西北部的国际医院功能区, 占地 126387m², 建筑总面积 52542m², 投资额 3.68 亿元. 建筑开工日期为 2010 年 1 月. 竣工日期为 2012 年 2 月. 由于有关内容不是完全公开, 仅能从国内外得来的点滴资料归纳出一些消息, 仅供参考[48].

32.4.1　放射诊疗区

上海市质子重离子医院放射诊疗区大体分为四个区, 每个区内的主要医用装备分述如下.

(1) 影像诊断区. 配备两台 32 排 CT、一台 X 射线 DR 机、一台 X 射线肠胃机和两台核磁共振成像设备.

(2) 光子治疗区. 拟在治疗区配置两台医用电子加速器、一台 X 射线模拟定位机和一台大孔径 CT 模拟定位机.

(3) 核医学区. 核医学区拟配置的仪器为一台 PET/CT 配套用回旋加速器、一台 PET/CT 和一台 SPECT/CT.

(4) 质子重离子治疗区. 直线段能量 7MeV/u, 束流强度 50nA(质子运行)、5nA(碳离子运行) 储存环及治疗室：质子 250MeV, 碳离子 430MeV/u；束流能量 4.0×10^{10} 离子/s(质子运行), 3.3×10^8 离子/s(碳离子运行)[48].

32.4.2 质子重离子治疗的方案

上海市质子重离子医院的质子重离子治疗的方案见图 32-4-1. 由图可见, 除用一台重离子同步加速器外, 没有先进的旋转机架, 只有四个固定束治疗室. 所用的同步加速器是当前西门子正在研制中的方案. 有关西门子加速器方案已在本书第三部分 31.3 节介绍过, 不再重述. 其同步加速器的主要技术特性如下：直径 22m 加速粒子有质子、碳离子, 还可扩充到氦和氧. 能加速碳离子到 85~430MeV/u, 加速质子到 50~250MeV. 同类离子样品间的切换时间是 10s, 不同离子间的切换时间是 30s. 质子加速时间是 0.5s, 碳离子加速时间是 1s. 慢引出可从 1s 到 10s, 最大质子强度是 2×10^{10} 质子/周期, 碳离子强度是 1×10^9 离子/周期. 剂量测量系统是在原 GSI 和 HIT 上的成品改进形成；有 2 个冗余多丝正比室测量束流位置, 每 50~299μs 测量一次, 测量误差小于 0.5mm. 用 3 个并行板游离室测量强度, 每 10μs 读出一次. 有一个包含两个正交的 X 射线管和锥形束 CT 的机器人图像系统. 机器人的患者定位系统精度是 0.5mm.

2006 年西门子和德国 PTX Marbury 大学 Rhoen Clinic 签订合同, 2008 年西门子和德国 Schlerwig-Holstein 大学 NRock Kiel 签订合同, 2009 年西门子和中国上海重离子治疗中心签订合同, 三份合同都是采用同样的加速器方案.

32.4.3 定购的技术内容和费用

定购的技术内容和费用一直未透露, 直至 2009 年 5 月在意大利召开的一次国际会议中, 清华大学的 J. Wei 专家才公开透露此项目[49]. 上海市质子重离子医院是采用德国西门子公司的重离子治疗装置, 以上海申康医院发展中心的名义共投资 33 亿元. 2009 年中国和德国西门子正式签订合同, 合同中用 19 亿元购买德国西门子正在研制的一套重离子治疗装置, 其余供基建, 其他医用设备和建后装置的运行维护. 按照目前价格, 一种是委托外方负责运行, 年收约 5%

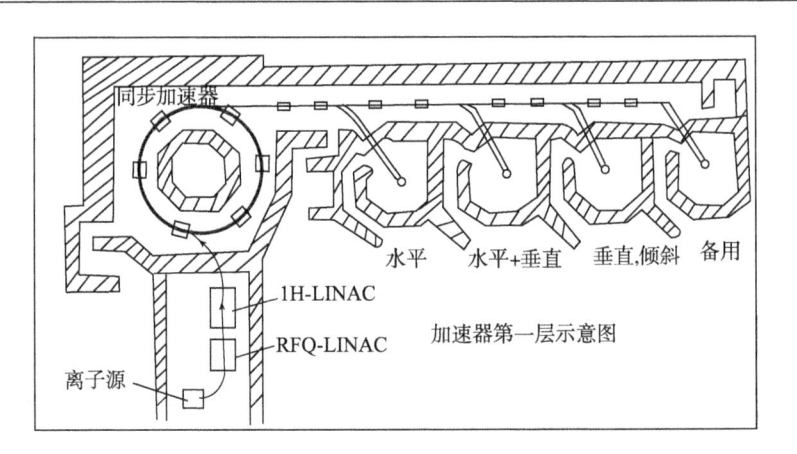

图 32-4-1　上海市质子重离子医院的质子重离子治疗方案

设备投资值，即每年 1 亿，并运行维护合同至少要 5~10 年. 另一种方法是除必要器材向外方定购，其他自组人员自己运行，可大大节省投资. 看来投资 33 亿人民币，刚好包含 10 年的外方承包运行费. 建造工期 55 个月，但内情如何，几年后即知.

上海用巨资从全球供应商中选用了这个全固定束的治疗方案. 但在签定合同的两年后，2011 年 7 月德国西门子官方告示：一是声明 Rhoen clinic、NRock Kiel 和中国上海重离子治疗中心的三个合同都是西门子在 Danfysik 工地研制的治疗装置. 二是订购的三个用户，其中德国的两个用户，即 Rhoen clinic 和 NRock Kiel 都表示难以承担过多的研制费用而要求停建.德国西门子总部在考虑上述情况后，和用户方面共同商量后，作出下面两个西门子正式的官方声明.

A. 2011 年 7 月 18 日的西门子官方声明：停建在 Marbury 大学原合同装置；中国订购的西门子合同，根据中国用户意见,继续建造,但不再提供销后服务.

B.2011 年 9 月 14 日西门子的官方声明：解除 Schleswig-Holstein 大学 NRoCK 的建造合同；西门子决定今后停止开发粒子治疗装置的工作.

上海在方案选择、资金使用、合同签定等方面的工作特色引起国内外同行的高度关注，都拭目以观后效，希望上海市质子重离子医院在今后能发挥应有的模范作用.

32.5　中国台湾长庚医院质子暨放射治疗中心

32.5.1　引言

根据中国"台湾卫生署"数据统计，在台湾每年因癌症死亡的人数高达 2.9 万人. 2009 年度新发癌症已近 8 万人，预估其中 35%~40%的病患者曾接受过 X 射线放射治疗，特别是许多根治性高的肿瘤，如头颈癌、乳癌、直肠癌、摄护腺癌、子宫颈癌等. 现在的直线加速器的 X 射线放疗虽已有相当好的疗效，但因其高穿透性给正常组织或多或少带来伤害. 这些伤害往往必须降低治疗剂量而影响治愈率，或造成患者生活质量的下降. 而若采用质子治疗，则可提高治疗剂量，从而提高治愈率和生活质量. 中国台湾长庚医院诊疗了约 20%的台湾癌症患者，为台湾最大的癌症治疗体系. 长庚创办人王永庆决定出资在中国台湾创建一套高水平而廉价收费的医疗体系，其中包括一个质子治疗中心[50]，不论贫富均能平等享受最佳医疗照顾.

32.5.2 质子治疗的决策

长庚医院早于 1996 年即着手评估引进质子治疗设备的可行性，经长期追踪其疗效报告与技术进展后认为，当前适合质子治疗的癌症有：不适合手术之第 I 与第 II 期肺癌、第 III 期肺癌、肝癌、食道癌、鼻咽癌、局部晚期的口咽癌、独立的脑转移病灶、垂体瘤、脑动静脉畸形、脑膜瘤、听神经瘤、星形细胞瘤、脊索瘤、软骨肉瘤、前列腺癌、子宫肿瘤、不适合切除的骨盆腔肿瘤、脉络膜黑色素瘤、黄斑病变、眼眶肿瘤等疾病. 以中国人患病率最高的肝癌治疗为例，由于正常肝脏对于放射伤害非常敏感，现今任何 X 射线放射疗法都很难以给出较高剂量的治疗，以致疗效不佳. 但质子对于大部分正常肝脏可以达到完全没有放射剂量的程度，因此可以给予极高剂量而有效控制肿瘤. 日本筑波大学曾以质子治疗 162 位肝癌患者，五年局部控制率达 87%. 日本国家癌症中心也曾对不适合手术的肝癌患者施予质子治疗，其五年局部控制率达 95%，五年存活率达 50%，可见治疗效果相当良好. 而中国台湾肝癌手术治疗的五年存活率在 40%~50%，因此对于肝脏功能较差、不适合手术或当前局部治疗效果不佳的肝癌患者而言，质子治疗实属最佳的选择. 质子还适用于其他部位的肿瘤治疗，如小儿肿瘤、肺癌、肝癌、食道癌、鼻咽癌、头颈癌、单一侧肿瘤等，质子治疗在其他部位肿瘤的疗效也相当显著. 例如，在小儿脑瘤，质子因避免照射正常组织，可减少智力及发育影响及未来产生第二肿瘤的机会. 在眼黑色素瘤，能有大于 70%的眼球保留机会及 40%的视力保留机会. 在颅底肿瘤质子比 X 射线得到多一倍的治愈率. 身体情况不适合手术之早期肺癌，有八九成局部控制率及很低的副作用. 一般而言，越靠在一侧的肿瘤，质子具有越好保护深部正常组织的效能. 对于肝脏功能较差、不适合手术或现行局部治疗效果不佳的肝癌患者而言，质子治疗实属最佳的选择. 从国外的论文与超过 5 万例实例得知，越靠在同一侧的肿瘤，由于质子在病灶后方完全没有剂量，所以保护深部正常组织的效果越显著，因此可适用于符合此原则的全身不同部位的肿瘤及部分良性疾病，预期此设备引进后将有许多癌症患者受惠.

32.5.3　规模和设备

决定在林口长庚尖端医学园区内耗费三十多亿新台币(约 8 亿人民币)建造"质子暨放射治疗中心"，最大楼层面积为 110m×82m，分为地下 3 层、地上 3 层，总面积达 10 000 坪①以上. 决定设置 4 间质子旋转治疗室及 10 间直线加速器治疗室，启用后将是亚洲最大与最先进的放射治疗中心. 其中质子治疗中心为长 90m×宽 40m，地下 2 层、地上 2 层，总面积达 5300 坪以上，并采购日本住友重机械工业最新规格之质子治疗系统. 图 32-5-1 是长庚质子治疗中心的平面示意图. 从该图可以看出，它是用一台 235MeV 能量的质子回旋加速器，通过一个 70~235MeV 能量选择器(图中未标出)，再通过束流输运线分别送四个旋转束流治疗室. 从此图也看出，没有通常用于头颈部和眼部的固定治疗室，考其原因：一是对中国台湾人，眼和头颈部肿瘤不多，而以治疗体部内脏肿瘤为主；二是当前的旋转治疗束和定位床也能治头颈部癌症.

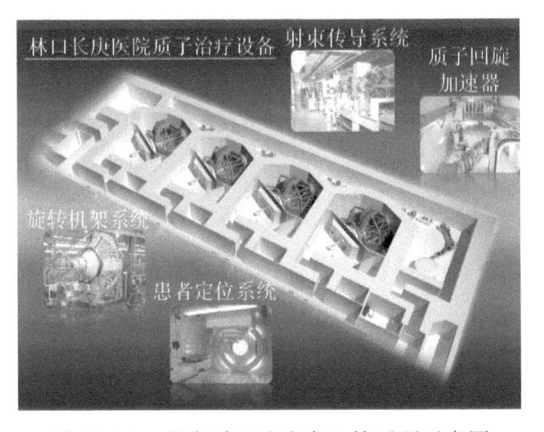

图 32-5-1　长庚质子治疗中心的平面示意图

林口长庚医院质子暨放射治疗中心已于 2011 年 1 月 12 日举行动工典礼，预计中心建筑在 2012 年 4 月完工并开始安装设备. 其中来自日本的质子治疗设备，也已在 2010 年 2 月 10 日由长庚医院与日商住友重机械工业正式完成采购过程. 最快于 2011 年 6 月就能运到中国台湾，将先安装设备并试运转，2013 年起先进行小规模人体实验，预计 2014 年 3 月可收治癌症患者. 林口长庚质子治疗中心放射肿瘤科主任洪志宏估算，台湾每年 8 万名癌症患者中约 6000 人适合质子治疗，该院中心若每天运作 12h，一年最多可治疗 1800 人.

---

① 1 坪=3.3057 平方米.

由于质子治疗中心之投资金额庞大，而且各专业工艺要求极高，所以在国外治疗费用相当昂贵，每一疗程的收费，欧、美地区约4万~16万美金，日本约2.5万美金. 中国台湾医疗保健制中不能支付，但长庚医院将贯彻创办人王永庆"取之于社会、用之于社会"的精神，积极降低各项成本，承诺以低于成本价的最优惠价收费，让患者获得最先进的医疗服务，表示将把费用控制在1万美元(约29万多元新台币). 对于清寒患者，院自成立以来每月均从营业收入中提取社会服务基金，长期帮助无力偿付医药费用的患者：经医师评估属医疗必需者，扣除政府补助及各界捐赠，再评估其经济处境的困难程度，给予不同程度的医疗费用补助，避免患者的家庭因为一人生病而陷入生活无以为继悲惨境地，此举对经济困顿的弱势家庭有很大帮助.

32.6　中国台湾台大医院质子治疗中心

32.6.1　引言

鸿海集团董事长郭台铭经历妻子林淑如、胞弟郭台成先后罹癌病故，以永龄基金会创办人的名义于2007年9月允诺捐赠150亿台币给台湾大学，其中100亿台币将供作硬件建设及人员配备的费用，余下的50亿台币，则用以作为癌症的相关研究，创下全球捐赠大学医学院金额最高纪录，所以此合作案自签下捐赠备忘录以来，一直备受外界注目.

2008年12月郭台铭与台大正式签约，捐赠100亿台币兴建台湾大学医学院的附设癌症医院，内有质子治疗中心，2010年上半年此癌症医院通过台北市环评委员会审查会，10月取得建照. 2010年11月15日在台大举行动工典礼，马英九、郝龙斌、郭台铭、台大校长李嗣涔、台大医学院长杨泮池等出席动工仪式. 在典礼上马英九强调，政府希望将肝癌、直肠癌、乳癌、口腔癌及前列腺癌等癌症发生率降低10%，同时也在2009年就通过的"健康照护升值白金方案"中，政府已投入864亿新台币，可望因此在2012年创造产值达3464亿新台币，以提供台湾人民更为完善的照护服务.

这座癌疗医院，将在台大医院现址兴建，占地3.1hm²，主建筑地上14层、地下4层，总面积4万坪，"卫生署"已核准249病床，未来目标是500床，以绿建筑及智慧建筑为特色，内有造价20亿台币的质子仪，提供最先进的癌症放射治疗. 预计2013底完工，最快2014年投入运行. 预计2013年可开始收治部分患者. 相信在台湾大学及永龄基金会的共同努力与社会的见证之下，必定不负众人的期望，以达成：①减少台湾癌症发生率；②提升癌症病患存活率；③改善癌症患者生活质量；④成为核心的研究教学平台，落实"华人第一、世界一流"的创院愿景[51].

32.6.2　质子中心

台大癌疗医院最受人注目的是质子治疗中心，台大质子治疗的治疗费应不会超过 30 万元，超过部分将由郭台铭捐助基金会支出. 适合接受此治疗方式的癌症有眼底肿瘤、鼻咽癌、脑癌等. 尤其针对华人常患的特定部位肿瘤，例如，乳癌、肝癌、肺癌、鼻咽癌、腺癌等.

台大医学院院长杨泮池说，台湾现对癌症治疗都是内科诊断，外科手术，有需要者再转到放射科做放疗. 未来中心将以"患者为中心"，采取跨科、团队联合治疗方式；采取开放式平台，与各大医院合作，其他医院癌症患者，若是需要该中心治疗，如质子治疗，可将患者转来，治疗后再转送回去，全球华人都可转送过来. 但会以台湾患者优先. 中心将研究华人多发的癌症，如肝癌、鼻咽癌，以利找出适合治疗方法. 郭台铭说，他的两位至亲都因癌症过世(前妻林淑如罹患乳癌、弟郭台成患血癌)，盼台大中心加速建成，让癌症患者快点接受治疗，甚至做到预防癌症.

32.6.3　质子治疗系统和设备

台大中心筹备团队以"卓越、创新、服务"作为整体规划的准则，不仅在医疗服务上讲究专业，更对疗愈空间的设计也追求完美，多次前往世界各地一流的癌症医院参访精益，带回医疗建筑的最新理念. 中心的设计由国际知名建筑设计公司 HKS 与台湾首屈一指的潘冀建筑师联合事务所联手规划，营造自然环境及符合国际环保节能的绿建筑，为患者及家属量身打造舒适、宽敞、明亮的疗愈环境. 但到目前为止，还未见有关采用的质子治疗系统和设备的具体报道.

32.7　中国香港养和医院质子治疗中心

中国香港养和医院是一间设有四百多张病床的全科私家医院，前身是香江养和院，于 1922 年由香港一群著名的医生和社会贤达所创办，2007 年为养和医院成立 85 周年. 香港养和医院由李树芬医学基金会拥有，该基金会为非牟利组织. 养和医院与李树芬医学基金会抱着相同的理念，致力于服务大众，提供优质的医疗服务，并推动医学教育和研究.

养和医院将率先为中国香港引入放射治疗的先进技术——质子治疗系统，2010 年 11 月 12 日与日本住友重机械工业株式会社(简称日本住友重机械)签署合作谅解备忘录协议，展开长达 3 年的建筑期筹备工作，并分阶段为养和医院医护人员提供专业培训. 养和医院预计将耗资港币 7 亿元,预料将于 2015 年启用全港首台质子治疗系统. 将率先应用于治疗儿童癌症、肝癌及肺癌,收费不超过放射治疗的 1 倍.

住友重机械曾先后获得了 2 个订单(日本松元相泽医院、中国台湾长庚医院),这个订单是其获得的第 4 个订单. 预计引入质子治疗系统的总投资额约为港币 7 亿元. 除了建筑费用、仪器设备之外,也有多方面的配合,包括医护人员的培训,务求在科技设施及培训人才方面,都作好全面的准备. 养和医院将派出专科医生、医学物理师及放射治疗师等前往瑞士 Paul Scherrer Institute (PSI),接受为期 3 个月至 6 个月的培训. PSI 将会为养和医院的质子治疗中心提供专业意见及协助. 养和医院综合肿瘤科中心副主任及放射治疗部副主任蔡清淇医生为首位前往 PSI 接受培训的医生,计划于 2010 年 11 月 13 日启程[52].

养和医院行政经理李维文先生指出:质子治疗医疗成本高昂是不争的事实,但如果能为癌症病者带来更好的治疗选择,我们愿意作出如此重大的投资. 又指出:质子放射治疗——癌症治疗新方向与 X 射线治疗比较,质子治疗拥有两大优势.

1. 有效局部控制肿瘤,提升治疗成效

对于一些邻近主要器官或周边有较多神经线的肿瘤,由于高剂量 X 射线治疗的副作用太大,唯有减低辐射剂量而未能达到理想的局部控制效果. 例如,无法用手术切除的早期非细小肺肿瘤细胞,一般来说采用 X 射线治疗的局部控制少于 50%. 如采用质子治疗,由于副作用较少,可大幅提高辐射剂量,令局部控制效果提升至约 93%. 其他可采用质子治疗加强局部控制的肿瘤包括:葡萄膜黑色素瘤(眼肿瘤)、颅底及脊椎管外肿瘤(软骨肉瘤及脊索瘤),以及一些无法用手术切除的肉瘤等. 与传统 X 射线治疗相比,质子治疗更能达到局部控制肿瘤的效果.

2. 减少短期及长期副作用,提高生活质量

对于一些利用 X 射线治疗已能达到理想局部控制的肿瘤,则可透过质子治疗进一步减少短期及长期的副作用,改善病者的生活质素. 例如,乳癌病患者可减少皮肤溃烂,肺癌病患者可减少出现气喘、肺气肿,或头颈癌病患者可减低口水分泌腺坏死的情况. 质子束中用来杀死肿瘤细胞的辐射剂量,与 X 射线放射线的辐射剂量一样,两者的疗效和局部控制效果一样,但质子治疗就能大大减少正常组织接收的辐射量,从而减低副作用. 最适用于治疗儿童癌症病者. 图 32-7-1 是中国香港养和医院的住友质子治疗系统模拟图. 由图可见:1 为质子回旋加速器和能量选择系统;2 为束流输运系统;3 为迷宫式走廊;4a 为固定治疗室;4b 旋转多角度治疗室.

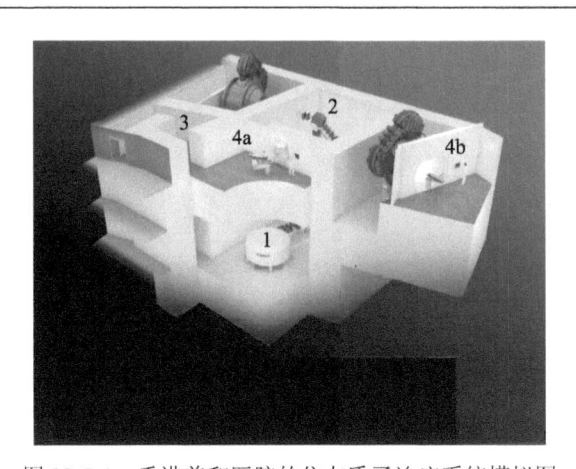

图 32-7-1　香港养和医院的住友质子治疗系统模拟图

32.8　韩国国家癌症中心

32.8.1　引言

　　韩国国家癌症中心(NCC)作为一个国家医疗中心，开展治疗研究工作，并为全国的癌症控制计划、教育培训项目提供医疗护理和支持，中心现在能为癌症患者施行最先进的放射治疗，包括质子束疗法、图像引导的放射治疗、调强适形的放射治疗以及近距离的三维适形放射治疗. NCC 是 2002 年韩国健康保健部批准建造的一个质子治疗中心，是国家 10 年克服癌计划的一个关键组成部分，位于首尔北部的 Ilsan 地区，中心总投资 5100 万美元，其中引进 IBA 的质子治疗系统 3800 万美元. 该中心共 14 层，面积达 30000m^2，于 2003 年 7 月开始施工. 癌症预防与检测中心也在这座大楼里. 图 32-8-1 是韩国国家癌症中心的建筑图.

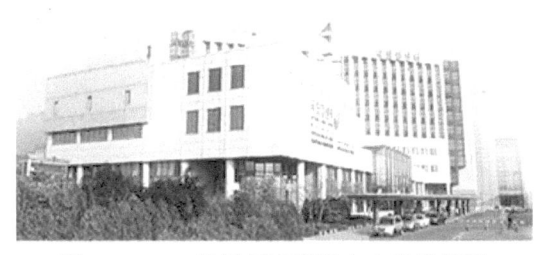

图 32-8-1　韩国国家癌症中心的建筑图

32.8.2　总体布局

　　图 32-8-2 是韩国国家癌症中心的总体平面布置图，这是一个典型的 IBA 系统质子治疗中心的平面布置，内有一个固定束治疗室，三个旋转束治疗室. 这次先装

两个旋转机架, 另一个有待以后扩充. 也设有一个实验站. 有关 IBA 设备情况前面已多次介绍, 故不再重复[46].

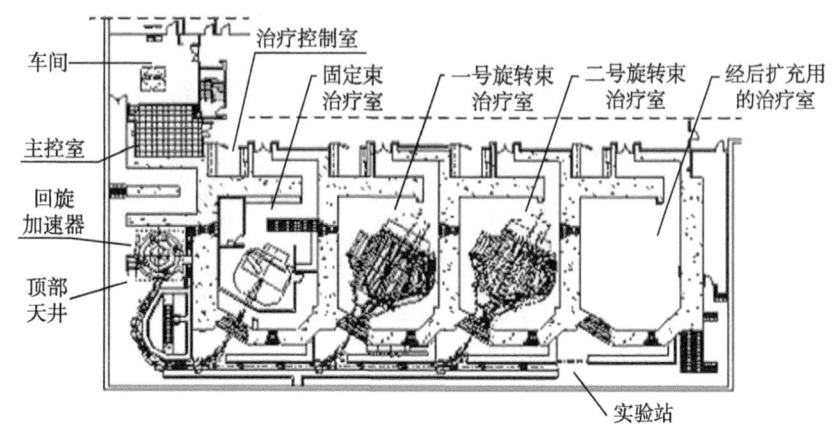

图 32-8-2　韩国国家癌症中心的总体平面布置图

第33章 下一代紧凑型质子治疗装置

33.1 引　言

首先要明确一下什么叫"下一代"，其定义是什么? 如何正确理解? 遗憾的是当前没有标准答案. 这个"下一代"具有许多含义和内容，如从时间角度来看，似乎是下一代人用的意思；从技术角度来看，似乎采用下一代的更新技术；从产品更新来说，似乎是一个更新换代的产品. 这些说法都对，但不全面. 因其重要性已远超过上述的描述. 这个"下一代"产品已涉及今后质子治疗在全球的发展，关联国家的医疗经济和政策，关系到千万人健康等方方面面的问题. 其重要性已上升到政治、社会、政策等范畴. 为了使读者对上述神秘的提法有一个初步了解，作者尝试对"下一代"有关的命题作下面几点解释(因当前只有美国真正进入质子治疗发展阶段，许多实例引自美国，但未必适用于中国. 请读者在阅读时要注意).

1. 过去40年中质子治疗的发展成就和今后进一步发展质子治疗的"瓶颈"

2010 年 12 月 13 日 Andrew Clark 在 Leavitt Partners 博客中著文《质子治疗是否有一个辉煌的明天》[53]一文中写道:过去40年，癌症患者的5年生存率由1970年的 50% 提高到 2010 年的 68%. 但大多数症癌患者仍继续遭受副作用的痛苦，生活质量并没有任何提高. 质子治疗虽然具有很大的优点(提高治愈率、改善生活质量)，但仍存在下列缺点：不易得到治疗机会、价格太贵、肿瘤界对此还有争议. 因此至今为止，以美国为例，已建有八个质子治疗中心：Loma Linda 大学的质子治疗中心(1990)、MGH 的 Francis H. Burr 质子治疗中心(2001)、Indiana 大学的 MPRI(2003)、M. D. Anderson 质子治疗中心(2006)、Pennsylvonia 大学的 Robert(2009) 质子治疗中心、Oklahoma 大学的 ProCure 质子治疗中心 (2009)、Hampton 大学的 HUPTI(2010) 、 Florida 大学 的 UFPTI(2006)，在 建 的 除 北 Illinois 州 的 NIPTRC(2013)、Illinois 的 Dupage ProCure 质子治疗中心(2011)，Waslington 州 Seattle 的 ProCure 质子治疗中心(2013)、南 Florida 州的 ProCure 质子治疗中心(2014)、Michigan 州的 ProCure 质子治疗中心(2014)、New Jersey 州的 ProCure 质子治疗中心(2012)外，还有不少如 Still River Systems 公司的 Monarch 250™ 小型质子治疗装置等，估计5年后全美有20个左右质子治疗中心. 要想进一步发展，关键是要解决投资高、治疗费高的问题. 2009 年 11 月在纽约州政府讨论是否要在纽约建立一个质子治疗中心时. 麻省总医院首席肿瘤放疗医生 Jay Loeffler 说, 在肿瘤放疗医生中, 有 88%愿选质子治疗, 认为质子治疗确比常规放疗要好, 但能否进一步全面普及, 关键是价格. 若是价格大降, 那纽约也可建一个质子治疗中心[54]. 哈佛大学的 Jay Flanz 博士说, 质子治疗虽比 X 射线有很大优点, 但至今仍只有少数质子治疗中心, 全美每年只能对 1%癌症患者采用质子治疗, 总共治疗不足 2 万人. 虽然目前正在建造不少新中心, 但其加速器及其防护装置复杂、庞大、占地多、价格贵, 难进一步推广. 只有当这些高科技设备设计成工艺简单、组装方便, 大多数小公司也能生产制造和供应之时, 也将是质子治疗全面推广普及之时[55].

2. 肿瘤医疗界和广大癌症患者期望的新型质子治疗装置

至今所建的专用质子治疗中心都具有下面四个重大缺点: 一是价贵, 要上亿多美元(8 亿~10 亿人民币); 二是占地大, 要上万平方米; 三是建成时间长, 超过三年; 四是仅适用于大城市. 这四条在发达国家, 也令大多数医务人员和投资商望而却步. 粒子放疗事业, 靠这种 "大、全、贵" 方案可能是难以普及和推广[56,57]的. 美国肿瘤治疗界在总结 50 年来质子治疗经验后, 确认质子治疗的优越性. 也确认在美国每年至少有 20 万~30 万肿瘤患者能从质子治疗中获益. 认为那种向 "价贵、地大、器重" 方向发展的重离子(质子)治疗装备是不能解决质子治疗在美国的全面普及和推广的. 有关方面在分析当前推广质子治疗的关键 "瓶颈" 后, 提出两个新课题: 一是必须在全国建立质子治疗推广的新商业模式. 二是要用 "创新跨越发展" 的新思路, 设计出 "价廉、体小、建快" 的紧凑型质子治疗装备, 即要求价格在 2000 万美金以下, 占地 250m², 建成时间不过一年, 这样才能成为今后在美国和全球推广和普及质子治疗的有效工具.

3. 当前美国发展质子治疗的正反两种势力和其控制发展的社会平衡制约机制

从质子治疗的效果看, 无疑比 X 射线有明显的优点. 但并非所有癌都能用质子治疗, 而仅适用于局部化的肿瘤和难以进行手术治疗部位的肿瘤. 但是质子治疗装置投资高, 治疗费用要比 X 射线治疗的费用高许多, 即要 3.5 万~4 万美元. 为了收支平衡必须考虑患者来源, 从而往往将治疗患者定位在既适用于质子治疗, 又是高发癌症的患者, 即前列腺癌、乳腺癌和肺癌(2010 年美国这三种癌的患者, 每种都高于 20 万), 即使这种优化安排, 能直接付现款的富有患者毕竟是少数, 而大多数患者还要靠社会医疗保险(CMC)和补助支付, 或由商业保险支付. 由于这种支付规则涉及各有关方面的利益, 因此对于质子治疗的讨论和责疑, 早就超出学术和医疗的范围, 而变成一个体制、金融和社会问题. 当前根据美国卫生律师协会的规定, CMC 决定不直接给出支付质子治疗费用范围的规定, 而要根据治疗癌症是否必需用质子治疗和当前各个 CMC 的政策来确定能否支付. 这样各机关, 各地区的 CMC 可能有不同的支付规定. 举例来说, 有些前列腺癌的 CMC 支付仅 50%, 乳腺癌支付仅 10%. 至于商业医疗保险一般更严. 美国公众都在等待 CMC 今后如何做. 因此今后的质子治疗能否有很大发展和 CMC 的政策有决定性的关系.

4. 要突破当前阻止进一步推广普及质子治疗的两大要素

癌症是当前美国社会的重大命题. 2010 年有 150 万以上新癌症患者, 55 万以上患者死于癌症. 用于治疗癌症的费用高达 2638 亿美元. 除上述 CMC 政策外, 有下列两种可能会导致今后质子治疗的大发展.

今后确能通过随机试验等确定无误的铁证来证明质子治疗确比 X 射线治疗有更突出的优点和性能价格比, 并且得到肿瘤界的一致公认. 从而结束过去的争论, 共同去发展质子治疗. 例如, 2010 年 5 月在 "DOTmed 文件" 中, Kathy Mahdoubi 报道, 质子治疗后的第二癌症率要比 X 射线降低 50%, 若人们认可这种报道, 意味着有利于进一步发展质子治疗[53].

今后确能通过技术创新将质子治疗系统价格大大降低、建造时间减少、要求安装空间减少、维修运行简单化, 从而能使质子治疗费用大大降低, 则质子治疗将有空前的大发展.

5. 当前美国开发下一代紧凑型质子治疗装置的大好形势

近五年来, 美国至少有三个公司在研制新原理的低价质子治疗系统方面, 并且有很大的进展, 即使因技术难度而没有达到原计划进度, 但美国各界都看到此新鲜事物具有光辉的前景, 都给予极大的经济、技术和人才方面的支持和信任. 相信这种新型下一代质子治疗系统一旦被医疗界、癌症患者和商界认可, 那就是全球质子治疗革命之时. 以下是极有希望的下一代质子治疗系统: 美国 Still River Systems 公司研制的 Monarch250™ PBRT 紧凑型质子治疗装置(2011 年后改名 MEVION 公司研制的 MEVION S250 紧凑型质子治疗装置); 美国 Pro Tom 公司研制的 ProTom Radiance 330™ 紧凑型质子治疗装置; 美国 Tomotherapy 公司(2011 年改名为 CPAC 公司)研制的介质壁型加速器(DWA)小型质子治疗装置.

33.2　美国 MEVION S250(Monarch 250™ PBRT)紧凑型质子治疗装置

33.2.1　引言

Still River Systems 是一个私企公司, 位于波士顿附近的 Littleton, 与 MIT 的等

离子体科学和燃料中心的高磁场和回旋加速器专家共同合作, 为大多数中小癌症中心设计一台单室、价格适中、实用而先进的 Monarch 250™ 型 PBRT 质子治疗系统, 系统中包括一台回旋加速器、一个质子束传递系统、一台患者控制治疗床、一台放射患者定位系统、一套质子治疗计划软件. Monarch 250™ 型不但紧凑, 而且融合了当今放疗中几乎所有的先进技术, 如机器人控制的患者定位床、专用的质子治疗计划软件、锥形束 CT 影像和运动管理专用软件等, 从而受到了医疗界和癌症患者的极大欢迎, 成为 21 世纪具有革命性的放疗成就. 公司已投资 1 亿美元来研制开发这个 Monarch 250™ PBRT 系统, 而今后的市场价格估计几千万美元, 在成批生产后可能低于 2000 万美元[58].

　　Monarch 250™ 系统的核心是研制一个超导磁铁, 由美国 MIT 的科研团队进行研制, 用该磁铁制成的回旋加速器是目前世界上最紧凑的质子源. 2009 年 2 月 26 日美国 Still River Systems 公司宣布世界上最高磁场的高能回旋加速器的磁铁运行成功, 这块 Still River Systems 的超导磁铁是 Still River Systems 紧凑型质子治疗用加速器的关键部件, 当时认为关键部件研制成功, 仅需进行最后的整合集成后即能成功. 第一批下料制造的有 5 台, 按当时公司设想, 第一台上市的 Still River Systems 的 Monarch 250™ 型质子治疗系统将在 2009 年秋在 Missour 州 St. Louis 的 Barnes Jewish 医院安装, 随后还在 New Jersey 的 Robert Wood Johnson University 医院等不少医院定购使用. Still River Systems 的最终目的是为用户提供一个全整合、钥匙式的最先进技术的治疗系统. 但是后来由于在调试中的技术难度超过预想. 需要用几年时间来解决不断出现的技术难关, 从而使整个计划滞后两年多. 一直到2011年才正式试制成功. 目前该系统正在申请 FDA 批准.

33.2.2　MEVION S250(Monarch 250™)系统

　　Monarch 250™ 系统用一个十分紧凑的同步型回旋加速器, 一般的回旋加速器的高频是固定频率, 而同步型回旋加速器的高频为了补偿质子加速时的能量增益, 频率随能量而变化. 加速器有效的电磁结构几乎是球状. 加速器体积和磁场成反比, 磁场提高, 最终半径尺寸减少[59].

　　Monarch 250™ 系统的关键是要将回旋加速器做得很小, 必须要用高磁场, 人们发现超导不但能将磁场大大提高, 还可以大大减少重量, 如用 2T 磁场, 加速器重 450t, 若用 10T 超导磁场, 则加速器仅重 20t, 即能将加速器尺寸做得非常小, 图 33-2-1 是加速器尺寸和超导磁场强度的非线性关系. 从该图可见, 当磁场 B 用 1T 时, 加速器的最终半径是 2.28m, 如用 9T, 则降为 0.25m, 体积下降为原来的 1/729. 尺寸和场强的关系是非线性关系. 因此当给出离子类型和最终能量后, 加速器的总尺寸会随着所选磁场强度的提高而急速下降, 此特点正合设计心意. 为了设计一台超导高磁场超小型加速器, 首先要攻克高磁场和超导磁铁两大难关,在 MIT 合作下, 找出用 Nb_3Sn 材料制作 8T 的同步回旋加速器的超导磁铁方案, 加速器的最高能量为 230MeV 时的价格(估计指超导铁部分而言)小于 200 万美元, 如果批量生产优化后, 还可小于 150 万美元, 可见价格不贵. 图 33-2-2 是这个超导高磁场超小型加速器的样机实物, 直径小于 2m, 估计是目前世界上最小的高能医用回旋加速器[60].

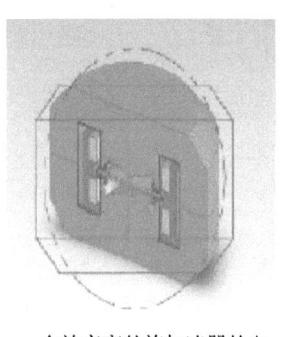

一个效率高的旋加速器的电磁铁结构几乎呈球状, 对给定的离子和最终能量, 其尺寸和磁场增加呈三次方的反比关系

B/T	最终半径/m	尺寸减少
1	2.28	1
3	0.76	1/27
5	0.46	1/125
7	0.33	1/343
9	0.25	1/729

图 33-2-1　加速器尺寸和超导磁场强度的非线性关系

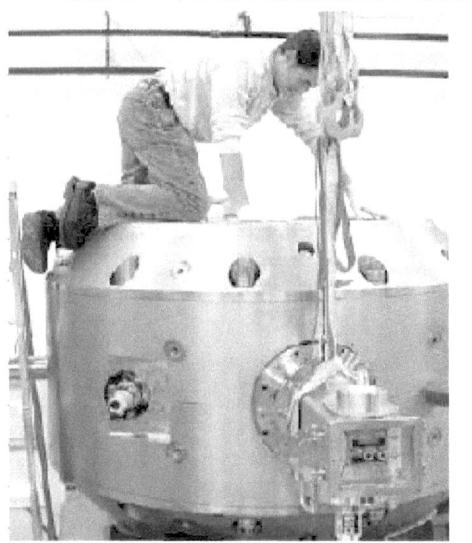

图 33-2-2　超导超高磁场超小型加速器的样机

图 33-2-3 是 Monarch 250™ PBRT 系统的总外形图, 加速器直接装在可旋转机

架上, 加速器随机架旋转, 这样原来复杂的传输电子光学安排变得十分简单, 性能还提高了. 加速器引出束流直接进入治疗头, 直接打在患者肿瘤等中心点, 直观、简单、高效.

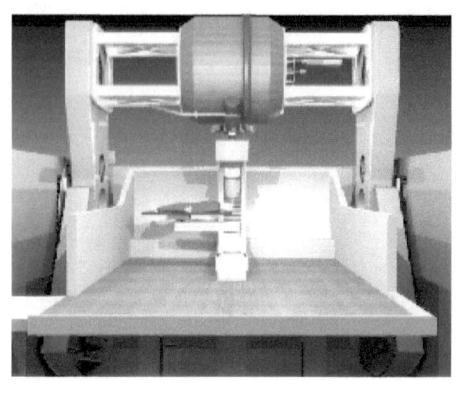

图 33-2-3 Monarch 250™ PBRT 系统的总外形图

33.2.3 最新的有关消息

在 2012 年 5 月韩国首尔的 PTCOG51 会上知悉. Still-river Systems 公司从 2009 年到 2010 年间一直在进行总调. 直到 2011 年 Monarch 250™ 型质子治疗系统才总调成功, 并允许批量生产投向市场. 为了便于将此系统产业化和市场化, 董事会决定将 Still River system 公司改名为 MEVION Medical Systems, Inc. 将原 "Monarch250™ 型质子治疗系统" 改名为 "MEVION S250 型质子治疗系统". 2011 年 5 月 MEVION 公司宣布将第一台 MEVION S250 (即 Monarch 250™ 型)质子治疗系统提供给美国 Missour 州 St. Louis 市 Barnes Jewish 医院的 Siteman 癌症中心的 S. Lee Kling 质子治疗中心. 2011 年 10 月装备运到现场, 2012 年初安装并调出 250MeV 的质子束. 计划在建造完工后, 在现场再作总体调试, 等美国 FDA 批准后才能正式治疗. 另外, 还有两台将安装在 New Jeresy 州 New Brunswick 市的 Robert Wood Johnson 大学医院和 Oklahoma 州 Oklahoma 市的 Oklahoma 大学, 这两台也计划在 2012 年内完工.

2012 年 3 月 Mevion Medical Systems 接到欧盟对 "MEVION S250 型质子治疗系统" 的 CE 市场认证(CE Marking certification). 从而打开了在全欧销售的大门. 至今还未收到美国食品和药物管理局的 USFDA 510(k)的批准, 但此并不禁止该系统在全美的销售. 图 33-2-4 是最后研制成的 MEVION S250 系统总体外视图, 和原 Monarch 250™ 型质子治疗系统的结构基本相似. MEVION S250 系统有一个安装在旋转机架上的质子源, 此源能随机架一起转动. 但是, 此质子源还是固定能量, 还需能选系统. 能选和传输系统都特别简单[61].

　　MEVION S250 系统采用先进的质子治疗方法和技术. 如用当前最先进的三层次控制结构(three-tiered control architecture)的控制方法来控制所有的系统, 即通过肿瘤信息系统(OIS)的整合方法来实现治疗的行程安排、验证和记录; 通过一个六维机器人, 以亚毫米的精度将肿瘤定位在治疗位置和通过一个 2D/3D 放疗影像系统来确认患者的精确定位和最终的准直校正. MEVION's 的先进患者管理技术能使放疗师进行安全的、有效的、高精度的以图像为引导的质子治疗工作.

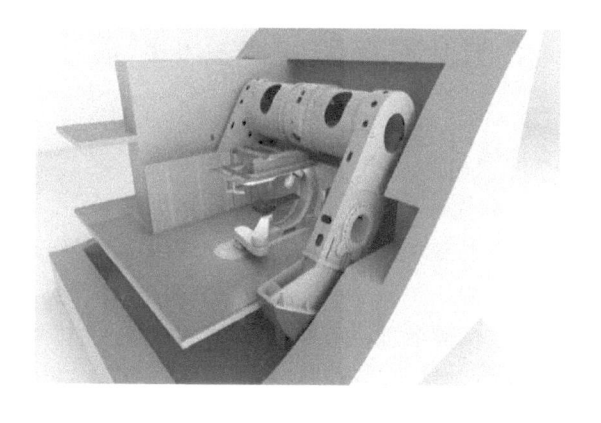

图 33-2-4　最后研制成的 MEVION S250 系统总体外视图

　　MEVION S250 用 "MEVION's DirectDose 技术" 来确保治疗要求的精确质子治疗参数. DirectDose 是一个精确和先进的束流传递和整形技术, 能精确地调制和整形照射用的质子束, 使此束完全符合治疗计划中的治疗参数性能要求. MEVION S250 能达到传统的质子治疗设备不可能做到的照射靶的精确水平. 最终的旋转机架是一个具有超高精确度的同心式双结构型旋转机架, 回旋加速器直接安装在外层的一个旋转机架, 束流调制等设备安装在内层的一个旋转机架[77].

　　几十年来质子治疗发展到目前的地步, 还停留在价贵、占地大、建期长的水平. 医务界有识之士早就提出, 要使质子治疗推广和普及, 必需将质子治疗装置的体积、占地做成像常规放疗用的电子直线医用加速器那样规模. 技术界有识之士也提出, 必需用创新和跨越的新技术、新方法来设计、制造加速器. 上述情况在 21 世纪前一直是梦想. MEVION S250 超小型质子治疗系统已向 "常规放疗用的电子直线医用加速器" 方向有革命性进展的一个质子治疗装置.

　　在系统结构上, MEVION S250 超小型质子治疗系统有很大的创新. 已从根本上彻底改变了现有质子治疗中心的占地广的结构, 能像常规放疗用的电子直线医用加速器那样, 加速器跟着旋转机架一起转. 在加速器技术方面, 采用超导技求, 使加速器做成如此小型, 都是革命性的改进. 任何技术的完善都需要时间, MEVION S250 超小型质子治疗系统现已突破质子治疗装置小型化最关键的难关, 相信其他方面的改进指日可待.

目前虽然美国放疗界对此系统有很高的评价, 并寄于很大的希望, 但是至今为止,此系统还没有进行临床治疗. 在 2012 年 5 月的 PTCOG 51 会议中, 知悉美国有些放疗专家对此也有保留. 因此, 无疑应对本系统的成就高度评价. 但此系统还有待进一步完善. 今后此系统的前途还是要由今后的大量临床实践效果确定. 对此应以积极关心和谨慎的态度为妥.

33.3　美国介质壁型加速器小型质子治疗装置

33.3.1　引言

原则上, 若能设计出比当前使用的更小型的新型加速器, 就能研制出更小型的质子治疗装置. 美国加利福尼亚州劳伦斯 Livermore 武器实验室, 在研制一种新型激光防卫武器中, 研制出一种在 1m 长的介质壁加速管内能将电子加速到 1MeV 的新技术, 根据已获得的实验数据, 证实若采用一个 2m 长的介质壁加速管, 就能将质子加速到能治疗体内深部的各种肿瘤的能量值. (后来实验证明此指标难以实现, 将指标下调到 50Mev/m)这项称为 "介质壁加速器" (dielectric wall accelerator, DWA)的军用成果可以用来制作性能更好的小型质子治疗装置. 2007 年 3 月首先由 LLNL 和加利福尼亚大学的掌权者签订一个合同, 通过此合同再发给美国 Tomotherapy 公司该技术的许可证. 允许该公司合法利用 DWA 成果于民用开发. Tomotherapy 公司出资, 研制开发这台基于介质壁型加速器技术的小型质子治疗装置, 并要求这台质子治疗装置既要符合标准放射治疗的规范, 其价格又要低于 2000 万美元. 此外研制的介质壁加速器要求能装配在常规小型直线加速器的外壳内, 再安装到旋转机架上, 使介质壁加速器能以患者为中心进行旋转. 加速器的输出质子束流要聚焦在旋转机架的等中心点, 对患者的肿瘤进行质子治疗. 此介质壁加速器还能在治疗过程中改变质子束流的能量、强度和截面, 从面能进行当代最先进模式的质子治疗.

图 33-3-1 是介质壁加速器外形示意图. 这将是一个约长 2m 能加速质子能量到 150MeV 的直线形加速器, 参看本书 14.5.3 节可见一层层的 blumlein 存储件和带有独立触发点火开关和介质壁, 形成一个虚拟的行波加速器. 束流是脉冲型, 其脉冲宽度是毫微秒级, 脉冲和脉冲之间的每一个脉冲的能量、强度和宽度都是可变化的, 工作重复频率至少有 50 周/s, 旋转机架有 200° 的旋转, 有很低的中子剂量本底, 系统能提供先进的 IMPT 调强治疗法[62].

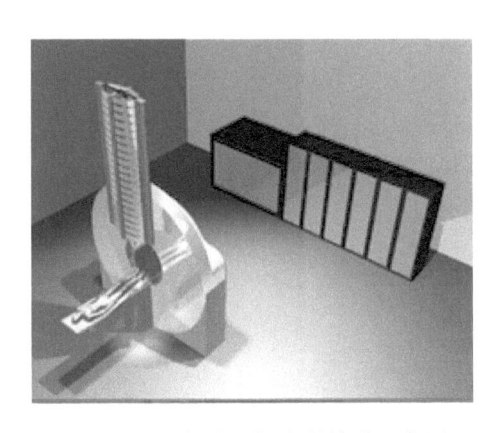

图 33-3-1　介质壁加速器外形示意图

在初期的计划时, 没有认识到内含的高技术难度, 考虑比较简单. 认为很快能研制成功, Tomotherapy 公司也计划在加利福尼亚大学的 Davis 癌症中心进行患者临床测试和治疗, 在完成临床实验后, 由 Tomotherapy 公司上市. 但在后来的研制实践中, 认识到此新技术内含很大的技术难度, 原先考虑的每米加速到 100MeV 的技术指标, 也不现实. 因此, 随后采取了一系列相应的技术修改计划和行政措施, 促进了工作的进展.

33.3.2　工作原理

介质壁加速的基本原理已在本书第二部分 14.5.3 节中介绍过, 再简述如下: 一个介质壁加速管, 其管壁高度绝缘, 管内抽真空. 管壁绝缘能承受短距离内加速质子到高能量所需的高电场梯度, 然后用一种称为 blumleins 存储器串接起来, 安装在介质壁加速管内, 并使每个串接的能量存储器充能量. 串接的 blumleins 存储器按规定程序顺序进行点火. 这种顺序点火能在介质壁加速管内形成一个高速切换的高压传输线, 产生一个沿绝缘体向前移动的电场. 利用此电场, 加速骑在电场上的质子. 只要电场的向前传播速度和质子的前进速度相同, 一个 2m 长的介质壁加速管在顺序点火后, 就能将质子连续加速至最高值.

图 33-3-2 是在样机中 blumleins 存储器和激光点火开关工作安排图. 从图中可见, 质子源经过聚焦线圈, 将质子注入到一个高梯度绝缘管内(HGI), 在绝缘管外面, 包有四个 blumleins 存储器, 有一个激光器通过分布光导接到每一个 blumleins 存储器的 SiC 光导开关. 当激光点火后, 在介质壁上产生一个高梯度电场使质子加速. 加速器在运行中, 允许改变 blumleins 存储器上的能量大小和点火的时间, 从而在点火后, 改变被电场加速的质子的能量和强度两个参数. 适用于质子调强扫

描治疗.

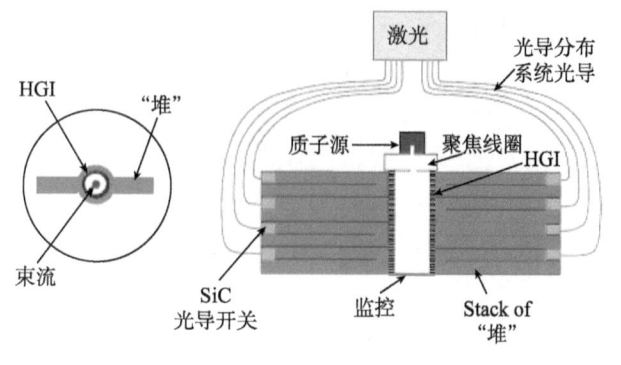

图 33-3-2 样机中 blumleins 存储器和激光点火开关工作安排图

为了实现上述的过程, 除研制 blumleins 存储器外, 劳伦斯 Livermore 实验室发明了一种又快又准的激光点火开关, 以满足于上述的点火技术要求. 介质壁型加速器小型质子治疗装置的设计工作十分复杂, 要涉及上万个零部件, 小至螺丝, 大到磁铁, 都要装配在可转动的机架上, 精密度又要求特别高, 如此巨大的设计工作是借助于先进而高效的软件工具来完成的. 此外在新装置中, 只需用低电流常规磁铁, 中子沾污很小.

采用上述基本工作原理制作的这种新型 DWA 加速器, 有人也称作介质壁感应加速器, 通过一个绝缘的介质壁将重叠的脉冲形成线和束流相耦合, 在这种多层高梯度绝缘体内, 可产生高达 50~100MeV/m 的梯度, 做成高能的加速器. 实际上, 实施十分复杂. 为了研制出一个紧凑型质子 DWA, 开始时首先要研制一个紧凑型脉冲功率装置, 又要研制开关, 气体、油、激光感应表面的光导和闪光, 介质、陶瓷、脉冲形成技术对称和非对弥 blumleins 存储器等技术. 开始考虑用高压气体间隙点火, 可小于 lns, 但难于到达所需的低电阻和电感, 后选油开关, 但有 1.4ns 的时间晃动(显然太大), 后又选光电开关, 最后获得满意的指标. 开关可在 27MeV/m 梯度工作, 高临界场强可达 300~400MV/m. 高热导率能获得小于欧姆的闭合电阻性能. 最近又测量了最优波长, 光导开关性能等. 关于介质研制, 经多次研制, 最后采用金属和介质交替的多层结构, 能耐一般介质梯度 4 倍的多层绝缘体, 即高梯度绝缘用作 DWA 介质壁, 关于开关, 最后采用线性 SiC 光电导开关, 允许兆周级重复工作频率.

在研制过程中, 全部指标分几步走. 最初设计是 25MeV/m, 再提高到 50MeV/m 最后走向更高梯度, 再做成小型直线, 并可旋转而成旋转机架, 简化束流传递, 最后才能形成产品. 为了进行上述大量研制, 特造一个测试加速器单元, 一个具有

5.5MeV、2kA、70ns 电子束的加速器, 用作样机的试验测试.

图 33-3-3 是研制中实验装置的 blumleins 存储器和 DWA 高梯度绝缘体(HGI) 实物情况. 要全部实现这个先进新型 DWA 质子治疗装置还需大量科研工作量, 非一两年能完成, 需耐心等待[63]. 馏

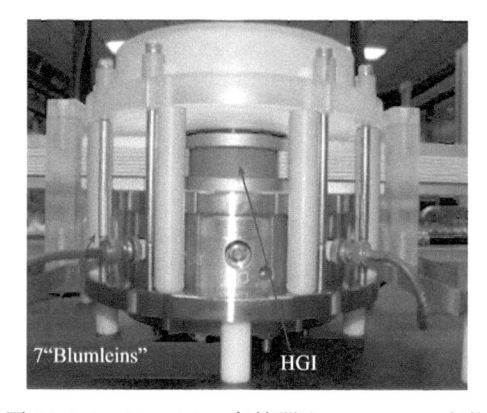

图 33-3-3　blumleins 存储器和 DWA HGI 实物

33.3.3　目前的进展情况

在 2012 年 5 月的 PTCOG51 会上, 了解到有关 DWA 研制的下列最近消息: 2007 年 3 月美国 Tomotherapy 公司利用 Lawrence Livermore 研究所的 DWA 成果研制粒子治疗装置, 到 2010 年还没有克服技术难关; 美国 Tomotherapy 公司决定成立一个下属子公司, 取名 "紧凑型粒子加速器公司", 英文全称是 "Compact Particle Acceleration Corporation", 简称 CPAC, 专门从事用 DWA 技术研制和开发商用的紧凑型粒子加速器. CPAC 计划首先攻克三大创新技术难关: 一是研制一种耐高梯度电场的绝缘体, 以制作加速管; 二是研制一种小尺寸超高速超高功率的高频开关, 以产生高加速电场; 三是制作一种能耐超高电压的介质材料, 作装置的电绝缘. CPAC 在攻克上述三个技术关后, 先做样机研制, 然后再做正式可供商用的一种带革命性创新的紧凑形粒子治疗装置. CPAC 先后对研制这个 DWA 加速器宣布下述计划[64].

2011 年 2 月 CPAC 宣布首先研制质子的治疗装置. 质子能量要高于 150MeV, 价格要低, 尺寸要小. 能比现常规用的质子治疗装置有更大的灵活性. 计划先做出一个样机, 能引出所需强度束流的加速器, 在完成此样机后的一年, 能获得具有调强的治疗合格的束流. 希望在 2013 年上半年能将装置运到治疗场地进行总调.

2011 年 7 月 CPAC 宣布已完成第一个商用DWA 预研样机系统的建造, 在此基础上将进行研制开发第一个商用 DWA 系统. 此系统用的加速梯度开始时约 20MeV/m, 随后 9 个月再提高到 40MeV/m, 最终再超过 50MeV/m. 计划在 2013 年公司能研制成

功一个加速管全长约 4 米的 150MeV 的 DWA 质子治疗装置.

2012 年 5 月 CPAC 宣布一个 DWA 加速器的样机已在 CPAC 运行了约 18 个月. 今后计划开发的 150MeV 的 DWA 质子治疗装置可以适用于许多种癌症, 其价格要远小于目前的市销质子治疗系统, 占地大大减少, 建造周期大大缩短. 能满足所有需用质子治疗的用户.

33.4   激光加速器型质子治疗装置

人们追求更小更便宜的质子治疗装置是无止境的, 人们也认识到只有寻找新的高科技, 才能做出更廉价更小巧型的质子治疗装置. 近年来, 日本、英国、美国和法国的研究小组利用超短和超强激光束在等离子体中生成极强电场, 先后获得了高质量电子束的科学成果. 促使人们认识到采用激光来加速质子是极有希望的捷径, 从而正式开始研制激光加速器型质子治疗装置.

图 33-4-1 是激光等离子体加速器的工作原理示意图. 激光脉冲射入到超声气体喷嘴后, 激光脉冲将气体变为等离子体, 并产生高速传播的电子压缩波(等离子体波). 等离子体波将俘获的电子或质子推向前并加速, 就形成高能量的电子或质子束. 激光等离子加速器所采用的原理与常规加速器不同, 在激光等离子体加速器中, 电子或质子束被等离子波的高电场加速, 在等离子体内不存在不能承受高电场梯度的介质, 没有电击穿, 允许能够形成很高的加速梯度, 即每个单位长度的加速能量为常规加速器的 100~1000 倍. 这就能够将加速器的长度缩短 1/100 到 1/1000, 使加速器尺寸非常小.

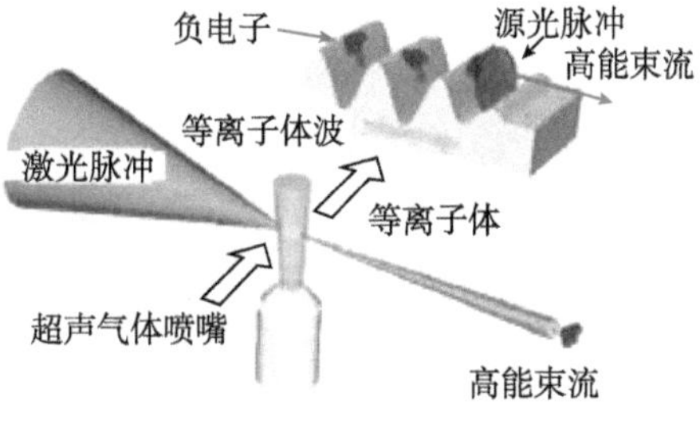

图 33-4-1   激光等离子体加速器的工作原理示意图

美国费城的 Chase 癌症中心从 2005 年以来在研制一台基于激光加速器的紧凑型质子治疗装置, 由于最近的激光技术的发展, 使用激光感应等离子来加速质子和轻离子成为可能. 目前研制成功的一台激光加速器, 主要的研究工作集中在下述三大命题: ① 研制激光质子加速用的靶设计; ② 由于激光加速质子的能量宽度和角散很大, 因而要做好粒子能量选择和束流准直的系统设计; ③ 用激光加速质子进行质子治疗时的剂量研究. 此外还进行新旋转机架等工作, 从目前工作进展看, 需要攻克上述三方面的技术难点后才能实现激光加速, 因此还需要相当长时间.

33.5　美国 ProTom Radiance 330™紧凑型质子治疗装置

33.5.1　引言

ProTom International 公司位于美国得克萨斯州的 Fort Worth, 成立于 2007 年, 专门从事用小型加速器开发出比常规质子治疗装置更小空间的质子治疗中心. 与麻省 Middleton 的 Bates MIT 直线加速器中心的研究人员合作研发先进的治疗装置. 目前它们研制的下一代同步加速器技术方案是源自俄罗斯 Lebedev 物理研究所的专利, 而 ProTom 掌有美国唯一的使用权. ProTom 的质子治疗系统, 除用这个下一代技术的加速器外, 还具有能三维强度调制的铅笔束扫描. 这样就能避免使用患者专用准直器和补偿器, 从而降低成本, 减少治疗时间, 增加治疗人数. 这个新型的治疗装置称为 Radiance 330™ 紧凑型质子治疗装置.

Radiance 330™ 仅需很小的建筑面积, 如图 33-5-1 所示的有两个治疗室的 ProTom 方案此方案占地面积少于一万平方英尺, 既可独立建造, 也可对已有建筑扩充形成. 这种价廉占地少的装置可满足多数没有能力建造大型治疗中心的中小医院使用. Radiance 330™ 具有高度的模块化结构, 可以用一个加速器支持多个治疗室的方案, 可以根据用户需要分若干工期, 逐步扩充形成[65]. 图 33-5-2 是加速器全貌图, 由此图可以看出加速器的束流品质很高, 发射度很小, 闭轨控制很好, 因此仅需很细的束流真空管道, 磁间隙很小, 可使磁铁很小很轻, 磁场用得较高, 半径很小.

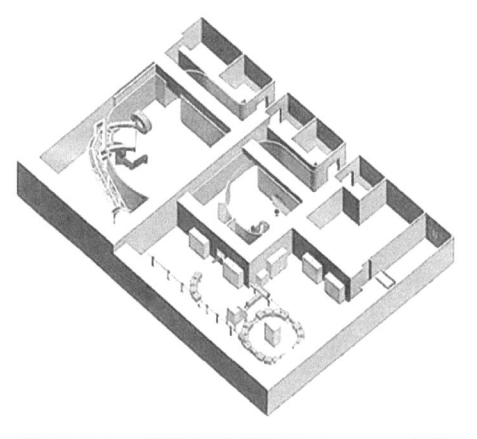

图 33-5-1　有两个治疗室的 ProTom 方案

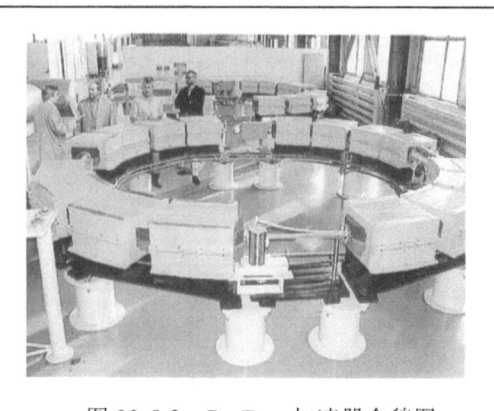

图 33-5-2　ProTom 加速器全貌图

同步加速器的外环直径少于 4.9m, 周长约 16m, 全部总重约 15t, 同步加速器提设计指标是: 30~330MeV 的质子, 能散 0.15%. 在一秒钟内加速质子到 330MeV. 当前一般的质子治疗装置需 1 亿美元资金, 100000ft² 面积, 220t 设备. 而这个 ProTom 系统只需 2500 万美元资金, 5000ft² 1ft² = 9.290304×10⁻²m² 面积和 15t 设备. 资金面积重量均不到 1/4. 使此装置有很大的竟争力.

Radiance 330^{TM} 配有一套先进的治疗传递设备, 支持具有动态能量和强度调制的 3D IMPT, 提供超高治疗精度. 2009 年 9 月 22 日 McLaren 卫生保健局和 ProTom 合作在 Michigan 州 Flint 校园的北美五大湖癌症研究所建造 Michigan 州第一个质子治疗中心.

McLaren 卫生保健局有美国最顶尖的集成卫生网络, 内有 150 地点, 15000 雇员, 近 3600 个医生, 8 个全资的地区医院, 其中有一个是在 Flint 的 McLaren 地区医学中心. 而北美五大湖癌症研究所就离 McLaren 地区医学中心不远, 是一个研究肿瘤学的先进研究所, 美国有 300 多位富有经验的癌症专家、肿瘤学家、医生、手术师和研究员都出自这个研究所. 2009 年 2 月 McLaren 和 Anderson 癌症中心签订合同, 讨论如何在北美五大湖癌症研究所开展质子治疗工作[66, 67].

33.5.2　目前的进展

2012 年 5 月在韩国首尔的 PTCOG51 会上知悉. 美国 ProTom Radiance 330^{TM} 质子治疗装置已研制成功, 还得知下述的最新消息.

1. Radiance 330^{TM} 的总体安排

除去上面已述的基本信息外, Radiance 330^{TM} 具有三种工作模式: 质子扫描束、先进的 X 射线图像和质子影像学与质子束的 CT, 这三种方法为放射治疗肿瘤继 IMRT 后的一种新的下一代的治疗肿瘤的方法[64].

2. Radiance 330™ 的加速器

加速器的束流品质很高，发射度很小，闭轨控制很好，仅需很细的束流真空管道，这样磁间隙很小，可使磁铁很小很轻，磁场耗电很低. 但是，如此小的曲率半径，需要很高的磁场才能加速质子到 330MeV. 不用超导而用常规磁铁达到高磁场也是公司的保密专利. 其所需注入能量很低，仅 1.6 MeV，直接注入同步加速器. 最初的方案是用一个高压倍加器，因流强偏低，拟改用 RFQ 直线作注入器. 且此加速器是一个新型紧凑同步加速器, 250MeV 用于治疗. 330MeV 用于照相.

3. 旋转机架

旋转机架有下述特点：一是由于束流发射度很好，束流管道很细，这样电子光学用的磁铁可以较轻，机架全重约 40 多吨，相当 IBA 用的旋转机架重量的一半，二是旋转机架也只用旋转 180°，加上移动治疗床 180°,也达到对肿瘤 360° 的照射；三是采用机器人作患者定位.

4. Fidelity™ 束流扫描技术

引出束流经两块扫描磁铁，再经过监示器直接对患者肿瘤扫描.为了优化这个扫描治疗,专门开发了一个称为 "Fidelity™ 束流扫描技术". 此技术可以使传递的治疗束流性能完全和治疗计划规定的要求性能相符，能确保实际传递的和计划的剂量有很高的符合性.

5. 新水平的图像措施

ProTom 是全球第一个开发出 "用锥形束 CT 的图像" 引导的质子治疗方法. 此图像系统能提供 3D 位置验证和六维自由度的调节，也提供一对正交的二维的患者治疗定位和萤光显示. 此外，患者在治疗位置时，ProTom 还能用治疗束提供室内常规的 CT 图像. ProTom Tomography™ 系统还能进行质子照相，质子放射照相能直接测量停止功率，能在治疗计划计算中获得超高精度的终点量程.

6.有关 Radiance 330™ 应用的信息

(1) 2009 年 9 月 22 日 McLaren 卫生保健局和 ProTom 决定合作，在 Michigan 州 Flint 校园的北美五大湖（Great Lakes）癌症研究所建造 Michigan 州第一个质子治疗中心[80].

(2) 2011 年 5 月 13 日 ProTom 宣布和 New Jersey-based Atlantic Health System 合作在 North Jersey marketplace 建造一个质子治疗中心.

(3) 2011 年 9 月 29 日 ProTom 国际公司宣布，英国 Advanced Proton Solutions Holdings Limited(简称 APS) 将成为 ProTom's Radiance 330™ 的海外第一个用户，将在伦敦市 Moorgate 地区建造大型卫生建筑，地下四层将安装 ProTom's 质子治疗设备，地上七层作为治疗和咨询室、办公与储存室.

(4) 2011 年 10 月 3 日 ProTom 宣布，美国 Michigan 州 Flint McLaren 医学中心园区内的 McLaren 质子治疗中心(MPTC)的建筑大楼已完工，中心有三个治疗室，全部完工开业后将有 80 多名专业工作者, 并吸引几百个医学访问者. 计划 2012 年 12 月治疗第一个患者.

Radiance 330^{TM} 紧凑型质子治疗装置虽称为下一代质子治疗装置. 但实际上其系统的基本结构并没有任何变化, 还是加速器、输运线分别进入旋转机架、治疗头、等中心点, 一种串行连接的老方式. 而仅是有关部件有所创新、有所突破、有所简化、有所降价, 功能有所增加, 性价比有所提高. 因此, 可以说此系统是"老瓶装新酒".

在 Radiance 330^{TM} 系统中, 虽加速器有下述特点: 周长 16m, 注入能量低, 管道细等, 但都不是非常关键的, 旋转机架现重 40 多吨, 轻不了多少,也没特别新奇创新. 系统中的新功能: 如提高能量到 300MeV 质子照相; "Fidelity^{TM}束流扫描技术; 用锥形束 CT 的图像"引导的质子治疗方法. 的确非常可贵. 无疑如果今后临床实验证实此系统有很好的疗效. 则此系统内含的最大优点, 占地少、价格低,投资少和建造快的优点必然会很好地发挥出来.

33.6 分布式质子放射治疗

当前质子治疗的高度精确性很大程度是来自现代图像的发展. 从此我们可以设想用图像和治疗这两方面工作地点分离的方法来形成一个多中心的分布式治疗中心. 这样可使一个昂贵的质子治疗中心能为更多患者服务. 设想这样一个治疗模型, 所有的癌症专家平时在区域中心工作, 与患者距离很近, 易于照顾患者. 那些准备进行质子治疗的候选患者, 他们的检查和治疗计划也都在区域中心进行, 必要的会诊可以通过视听会议来全面讨论. 这种会议可以每周举行两次, 每次 40min, 每次会议讨论约十个病案. 这样每年可讨论近千个患者. 有关的治疗人员都要参加会议, 与病案有关的信息都要上网, 在会议期间任何人都可上网观看并提出意见. 质子治疗中心的地点最好是位于许多区域中心的中间地方, 以易于患者来回旅途. 患者除去按照区域中心医生制定的、治疗中心认可的治疗方法在治疗中心执行外, 一切治疗的责任都在区域中心医生上. 这种区域中心和治疗中心明确分工的方法可大大提高设备的使用率、降低治疗价格[70]. 图 33-6-1 是一个分布式质子治疗网络系统结构原理图. 以一个计算机专用网为核心, 网上既接有各个区域中心, 如图中的西区、北区等, 也设有质子治疗中心、多端视频会议(multi-port video conferencing). 分布式质子治疗系统有关管理、调度信息处理和有关患者的诊断图像、治疗计划、治疗信息等, 也都由接在网上的各种服务器完成, 如图上的注册、治疗计划、跟踪系统、医院信息和 DICOM-RT 图象信息各专用服务器通过多口应用分享器连在主网上.

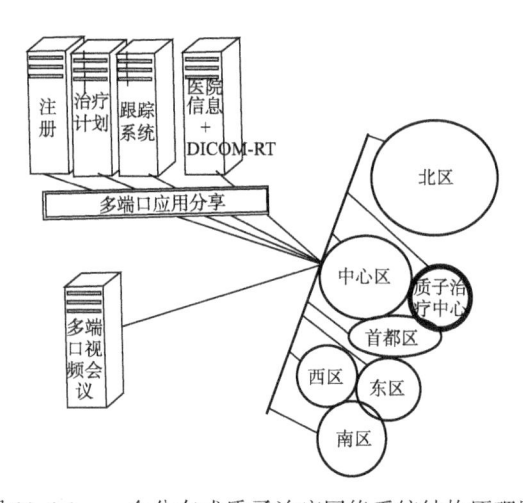

图 33-6-1   一个分布式质子治疗网络系统结构原理图

2009 年 8 月 20 日 Varian 医用系统提供约 6000 万美元产品给瑞典 Skandion-kliniken, 用作瑞典新质子治疗中心的装置. 这是在 Scandinavia 的第一个质子治疗中心. 它是七个瑞典县共有的国家质子治疗中心. 这七个县是 Uppsala、Ostergotland、Skane、Stockholm、Vasterbotten、Vastra Gotaland 和 Orebro. 每个县能在本地管理、计划质子治疗, 仅在新中心治疗患者. 这种新型的质子治疗联盟称作"先进放疗县委员会联合局"(The Joint Authority of County Councils for Advanced Radiation Therapy). 瑞典 Skandionkliniken 是一个分布式质子治疗网络系统, 一个分布式质子放射治疗中心.

2011 年 3 月比利时 IBA 公司宣布, IBA 和瑞典 Skandionklinike 签订购买质子治疗系统的合同. 此消息和过去美国 Varian 公司报道的 Varian 公司向瑞典提供资助建造质子治疗中心的消息是矛盾的, 经初步分析, 由于某种原因, 可能是原瑞典 Skandionklinike 和美国 Varian 的合同已解除, 而由 IBA 向瑞典 Skandionklinike 提供设备, 其规模是两个治疗室和一个研究实验室, 总价在 50~60M 欧元. 原来的七个瑞典县共享的方案仍保留不变, 即仍采用分布式质子放射治疗方案.

第34章 研制中的新型离子治疗方案

34.1 美国 BNL 的快周期 RCS 方案

目前 Loma Linda 大学用慢周期弱聚焦同步加速器，而 M. D. Anderson 质子治疗中心是用慢周期强聚焦同步加速器. 可以说目前所有的粒子治疗中心用的同步加速器都是慢周期型的. 从原则上，快周期同步加速器比慢周期同步加速器具有更好的性能，但至今还没有正式使用过. 2002 年美国 BNL 加速器专家正式提出一个用于质子治疗的快周期同步加速器，称 RCMS 方案. 后来又简称 RCS 方案[69-71].

图 34-1-1 是 RCS 的总体示意图，最左有一个椭圆环，即是一个快周期同步加速器，它可用任何型号加速器(图中用一个串接高压倍加器的预注入器)作注入器，同步加速器的引出束流可分别送各处. 如图中先后送实验研究室、水平和眼固定治疗室、若干旋转治疗室，本书所谈的 RCS 属第二代产品，主要技术参数为：引出能量 70~250MeV，重复工作频率 30 周，每个束团最大质子数 1.7×10^9，每个束团的平均质子数 0.3×10^9，最大质子流量 3.0×10^{12} 质子/min，平均扫描质子流 0.5×10^{12}，平均剂量率 250MeV 时 20Gy/(L·min)(每分钟对一升的体积给出 20Gy 剂量)，垂直束尺寸 0.9mm，总水平束尺寸 2.5mm. 引出的粒子有很小的发射度，因此可以大大减少旋转机架的重量.

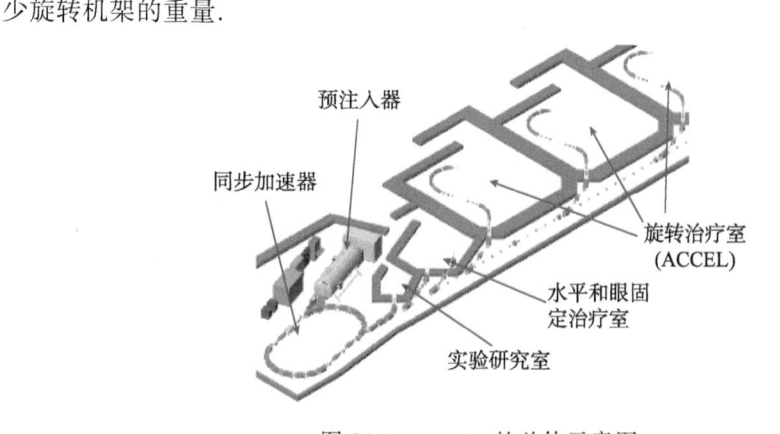

图 34-1-1 RCS 的总体示意图

34.1.1 RCS 中的加速器方案

RCS 快周期同步加速器的圆环方案见图 34-1-2. 环呈跑道型，周长共 27.8m，占地 37m². 有两个超周期结构, 每个由七对 FODO 组合型带边缘聚焦的磁铁单元组成, 形成一个强聚焦结构, 有两个 7.6m 能量色散度为零的超长直线段, 一个直线段内装有注入脉冲铁、高频加速腔、注入偏转器、垂直和水平校正二级铁; 在另一个直线段装有水平和垂直校正二极铁、引出切割铁、测环平均电流的壁流探头、测束团长度的快束流探头、引出脉冲铁. 此外全环上还安装若干测闭轨用的束流位置探头(BPM)等.

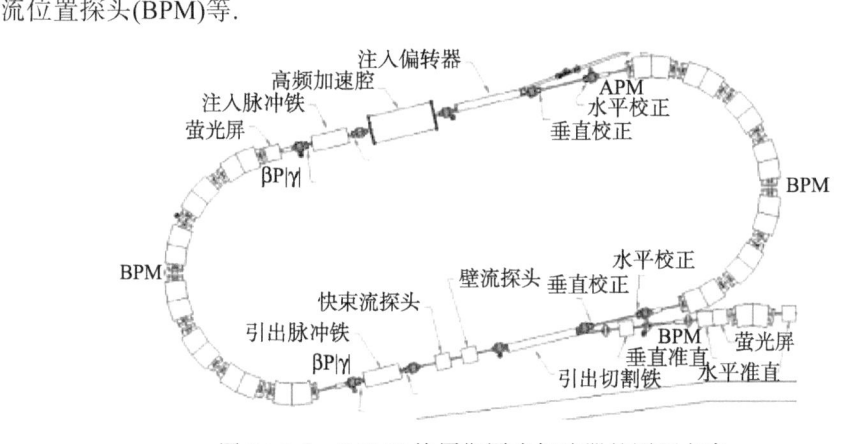

图 34-1-2　RCMS 快周期同步加速器的圆环方案

34.1.2　治疗对加速器的要求

根据质子治疗的要求, 对治疗用的加速器有下列三点要求.

(1) 从当前常用的两种质子治疗方法来看, 扫描法比散射法具有更多优点, 因此希望加速器具有扫描的能力, 归纳来说, 希望束流稳定, 边缘尖锐, 辐射本底小, 束流利用率高等.

(2) 希望每个束流脉冲的能量、流强和截面都能快速变化, 尽最大可能满足快速扫描的快速变化要求, 而 RCS 具有每秒 30 次的工作频率, 从而天生具有慢周期加速器所不具备的快动作, 有利于高速扫描用.

(3) 具有高通量, 即每秒有更大的粒子流强, RCS 每秒工作 30 次, 更在每秒内提供更高通量, 如在 250MeV 时, 可对一升的肿瘤提供 20Gy/min 的剂量, 这是一般只有 2Gy/min 的慢周期同步加速器难以比较的.

34.1.3　RCS 的优点

上面已经谈过不少 RCS 的优点, 如工作参数变化快、治疗灵活和通量大等. 但还有一个令人最感兴趣的优点还没有说, 即因 RCS 的束流尺寸小和发射度小, 所以可以用很小的束流磁铁作旋转机架的电子光学, 从而做出很轻的旋转机架. 图 34-1-3 是一个用分离函数磁铁作的旋转机架, 由于此束斑小, 发射度小使束流包络也小, 磁隙小、磁阻小,磁铁小、重量小,因此可制作轻型旋转机架.上面的原理是在 2002 年提出的,但几年过去,未见实现,也未见即将实现.

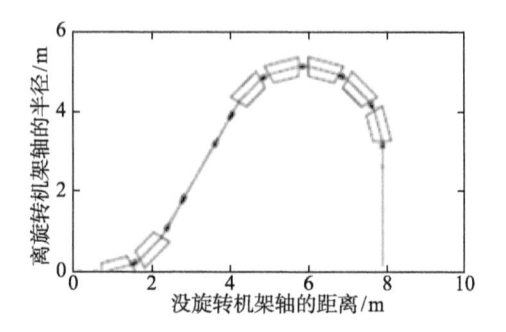

图 34-1-3   一个用分离函数磁铁作的旋转机架

34.2   医用粒子加速器的 PAMELA 方案

34.2.1   引言

英国政府于 2007 年拨款 690 万英镑支持牛津大学一项称 CONFORM (Consruction of a Non-scale FFAG for Oncology, Research and Medicine)的三个计划,翻译成中文即"研制一台 NS-FFAG 型为肿瘤研究和医用的装置".该计划包括两项任务:一个是 20MeV 电子加速器作为 PAMELA 的预研;另一个是 PAMELA 的任务[72].

这个方案以英国牛津大学为主,是一项与美国 FNAL、加拿大 TRU1MP 和 CERN 合作的国际合作项目,其主要目的是用 NS-FFAG 技术和点扫描设计一台质子和碳离子治疗用加速器装置,计划在 2009 年完成基本设计,2010 年完成方案[73].

34.2.2   概念方案设计

PAMELA 具有下述内容.

(1) 要有两个注入器.一个是质子,另一个是碳离子.

(2) 要设计两个串接的 FFAG 环型加速器.第一个环作加速质子用,能量 60~240 MeV,也兼作碳离子增强器的注入器;第二个环作碳离子增强器,110~450 MeV/u 供碳离子治疗使用.两者的剂量率都大于 2Gy/min.

34.2.3   注入器

图 34-2-1 是注入器的总原理图,由两个注入器组成:一个是质子注入器,由一台 30MeV 回旋加速器和一段短的电子直线加速器所组成;另一台是碳重离子注入器,由一台 ECR 碳离子源、一台 RFQ 和一台 7MeV 的 IH/CH 直线加速器所组成,在 ECR

和 RFQ 间, 还装有一台 90°质谱计和一个斩波器, 用来将 ECR 碳离子流调制成 RFQ 所需的脉冲流, 在碳离子直线加速器的输出口还有一块剥离膜, 将碳离子外围的电子再剥去若干个, 质子和碳离子各在未端有一个束吸收筒, 用一块开关磁铁来选择哪种粒子进入第一个 FFAG 环. 注入器流强稳定度小于 5%, RFQ 传输效率>99%.

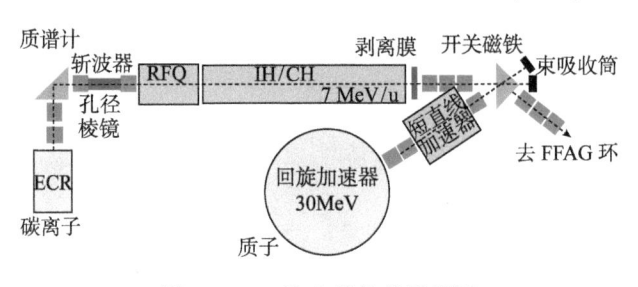

图 34-2-1　注入器的总原理图

34.2.4　质子用的 FFAG 环

目前研制的是第一个环, 即质子用的 FFAG 环, 有关第二个环还未完成. 图 34-2-2 是第一环的磁铁结构安排, 由图可见环直径 12.5m, 环上安放 12 个 FFAG 单位组, 共有 12 个长直线节, 每个长约 1.7m, 12 个中 2 个装注入用的脉冲磁铁, 2 个装引出用的切割磁铁, 其余 8 个装高频腔, 质子能量 30~230MeV, 束流轨道 15cm. 主要参数: 质子能量 30~230MeV, 碳离子 8~70MeV/u. 磁铁用 FDF 三合一. 磁铁长 31cm, 孔径 25cm, 最高场强 5T.

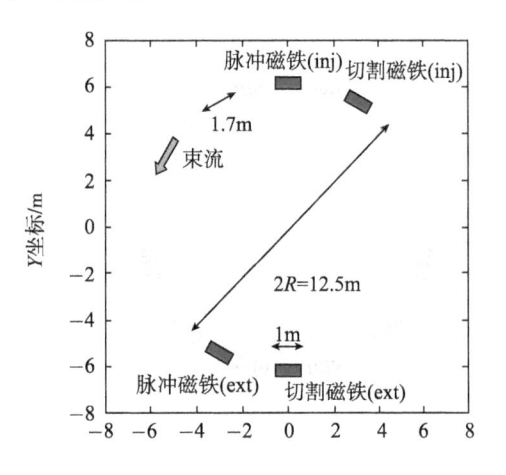

图 34-2-2　质子环的磁铁结构安排

34.2.5　超导磁铁

图 34-2-3 是按照 FFAG 要求设计出来的超导磁铁, 具有长度短、孔径大、场

强高的特点，从技术上来说，本设计要求的磁参数已接近当前超导工艺的极限，具有很大的挑战性，尤其设计中要求不同多极磁场合并在一个完整的磁结构内，即从磁场理论已证明若干个不同磁极的磁场若重叠起来，可以形成一个多极场，因此用不同孔径的二极、四极、六极和八极环状线圈套在一起，就能形成所需的多极场超导磁铁. 如图 34-2-3 所示.

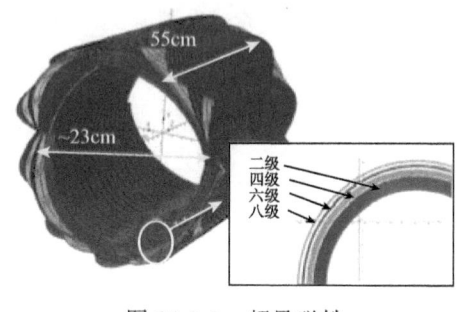

图 34-2-3　　超导磁铁

34.3　意大利 TERA 的 Cyclinac 方案

　　意大利 TERA 基金会曾对当前和今后人类对质子和重离子治疗的需求进行了分析，在 2008 年前比利时 IBA 的光栅动态扫描法和美国 M. D. Anderson 和 Loma Lida 质子治疗中心的静态点扫描正式使用之前，全球只有瑞士 PSI 有质子点扫描技术和德国 GSI 碳重离子点扫描技术. TERA 的专家们认为点扫描技术是最好的治疗方法，但当时几乎全部质子治疗中心只有散射治疗法，考虑上述情况和今后能提供性能更好的质子点扫描治疗，特拨款成立一个研制 Cyclinac 方案组，当初原意是用一个现有商品(30MeV 的回旋加速器)兼作注入器，然后用一个直线加速器将注入粒子能量提高到治疗所需能量，再将粒子分配到各治疗室. 这种方案有一系列优点，因为采用两种加速器串接而成，故特命名为 Cyclinac[74].

　　他们分析了静态点扫描的优点，也指出了其严重不足，如靶体有移动时，有些点会漏照，有些点以数倍重照，出现严重过或欠剂量. 他们提出三种对付方法，即呼吸门控同步治疗方法、多次重复照射法，至少可将过和欠剂量降为原来的百分之几，最后一种称闭路反馈修正法. 最有效对付靶点移动是用上述三者的结合方法. 图 34-3-1(a)是质子流通过二维扫描铁，经过改变能量的楔状系统打在肿瘤上. 此外又用一种适当的肿瘤运动跟迹系统，将运动结果通过动态治疗计划系统再次进行反馈补偿[77]. 通过这种反馈控制，可使运动的肿瘤得到适形的治疗，如图 34-3-1(b)左是静态点扫描，中是靶区运动未加补偿，右是补偿后的情况.

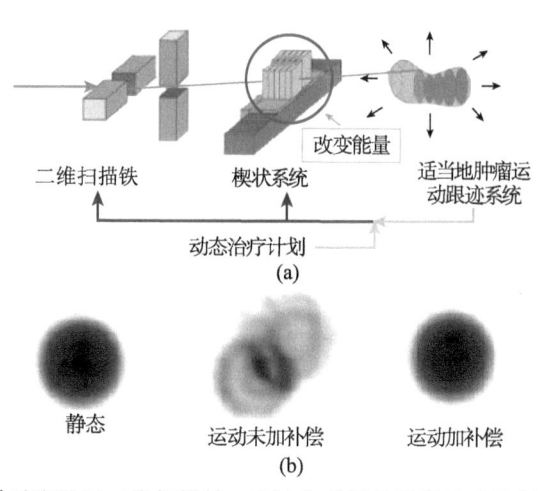

二维扫描铁　　　　楔状系统　　　适当地肿瘤运
　　　　　　　　　改变能量　　　动跟迹系统

动态治疗计划
(a)

静态　　　　　运动未加补偿　　　运动加补偿
(b)

图 34-3-1　质子流通过二维扫描铁, 经过改变能量的楔状系统打在肿瘤上(a) ;
(b) 左是静态点扫描, 中是靶区运动未加补偿, 右是补偿后情况

34.3.1　工作原理

图 34-3-2 是 TERA Cyclinac 方案, 即用一台加速器, 只要所需粒子类型和能量流强适用, 原则上什么型号都行.

图 34-3-2 上该加速器用计算机控制进行束流分配, 即一器可供多种同途, 物尽其用, 避免浪费, 引出的直流束流要用束流斩波器变成 200~400Hz 的脉冲束后才注入后面的一串直线级, 从出口形成快周期束. 但补偿后确能减少不均匀度. 因此TERA 专家也将在 Cyclinac 方案中采用这种方法. Cyclinac 方案本身并没有定型, 目前所讨论的只是今后可能的方案, 目前谈定型为时过早, 上面根据立案的基本要求, 可以设想今后的方案将如图所示, 这种 Cyclinac 方案的主要部件有四种, 其中三种, 即回旋加速器可以用商品型, 不必自行研制, 回旋束引出段也不难, 所需斩波方法在质子直线加速器中普遍应用, 至于最后直线的引出段, 主要包括束流输运

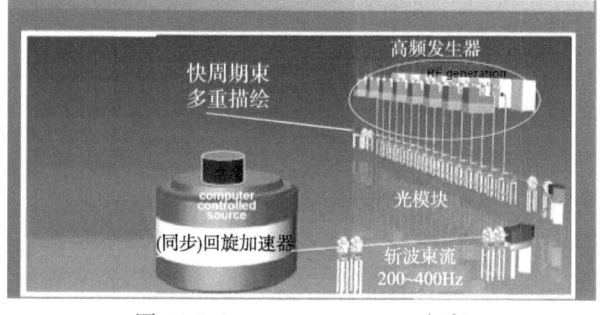

图 34-3-2　TERA Cyclinac 方案

和旋转治疗头,也可用商品,因此这三件都不难,而最后那件即质子或重离子直线加速器很难做好,因此是此方案的关键,要说研制,即研制这个直线加速器[75].

34.3.2 束流性能

将 Cyclinac、回旋加速器和同步加速器三种不同加速器做成质子治疗装置,由于回旋加速器要用能选系统改变能量,同步加速器要用改变二极铁磁场值来改变能量,两者都要涉及时间常数长的磁铁,都要几十到几百毫秒,而直线加速器用改变高频脉冲辐和相位的方法来改变能量,十分快速,仅 1ms,从而支持快速扫描,达到多次重复照射的目的,这就是此方案的一大优点,支持有运动靶体的快速重叠扫描.

34.3.3 灵活的点扫描

图 34-3-3 质子治疗装置中所产生的束流时序图. 斩波器将输入的直流束流切割成间隔 5ms、脉冲宽度为 1.5~5μs 的脉冲,每个脉冲都存在,但是每个束流脉冲的内含粒子数和回旋加速器的离子源大小有关,而每个束流脉冲的粒子能量和直线加速器上加的高频有关. 上面已说过,改变能量和流强仅需小于 1ms. 因此也就是说,对每一个点照射的深度和剂量都可任意改变,呈现出一种十分灵活改变参数的点扫描,这种灵活的点扫描也能很好地执行上面所提出的为克服靶运动带来的过或欠剂量的三个措施.

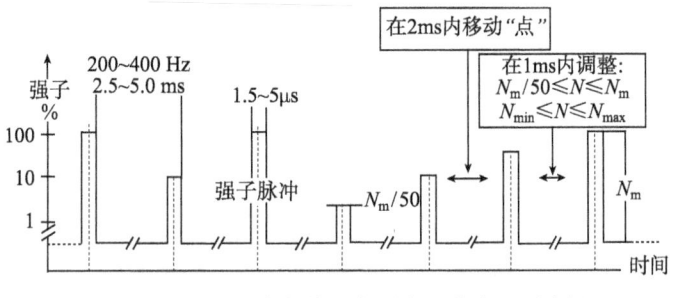

图 34-3-3   质子治疗装置中所产生的束流时序图

对于间隔为 2.5~5ms 的两个束流脉冲,当第一个脉冲对肿瘤上某点照射完后,用 2.5ms 将第二个束流脉冲的位置移到下一个点,在此移动的 2.5ms 时间内,离子源控制已以 3% 的精度、以 2%~100% 第一个脉冲的流强新置定值赋于第二个脉冲,与此同时,直线加速器控制加在高频腔上的高频幅值,从而改变了第二个脉冲的能量,此外调节控制直线加速腔上的永磁聚焦线圈的强度和加速腔的个数,从而任何能量的束流可无损地通过直线加速器,保证打在肿瘤上的能量不变,即深度不变.

34.3.4　直线加速器

直线加速器采用 LIBO 结构, 用 3GHz 的边耦合单位 CCL 组成, 设计的电压梯度 15.7MV/m, 如图 34-3-4 整个直线共有四个加速腔体串接组成, 每个腔体用 23 个半单元腔组成, 总长 1.3m, 由一个速调管从中间馈送功率, 在每两个单元腔间装有永磁的聚焦棱镜 pMQ, 供聚焦束流用, 在 cERN 的初步调试中, 用 4MW 的高频功率即能到达设计的要求, 若用全功率馈送, 电压梯度可到 27MV/m, 并没有放电发生.

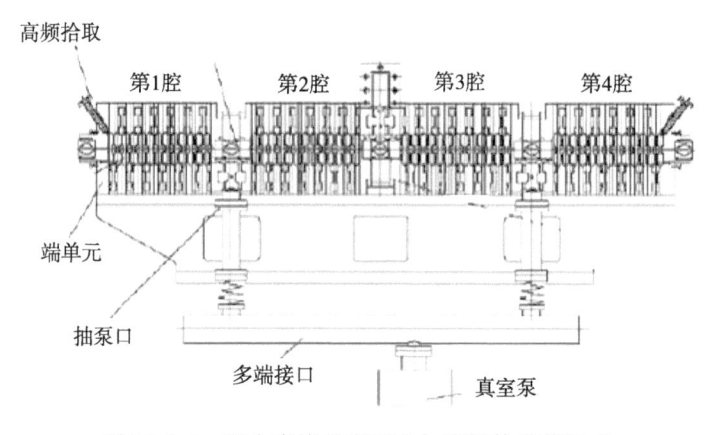

图 34-3-4　整个直线共有四个加速腔体串接组成

34.3.5　目前方案进展情况

这种新型加速器具有低工作负载周期的治疗束, 典型的工作负载周期值是 0.1%. 但是回旋加速器的电流很大, 为 10~500μA, 在质子治疗时只要用小于 1μA 的流强, 因此只用了很少的功率, 还可为其他服务. 2008 年, TERA 设计了若干种 Cyclinac 方案, 所有方案都采用同样的工作在 3GHz 的 LIBO 结构的直线加速器. 第一种方案是选用一台 30MeV 的回旋加速器, IBA 和 ACSI(Advanced Cyclotron System Inc. Canada)两个公司提供所需性能的加速器, 这些加速器可给出直到 750~1500μA 的引出电流. 第二个方案是采用 Catania 的 INFN 由 Calabretta 设计最新的 250MeV/u 超导碳离子回旋加速器, 最近这个 Catania 组将碳离子能量由 250MeV/u 增到 300MeV/u. 具体的正式技术方案在设计中, 然后进行专用硬件研判后才能形成系统, 所以离完成还会有很长时间.

34.4　图像引导的直线强子治疗方案

上面已介绍过 TERA 的 Cyclinac 方案, 此方案仅是在学术领域内研制, 虽有应用方向和目标, 但没有具体的商业目标. 自 2007 年 TERA 提出这种方案后, 日内瓦的探测器和加速器的医用公司在 2008 年 1 月决定采用此方法建造一个 IDRA 装置, 这个 IDRA 装置是该公司的一个产品, IDRA 全名 Institute for Diagnostic and Radiotherapy, 是表示该公司的诊断和放射治疗所用的产品, 是用 Cyclinac 方法做成后用于当前最先进的影像引导下的放疗, 即 GIPT 使用, 原本 Cyclinac 方法有一个特殊优点, 即具有快速改变束流能量和强度的点扫描, 能根据图像引导的图像变化快速地改变束流参数, 从而能快速跟踪图像变化进行扫描治疗, 即 Cyclinac 方案中的 LINAC 具有供 "图像引导强子治疗的直线" 的称号, 用英文即 "Linac for Image Guided Hadron Therapy", 为方便起见, 就用英文名之每一词首组成的 LIGHT 作为该方案的名称, 即称 LIGHT 方案[76].

　　LIGHT 方案的总方案见图 34-4-1, 直接用 IBA 的 30MeV 回旋加速器作质子注入器, 采用 TERA 研制的直线加速器, 直线加速器能量在 70MeV 时可直接引出作固定束治眼用, 而 70~230MeV 的质子束可供三个旋转机架用, 根据公司和 IBA 的合作协议, IBA 除提供注入器外, 还提供旋转机架和除直线加速器外的有关控制任务.

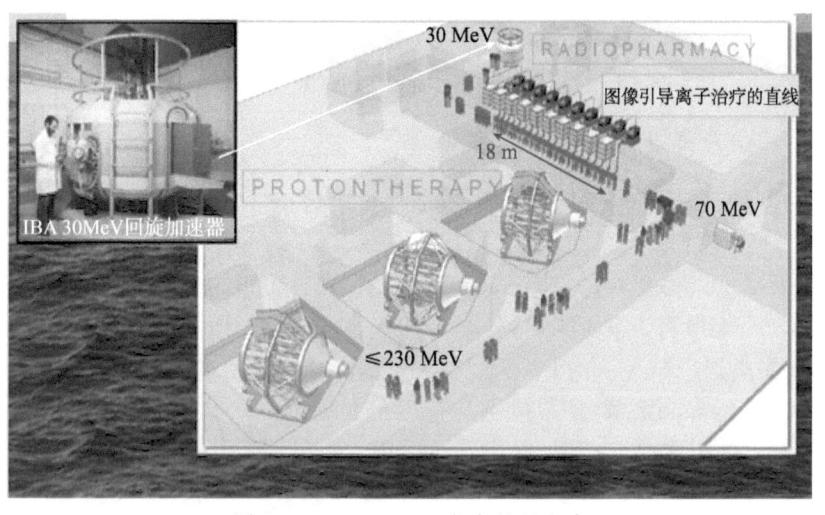

图 34-4-1　　LIGHT 方案的总方案

34.5　日本 PMRC 的激光治疗方案

　　日本 Tsukuba 大学的质子医用研究中心 PMRC 提出了一个用激光驱动的质子治疗装置, 这是首次使激光加速从学术走向应用的一个尝试, 这个装置的概念性设计如图 34-5-1 所示, 其工作原理如下.

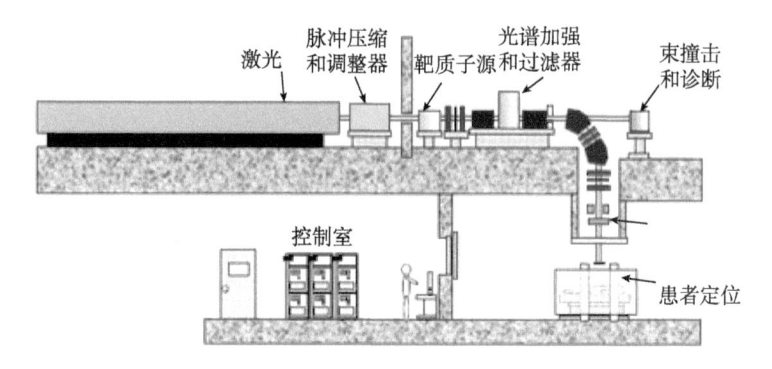

图 34-5-1　日本 PMRC 的激光治疗方案

用一个强激光产生装置产生强大的激光束, 先将激光束通过一个脉冲压缩和调整器, 使变成打靶所需要的激光技术性能, 然后激光打在靶上, 靶受激光轰击后, 产出高能的质子束(靶本身受激光轰击后相当于一个激光质子源), 此源引出的质子不能满足治疗的性能要求, 要再进入一个光谱加强和过滤器后, 才产生出治疗所要求性质的质子流, 再用偏转磁铁选出所需能量和能谱的质子后, 打到患者肿瘤上进行放射治疗.

34.5.1　设计要求

设计这样一个治疗装置, 最基本最关键的是解决三个问题: 一是要求什么性能的质子治疗束; 二是用什么材料的靶, 能由激光驱动产生高能质子; 三是若要由靶转换出所要求的质子束, 那要求什么性能的激光来驱动. 在研制中可作下面的初步设计考虑.

(1) 假定要求质子束治疗眼黑色素癌, 则要求治疗用的质子具有下述的性能: 治疗用的质子能量 40~60MeV (调谐和引导质子作点扫描), 最高质子能量(截止能量)70~80MeV, 在 "调谐" 时能量的能散度 0.1%~1%, 在(激光靶)源处的束团电荷全谱时约 1nC, 到患者的束团电荷为 10^{-4}nC (约 6×10^5 质子) (假定 2min 的分散度是 1% 和 10 周), 积分剂量约 55Gy (在 30 次治疗中约 2×10^{10} 质子).

(2) 要求打在靶上的激光具有下述性能: 靶处激光的波长约 1030nm, 峰值强度 5×10^{20} W/cm^2, 峰值功率 500TW, 脉冲能量 150J, 脉冲宽度 300 fs, 重复频率 10~100 周/s.

34.5.2　研制的项目

研制开发激光器, 激光器应具有下面三项性能: 一是单次工作, 高功率; 二是重复频率工作的高平均功率; 三是能剪缝脉冲(整形, 清理).

为完成此项任务, 必须开展下述的研制开发任务.

(1) 能产生单击和重复频率工作的质子产生实验装置.

(2) 质子的传输光学性能研究.

(3) 束流线的设计分 10MeV 低能和 60~80MeV 高能两种.

(4) 研制在使用这种加速器治疗时的点扫描技术.

(5) 激光驱动加速器的控制、诊断和探测仪.

(6) 医用方面需求、旋转机架、小型化措施等.

34.5.3 关键的里程碑

初步研制后认为要实现此任务, 必须列出下面的关键先后里程碑项目.

(1) 研制激光器, 具有高功率单击的能力, 10TW 功率尺度的重复工作能力, 100TW 功率尺度的重复工作能力.

(2) 解决有关靶的技术, 具有工作在每秒 10 周的能力, 有百分之几的产生效率.

(3) 能产生质子, 低能的 10~20MeV 和较高能 60~80MeV 的稳定的重复工作的质子流.

(4) 研制新的聚焦组, 整合的激光驱动离子加速器系统和医用/生物科学和技术.

(5) 激光驱动质子剂量的 PET 诊断.

(6) 解决专用的点扫描能力.

34.5.4 研制中提出问题

目前的研制已显示出:

(1) 在一个激光加速器中, 要有适当的能量和流强(每秒有 10^{10} 质子), 仅允许有百分之几的能量变化和脉冲重复度变化, 还要考虑其他一些事, 诸如束流传递系统、测量装置可靠性, 以及每一个完整装置的价格和大小等;

(2) 要使激光脉冲有尖锐的边缘, 研制适当的重复频率和能量;

(3) 需开发有高重复率、激光器加速的靶.

第三部分参考文献

[1] Slater J D. Development and operational Issues of the LLUMC proton facility[C]. Houston, Taxas: PTCOG 45, 2006.

[2] Options. Ltd. Comforma 3000[R]. Optivus Proton Therapy, 2007.

[3] Nishimura N. Hitachi America, Ltd. proton therapy system construction project for the Anderson PTC[C]. Houston, Taxas: PTCOG 45, 2006.

[4] Saito. K. Accelerator developmentfor advanced particle beam therapy[C]. Genoa, Italy: Proceedings of EPAC08, 2008.

[5] James C. Update on proton therapy center-Houseton [C]. Houston,Taxas: PTCOG 45, 2006.

[6] Palta. J R. Proton Therapy at the Univ. Of Florida Proton Therapy Institute[R]. University of Florida, 2007.

[7] Li Z. Periodic QA Program for Scattering Proton Beam[C]. PTCOG 47, PTCOG Educational W S, 2008.

[8] Tochner Z. University of Pennsylvania, Children's Hospital of Philadelphia and Walter Reed Army Medical Center-Proton Therapy Facility[R]. PTCOG46-MAY, 2007.

[9] Anferov V, et al.The Indiana University Proton Therapy System, Indiana University Cyclotron Facility, USA[C]. Edinburgh, Scotland: Proceedings of EPAC, 2006.

[10] Thornton A F. Progress at MPRI[C]. Houston ,Taxas: PTCOG 45, 2006.

[11] Clayton A. Oklahoma ProCure Treatment Center receives cancer-fighting cyclotron[R]. ProCure, 2008.

[12] Oklahoma State University. ProCure Treatment Centers and Oklahoma State University collaborate to fight cancer[R]. Oklahoma State University – Stillwater, oct 19, 2008.

[13] Central DuPage Hospital Wins Unanimous State Approval to Build Proton Therapy Center [EB]. Sep 17, 2008. Encydopedia.com.

[14] Francis H. Burr Proton Therapy Center[EB]. Boston: NPTC, MGH.

[15] NIPTRC Northern Illinois University Targets Spring Groundbreaking for Proton Therapy Center in DuPage[EB]. Illinois: National Association for Proton Therapy, 2007.

[16] Keppel C. Proton Radiotherapy[R]. Lead Virginia: Hampton University Proton Therapy Institute, 2009.

[17] HU Breaks Ground for Nation's Largest Proton Cancer Treatment Center[R]. Hampton Unversity proton therapy lastitate News, July 25, 2007.

[18] Rankins C. From Nuclear Physics to the Proton Beam Therapy Center[D]. School of Science, Hampton University, 2007.

[19] TRIVMF. Proton Treatment Facility at TRIUMF [R]. Vancouver TRIUMF Proton Therapy Facility.

[20] Research center for charged particle therapy. Human friendly cancer center [R]. Japan: National Institute of Radiological Science, 2007.

[21] Noda K, Fujisawa T, et al. Development for new carbon cancer therapy facility and future plan of Himac [C]. Edinburgh, Scotland: Proceedings of EPAC 2006, 2006.

[22] Abe M. Welcome to the Hyogo Ion Beam Medical Center[EB]. Internet, 2007.

[23] Hishikawa Y. Proton and carbon-ions treatment at Hyogo[C]. Houston ,Taxas：PTCOG 45, 2006.

[24] GHMC. Gumma University Heavy ions Medical center [EB]. GHMC, 2010.

[25] PMRC. Proton Radiotherapy at Tsukuba [EB]. Tsukuba, Japan–PMRC.

[26] WERC. Proton cancer therapy [EB]. WERC, Wakasa Bay, Japan.

[27] TOHOKU. Ultimate Cancer Treatment；Proton Therapy [EB]. Japan: Southern TOHOKU Proton Therapy enter.

[28] 刘世耀. 两年来国内外质子治疗的新进展[J]. 世界医疗器械, 2005(4): 128-132.

[29] RPTC. Welcome to the Rinecker Proton therapy centre [EB]. Germany: RPTC, 2009.

[30] Debus J, Gross K D. Proposal for a dedicated ion beam facility for cancer treatment[R]. Radiologische Universitätsklinik Heidelberg, 1998.

[31] Eickhoff H, et al. 'HICAT-The Heavy Ion Cancer Therapy accelerator facility for the Clinic in Heidelberg, Technical description'[R]. GSI, 2000.

[32] 刘世耀. 德国海德堡重离子治疗中心[J]. 世界医疗器械, 2008, (1): 58-61.

[33] HIT. Broshuere of Heidelbery ions beam therapy center[R]. HIT Germany March 2007.

[34] Herforth M. Synchrotron based PT solution from Simens AG[C]. Workshop on hardron beam therapy of cancer Erice, Sicily, Italy, May , 2009.

[35] PSI Center for Proton Therapy at PSI[R]. Switzerland: PSI.

[36] GSI Carbon Ion Radiotherapy[R]. Darmstadt, Germany: Biophysics and Therapy Center, GSI.

[37] Fabich A. MedAustron – Austrian Hadron Therapy Centre[R]. MedAustron – Austrian Hadron Therapy Centre.

[38] Griesmayer E. The MedAustron project[R]. Nuclear Instruments & Methods in Physics Research, 2007, 258(1) .

[39] IBA. IBA sells proton therapy system in Prague[R]. May 11, 2009. physicsworld.com.

[40] IBA. IBA Selects ELEKTA software for key proton therapy site in PRAGUE, cision wire , 4 Sep, 2009.

[41] Barney L. Application of accelerators in research and industry. Twentieth International Conference[J]. AIP Conference Proceedings, 2009, 1099: 399-404.

[42] Amaldi U. CNAO– the italiab centre for light ion therapy [R].Baden HCPBM2002. Conference, September 26-28, 2002.

[43] Amaldi U. TERA contributions to partner [R]. University of Milano Bicocca and TERA Foundation.

[44] Jiamin L. Wanjie PTS—A brief introduction & clinical work report[C]. Houston ,Taxas: PTCOG 45, 2006.

[45] 万杰医院. 质子治疗中心(WPTC)简介[EB]. 淄博: 山东淄博万杰医院, 2009.

[46] Kim J. Proton therapy facility project in National Cancer Center, Korea[J].Journal of the Korea Physical Society, 2003, 43.

[47] 兰州重离子治癌中心项目正式签约[EB]. 中国甘肃网, 2009-07-20.

[48] 上海市质子重离子医院. 医用放射性同位素及射线装置建设项目辐射环境影响报告简本[R]. 杭州：国家环境保护总局辐射环境监测技术中心, 2009.

[49] Wei J. the proposed therapy facility for Guangchou[C]. Erice, Sicily, Italy: Workshop on Hadron Beam Therapy of Cancer, 2009.

[50] 洪志宏. 跨出癌症治疗的新纪元,林口长庚质子暨放疗中心之成立[R]. 长庚医讯特别报道, 2010,

32(2): 44-45.

[51] 高丽玲. 郭董捐百亿——台大癌医中心动工, 3 年后启用, 质子治疗将压至 30 万元内[N]. 苹果日报. 2010-11-15.

[52] 养和医院. 耗资港币 7 亿元. 率先引入全港首部质子治疗系统. PressRelease_HKSH_HOU_Proton. Pdf 1-5, 2010-11-12.

[53] Clark A. Is there a Promising future for Proton therapy? [N] Leavitt Parthers Bloy, 2010-11-13.

[54] The future of Proton therapy[N]. News of Crain's health Pulse, 2009-11-23.

[55] Flanz. The futwre rise of proton therapy [N]. Allegiance Nanomedicine News, 2008-11-21.

[56] 刘世耀. 新一代紧凑型质子治疗装置[J]. 世界医疗器械, 2008, (6): 70-73.

[57] 刘世耀. 新一代紧凑型重离子治疗装置[J]. 世界医疗器械, 2008, (7) : 43-46.

[58] Calabretta L. Cyclotrons summary[C]. Erice, Sicily, Italy, Workshop on Hadron Beam Therapy of Cancer, 2009.

[59] Chui G . The power of proton therapy[J]. Symmetry, 2008, (12) : 24-31.

[60] Buntaine M. Smaller is better[J]. Inside Healthcare, 2009, (2).

[61] MEVION medical system. High energy cancer care. 2012. http://www.mevion.com

[62] Sampayan S. Dielectric wall accelerator technology[C]. Oct. 3, 2007, Pulsed power conference US June 22, 2007.

[63] Andrew M Sessler. Summary talk (Altenative accelerator for therapy) [C]. Erice, Sicily, Italy: Workshop on Hadron Beam Therapy of Cancer, 2009.

[64] CPAC. Ture IMPT quality intuitive planning; the future of proton thrapy. CPAC Compact particle accelerator corporation 2012

[65] Moving forward in radiation oncology protom proton therapy technologies. 2012.www. protominternational. com

[66] Medical Physics. Mc Laren partners with Pro Tom on proton therapy centre[C].Medical Physics Web, 2009.

[67] GLCI news. McLaren Health Care Forming Partnership With ProTom International to Build First Proton Beam Therapy Center In Michigan, Great Lakes Cancer institute, a McLAREN health service, Feb. 22, 2011.

[68] Karlsson M. Distributed proton radiation therapy: A new concept for advanced competence support[R]. Acta Oncologica, 2006, 45.

[69] Peggs S. The Rapid cycling medical synchrotron RCMS[C]. Paries, France: Proceeding of EPAC 2002.

[70] Peggs S. Proton for cancer therapy [EB]. Print point FNAL. Dec 15, 2003.

[71] Peggs S. Rapid cycling medical synchrotrons[C]. Erice, Sicily, Italy: Workshop on Hadron Beam Therapy of Cancer, 2009.

[72] Yokoi T. Overview of PAMELA: The UK non-scaling FFAG medical facility[C]. Erice, Sicily, Italy: Workshop on Hadron Beam Therapy of Cancer, 2009.

[73] Noda O. Summary of synchotron for Hadron thereapy[C]. Erice, Sicily, Italy: Workshop on Hadron Beam Therapy of Cancer, 2009.

[74] Amald U. Cyclinacs; Fast–cycling accelerator for Hadron Therapy[R]. Italy: TERA Foundation, 2009.

[75] Amaidi U. TERA Contributions to partners[R]. University of Milan Bicocca , TERA partner-UA Oct 17, 2008.

[76] Calabretta L. Cyclotrons summary[C]. Erice, Sicily, Italy: Workshop on Hadron Beam Therapy of Cancer, 2009.

第四部分

治疗中心的设计和建造

第 35 章 治疗中心的设计

35.1 治疗中心的类型

首先来看如何正确处理质子重离子治疗、放射治疗、肿瘤治疗和综合医院彼此之间的关系, 然后再根据具体的特定情况, 在若干种可能的类型中选择最适合的一种. 质子和重离子治疗仅是放射治疗中的一种先进放疗方法, 而放射治疗是肿瘤治疗中的一种有效方法. 肿瘤在不同体内部位的发生又必然要涉及内科、眼科、脑神精科等综合医院的各专门科室. 因此不能把质子治疗作为完全独立的、与其他治疗无关的机构来对待, 必须正确处理好上述各部门的内在相互联系. 科学的处理是在一个具有综合医疗的医院基础上, 设立一个肿瘤科室, 该肿瘤室应具有手术、化疗、放疗和生物治疗等综合医治肿瘤的能力, 而在放射治疗部门又应有各种放射治疗的能力, 如 X 射线、电子等放疗方法. 在此放射治疗基础上再建立更先进的质子或重离子治疗方法. 这样安排可以达到下述几个特点: 一是能正确选择适应于质子治疗的患者才用质子治疗; 二是不少肿瘤在质子放射治疗中往往还需要与 X 射线放疗相配合的复合放疗方法; 三是还能和发生肿瘤部位的专科医生, 如眼部肿瘤要请眼科医生进行会诊. 当然这种安排并不意味着必须有这样一个大而全的机构, 而是说, 通过各种协作、委托、分工的方式, 而能达到具有上述的内在联系的功能, 形成一个完整的治疗系统. 根据以上叙述和具体的地点远近分布, 可能的类型有下列几种[1].

(1) 从规模和独立性来说目前国际上没有严格分类标准, 而实际情况是下面三种. 一是在综合医院的肿瘤部门下建立一个质子/重离子治疗中心, 这是比较科学的安排方法, 在全球有广泛的使用, 美国的 Loma Linda 大学, 麻省总医院 MGH 等地的专用质子治疗中心都属这种类型. 二是在肿瘤专科医院中或某个独立的肿瘤治疗部门中建造一个质子/重离子治疗中心, 这种方式也有很多中心采用. 三是建造一个独立的质子/重离子治疗中心, 如日本的兵库、群马等治疗中心. 目前看来这种独立趋向有推广之势. 但在此还要作个说明: 一是不论上面哪一种类型, 若从医疗合作和业务来看, 都会具有"综合医院-肿瘤部门-放疗部门-粒子治疗"这四级统一格式, 往往这三种类型的界线并不是十分严格清楚; 二是上面的分类法更多是从独立的地点、独立的财务角度来区分.

(2) 建造的另一个问题是选什么粒子(本书指常规 X 射线和电子, 中子以外的粒子). 目前也有三种可能(指最终规模而言): 一是质子治疗中心; 二是重离子兼有质子治疗中心; 三是单纯的重离子治疗中心. 这三种类型的选择因素相当复杂, 无疑首先是资金, 但也不是纯资金问题, 如德国海德堡、日本兵库、奥地利的重离子治疗中心都兼有质子治疗, 因为在重离子治疗的基础上增加一个质子治疗功能仅需很少投资. 而日本新建的群马重离子治疗中心就不要质子治疗. 此外如美国不是没钱建重离子治疗中心, 而是根本不想建. 这是由看法不同所导致的. 此外, 还有一个地区分布, 到目前为止, 世界上很少在一个市区内建两个质子重离子治疗中心(目前仅韩国首尔有两个质子治疗中心), 这是资源优化和服务优化的要求. 但是按目前国内形势, 若中国允许自发建造, 则北京一地可能有三个以上的质子重离子治疗中心, 因此卫生部应及时作好发展质子重离子治疗规划, 现已提上日程.

35.2　治疗中心的设备和面积

质子和重离子治疗中心是具有工程规模的高科技和现代医学结合的产物, 其中包含有各种专业、各种类型的设备装置, 要在相当大的一块土地上建厂房和安装设备. 在建造之前, 有必要先了解到底有多少设备, 或组成治疗中心的元素有多少, 又需要多大空间. 下面我们将一个独立质子重离子治疗中心所需的空间场所和其所需安装的系统设备用表 35-2-1 表示.

表 35-2-1　质子重离子治疗中心所需的空间场所和其所需安装的系统设备表

患者治疗所需场所	患者接待室、检查室、过程室、咨询室、治疗等待室、患者更衣室、患者固定室、胶片处理室、模具室、模具材料储存室、加工完模具储存室、物理师工作室、医疗区、设备、旋转束治疗室、固定束治疗室等
治疗装置和设备	加速器、旋转束治疗控制、固定束治疗控制、机加工车间、剂量电子学、文件室、实验室
行政	工作人员办公室、物理师、治疗计划、秘书室、会议室、医用记录存储等
通用	电、水、气、加工、存储等

一个独立的粒子治疗中心所需设备的类型、重量和占地面积都不相同, 这与供应商与装置性能有关, 如重离子治疗中心面积肯定大于质子治疗中心, 选用同步加速器要比回旋加速器占更多面积. 又与治疗室的个数有关, 治疗室多, 要求面积也大. 还与地点有关, 美国麻省总医院的质子治疗中心位于波士顿市中心, 寸土寸金, 设计很紧凑, 日本兵库远离城市, 地价低, 设计可很宽广. 因此很难定出一个公式, 代入参数即得出所需总面积多少. 下面给出一些实例, 如 M. D. Anderson 质子治疗中心有三个旋转治疗和一个固定治疗室, 总占地 98000ft²; Florida 质子治疗中心同样三旋一直, 总占地 86000ft²; 麻省总医院的质子治疗中心只有二旋一直, 总占地 44900ft². 中心的各层平面布置方案的主要原则是各类人员在一天任何时间不要有碰撞; 各类人每日来回办事看病, 走路少、时间短; 此外要有人性化和平静安全之感, 不要为图一时之快而非走一个狭而暗的小道, 因此平面布置既要科学, 又要有艺术感.

35.3　资金和使用

　　建一个中心需不少资金，而此资金数又与上面所需占地面积一样，与许多因素有关．虽不能给出一个精确资金数，但还是有一个差不多的数量级．下面给出2002~2007 年美国建造的若干质子治疗中心的统计数供参考．

　　(1) 资金使用百分比图．图 35-3-1 是中心使用资金的分配，从图可见质子治疗所用设备费占 47%，建筑费占 32%，其余 21%是软工作费用，即包括人力、智力在内的非硬件工作费用．当然此分配不适用于中国，因中国人才的性能价格比全球第一．

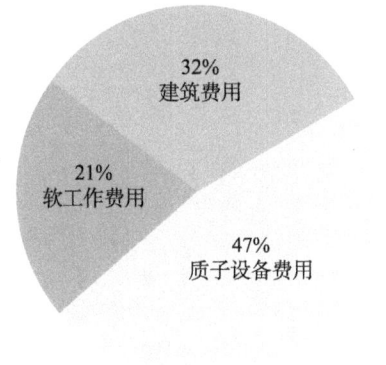

　　(2) 平均每平方英尺建造费．依 2005 年价格，美国五年来建的五个专用质子中心的建筑造价是每平方英尺 375~450 美元，若按每平方米算则约高 10倍，即每平方米造价 4000 美元左右，合人民币两三万元．

图 35-3-1　　中心使用资金的分配

　　(3) 设备总价．根据治疗室有多有少，但都在5000万~6000万美元，详细价可查厂家通报．总价有多少呢？没有见直接发表准确值，但用上面的关系初估一下，估计在1.2 亿美元左右，即建造一个有 3 个旋转治疗室和 1 个固定治疗室的质子治疗中心总共需投资 1.2 亿美元左右，欧洲价格要贵一点．

35.4　患者和工作人员的流向

　　为了将上面各需场所安排在几个层的平面上，并且能满足各类人员互相碰撞的概率最小，我们首先分析一下患者和工作人员的流向．图 35-4-1 是在治疗中心中患者和工作工作人员的流向分析图，图中 OTV(on-treatment visit 的简写．表示治疗时的参观)是一个患者的治疗参观路线．在一个治疗中心中，主要有三批人在流通，一批是治疗人员包括医师、治疗主任、护士、放疗师、医学物理师、治疗计划员、剂量师和某些行政人员；另一批技术支持人员，包括加速器技术人员、机械工程师和装置运行人员；还有一批是患者人员．治疗医务和装置运行人员的流通必须直接和高效，从图 35-4-1 中可以看到患者的两种流动路线．

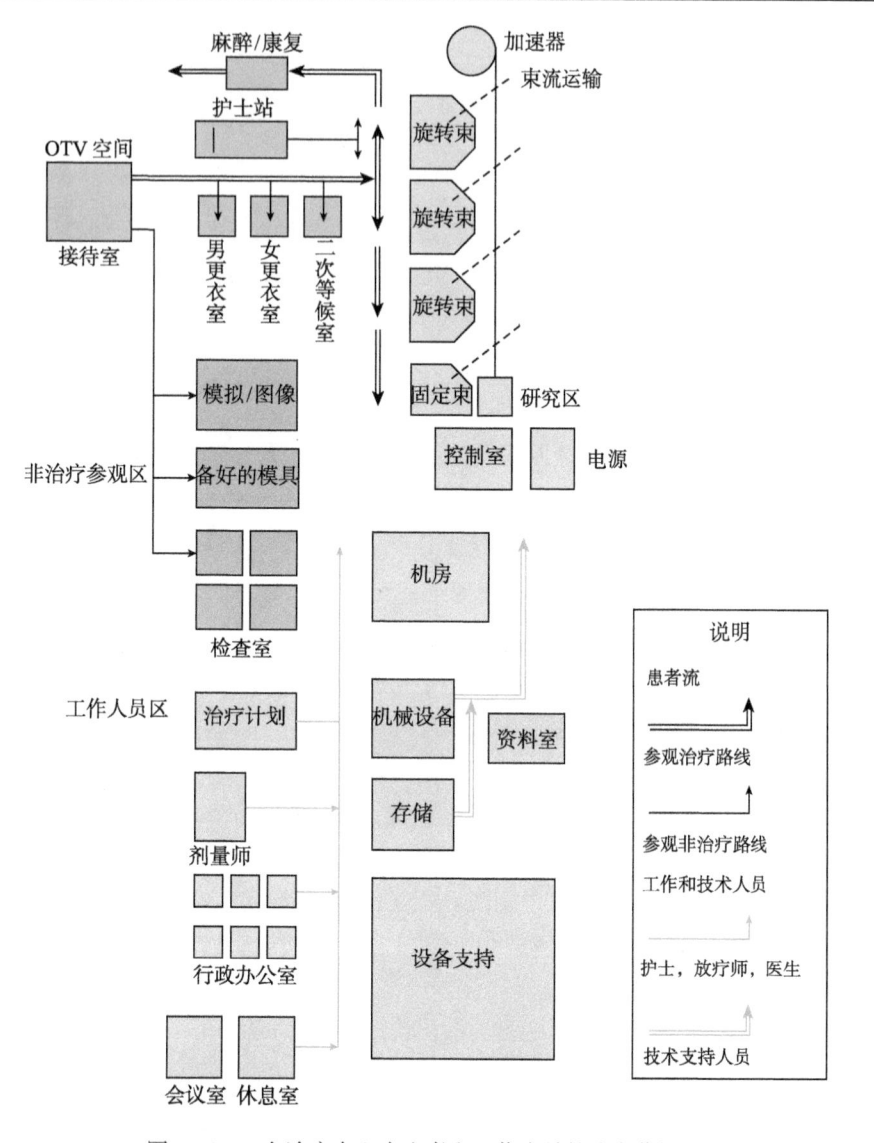

图 35-4-1　在治疗中心中患者和工作人员的流向分析图

(1) 患者的参观治疗的路线、这个路径包括最开始的入院、等待接待、患者更衣、二次等待、可能的患者预准直、进入治疗室和康复.

(2) 患者的参观非治疗的路线. 可能有咨询、诊断、模拟图像、准备模具和各种检查, 此外还可能去非治疗场所, 如资料室、小吃休息、纪念品出售和儿童娱乐等.

从图中可以看到治疗人员, 即医生、放疗师和护士流动路线与装置运行人员的流通路线.

第 36 章　建造的阶段、要点、设备选型和谈判

36.1　建造的工作内容和阶段

建造可分自行研制和全部引进两种方式. 在中国目前情况下, 以引进为主流. 假定引进, 整个质子治疗系统从筹建到正式开始治疗病人可分为八个阶段.

(1) 工程筹建. 可考虑设工程领导小组、技术总体组筹备与工程有关的全部工作 (方针、政策、财务、规模、选址、方案、谈判、立案、协作、基建等).

(2) 技术和商务谈判. 选定拟定购单位 (可选若干个来投标比较)、谈判、初选再谈判、选定定购单位、签订合同.

(3) 基建设计、施工和通用设备的安装调试工作. 基建工作包括质子治疗装置所需基建(按定购厂家的技术规定要求)、医院和诊断 (按用户自行规定要求) 及质子治疗装置所需通用设备 (水、电、空调、气体、辐射屏蔽、剂量监视、放射物处理排放、通信、照明等按厂家技术指标要求, 由用户自行设计) 等方面设计 (包括概念设计、初步方案设计、技术方案设计、施工设计、安装设计等)、施工(包括选址、清 场、地基处理、建筑等)工作和所有通用设备的安装和调试工作.

(4) 质子治疗装置的安装工作. 上述三项任务完工后, 经定购厂家认可并接受后, 由定购厂家负责安装 (原则上由厂家负质量总监, 而部分安装工作可由用户方承担), 除去质子治疗装置以外的其他部分, 如医院的日常装备、诊断和其他放射治疗设备则由用户方负责安装调试.

(5) 整个系统的调试工作和验收工作. 包括所有设备的调试工作和治疗参数的调试工作, 直到所有设备的技术参数和治疗性能参数达到合同内的规定指标, 再由用户方进行正式验收.

(6) 第一个患者的治疗工作. 在完成第一个患者实际治疗工作后, 才算基本上完成本工程的建造工作, 开始进入试运行治疗阶段.

(7) 试运行治疗阶段. 此时间由用户方自行规定, 一般一年左右.

(8) 在试运行治疗阶段完成后, 转入正式营业, 进行正式治疗.

为确保完成八个不同阶段的任务, 人员的调集和培训工作必须适当提前进行, 以满足各阶段的任务需要. 除基建工作外, 本工程需要三方面的人员, 即技术、医疗、管理[2].

36.2　筹建治疗中心的有关要点

(1) 明确有关建造质子治疗中心的任务及依据. 拟建造的治疗中心的主要任务和方向, 如科研、治疗、教育、开发等; 拟建造的工程规模、功能、要求; 配套的医院、诊断设备规模和水平; 拟建造的地点、场所条件、医疗环境、治疗的重点癌症、病人人数、病人来源; 拟合作的有关单位; 拟建造的投资规模、资金到位、资金回收; 拟建造单位的组织机构、人员到位; 拟建造的工期、进度等.

(2) 确定所需质子产生系统的束流技术参数. ①粒子能量: 质子最高能量、能散度、能量稳定度、能量调节范围、能量调节精度、能量调节所需时间、能量调节稳定度等; ②粒子束流强: 回旋加速器的最大和最小流强、流强调节精度、调节时间响应、长时间流强稳定度(时、天)、短时间流强稳定度(分)、截束时间等; ③同步加速器: 束流脉冲周期、每脉冲质子数、慢引出最大和最小时间、平均每秒质子数、慢引出周期内流强稳定度、脉冲和脉冲间平均流强稳定度、流强调节范围、束强调节精度、流强调节时间响应等; ④束流质量: 束流发射度、束斑大小、束流截面分布及其稳定度、束流位置稳定度等.

(3) 制定治疗头所使用的物理方法、治疗头的放射治疗方法和对应的治疗参数和其精度要求. ①物理方法: 单散射方法、双散射方法、摆动扫描法、散射摆动扫描法、单层 SOBP 治疗、多层 SOBP 和多叶光阑法、静态点扫描法、动态光栅扫描法等; ②治疗方式: 常规治疗方法、适形治疗方法、调强治疗方法、复合治疗方法等; ③治疗参数: 体内最小和最大射程、射程调节精度、能量调制范围、能量调制精度、能量调节范围和精度、横向剂量均匀度、纵向剂量均匀度、治疗体积内剂量均匀度、横向阴影、后沿下降度、最小平均剂量率、最大平均剂量率、源和等中心距离、照野最小和最大视野等.

(4) 制定患者固定、定位的准直参数和精度要求, 旋转机架参数和精度要求. ①患者固定: 眼部、头颈部、体部等各种固定方式和要求精度; ②患者定位: 定位床和定位椅的多维运动范围 (左右横向、上下纵向、前后方向、旋转角度、左右倾斜、前后倾斜) 和精度要求; ③患者准直: 预准直激光定位要求——线数、线对数、激光斑点和精度要求; 数字重建 X 射线图像准直定位系统技术要求——准直 X 射线通道数目($0°$, $90°$ 等)、CCD 的分辨率等; ④旋转机架参数和精度要求: 旋转机架转动角度、速度、加速度、制动、等中心的 x, y, z 三个方向的转动误差.

(5) 制定剂量测量和验证系统的要求. ①相对剂量测量: 固定治疗头测量水箱、旋转治疗头测量水箱、旋转治疗头可旋转剂量测量水箱; ②探头方法: 指状游离室、硅二极管、金刚石二极管、剂量胶片等; ③探头技术参数: 游离室体积和尺寸、器件灵敏度、电平、测量精度、胶片剂量灵敏度、测量分辨率、黑度读出器、线性度等; ④测量方法: 横向和纵向测量空间分辨率、单或多测量探头方式、测量机架等; ⑤绝对剂量测量方法: 绝热量热法、标准校准法等.

(6) 制定治疗计划系统(TPS)的技术治疗要求. 除一般常用功能外, 还要考虑 CT/PET/MRI 图像融合功能、质子和 X 射线复合治疗功能、RBE 变量表算法、精确细束算法等.

(7) 制定患者准直器 (孔径) 和补偿器的加工要求. ①准直器 (孔径) 和补偿器的材料: 黄铜、石蜡、Cereband(一种类似有机玻璃的产料)等; ②加工设备: 线切割、精密磨床、加工精度和加工产品测量验证设备等.

(8) 制定为质子治疗系统配套用的诊断设备的类型 (CT、CT 模拟定位、MRI、PET 或 CT-PET、CT-MRI 等)、数量、厂家 (GE Simens Philips 等) 型号和进度计划.

(9) 制定为质子治疗系统配套用的有关装置, 如 X 射线和电子直线加速器、生产 PET 用的同位素的回旋加速器化学合成装备的类型(^{15}O、^{13}N、^{11}C、^{18}F)等装置的数量、厂家、型号和进度计划. 制定为质子治疗系统配套用的医院常规或特殊医疗装备的类型、数量、厂家、型号和进度计划.

(10) 制定有关行政管理方面工作. ①与工程有关的财务、计划、立案、申请、审批、人事、外协、器材等立案审批工作: 进口 SDA 许可, 有关区市卫生、规划、绿化、防疫、环保等部门审批, 同位素制造使用治疗许可, 市或国家辐射防护、环境防护部门审批, 卫生部或有关部立案审批, 国家计委基建审批, 医疗许可等; ②外协工作: 屏蔽防护设计单位、工程设计单位、地基处理单位、工程施工单位、工程安装单位、医疗合作单位和工程总承单位等; ③计划进度: 制定工程计划和进度; ④人事培训: 制定人员编制、人员聘用、国内外培训计划等; ⑤器材订购: 制定工程各方面器材、设备的订购、运输、交货、验收、库放等计划; ⑥财务计划: 制定有关财务计划, 以满足工程各阶段所需的财务支出.

根据上述各方面材料和技术要求, 制定可行性方案报告, 总体技术方案任务书等文件[3].

36.3　选择治疗装备的类型

治疗系统中关键设备为加速器、旋转机架、治疗头和治疗计划应用软件四类. 各供应商产品性能和价格都有不同, 各有其优缺点, 用户要根据自己的性能要求和价位来进行选择. 下面对选择方法做一般介绍, 供用户参考.

1. 加速器

质子治疗系统用的加速器, 不同供应商用不同类型, 如比利时 IBA 和日本住友供应商用的是回旋加速器; 日本三菱、日本日立和美国 Optivus 供应商用的是同步加速器. 同步加速器的主要优点是能量可调, 不再需要能量选择系统, 辐射本底也小. 主要缺点是慢引出束流稳定性较差, 可用于静态铅笔扫描. 但目前水平难以用于动态铅笔扫描. 其设备组件多, 运行和维修复杂一些. 回旋加速器的主要优点是占地小、部件少、运行方便, 引出束流为恒定直流 (宏观上), 稳定性较好. 主要缺点是能量恒定, 必须要有一个能量选择系统, 从而其占地面积大, 辐射本底大.

目前 IBA 和住友供应的回旋加速器类型已达此类型的极限, 难以升级为可变能量, 国际上有加速重离子的超导回旋加速器的方案, 但离实用还有距离. 近年来同步加速器技术有很大的进展, 用于质子的同步加速器周长仅 18~24m. 周长 50~60m 的、性能很好的、能加速质子和各种适用治疗的重离子的小型同步加速器也正在日本、欧洲研制, 有很好的前景.

2. 旋转机架

质子治疗的旋转治疗机架主要技术指标为重量和等中心旋转精度. 前者一般约为 110t (IBA 和住友) 或约 200t (日立), 等中心旋转精度小于 1mm, 一般越重精度越高. 目前各供应商都有新型较轻的产品试制, 但都在进行中.

3. 治疗头

比利时 IBA 供应用于常规放疗方法的标准散射型和摆动扫描型两种治疗头, 用于适形和调强的铅笔扫描治疗头 2010 年已获美 FDA 批准, 允许使用. 日本住友供应常规治疗方法的散射型和摆动扫描型治疗头, 用于适形治疗的多层 SOBP 调制散射和摆动扫描治疗头, 用于调强的铅笔扫描治疗头. 日本三菱供应用于常规和适形治疗的散射摆动型带多叶光栅的治疗头, 用于调强的铅笔扫描治疗头. 日本日立供应用于常规放疗方法的散射型和摆动扫描型治疗头以及用于适形和调强的点扫描治疗头.

4. 治疗计划应用软件(TPS)

2002 年比利时 IBA 供应美国 Varian 公司基于美国麻省总医院的质子治疗经验而编制的 Varian System TPS. 最近又供应 Varian 的 Eclipse TPS 和 Elekta 公司 XIO 治疗计划系统. 日本住友供应基于日本癌症治疗中心治疗经验的 PTPLAN TPS 和 Varian 的 Eclipse TPS. 日本三菱供应基于日本重离子治疗中心(HIMAC)治疗经验的 TPS. 日本日立供应基于日本筑波大学质子医学研究中心(PMRC)的质子治疗经验的 TPS. 美国 Optivs 公司供应基于美国 Loma Linda 质子治疗经验的 TPS. 所有上述 TPS 都含有必备的基本功能外, 各有各的特色. 自 2008 年以后. 各设备供应商都趋向于选用

Varian 公司的 Eclipse 和 Elekta 公司的 XIO 这两个 TPS. 其原因不仅是这两种 TPS 在功能上确有其优点, 而且也是商业竞争形成垄断集中的反映. 用户在选择时, 要参看其治疗背影.

36.4　外商谈判的项目内容和方法

质子治疗中心涉及多方面高科技专业, 工程规模大、工期长、设备繁多、性能复杂, 全部资金需 5 亿~10 亿人民币, 整个系统中内含有不少电气、机械和辐射装备, 它们都有一定的危险性. 但又要高度可靠和安全. 因此必须谨慎, 尽可能考虑周到. 　根据作者近年来为三个投资和建造单位和三家外商 (比利时 IBA, 日本住友, 日本三菱) 数十次的谈判经验, 现整理归纳如下, 供有关方面今后谈判参考.

36.4.1　技术谈判

(1) 技术谈判小组. 该组应有下列专业成员: 质子治疗系统专业人员负责整体系统; 加速器技术专业人员负责质子产生系统的技术工作; 放射治疗专业人员负责患者精确定位、治疗计划系统; 医学治疗专业人员负责肿瘤治疗方面工作; 土建专业人员负责土建基建方面工作, 包括通用设备技术工作.

(2) 总体方案结构. 确定固定治疗头数量、旋转治疗头本次订购数和待扩充数、实验束和总体平面布置图.

(3) 设备谈判项目.

36.4.2　其他谈判项目

(1) 时间进度计划. 从正式签订合同日开始算起, 到设备安装开始时期、全部订购设备安装准直完成、各分系统调试、加速器出束到额定指标、整体质子治疗系统总调完毕、系统治疗性能和参数测试完成、用户进行验收测试、第一个患者治疗完成, 直到整体质子治疗系统全部完成, 正式移交用户开始正式试营业的各阶段计划进度表.

(2) 备件和消耗器材. 确定随合同购买的备件和消耗器材的种类、规格、数量和价格清单. 确定今后因部件故障而向厂方紧急订购备件和短缺的消耗器材的厂方最长和一般交货时间、收费方法、订购手续等.

(3) 培训计划. 确定质子治疗系统的运行和维护专业人员和放射医疗专业人员的赴外培训计划. 包括赴外时间、培训地点、内容、人员数、专业要求、培训周期、费用支付方式等. 确定在华现场培训的方法、培训计划、培训教材、制定双方如何合作对今后在本装置从事技术、医务和管理人员进行培训. 并逐步建立培训考核上岗制度.

(4) 文件资料. 确定外方向院方提供的技术说明书、运行规程、维修规程、安装规程、各部件各分系统质量控制规范、主要设备调试报告、检测报告等内容、数量和时间.

(5) 检查和预验收. 确定对在国外制造、安装、初调的主要设备, 如同步或回旋加速器、旋转机架、治疗头检查和预验收的内容、次数、时间、人数、逗留日期和费用支付方式.

(6) 基建工作. 原则上由用户根据卖方提供的装备接口要求负责全部基建工作. 但为了加速基建本身和国内有关方面审批, 买方可要求卖方再提供其他有关资料[如屏蔽计算、屏蔽的实测剂量分布、国外有关权威机构 (如美国 FDA、欧洲 CE、日本环境厅和厚生省的设备、辐射和环境审批文件等]. 此外, 外方应派专家来协助买方基建设计和施工, 防止返工保证一次到位等事项.

(7) 设备安装. 原则上应由卖方负总监和全部安装质量要求. 但为节省费用, 除一些难度大的关健部件(如 RFQ、旋转机架、治疗头等), 凡买方可承担的部件(如磁铁、水电连接等), 可由买方人员进行安装. 此等分工和责职应讨论并得出适当的具体方法.

(8) 系统调试. 原则上应由卖方负责总监和全部系统调试质量要求. 但买方应派有关专家参加, 这样可以节省以后的验收测试工作, 对双方有利. 有关方法要讨论落实.

(9) 验收测试. 确定正式供货系统的验收测试内容、测试方法、验收格式、步骤和最终的测试文件格式和报告.

(10) 一个患者治疗. 确定第一个患者治疗的双方合作方式, 包括卖方如何提供有关帮助和双方的职责.

36.4.3 商务谈判

根据技术谈判的要求, 由投资方负责, 制定双方同意的付款方式. 一般来说付款分下面几个阶段: 签合同后的定金、全款银行 L/C 证、预付设备材料费、安装完后的款项、正式验收后的款项. 各阶段款项百分比, 各外商各有其规定. 若在商务谈判中要涉及设备的变动, 可在修正技术项目后经反复商量后再确定.

第37章 治疗中心的建筑

37.1 引　　言

粒子放疗中心是一个工程规模的，使用核技术、计算机、数字影像、数据处理、精密机械、自动控制、医学诊断、临床治疗等高科技多学科交叉的医用系统实体，具有以下的系统特点.

(1) 在粒子治疗中心安装使用的设备，除去专门的粒子治疗装置外，还要安装许多其他设备，如治疗用的患者固定装置、肿瘤诊断装置、医用常规装备、综合治疗用的直线放射治疗装备等，所有上述不同装备的集成整合，才能形成一个独立运行的粒子放疗中心.

(2) 质子治疗中心需要一个特殊使用的、复杂的、价格昂贵(通常要占中心 1/4 到 1/3 总投资，一两千万美金)的建筑系统，包括质子(重离子)治疗装置所需的具有核辐射屏蔽的特殊建筑体，有不同特殊工艺要求的各种诊断装备用房，常规医用设备和建筑用房，以及质子治疗装置等所需的通用设备和其他行政生活用房等. 如果将质子(重离子)治疗中心的建筑委托外商总承(如德国海德堡治疗中心的建筑项目委托有经验的 W.Zander 公司总承)，虽可能少走弯路，但因价格异常昂贵，所以通常要用户在中国自行解决，包括设计工作 (概念设计、初步方案设计、技术方案设计、施工和安装设计等)、施工(包括选址、清场、地基处理、建筑等) 工作和所有通用设备的安装和调试工作. 上述这些高新技术设备对建筑的特殊要求，如辐射屏蔽、地面下沉、迷宫防护、建筑防震、弱电抗电磁干扰等特殊要求使得这个建筑系统是一个集"科研装置、工程规模、医用治疗"三方面的"高科技"特殊建筑，其复杂性非一般建筑工程所能比拟，中国的一般设计和建筑施工单位缺少这种特殊建筑经验，同时往往重视质量不够，因此在选择设计和建筑施工单位时，必须选择有丰富经验的资深大单位，宁可收费多些，不然以小失大，后患无穷.

(3) 通常惯例，卖方只有义务帮助和咨询用户方进行建筑设计，包括提供必要的技术资料和审核等. 但有关建筑设计和施工则完全是用户方的责任，卖方不承担任何责任. 一般规定：当建筑施工完毕，通用装置运行正常后，由卖方专家进行验收，如果确实全部满足卖方的建筑(IBD 文件规定的)要求，卖方进行接管场地，随后由卖方来负责买方订购的全部粒子治疗设备的安装、准直和调试等工作[4].

(4) 在建造质子治疗中心时，除技术装备外，还有大量行政公关工作，如工程有关财务、计划、立案、申请、审批、外协、器材等工作的内容. 如质子治疗装置 SDA 许可证，有关区市卫生、规划、绿化、防疫、环保等部门审批，同位素制造使用许可证，市或国家辐射防护、环境防护部门审批，卫生部或有关部立案审批，国家计划委员会审批，医疗许可等. 要对外协作，如屏蔽防护设计单位、工程设计单位、地基处理单位、工程施工单位、工程安装单位、医疗合作单位和工程总承单位等，必须做好充分准备.

37.2 建 筑 要 求

1. 项目选址

当初步拟定建设规模，用房要满足下面三点要求：① 医疗用房；② 治疗系统配套用房；③ 辅助用房和生活用房等. 有关内容前面已述，不再重复.

2. 设计和施工的基本原则

治疗中心建造原则是首先在确保辐射安全的前提下，要为质子治疗设备提供运行和治疗的一切必要条件，并尽可能为患者、中心一切人员提供一个心理上和行动上舒适和方便的物质和人文环境.

3. 满足设备运行和治疗的要求

(1) 质子治疗装备对建筑的全部特殊要求，通常是由制造厂提供的一份质子治疗装备的建筑要求专门文件来确定，通称"建筑界面文件"(interface building document)，简称为 IBD 文件. 这个部分建筑的主要规范、设计和施工必须全面无条件满足此文件所规定的全部要求.

在建筑接口文件 IBD 中，结合下述地区的建筑要求：加速器区、能量选择区、 束流输运区、固定束治疗室、固定束治疗控制室、旋转治疗室、旋转治疗控制室、主控室、电源室、水冷室和加工车间等分区，一般的建筑要求包括以下几方面.

① 规定设备安装时的坐标定位，固定的工艺要求，表现为预埋地脚螺栓的工艺尺寸、要求等.

② 规定设备地面承重、地面倾斜度、光洁度、下沉度等工艺要求.

③ 规定设备离上下左右墙面、顶部的最小净空尺寸，以便搬运、安装、运行和维修.

④ 规定设备由外面运到现场之间的所有通道都畅通无阻.

⑤ 规定从屏蔽防护安全角度,该区内所应建立安全措施,如迷宫、防护门、安全连锁等提出的建筑工艺要求.

⑥ 在建筑接口文件中,对每一区或房间与其他地区的电缆管道、水管都规定得十分详细. 对本区内的电缆和水沟、墙上和沟内的电缆架走向和尺寸、活动地板的要求都规定得很具体. 此外还对从安装到调试的全过程提出高质量要求.

(2) 在建筑接口文件中也提出了有关通用装备和特殊装备的技术要求(电源供电、水冷系统、空调通风、压缩空气、氮气、屏蔽防护、剂量监测、照明、火警、安全连锁、活性物处理等). 买方必须按照此接口文件的通用系统技术要求来设计和实施所需的通用系统装备. 由于接口文件仅提出所需的技术指标,而不对实施时的系统方案本身作规定,因此只能由买方负责有关制定通用装备实施的有关技术方案.

在设计各种通用装备时,一方面要从整体角度来设计各种通用装备,不但要满足各类设备的可靠性、安全性、技术性. 还要尽可能经济节约、减少能耗. 并且还要防止各通用装备在运行时对治疗装备产生干扰,如电磁干扰、噪声干扰、震动干扰等.

(3) 要对按照用户自行要求的配套诊断设备(CT、PET、MRI、生产用同位素小回旋加速器等)和治疗设备(电子直线等)提供正常工作的一切必须条件. 有关在质子治疗中心的肿瘤诊断和其他治疗装备部分则完全是用户方自行负责的任务. 要根据生产该型的厂方提供的建筑要求来进行设计施工.

(4) 对按照用户自行设计要求的配套常规医疗设备提供正常工作的一切必要条件. 常规医疗措施的部分建筑要求包含下面两个方面:一是要满足质子治疗装备卖方所提出的、除去那些直接有关质子治疗装置对建筑要求以外的、不包括在合同内的一些其他建筑用房要求,如装备备件储存室、厂方驻现场办公室、值班人员休息室等. 二是有关的常规医疗措施的建筑用房,如患者更衣休息等待室、患者定位准备室、医生主诊室、常规医疗化验室、紧急救护室、患者专用准直器和补偿器暂存室、药房、必要配套的病房、生活用房等. 这部分方案可大可小,由用户自行确定要求. 但不论什么方案,都要贯彻若干共同设计原则,如人性化,使患者心理上安稳愉快;流程化,即对患者、工作人员、访问者要安排不同通道,能使彼此间干扰最少,使工作和治疗效率最高等.

4. 完善的人文条件

要妥善安排病人等待休息室、治疗准备室、患者预定位等. 既要方便,也要安静舒适,对各类人员都要做到工作方便又舒适. 用此原则来安排各类人员的流动路线、专用房间、走廊、过道、电梯、卫生间等.

5. 对建筑周围的有关其他要求

在城市中的一切建筑物,都必须服从市规划局、市绿化局、市环保局、市卫生局、市交通局、市消防局、市公安局等政府各种职能单位的同意和审批. 因此在设计时,必须考虑到上述的有关因素.

除去要满足上述各方面的要求外,建筑物的整体集成十分重要. 一个完美的整体建筑设计还要满足与周围其他建筑风格相和谐,艺术上有品位,使用方便,运行经济,又要具有当代先进性,如网络化、智能化、数字化等现代化内容. 整体的建筑不但在实用性方面满足各方面要求,特别是满足安全可靠稳定性方面的要求,还要为工作人员、患者呈现一种舒适、安全、愉快的人性化气氛.

37.3　辐射安全措施

1. 辐射屏蔽

加速器本身是一个辐射源,在加速器运行时总有些高能质子打在各种物质上形成伽马射线和中子. 高能质子直接打在介质上形成强辐射. 治疗头中散射体、能量调制器等都要与质子相碰撞,也都会产生辐射. 因此,对上述强辐射必须要设计专门屏蔽,这种屏蔽设计不但要考虑辐射源位置,还要考虑各出入口的屏蔽. 图 37-3-1 表示位于中日友好医院内的北京质子医疗中心的粒子治疗装备的屏蔽平面图.

从图中可以看出,整个平面分为八个区域,最左边的区域是加速器室,室内安装一台 235MeV 的回旋加速器,一台用来改变加速器固定输出的 70~235MeV 的能量选择系统,邻靠加速器室的右边是固定束治疗室,装有一台固定束治疗头和一个精密定位椅,专供治疗头颈部或眼部肿瘤患者. 在最南边的区域是一个狭长形带状区,专门用作安装束流输运系统,将加速器的引出束流通过能量选择系统后分别传送到各治疗室. 在固定治疗室右边的三个相邻房间是专放旋转机架和治疗定位床的三个旋转束流治疗室,专门治疗体部的肿瘤患者. 加速器和每个治疗室都有单独的小控制室,都位于北边地区的一排小房间内.

从图中还可以看出,每一个治疗室的上下、前后、左右都建有很厚的水泥墙. 水泥墙能阻挡伽马射线和中子,称为"辐射屏蔽". 为了避免人员出入口的空间辐射无阻穿过,所以每个出入口做弯曲形,称为"迷宫". 由图可见,加速器室右边和束流输运系统南边的水泥墙很薄. 该薄墙外都是黄土,以黄土为屏蔽是价廉物美. 这也就是所有粒子治疗中心的主体均放在地底下的原因.

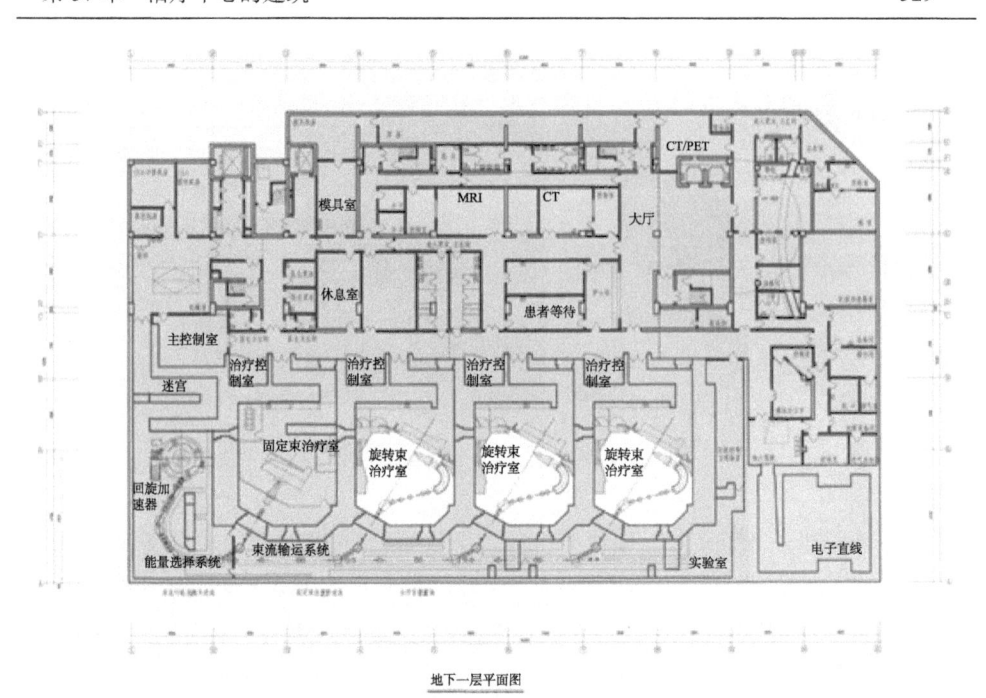

地下一层平面图

图 37-3-1　粒子治疗装备的屏蔽平面图

2. 环境保护

质子治疗系统中有些设备要用水冷却，冷却水会带有放射性，因此对中心的带放射性水要进行特殊处理，并确保不会给周围居民与公共场所危害. 在质子加速器周围的空气也不免受到活化. 因此，如何使这些活化的空气排入大气，而不影响周围居民，也是十分重要的命题. 此外，在中心周围还要建立剂量测试点，以随时检测该处的剂量小于允许安全值，确保周围居民的绝对安全.

3. 人身剂量安全

对每个工作人员与进入中心的人员要进行出入辐射区的严格管理和接受剂量测试，保证人们的辐射安全，为此必须建立严格的人身剂量安全制度.

4. 安全连锁与装置保护

为绝对安全，除去计算机控制系统的安全连锁保护、人身剂量保护等，在质子治疗中心必须专门设置一个用硬连接的安全连锁保护系统. 在整个系统中的各个主要设备都要有相应硬件和软件多重冗余保护措施，以确保人身与设备安全.

5. 其他

还需注意放射废料的处理、环境卫生、绿化等工作.

37.4　节能措施

(1) 加速器的节电. 整个质子治疗装备中, 加速器中的磁铁用电量最大, 如何节省磁铁用电是最大的节能措施. 一个加速器的用电不仅与类型有关, 也与设计有关. 对一个建成的加速器而言, 在正常工作时用电也基本是定值, 难以再节能. 但从全天全月的加速器工作状态来看. 加速器在正式工作前需要一个以时计的起动预热时间. 如果能将加速器的预热时间减少, 不但不影响加速器有很好的热稳定性, 同时可节电. 此外中心的治疗计划和加速器的运行操作和维修方法也与节能有关.

(2) 冷却水系统的用电. 加速器中相当部件要进行水冷, 此水冷系统也消耗大量用电. 此用电量与设计方法和运行参数的选择有极大关系, 如一年四季气候不同、室外温度不同, 对不同气温下选用不同的水冷进出口温升, 可以使运行能耗最低. 过去人们对节能不重视, 而当前环保工作提上日程, 必须具体落实.

(3) 一般的常规节能措施, 如建筑中采用节能方法和材料、照明合理安排、用节能灯、节约用水等.

(4) 一个粒子治疗中心的治疗成本, 往往主要是人员工资和水电费用. 粒子治疗中心的水电费用占很大比例, 因此往往影响到患者的治疗费.

37.5　通用设备

根据卖方 IBD 的文件规定, 提出有关通用装备和特殊装备的技术要求, 现仅对特殊要求的内容简述于下.

1. 电源供电

除常规高低压供配电外, 还提出一个紧急电源要求, 即一旦主电源突然断电, 并且不再自行恢复供电的情况下为了保护人身和设备安全, 还必须提供一个紧急电源, 其技术要求为: ①在断电后的 20 分钟之内还能提供约 100kW 的电 (具体值和装置型号有关) 供控制系统、真空泵、真空冷却水泵、旋转机架马达、患者定位床马达用电; ②断电后的 20 分钟内, 在①中已述要求提供 100kW 的电, 但此次的 10 分钟内则要求能提供约 20kW 的电(具体值和装置型号有关) 供控制系统、真空泵、真空冷却水泵用电; ③断电后的 30 分钟后. 要求能长期稳定提供约 10kW 的电, 专供真空泵、真空冷却水泵.

2. 水冷系统

对于加速器高频腔、磁铁的冷却水,用封闭回路保持循环. 冷却回路中的水不能直接排到常规排水系统中,因水中含有短半衰期放射性元素的物质,经过一段时间的保存衰变后,再通过辐射净化装置后,才能排放. 其土建排水设计应严格按照辐射防护和剂量监测的设计结果进行.

3. 空调通风

除对各建筑房提出常规空调要求外,还对旋转机架房提出特殊空调要求. 各生产厂对此要求不相同. 仅以 IBA 为例,其要求旋转机架所在空间,绝对温度 24℃,在旋转机架所在空间内任意两点之间的温度差允许为 ±1.5℃. 这不仅是恒温要求,而且还是房间内的恒温度梯度要求,须专门设计.

4. 接地和反干扰措施

在中心,不同设备从不同角度,对接地都提出要求,每个诊断仪器,如 MRI、PRT/CT 都要求单独接地,主建筑要求有单独的雷电接地;不同设备要提出不同接地要求,如电源零线的强电接地、设备保护接地、计算机的弱电接地、高灵敏传感器要求的净接地等. 但整个建筑中心面积仅几千平方米,容不得那么多单独接地. 接地又如此重要,所以必须特殊认真对待才行.

第 38 章 建筑的辐射屏蔽

38.1 屏蔽的基本原理

到 2009 年 12 月为止, 全球总共约有 30 个运行的粒子治疗中心, 约 23 个正在筹建或建造中. 所有的治疗中心都有辐射, 都必须有辐射屏蔽. 治疗中心有辐射的原因是[6]: 粒子治疗中心的质子和碳离子和物质相互作用后, 会导致 "瞬态和残留" 两种类型的辐射. 瞬态只在有束时发生, 残留是来自辐射活化, 在断束后还能继续存在. 质子和碳离子产生的瞬态辐射是十分复杂的, 它内含有各种带电粒子、中性粒子和光子的混合物.

当高能强子和物质作用后, 就会产生一个强子串级(hadronic cascade)状的粒子喷射过程. 图 38-1-1 是强子串级的示意图. 强子串级是有 6 个明显而独立的核反

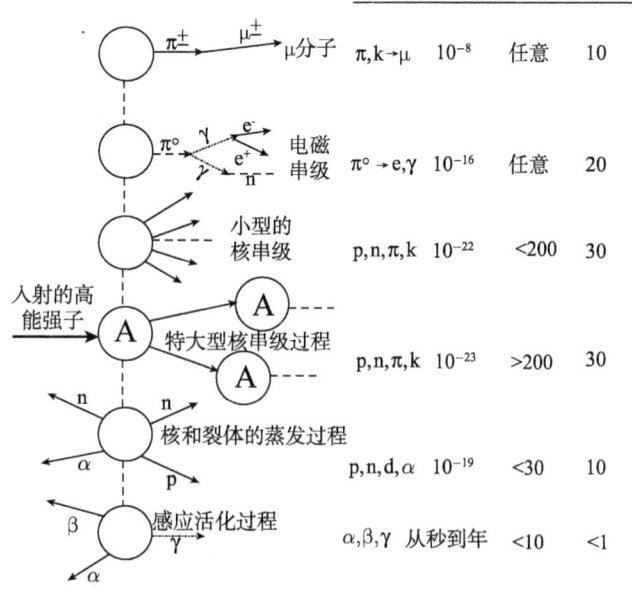

图 38-1-1 强子串级喷射过程的 6 个独立的核反应过程

应过程所组成. 入射高能强子(质子、碳离子)和物质中的原子核相撞后, 当入射粒子能量大于 200MeV 时, 则在 10^{-23}s 内发生一个特大型的核串级过程(extra-nuclear cascade). 这是一个主过程, 一方面高能强子继续向前串行, 一方面发出各种粒子 (p, n, π, k). 在串行过程中的强子能量降低后, 则会发生小型的核串级(intra-nuclear cascade) , 一方面继续下述的两个过程, 即电磁串级过程和 muons 产生过程, 发出各种粒子. 与此同时, 当强子能量小于 30MeV 时, 则产生核和裂体的蒸发过程并发出各种粒子(p, n, π$^{\pm}$等). 当强子能量小于 10MeV 时, 则产生感应活化过程, 发出各种粒子. 从上看出在屏蔽中发生的核物理过程是十分复杂的. 我们不能也不必去深究此专题. 但通过上述的基本了解, 我们由此可以知道在粒子治疗时, 中子可以得到质子那么高的能量. 这些大于 100MeV 的高能中子能使中子穿过屏蔽予以传播, 并继续在屏蔽的不同厚度中, 通过与屏蔽物质中的非弹性反应, 产生低能中子和带电粒子. 因此中子能量分布是由两个部分组成, 即峰值向前串级产生的高能中子和具有峰能在 2MeV 的各向均匀的蒸发中子. 因此用屏蔽墙屏蔽高能质子或重离子后, 主要的辐照是来自快慢中子. 在碳重离子情况下, 产生的瞬态辐射场也是中子为主, 并且中子能量比质子更高. 但是不论什么重离子治疗, 质子、光子和 π 介子对剂量的贡献都比中子要低.

　　屏蔽是用一定厚度的屏蔽墙将放射源包围起来, 将粒子放射源产生的辐射剂量通过屏蔽墙衰减到有关法规的允许值内, 以达到保护人身和设备安全的目的[7]. 图 38-1-2 是德国慕尼黑新建成的 RPTC 中心的屏蔽设计方案, 用一个 250MeV 的质子超导回旋加速器, 主要的屏蔽墙厚度是 2.6~2.8m.

　　图 38-1-3 是日本群马碳重离子治疗中心的屏蔽设计方案, 用一个 425MeV 的同步加速器, 主要的屏蔽墙厚度是 3m. 我们可以看到, 由于各国的规范、建筑的安排、设备的指标、屏蔽的材料、设计的安全度, 都未必相同, 所以同样是 250MeV 的质子治疗, 美国 NPTC 的屏蔽墙厚度是 1.9m, 德国的 RPTC 屏蔽

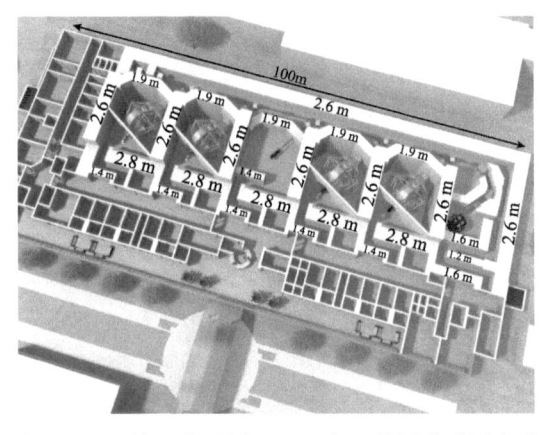

图 38-1-2　德国慕尼黑 RPTC 中心的屏蔽设计方案

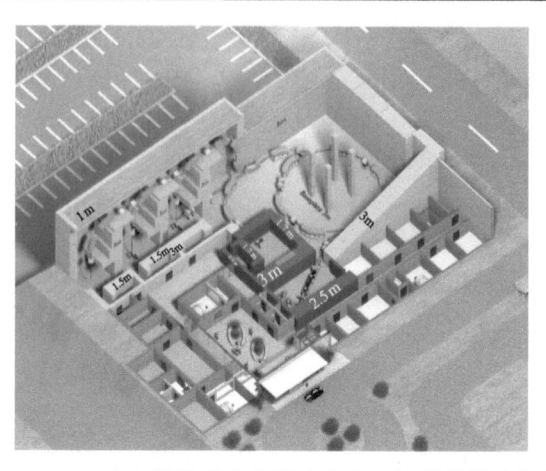

图 38-1-3   日本群马碳重离子治疗中心的屏蔽设计方案

墙厚度是 2.6~2.8m, 差别很大. 同样是 430MeV 的碳离子治疗, 日本的群马碳重离子治疗中心的屏蔽墙厚度是 3m, 而德国的 HIT 的屏蔽墙厚度是 2m. 从物理原则上说, 碳离子能量比质子高, 所以碳离子治疗中心的屏蔽墙应该比质子中心厚, 但是都是在德国, HIT 的墙厚却是小于 RPTC 的墙厚, 即碳离子治疗中心的屏蔽墙厚度却小于质子治疗中心的屏蔽墙厚度, 因此在建造中心时, 要根据自己的特点委托专业公司进行设计, 不要照抄某中心的设计, 他国情况仅可作参考.

　　屏蔽的计算和设计是一个十分专业化的学科, 涉及核物理、原子物理、应用数学、粒子迁移、材料性能等的交叉学科. 目前已存在屏蔽设计用的许多半理论半经验的公式, 如已有下述的函数关系公式:

$$H = F(H_0, E_p, d, r, \lambda)$$

若知道辐射源强 H_0、入射粒子能量 E_p、源和计算点间距离 r、屏蔽厚 d、屏蔽材料衰减长段 λ, 则就能计算出屏蔽外某点的辐射剂量 H. 有关这方面的详细情况非常复杂, 非作者能力所及, 请参看有关参考文献[6]. 国内也有这方面专业公司可承担有关屏蔽的设计任务.

38.2　束流损失和辐射源

　　在粒子治疗装置工作时, 高能粒子与束流部件和患者相互作用后, 产生以中子为主的辐射. 因此装置的不同部分的屏蔽混凝土厚度根据墙内辐射源的不同强度在 60cm~7m. 设计屏蔽时, 首先必须弄清楚装置的束流损失和辐射源, 了解加速器的运行和事故, 了解束流损失的性能, 如时间、频率等. 还需知道在一般情况下开机、调试和实验时的辐射允许大于正常运行时的辐射.

1. 回旋加速器

束流在加速过程中存在连续的束流损失，根据束流光学的好坏，有 20%~50% 的加速束流要损失在加速器中. 加速器中的磁轭是钢制成的，除去在磁轭中穿孔之处以外，能提供足够的自屏蔽作用. 因此在设计屏蔽中，还要考虑这些孔处的辐射屏蔽. 在屏蔽设计时主要考虑较高能量时的束流损失，以及那些接近引出能量时打在 D 形盒和铜制引出切割器上的质子损失，这些束流损失同样也会活化加速器.

2. 能量选择系统

能量选择系统含有降能器、准直器、能量狭缝和截束器. 降能器有一个可变厚度的石墨层，能将粒子能量降到所需值. 为了维持患者治疗剂量不变，当降能时要增加加速器的流强，因此在降能器处会产生大量的中子，降能越多，中子也越多，使降能器变成一个强辐射源，导致此区需要更厚的屏蔽. 降能器会增加质子的发散度，从降能器出来的大多数散射束要在准直器中准直，为了降低能散，需用一个带能量狭缝的磁谱仪. 因此，降能器、准直器狭缝和截束器处都是高辐射源.

3. 同步加速器

同步加速器引出能量可变，不再需用能量选择系统. 因此导致较少的屏蔽和部件活化. 同步加速器是脉冲工作状态，最高质子能量为 250 MeV，流量是 10^{11} 质子/溢出，最高碳离子能量(320~430) MeV/u，流量是$(0.4\sim1.0)\times10^9$离子/溢出(离子/溢出是指每一次加速器的引出有多少个离子数)，每次溢出(spill)时间为 1~10s. 因此质子的流强能比碳离子流强高出许多倍. 加速器辐射源有离子源的 X 射线、离子打在直线结构而产生的中子和 X 射线、打入法拉第筒的束流等. 在同步加速器上，通常在注入、加速和引出都有束流损失，有些仅是局部地区有损失，有些是分布在环上的损失. 损失大小和设计制造有关，设备供应商应提供有关的资料. 环内不用的束流可打入废物筒内，应考虑其屏蔽和活化，有些同步加速器可将环内束流先减速后再将束流打入废物筒，这样屏蔽就可减少. 引出和注入用的切割静电偏转板上加有高压，必须考虑由此产生的 X 射线对在其附近的工作人员带来的危害.

4. 束流输运线

束流能量在束流输运线上也有损失，一般很小(~1%)，并沿线分布，靶材料是铁和铜. 运行和调试中，对束流输运线线上的截束器等也要考虑其屏蔽.

5. 治疗室

束流打在患者或水箱上产生的辐射是治疗室中的主要辐射源. 也要考虑在治疗头中，束流成形和量程位移部件中的束流损失. 还需考虑从邻近区，如输运线和其他治疗室来的辐射. 治疗室一般没有屏蔽门, 因此迷宫的有效性十分重要.

6. 固定治疗室

虽然质子强度比碳离子强度要大许多, 但碳的向前中子剂量率强度要比质子大得多. 在向前方向的屏蔽墙厚度需比两侧和后墙厚得多. 在较大角度和迷宫入口, 质子的中子剂量高于碳的中子剂量.

7. 旋转治疗室

在旋转治疗室, 束流沿着患者转动. 平均来说, 可以假定对四个辐射防护屏障面(即两个侧面墙、地面和天花板)的每一个面的使用因子是 0.25. 在有些设计中, 旋转机架的反向平衡重锤(用很厚的钢制成)也用作前进方向的停止器. 向前方向束流能直接辐射到天花板、侧面墙和地面, 但由于较低使用因子, 这些受直接辐射的屏蔽墙厚度可比固定治疗室的屏蔽墙厚度薄一些.

8. 束流成形和传递

有许多方法可以用来束流成形和传递给患者, 初步可将它分为两类: 被动散射法和铅笔束扫描法. 在被动散射法中, 治疗头中有一个量程调制轮或楔形过滤器产生扩充布拉格峰. 有一个散射器将下游的束流在横向散开来, 在治疗头和患者之间, 还有患者准直器和补偿器. 束流打在这些部件上都有辐射. 一般而言, 被动散射法的效率约 45%, 所以要比扫描法用更多屏蔽.

在用回旋加速器时, 不论散射和扫描, 能量改变是用 ESS 的降能器和治疗头内的能量吸收器进行的, 在扫描治疗头内, 束流损失较小, 二次辐射也小.

38.3　辐射区的分类和剂量限值

1. 规范的需求

国家辐射保护法规对剂量数量、有效剂量都给出规定的限制值, 对单个器官或组织, 如皮肤或眼睛的暴露值也作进一步的限制. 各国的规定不同, 但是对每一个装置都有本地、州和国家的规定[8].

2. 不同国家的辐射区分类方法

(1) 在美国定义下列的不同辐射区.

辐照区: 对离开辐射源或有辐射穿过的任何表面 30cm 处的任何地方, 凡体外的辐射源, 能在 1h 内给单独者接受大于 0.05 mSv 的剂量等值的地方都算辐照区.

高辐照区: 对离开任何辐射源或有辐射穿过的任何表面 30cm 处的任何地方, 凡体外的辐射源, 能在 1h 内给单独者接受大于 1 mSv 的剂量等值的地方都算高辐照区.

甚高辐照区：对离开任何辐射源或有辐射穿过的任何表面 1m 处的任何地方，凡体外的辐射源，能在 1h 内给单独者接受大于 5 Gy 的剂量等值的地方都算甚高辐照区．

(2) 此外在美国还将辐射区分为不列几种．

控制区：为了辐射安全保护目的，对该区的进出、逗留和工作的条件需进行控制，在此区内工作人员必须经过辐射应用专业专门训练，并进行单独剂量监示．

非限制区(非控制区)：根据规范和许可，在这些地方，既无进出、逗留和工作的条件限制，也无进出的控制．

公共区：凡在非控制区的个人，包括患者、访问者、服务人员和雇员，只要不是日常都在辐射源附近或其周围工作，都不需单独剂量监示．

限制区：为了保护个别人员不受辐射和放射性物质过度暴露的危险对进出此地区要加以限制．

(3) 在德国、意大利和瑞士，辐射区的分类是根据 IAEA 安全系列 No.115 (IAEA, 1996)的概念建立的．图 38-3-1 是 IAEA 的辐射地区分类图．图中对地区作以下规定．

控制区：任何地区为了在正常工作条件下控制正常的暴露或防止沾污的扩大，防止或限止潜在的暴露的扩大，需要有专门的测量和保护措施的管理区；任何不作控制区的地区，虽然在正常情况下不需要专门的测量和保护措施，但对此区的常驻暴露情况还需检查．

禁止区或限制区：这是控制区内部的部分分区，必须考虑此区内有增长的剂量

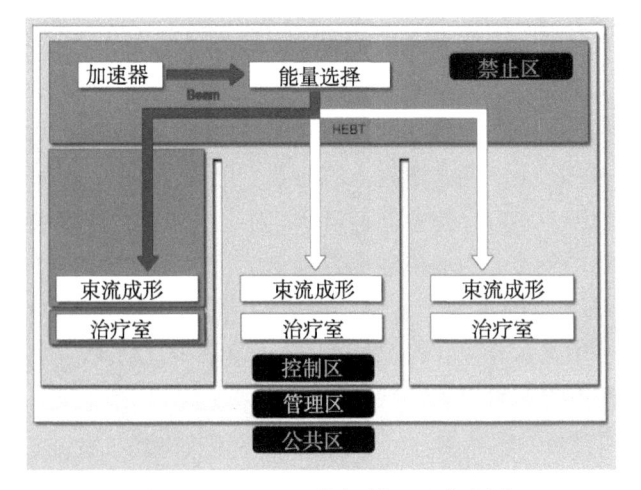

图 38-3-1　IAEA 的辐射地区分类图

率水平或沾污. 禁止区通常是由本地辐射安全管理所决定. 如在图 38-3-1 中加速器的所有部分, 一切有束流传输的部分是禁止区, 用深色表示, 加速器周围的没有束流传输的区是控制区或管理区, 用不同浅色表示. 公共区的剂量限制一般适用在建筑物的外部.

3. 剂量限制

现例举有些国家的剂量限制值. 欧洲联盟的控制区、管理区和公共区的剂量限值是一样的. 在德国凡剂量率大于 3 mSv/h 定义为限制区. 在美国控制区的剂量限值比其他国家小得多. 因此在美国邻近治疗室的控制室仅有一个 5 mSv/a 的设计剂量限值. 而其他国家的控制区设计剂量限值需要高得多. 所以同样一个治疗方案, 参数、设备, 在不同地区安排都不同, 在某国设计的合格屏蔽方案, 若用于另一个国家, 即变成不是低估就是高估的不合格方案.

38.4 屏 蔽 材 料

大地、混凝土和钢材是用于加速器屏蔽的典型材料, 其他的材料, 如铅、聚乙烯用的有限, 如前所述, 中子是主要的二次辐射, 因此在用钢材时一定要在钢材上加一层含氢的材料.

(1) 大地. 大地是通常用在地下加速器装置的屏蔽材料. 但必须使大地很结实, 只有很少空泡和裂缝. 大地一般是由氧化硅(SiO_2)组成, 适用于屏蔽中子和射线. 大地中的水分也能改善中子的屏蔽. 由于大地中的水分含量(0%~30%)和密度(1.7~2.2g/cm^3)有相当大的变化, 因此必须首先确定本地的土壤性能, 才能保证有效的屏蔽设计. 地下水的活动也能考虑用于地下装置.

(2) 混疑土和重混疑土. 包含混凝土、碎石、细聚物、水和有时补充水泥材料和/或化学混合物等. 混凝土的密度要根据聚合物的用量和密度、内含的空气量、水含量和水泥成分而变化. 通常混凝土的密度变化是 2.2~2.4g/cm^3. 混凝土比其他屏蔽材料有许多优点. 它可以浇成任何形状, 对中子和射线都提供屏蔽, 价格相对便宜, 由于它有强结构度, 当场浇注的混凝土能用于支撑建筑和任何附加的屏蔽, 混凝块具有施工的灵活性也适于使用. 混凝土中的水分是处于自由和束缚两种状态, 起到屏蔽中子的重大作用, 随着时间, 自由水蒸发, 以及混凝土从周围环境中吸收水分, 使混凝土含有氢成分达到某种平衡. 大约在头 30 天会蒸发 3% 的水. 为了屏蔽中子, 推荐 5% 的含水量.

若增加它的密度和有效 z 值, 这种混凝土就称重混凝土, 可做到高到 4.8 g/cm^3 的密度. 但是浇制这种高增强型混凝土可是一种专门技术. 通常的混凝土合同不能进行此项工作. 常规的混凝土泵也不能运行这么密的混凝土, 重密度聚状物会沉在底层导致不均匀的成分和密度.

(3) 钢是铁合金, 可用于屏蔽光子和高能中子, 钢和铅通常用块状. 天然的铁由 91.7 % ^{56}Fe、2.2 % ^{57}Fe 和 0.3 % ^{56}Fe 所组成. ^{56}Fe 最低的非弹性能量是 847 keV. 高于 847 keV 的中子会在非弹性散射中丧失能量. 低于 847 keV 的中子只能在弹性散射中丧失, 而铁的弹性散射效率非常低.

(4) 聚乙烯和石蜡. 聚乙烯$(CH_2)_n$ 和石蜡具有相等的含氢百分比, 石蜡便宜, 低密度和易燃. 因此即使较贵对中子屏蔽仍优选聚乙烯, 在聚乙烯中俘获慢中子后产生一个有相当穿透力的 2.2MeV 伽马射线, 因此可用装填硼的聚乙烯. 热中子在硼中俘获会产生一个 0.475 MeV 伽马射线. 装填硼的聚乙烯可以使用于门、管道和其他穿透物的屏蔽.

(5) 铅. 有很高密度 $(11.35g/cm^3)$. 与很少的钴一起用可降低钴同位素的产生.

38.5　迷宫和穿透管道

1. 迷宫

迷宫用来降低屏蔽室入口处的放射剂量, 从而不再需一个很厚的屏蔽门. 根据迷宫的有效性, 或者不再需门, 或者需一个薄门. 图 38-5-1 是一个典型的防止入门处有直接辐射的措施. 辐射是旋转机架的一个转动的锥型体. 屏蔽墙用普通混凝土、重混凝土(HC)和用(Fe)钢层加强的混凝土. 在设计迷宫时必须考虑两个基本规则: ①从靶出来的向前的直接辐射绝不能直接射向迷宫. ②每个迷宫处墙厚的和值等于直接辐射的屏蔽的墙厚. 迷宫的有效性和下列特性有关.

当弯曲用线数增加时, 衰减增加, 通常弯曲用线是彼此垂直的.

迷宫设计时, 要求迷宫内的辐射强度通过若干个 90°弯曲线衰减后达到允许值, 衰减值与图 38-5-1 中的参数有关, 即与迷宫内辐射源到第一个 90°口的距离 r_0, 各个 90°的弯曲长度 r_1、r_2、r_3、r_4 与迷宫宽度 A 有关. 从定性来看, 90°弯曲个数越多, 每个 90°弯曲长度越长, 通道 A 越窄, 衰减越大; 从定量计算, 则可以算出每个 90°弯曲处的强度 H_0、H_{01}、H_{02}、H_{03}、H_{04} 的具体量.

2. 穿透和管道

空调、冷却水、电线和物理量管路等都需求屏蔽. 都要避免直接穿过屏蔽墙. 图 38-5-2 表示不同的管道屏蔽方法. 其中a法是增加管道长度, 增加衰减, 并且管道方向不能是直接向前的辐射方向. b、c 和 d 法是引入弧度和偏转. 在某种情况下，可能找不到倾斜穿透，则可用 e 法，即用 90°弯曲再加外屏蔽罩。

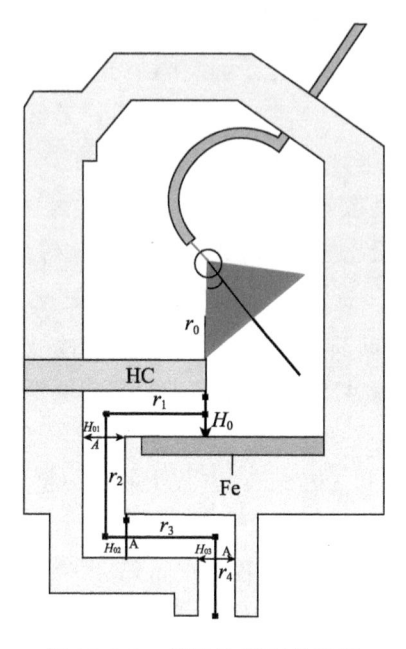

图 38-5-1　旋转治疗室的迷宫

r_0：辐射源到第一个口的距离；r_1, r_2, r_3, r_4 第 1, 2, 3, 4 个 90° 弯曲口的长度；

A：通道的宽度；H_0：口上的辐射强度；$H_{01}, H_{02}, H_{03}, \cdots$ 各弯口处的辐射长度；

HC：重混凝土；Fe：钢

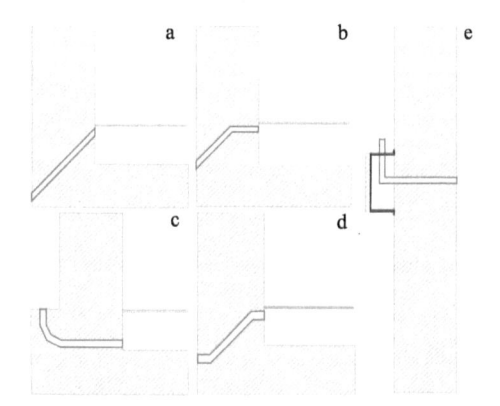

图 38-5-2　不同的管道屏蔽方法

a 法：增加管道长度增加衰减；b,c 法：用偏转式圆弧方法；

d 法：用二次偏转；e 法：用 90°弯曲再加外屏蔽罩

第 39 章　环境保护安全

39.1　概　　述

质子和重离子加速器产生的高能粒子, 在束流传输过程中会撞击周围的材料而产生次级中子和 γ 射线, 对工作人员和公众带来危害, 为此必须对辐射危害采取完善的辐射屏蔽措施. 因此, 在建造治疗中心时必须进行环境保护安全的评价, 以达到下列几个目的: ① 治疗中心的运行和事故都必须满足有关环境保护安全法规的要求, 确保环境与公众的安全; ② 通过对选场址的环境调查, 确保拟选场址具有建造辐射装置的适宜性; ③ 确定安全连锁和环境监测方案. 除上述几点外, 放射粒子(如中子等)还会引起加速器房间、束流传输隧道中空气的活化(主要活化产物是 ^{41}Ar, ^{11}C, ^{7}Be, ^{3}H 等), 设备冷却水的活化(主要活化产物是 ^{7}Be 和 ^{3}H 等), 以及各种固态材料活化的放射性物质, 这些活化物质危害环境, 必须正确处理. 处理的基本原则是: ①周围公众辐射剂量管理目标值参考国标 GB5172—85 的规定, 粒子加速器运行时对应低于 0.1mSv/a. ② 臭氧及氮氧化物控制目标值根据国标 GB3095 在 2000 年 1 月 16 日的修改版取为(小时平均值): 臭氧是 0.2 mg/m³, NO_2 是 0.24 mg/m³. ③电磁(或称微波)辐射: 在公众所处的环境中电磁辐射造成的功率密度应小于 0.4 W/m². ④ 噪声执行国标 GB3096—93 的 1 类标准, 商业与居民的混合区, 白天小于 55dB, 夜间小于 45dB. ⑤ 放射性废水排放: 冷却水系统为闭路循环不排放. 为保证冷却水的水质要求而需定期排放, 对该水的排放, 即每月排放的总活度和每次排放的活度都有严格的规定指标(先排于废水收集池中, 监测满足排放标准后, 再排到城市下水道管网)等. 根据治疗楼周围环境的实际情况, 在评价半径3km 范围内没有农牧业, 因而在计算气载放射性流出物排放对环境的影响时, 只考虑下列三种辐照途径, 即放射性烟云浸没外照射、吸入放射性物质引起的内照射和放射性地面沉积引起的外照射. 不考虑农牧业中辐射引起的生物效应.

39.2　系统运行时产生的辐射和有害物质

粒子治疗系统都有加速器, 被加速的高能粒子(质子、碳重离子等)在能量选择及传输过程中都会有粒子束流的损失, 损失的粒子撞击在周围的结构材料上(相当于粒子打靶)会与材料中的原子发生核反应. 最初, 高能粒子同材料核内的核子发生级联碰撞、交换能量、打出中子, 在激发核的退激过程中伴随有γ射线发射. 由能量守恒定律可知, 这些中子能量很高, 称为级联中子, 方向主要向前. 在此期间, 弹核(即加速粒子)-靶核(即被撞击的核)系统处于非平衡态, 处于级联中心为主的状态. 随后系统再逐步过渡到平衡态, 由剩余能量再发射出的中子, 其角分布大体上各向同性, 称为蒸发中子.

中子和 γ 射线皆具有很强的穿透能力, 放射源周围都有很厚的屏蔽墙, 能将高能粒子能量衰减, 但散射穿过屏蔽层的中子和 γ 射线仍将对人们产生直接的辐射剂量. 此外穿过屋顶进入天空的中子也会由于散射(称为天空散射)而对周围地面上的人引起辐射剂量, 这些都是治疗中心运行时必须处理的重要环境安全问题.

中子会引起加速器部件的活化(235MeV 质子加速器产生的 γ 射线能较低, 平均能量约 1MeV, 因而不需考虑 γ 射线引起的活化), 特别是束流损失较大处的部件会产生一定量的放射性固体废物. 固态放射性物质的排放会对环境造成一定的影响. 此外穿过设备底层屏蔽而进入土壤的中子还会引起土壤和地下水的活化, 也会对环境造成一定的影响. 对于一般常规的加速器来说这些影响皆是很小的.

γ 射线会引起加速器房间及束流传输隧道空气中分子原子的电离产生自由基, 自由基的结合会产生有害物质(主要是 O_3、NO_2 和 HNO_3), 这些物质的排放也会对环境带来一定的影响. 此外, 维持加速器运行的其他设备(高频设备、通风设备及结排水设备等)会产生电磁辐射和噪声, 这对环境有一定的影响. 上述这些都是系统运行时产生的辐射和有害物质, 对治疗中心周围环境安全带来危害, 必须认真进行处理.

39.3 质子束流损失及中子产额

粒子治疗系统在粒子束流形成、加速、引出、输出, 以及为了达到治疗目的而对束流的能量和截面进行调整的过程中, 都不可避免地会有束流损失, 损失的质子与加速器的部件(如磁铁、选能器、准直器、狭缝、光缆、束流阻挡器等周围物质)发生相互作用, 由此产生大量中子. 束流损失点正是瞬发辐射源点, 它是构成部件活化、环境污染的基本来源, 是屏蔽计算的出发点, 也是辐射监测的基本依据.

质子治疗系统产生质子的能量很高(235MeV), 它与周围物质原子核的相互作用, 具有多种形式, 但是最主要的是非弹性级联碰撞, 由此产生大量的中子. 高能质子加速器的屏蔽, 实质上就是对中子的屏蔽, 更是对高能中子的屏蔽. 总中子产额与质子的能量和靶核有关. 在质子能量 $E_p=50\sim500\text{MeV}$ 的范围内, 总中子产额与 E_p^2 成正比. 在非弹性碰撞的中子产额中, 主要包括两部分中子: 级联中子能量远

高于 10MeV, 并可以延伸到接近入射质子的能量, 并且具有明显向前的角分布. 从
数量上看, 级联中子只占总中子产额中的百分之几, 但它在屏蔽体外, 起着绝对的
主导作用. 蒸发中子的能量较低, 低于 10MeV, 角分布是各向同性的. 蒸发中子的
数量远大于级联中子, 对加速器部件的活化起着非常重要的作用, 这不仅是因为
数量多, 而且俘获截面更大. 对重离子来说, 基本情况类似, 能量更高, 核反应更
复杂, 但主要屏蔽的还是级联中子和蒸发中子, 所需屏蔽更厚.

39.4　进入天空的中子源强

　　一般情况下建筑顶部的屏蔽较薄, 穿过顶部屏蔽而进入天空的中子源强较高,
穿过质子治疗系统屋顶进入天空的中子, 在大气空气中分子原子的散射作用下有
一部分会反射到地面上, 对附近的居民产生辐射照射. 图 39-4-1 是进入天空的中
子源强反射到地面上的示意图, 天空的中子辐照在接受点处的辐射剂量率可以用
专用经验公式计算, 即若已知治疗系统源强、射入天空的中子源强、天空中子源到
计算点间的距离、计算点的中子注量率, 就能计算出中子注量率引起的辐射剂量率
大小是否符合规定值.

　　质子治疗系统运行时由于束流损失而产生的中子具有很高的能量, 但当它穿
过屏蔽层后, 多次散射使中子的能谱大大变软, 进入天空后的平均中子能量小于
10MeV, 通过初步估算, 就能知道由于天空散射对周围地面上的公众引起的辐射
剂量在 10^{-5} mSv/a 量级, 在距离靶点 20m 处的年剂量率仅为 5.38×10^{-5} mSv/a.

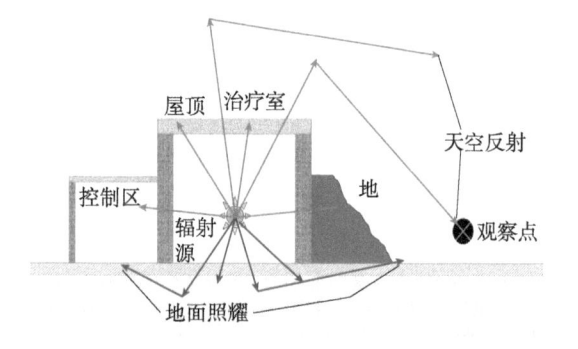

图 39-4-1　进入天空的中子源强反射到地面上

39.5　气载放射性流出物排放量

　　由高能粒子(包括质子)加速器束流损失而产生的次级中子会引起加速器室、束

流传输隧道中空气的活化. 高能质子打靶时产生的次级中子由三部分组成.

(1) 能量远大于 10MeV 的级联中子, 引起空气中的 N 和 O 散裂反应将产生 ^{3}H, ^{7}Be, ^{11}C 和 ^{13}N;

(2) 峰值能量在几个 MeV 区域内的蒸发中子, 将引起 ^{16}O 的(n, 2n)反应产生 ^{15}O;

(3) 由蒸发中子和级联中子的慢化而产生的热中子. 热中子将引起 ^{14}N 的(n, p)反应产生 ^{14}C, ^{40}Ar 的(n, γ)反应产生 ^{41}Ar.

235 MeV 质子打靶时也产生γ 射线, 虽然 γ 射线的最高能量可达 6 MeV, 但产额极低, 2 MeV 以上的 γ 射线也只占总产额的 1%以下. γ射线的平均能量 ≈ 1 MeV, 因而可不考虑γ射线引起的活化, 质子束流损失产生的次级γ射线引起空气中氧的分解生成自由基, 再经过化学反应而形成 O_3、NO_2 和 HNO_3 等有害气体. 这些反应产生的放射性核素构成了高能质子加速器设备房间空气中的主要放射性来源, 放射性废气经过滤器后由质子楼屋顶 4m 高(质子楼高 30.4m)的烟囱排向大气环境. 放射性废气和有害气体在排向大气环境中时必须监视两个参数, 即在排放时必须小于规定的最大排放速率和最大排放浓度.

39.6 放射性固体废物和加速器结构材料的活化

放射性固体废物来源于更换下来的被活化部件, 其中主要的如离子源筒, 更换下来后暂存于质子治疗系统的固体废物储存库, 等储存到一定数量后送城市放射性废物处置库.

加速器结构材料在加速器运行过程中由质子束流损失产生的次级中子引起活化. 被活化的部件更换拆卸下来后也成为固体放射性废物. 加速器的一般结构部件只要不损坏就不会拆除. 在加速器长期运行下放射性会积累, 某些核素可达到饱和. 要准确计算加速器结构材料的活度是很困难的, 一般估算, 质子治疗系统长期运行造成部件活化时, 其饱和放射性活度约 6.8×10^{11}Bq. 其中加速器部分的活度为 2.53×10^{11}Bq, 加速器的质量约为 220t, 从而可知加速器部件的平均活度为每千克 1.15×10^6Bq. 尽管其他部位未给出质量, 但质量都在几吨到几十吨量级, 因而可知平均比活度也在 10^6Bq/kg 量级. 由于加速器的结构材料主要是钢及铜或铝(用于磁铁线圈), 根据文献[5]可知对γ射线辐射剂量起主要作用的活化核素是 ^{54}Mn、^{58}V、^{51}Cr、^{52}Mn 和 ^{56}Mn. 按国标 GB9133—1995 "放射性废物的分类" 的规定, 这些废物属于低放或中放废物. 也就是说本加速器长期运行之后, 拆卸下来的部件也就属于低放到中放废物的水平, 加速器部分总的活度是 10^{11}Bq 量级.

39.7　土壤和地下水的活化

被活化土壤的最高比活度约为 3.7×10^{-4}Bq/g, 主要核素为 ^{7}Be 和 ^{3}H, 其次为 ^{22}Na 和 ^{54}Mn. 在质子治疗装置附近土壤中天然本底放射性水平总 β 为 634Bq/kg(即 0.634Bq/g), 由此可知, 由于土壤的活化而增加的放射性强度比天然本底低约 3 个量级, 此值是很微小的.

39.8　电磁辐射和噪声

治疗系统一般有千瓦-兆瓦级高频设备功率, 频率为 106~500 MHz. 所有高频设备自身都采用了金属屏蔽, 可以使周围环境的电磁辐射造成的功率密度小于规定值. 国内各加速器的运行经验表明, 这是完全能做到的. 关键的问题是防止屏蔽接口的泄漏. 只要不泄漏, 在屏蔽网外的电磁辐射强度是很低的.

能产生噪声的主要设备是风机和水泵, 治疗装备楼主要的电磁辐射和噪声源是风机和水泵, 它们产生的噪声水平大部分在 58 ~ 80dB, 最大噪声可达 90dB 以上, 这些设备有的放在屋顶, 有的放在设备房间中, 造成周围环境的噪声也必须满足法规管理目标值要求.

39.9　可能发生对环境影响的事故

能对环境造成影响的事故是设备冷却水系统突然发生大的泄漏, 造成设备冷却水流失而进入环境. 对于 PTS 设备冷却水中较长寿命的放射性核素总活度: ^{7}Be 为 8.69×10^7Bq, ^{3}H 为 2.62×10^8Bq. 此放射性总活度大大低于 GB8703—88 中规定的相应核素的 ALI 值, 由此可知, 即使设备冷却水突然全部流失而进入环境, 对环境的影响也是可接受的.

加速器的另一重大事故是正在运行中的加速器突然停电, 而造成正在加速的质子束流突然改变方向, 不是轰击到预定的靶区处, 而是打到加速器的其他部件的某一点上, 这种现象称为"事故性束流损失", 发生这种事故也与打靶一样产生次级中子, 只不过这些中子的产生位置不是在预定的束流损失区, 而是在加速器其他部件的某一部位. 由于 PTS 设计是整个加速器及治疗系统都设置有足够的屏蔽, 因而发生这种事故对环境造成的剂量率与正常运行情况下相当, 在个别屏蔽薄弱处可能有较高的剂量率, 但这是瞬时现象, 而全年的积分剂量仍是很小的.

第 40 章　场所和环境的监测

40.1　加速器的辐射场及对监测器的要求

为确保加速器工作人员、医疗人员、病人及周围居民的辐射安全,需建立工作场所和环境的中子、γ 射线监测系统. 随时监视粒子医疗中心各区域的中子和 γ 射线辐射水平的定量数据,以便控制人员的活动,使其接受的辐射剂量能实现"合理达到的尽可能低(ALARA)"的原则,这是任何治疗中心安全工作的首要任务.

高能粒子(质子、碳重离子等)会与周围物质发生相互作用,在强子级联过程中,产生蒸发中子及级联中子,并且使原子核激发,产生瞬发 γ 射线,同时产生感生放射性物质,从而形成下述的辐射场特点.

(1) 中子和 γ 射线混合辐射场:粒子加速器屏蔽内外的辐射场均为中子和 γ 射线混合场,主要是中子,其次是 γ 射线. 要求中子、γ 射线监测器具有很强的中子、γ 射线分辨能力,即中子监测器对于 γ 射线不灵敏, γ 射线监测器对中子不灵敏.

(2) 高能中子: 高能粒子加速器屏蔽内外的剂量贡献主要是中子. 高能粒子与厚靶相互作用发生强子级联,最终形成的中子能谱,由以下三部分组成:级联中子、蒸发中子和热中子. 高能中子(特别是能量大于 20MeV 的中子)贡献占 50%以上. 因此,要求中子监测器的能量响应范围从热中子到 235 MeV 的级联中子. 当前通用的中子雷姆计数器,在中子能量大于 20MeV 时,灵敏度明显下降,能量响应变坏. 必须采用改进型中子雷姆计数器,它对 20MeV 以上中子有合理的能量响应.

(3) 剂量水平变化范围大:屏蔽内外中子、γ 射线剂量水平变化范围较大,要求探测器有较宽的测量范围,即能测量出天然中子、γ 射线本底水平(天然中子本底水平约为 3nSv/h,天然 γ 射线本底水平约为 100nSv/h),又能在较强的辐射场中有正确响应. 一般用一种类型的探测器很难达到要求,需采用两种不同灵敏度的探测器.

(4) 抗电磁干扰:加速器在运行时,周围环境中有较强的电磁干扰,因此要求监测器具有抗电磁干扰能力.

(5) 远距离传输:对大型加速器来说,占地面积大,监测点距数据采集系统距离较远,因此要求监测器本身具有远距离传输信号的能力.

40.2　辐射监测器布点的选择

依据辐射屏蔽计算, 对于加速器运行期间形成的辐射场划分四区：禁止区、限制区、工作区、环境区. 各治疗中心必须根据自身地区和建筑安排的特点选择中子和 γ 射线剂量监测点, 做到尽可能通过少量监视点, 又能掌握全面的安全情况. 现以下面 IBA 提供美国麻省 NPTC 的监测布点图为例, 说明辐射监测器布点的选择.

(1) 在加速器隧道内, 束流线周围布置 11 个监测点, 通过这些监测器可以了解束流的工作状态. 监测器可与进入隧道的前后门形成连锁. 在部分有束流调试的情况下, 可以发出信号, 从而确保其他部位工作人员的安全.

(2) 在每个治疗室内设置 1 个监测点. 在治疗期间, 质子束流照射在人体组织上(治疗部位), 质子与人体组织相互作用产生中子, 计算表明此时治疗室内的中子剂量水平相当高(属禁止区), 医务人员必须撤离. 此时监测器给出声光报警信号, 并与治疗室门连锁. 防止在治疗时人员进入治疗室, 另外医务人员在治疗室准备期间, 如有束流进入本治疗室, 监测器会发出报警, 医务人员可启动急停按钮保护自身辐射安全. 本治疗室在治疗过程中, 与其相邻的治疗室或房间, 在治疗质子束处于水平照射时, 会出现高剂量辐射水平, 监测器将给出报警信号, 使医务人员撤离.

(3) 在主控制室和治疗控制室各设 1 个监测点. 当治疗束流处于水平照射时, 治疗控制室可能出现高辐射水平, 监测器给出报警信号, 医务人员可撤离. 主控制室是加速运行人员经常停留的地方, 人员密集, 设置辐射监测器一台.

(4) 治疗室迷宫出口长廊设置 4 个监测点. 在有束流的治疗室迷宫出口处长廊可产生高辐射水平剂量, 可依据监测器的显示值和报警信号, 作出相应处理.

(5) 在医疗中心的边界处设置 2 个环境监测站和 1 个参考站(其中一个监测站可采用移动式环境监测器).

此外, 若医疗装置在运行时会在特定的周围环境, 通过天空反照及地面反照形成杂散的中子和 γ 射线辐射. 在产生环境辐射较强的地方(关键居民组处)也应设置固定环境辐射监测站, 为评价辐射对环境的实际影响获取数据.

40.3　(区域)高辐射水平中子和 γ 射线监测器

在治疗中心的有关装备场所(如加速器、能量选择系统、输运系统等处)都有很强的辐射水平, 因此也必须用以下的高辐射水平中子和 γ 射线监测器来监视.

1. 高辐射水平(区域)中子监测器

目前用于辐射防护目的最好的中子剂量当量仪是称为 Andersson-Braun 的中子雷姆计数器,简称 A-B 雷姆计数器,它适用的中子能量范围从热中子到 10MeV. 当中子能量大于 20 MeV 时,这种普通 A-B 雷姆计数器的能量响应开始明显下降,偏离 ICRP 推荐的响应曲线. 因此用普通 A-B 雷姆计数器测量高能质子加速器的辐射场时,必然会造成不同程度上的过低估计[9].

目前通用的 A-B 中子雷姆计数器,是由一个置于探测器中心的 BF3 正比计数管,其周围包有两层聚乙烯慢化体,中间夹有一层吸收体组成. 适当选择慢化体厚度及吸收体的含硼量等参数,使其能量响应曲线从热中子到 14.5MeV 的能量范围内,符合 ICRP 推荐的能量响应曲线. 当中子能量大于 20 MeV 时,这种普通 A-B 雷姆计数器慢化作用不足以使高能中子慢化,从而被 BF3 正比计数管记录下来,因此灵敏度下降. 改进型 A-B 中子雷姆计数器,在原有 A-B 中子雷姆计数器基础上,增加 10mm 厚铅层. 当能量较低的中子通过铅层时,与铅核发生弹性散射,不损失能量,铅对低能中子是"透明"的. 铅的存在不会影响对低能中子(20 MeV 以下)的能量响应. 当较高能量中子通过铅层时,与铅核发生非弹性散射,而将一部分能量传递给铅核,从而使高能中子慢化. 这一层铅的存在,改善了高能中子的能量响应. R. K. Sun 用蒙特卡罗方法作了理论计算,给出改进型 A-B 中子雷姆计数器,能量响应曲线从热中子到 1GeV. 北京市高能辐射防护技术中心利用国内标准单能中子源完成了改进型 A-B 中子雷姆计数器,在 16.6 MeV 以下的 8 个能量点能量响应标定,并且与日本高能物理研究所(KEK)合作,利用日本国内大于 20 MeV 的单能中子源完成了五个能量点(22 MeV、32.5 MeV、40.2 MeV、45.4 MeV、64.7 MeV)的能量响应标定. 标定结果表明,改进型 A-B 中子雷姆计数器的能量响应大有改善,符合 ICRP 推荐的能量响应曲线.

改进型 A-B 雷姆计数器主要技术性能如下:①灵敏度为 10μSv/h;②测量范围为 1~5000μSv/h;③能量响应在 0.025eV~1 GeV 符合 ICRP 推荐的能量响应曲线;④耐 γ 场强为 20Gy/h;⑤总确定度小于 10%.

2. 高辐射水平(区域)γ 射线监测器

在屏蔽体内设置 γ 射线监测器,要求探测器能适应高辐射水平的连续或脉冲辐射剂量测量. 瞬时剂量率高,电离室内的正负离子向两极漂移时,产生复合使收集电流达不到饱和状态,影响收集效率. 为克服离子复合,采取了极间距离近,工作电压高的措施,设计了以下类型电离室.

采用不锈钢材料制成的 ϕ120mm,壁厚 2.5mm 的圆柱形电离室,电离室一端为半球, 其极间距离为 45mm, 内充 20 或 2 个大气压纯氩. 在高辐射场情况, 检验了电离室收集效率.

输出电流测量采用 *I-F*(电流-频率变换电路图), 不受零点漂移的影响, 具有远距离传输的能力, 便于与计算机配合使用. 监测器带有数据采集与处理功能, 并能用液晶(或数码管)显示, 同时具有声光报警装置. 其主要技术性能如下: ① 灵敏度为每个脉冲 0.05μGy; ②测量范围为 10μGy/h~100mGy/h; ③ 温度范围为 5~40℃; ④ 湿度范围为≤85%(30℃). 其灵敏度用标准仪器(英国 Farmer)建立的标准 γ 射线辐射场下进行标定, 该辐射场与中国计量科学研究院进行比对, 标定系数可靠, 给出的剂量值准确.

40.4　(环境)低辐射水平中子和 γ 射线监测系统

高能粒子加速器运行时, 在周围环境中, 由于天空反照或地面反照形成杂散辐射, 主要是杂散中子辐射, 其次是 γ 射线, 其辐射水平由屏蔽效果决定. 为测定环境中子、γ 射线辐射水平, 评价它们对环境的影响, 必须采用高灵敏的环境中子、γ 射线监测器.

1. 环境中子监测器

环境中子监测器是一种非"雷姆"结构的中子注量率仪, 它的灵敏度比同一类 BF3 管构成的"雷姆"结构计数器明显高. 另外采用大尺寸 BF3 正比计数管进一步提高了灵敏度, 所以它能准确测量出天然中子本底水平(约 $0.3 \times 10^{-2} \mu Sv/h$). 为提高灵敏度采用非"雷姆"结构, 它的能量响应范围比"雷姆"计数器窄, 但是能满足加速器周围环境中子谱的能量响应范围.

监测器是由大 BF3 正比计数管($\phi 50mm \times 350mm$, 充气压力 600mmHg), 置于 6.5cm 厚的圆柱形聚乙烯慢化体中心组成, 并配有前级放大器、主放大器、甄别器、成形等电路. 在计数管工作电压为 2000V 时, 输出的脉冲幅度峰值约十几毫伏, 经放大成形, 输出 20mA, 1ms 宽的电流脉冲, 通过液晶显示器显示出剂量率. 整个探测器的质量为 10.8kg, 外形尺寸为 $\phi 180mm \times 473mm$.

高灵敏度中子监测器的主要技术性能如下: ①测量范围为 2×10^{-3}~20 n/(cm$^2 \cdot$s); ②能量响应在 0.2eV~ 5MeV; ③ γ 射线灵敏度为 650μGy/h; ④总不确定度为 11.2%.

2. 环境 γ 射线监测器[12]

环境 γ 射线监测器采用 EGM5 型球形高气压电离室作为 γ 射线探测器, 其直径为 250mm，不锈钢壁厚 1.8mm，容积 8.5L，内充 25 个大气压纯氩．保护环与收集极之间的高绝缘子，其绝缘电阻可达 $10^{15}\Omega$ 以上．在环境本底辐射情况下输出约 10^{-13} A 的弱电流，采用了 $I\text{-}F$(电流-频率)变换的方法将输出电流转换成脉冲信号．监测器带有数据采集与处理功能，并能用液晶(或数码管)显示剂量率，同时具有声光报警装置．

环境 γ 射线探测器主要性能：① 灵敏度．好于每脉冲 0.150nSv；②测量范围为 0.01~100μSv/h；③ 能量响应．50keV~3MeV，对 ^{60}Co、^{137}Cs、^{226}Ra、^{241}Am 不超过对 ^{137}Cs 辐射响应的 ±30%；④总不确定度为 ±7%；⑤年稳定性≤1%．

由于刻度源的能谱与欲测工作场所(环境) γ 射线辐射能谱是有差异的．同时工作场所 γ 射线谱也随测量地点不同有所变化，因此 γ 射线监测器的能量响应变化尽可能小．从众多 γ 射线监测器的比较中，选用高气压电离室的监测室，它具有灵敏度高、稳定性好、能量响应变化小等优点．

40.5　ANM 型高灵敏度中子探测器[10]

国内外现有中子监测器可测下限为 0.1μSv/h，难以测定本地的天然中子本底剂量水平(在北京地区为 $3\times10^{-3}\mu$Sv/h，它与地磁纬度和海拔高度有关)．北京高能辐射防护技术公司专利产品 ANM 型高灵敏度中子监测器其可测下限为 $1.0\times10^{-3}\mu$Sv/h，能测量低水平中子辐射，比现有国内外中子监测器产品灵敏度高 100 倍，适用于大型粒子加速器环境中子监测器和其他核料等需测量低水平中子剂量的场所．现此型号已成功地用在核电站、同步光源、质子治疗中心等地．图 40-5-1 是 ANM 型高灵敏度中子监测器．

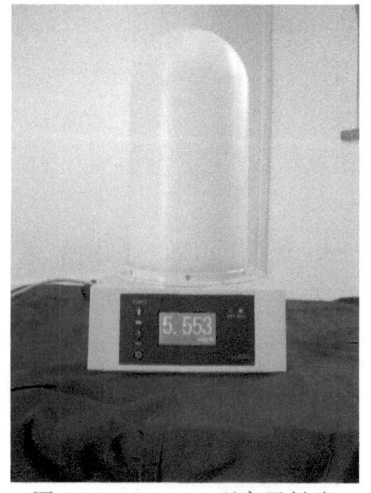

图 40-5-1　ANM 型高灵敏度中子监测器

1. 探测器结构

探测器是由大型中子正比计数管(圆柱型)及其外包有高压聚乙烯慢化体材料构成．采用大尺寸 BF3 正比计数管 (ϕ50mm，有效长度 310mm，充气压力约 600mmHg，工作电压为 2000V)和"非雷姆"结构的慢化体组成．它的灵敏度比区域中子"雷姆"计数器提高约 100 倍．能量响应适用于加速器、反应堆等核设施的工作场所中子能谱响应．

电子学电路是由 BF3 正比计数管输出的脉冲经前放和主放(放大倍数为 320 倍)、甄别器(甄别阈为 0.75V)、成形和输出级电路输出+12V、10μs 宽脉冲,供单板机和其他计数装置使用.

2. 探测器工作原理

当入射中子进入探测器时,首先进入慢化体进行慢化,然后进入中子计数管与管内气体硼作用产生带电粒子,在气体中进行电离产生电信号经电子学电路放大成形,进入单板机进行处理,液晶显示给出剂量率值.

3. 高灵敏度中子探测器主要技术指标

主要技术指标: ① 注量率灵敏度为 12cps/(n·cm²·s); ②测量范围为 $1.0 \times 10^{-3} \sim 1000 \mu Sv/h$; ③能量响应范围为 0.025eV~16MeV; ④ γ 不灵敏度为 650μGy/h; ⑤ 温度范围(−5~40℃)小于 5%; ⑥相对湿度(85%, 30℃)小于 10%; ⑦ 总不确定度小于 11%.

40.6　AGM 型区域 γ 射线监测器[11]

北京高能辐射防护技术公司针对加速器等核设施产生脉冲辐射场的特点,设计了能适用于 γ 脉冲辐射场的电离室结构的 AGM 型区域 γ 射线监测器,适用于大型粒子加速器环境中子监测器和其他核料等需测量低水平 γ 射线剂量的场所. 现此型号已成功地用在核电站、同步光源、质子治疗中心等地.

1. 原理与结构

在 ICRU34 报告中有对脉冲辐射剂量学的专门论述(ICRU Report34, The dosimetry of pulsed radiation):在脉冲辐射场瞬时剂量率高时,电离室内瞬间形成高密度的正负离电子对,正负离子对向两极漂移时,产生正负离子复合,使电离室对离子收集效率变低,给不出正确剂量率值. 为了克服离子复合在电离室的设计中采取了电离室两极板间距离近,工作电压高的结构,提高离子收集效率,设计了以下类型电离室.

采用不锈钢材料制成的 ϕ120mm,壁厚 2.5mm 的圆柱形电离室,电离室一端为半球,其极间距离为 45mm,内充 20 或 2 个大气压纯氩气. 电离室输出电流的测量采用 I-F 变换电路,不受零点漂移的影响,具有远距离传输的能力,便于与计算机配合使用,监测器本身带有数据采集与处理功能的单板机,并用数码管显示剂量率等值,同时具有声光报警装置.

2. 主要技术指标

① 灵敏度为每脉冲 0.250nSv/ (20at); ②每脉冲 400 nSv (2at); ③ 测量范围为

0.1~15000μSv/h(20at), 50~1000000μSv/h(20at)；④ 能量响应为 80keV~3MeV (理论计算可到 10MeV)；⑤ 温度范围(−5~40℃)小于 10%；⑥ 相对湿度(85%, 30℃)小于 10%；⑦ 总不确定度小于 10%.

40.7 数据采集与处理系统

为适应实测要求本监测器及数据采集显示系统有以下几种形式.

(1) 有固定式监测器及可携式剂量仪两种.

(2) 监测器本身具有数据采集处理, 显示当地剂量率.

(3) 监测器本身不具有数据采集处理显示功能, 显示部分通过电缆拉到控制台.

(4) 固定辐射监测系统. 由固定监测器通过长电缆将数据传输到数据采集器(DDL), 再传送到中心计算机. 中心计算机定期或不定期采集数据采集器内储存的剂量数据. 中心计算机具有以下功能：① 实时显示通道的剂量率值, 同时可查询各通道历史的剂量率值. 可设定探测器的刻度系数及报警阈值等；② 具有区域监测点分布图显示功能；③ 可绘制历史剂量率随时间变化的曲线(每日、每周、每月、每年)；④ 具有超剂量发出声响及文字报警功能.

第四部分 参考文献

[1] De Laney T F, Kooy H M. Proton and Charged Particle Radiotherapy[M]. Lippincott Williams & Wilkins, 2007.

[2] Health Wioletta Wiescycka. Proton Radiotherpy Accelerators[M]. New York: World Scientific Publishing Co. Pte.Ltd.

[3] 刘世耀. 我国质子治疗的进展和其建造要点[J]. 世界医疗器械, 2002, (12): 45-48.

[4] 刘世耀. 建造质子治疗中心的关键要点[J]. 医疗装备, 2003, (4): 1-5.

[5] Site Requirements and Installation of Supplies, Interface Building Document for The Proton Therapy System [R].IBA Document 88.17.00.071 ReV.1.

[6] PTCOG Publications Sub-Committee Task Group on Shielding Design and Radiation Safety of arged Particle Therapy Facilities, PTCOG Report 1 (Final version, 15th January 2010).

[7] 中日友好医院质子治疗楼工程环境影响报告书 [R]. 北京市辐射环境管理中心.

[8] 刘原中. 高能质子加速器治疗系统应用中的环境安全问题[R].原子能科学技术, 2004, 38 (7).

[9] Counter and Measurement in High-energy Stray Neutron Radiation Field[R].KEK Internal 99-2 April R.

[10] 高灵敏度中子监测器(ANM 型) 使用说明书 [R]. 北京高能辐射防护技术有限责任公司.

[11] 区域 γ 射线监测器(AGM 型)使用说明书 [R]. 北京高能辐射防护技术有限责任公司.

附录一 "2000~2016 年质子和重离子治疗与其装置论文集"的目录

(1) 已发表文章

编号	发表日期	题目	发表期刊	
1	2000 年 9 月	中国质子治疗展望	世界医疗器械	第 6 卷第 9 期
2	2002 年 12 月	我国质子治疗的进展和其建造要点	世界医疗器械	第 8 卷第 12 期
3	2003 年 2 月	质子治疗的物理性能和工作原理(上)	现代物理知识	2003 年第 2 期
4	2003 年 3 月	质子治疗的物理性能和工作原理(下)	现代物理知识	2003 年第 3 期
5	2003 年 4 月	建造质子治疗中心的关键要点	医疗装备	第 16 卷第 4 期
6	2003 年 5 月	重离子放射物理学与放射生物学性能	世界医疗器械	第 9 卷第 5 期
7	2003 年 8 月	质子治疗与装置的进展和应用前景	医疗装备	第 16 卷第 8 期
8	2003 年 12 月	重离子治疗的发展现状	世界医疗器械	第 9 卷第 12 期
9	2003 年 12 月	重离子治疗的物理与生物(物理)性能和装置原理	现代物理知识	2003 年第 6 期
10	2004 年 5 月	建造质子治疗和重离子治疗中心的准则	世界医疗器械	第 10 卷第 5 期
11	2004 年 5 月	北京质子医疗中心的质子治疗系统 "肿瘤质子放射治疗学"第五章	中国医药科技出版社	105-133 页
12	2005 年 2 月	质子治疗设备的现状和发展	基础医学和临床	第 25 卷第 2 期
13	2005 年 4 月	两年来国内外质子治疗的新进展	世界医疗器械	第 11 卷第 4 期
14	2005 年 8 月	放射治疗的(历史回顾和)发展趋向	世界医疗器械	第 11 卷第 8 期
15	2005 年 12 月	质子治疗的质量验证和控制	世界医疗器械	第 11 卷第 12 期
16	2006 年 10 月	五年来中国质子治疗的发展特点	世界医疗器械	第 12 卷第 10 期
17	2007 年 5 月	全球质子(重离子)治疗装置及其供应商一	世界医疗器械	第 13 卷第 5 期
18	2007 年 10 月	造重离子治疗装置的要点	世界医疗器械	第 13 卷第 10 期
19	2008 年 10 月	德国海德堡重离子治疗中心	世界医疗器械	第 14 卷第 1 期
20	2008 年 6 月	新一代紧凑型质子治疗装置	世界医疗器械	第 14 卷第 6 期
21	2008 年 7 月	新一代紧凑型重离子治疗装置	世界医疗器械	第 14 卷第 7 期
22	2009 年 8 月	重离子治疗的质子和正电子放射照相学	世界医疗器械	第 15 卷第 8 期
23	2009 年 9 月	质子和重离子治疗用的加速器	世界医疗器械	第 15 卷第 9 期
24	2010 年 3 月	国际上对质子和重离子治疗的最新看法	世界医疗器械	第 16 卷第 3 期
25	2010 年 9 月	2000~2010 年国内外质子治疗的新进展	世界医疗器械	第 16 卷第 9 期
26	2011 年 6 月	中国一国二制三地的质子治疗中心	世界医疗器械	第 17 卷第 5 期
27	2011 年 11 月	探讨中国发展质子治疗事业的道路	世界医疗器械	第 17 卷第 10 期

续表

编号	发表日期	题目	发表期刊	
28	2012 年 5 月	粒子治疗中的先进铅笔束扫描装备	世界医疗器械	第 18 卷第 4 期
29	2012 年 7 月	划时代的 MEVION S250 超小型质子治疗系统	世界医疗器械	第 18 卷第 6 期
30	2012 年 8 月	下一代的美国 ProTom Radiance 330™质子治疗装置	世界医疗器械	第 18 卷第 7 期
31	2013 年 3 月	发展质子治疗事业的若干战略问题	世界医疗器械	第 19 卷第 3 期
32	2013 年 7 月	中国粒子治疗事业的发展现况	世界医疗器械	第 19 卷第 7 期
33	2013 年 8 月	2010~2013 年全球质子治疗装置的销售榜(上)	世界医疗器械	第 19 卷第 8 期
34	2013 年 9 月	2010~2013 年全球质子治疗装置的销售榜(下)	世界医疗器械	第 19 卷第 9 期
35	2014 年 3 月	殷蔚伯, 刘世耀 全球建造质子和碳重离子治疗中心非等权重方针	世界医疗器械	第 20 卷第 5 期
36	2014 年 6 月	论 Varian ProBeam 质子治疗系统的先进性	世界医疗器械	第 20 卷第 3 期
37	2014 年 10 月	研制质子治疗专用加速器的昨天,今天和明天	世界医疗器械	第 21 卷第 5 期
38	2015 年 4 月	调强铅笔束点扫描的质量验证	世界医疗器械	第 21 卷第 10 期
39	2015 年 9 月	铅笔束点扫描 QA 的测试模版和伽马指示	世界医疗器械	第 21 卷第 9 期
40	2015 年 10 月	质子治疗和其系统的最新进展(上)	世界医疗器械	第 21 卷第 10 期
41	2015 年 11 月	质子治疗和其系统的最新进展(下)	世界医疗器械	第 21 卷第 11 期
42	2016 年 2 月	英国 LTGHT 紧凑型质子治疗系统	世界医疗器械	第 22 卷第 1 期
43	2016 年 3 月	美国 ProNova 紧凑型质子治疗系统	世界医疗器械	第 22 卷第 2 期

(2) 质子治疗系列讲座

编号	讲座号	题目	发表刊物
1	质子治疗系列讲座之一	质子治疗和当前国际发展状况	立体定向外科学,2009 年第 2 期
2	质子治疗系列讲座之二	质子治疗的物理性能和基础	立体定向外科学,2009 年第 3 期
3	质子治疗系列讲座之三	质子治疗的生物性能(上)	立体定向外科学,2009 年第 4 期
4	质子治疗系列讲座之四	质子治疗的生物性能 (下)	立体定向外科学, 2010 年第 1 期
5	质子治疗系列讲座之五	质子治疗的工作原理和临床治疗参数	立体定向外科学,2010 年第 2 期
6	质子治疗系列讲座之六	质子治疗肿瘤的适应类型	立体定向外科学,2010 年第 3 期
7	质子治疗系列讲座之七	质子治疗的科学性和权威性	立体定向外科学,2010 年第 4 期
8	质子治疗系列讲座之八	质子治疗系统的设备和结构	立体定向外科学,2011 年第 1 期
9	质子治疗系列讲座之九	质子治疗的束流产生系统	立体定向外科学,2011 年第 2 期
10	质子治疗系列讲座之十	质子治疗的旋转支架	立体定向外科学,2011 年第 3 期
11	质子治疗系列讲座之十一	质子治疗的治疗头	立体定向外科学,2011 年第 4 期

本书的一部分内容是引用了作者在过去 10 年中的有关报告. 现把这些报告整理

归纳在《2000~2011 年质子和重离子治疗与其装置论文集》中，凡本书读者若有要求阅读该论文集，请填好下列表

姓名		年龄	
工作单位		职称	
电子邮箱		是否有书	
对本书的意见			

寄电子邮箱：shiyaoliu@yahoo.com 告知，即寄上该论文集的电子版本.

附录二　作者简介

刘世耀(1933 年 5 月 10 日出生),研究员,加速器工程学家.1951 年毕业于上海南洋模范中学,1955 年毕业于清华大学电机系.1955～1975 年在中国科学院原子能研究所从事研究工作,1975～1995 年在中国科学院高能物理研究所从事研究工作.历任束流测量室副主任,自动控制室主任,高能物理研究所科学技术委员会副主任和加速器分委员会主任,中国科学院北京正负电子对撞机国家实验室学术委员会副主任,中国科学院高能物理研究所学术委员会名誉委员等职.曾任中国物理学会粒子加速器分会常务理事和加速器技术委员会主任,中国科学技术大学国家同步

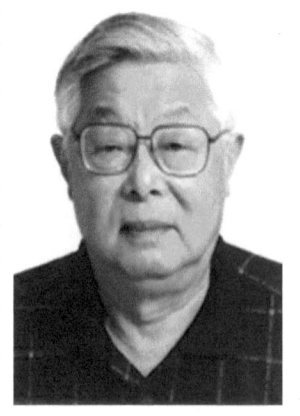

辐射实验室学术委员会委员,中国科学院近代物理研究所国家重离子加速器实验室学术委员会委员,欧洲物理学会会员,欧洲物理学会国际物理装备控制学会会员,北京市第八届政协委员,北京市社会科学院特邀研究员,河南省新乡市科技顾问等.1975～1985 年曾先后在日本筑波高能物理研究所,美国 California 大学 Lawrence 实验室,美国 Standford 大学 SLAC 中心,瑞士欧洲核子中心(CERN)任访问教授.1990年受到日本文部省邀请在日本筑波高能物理研究所工作一年,从事未来加速器控制系统结构研究.

退休前从事加速器自动控制和束流测量系统科研工作 40 年,1980 年前负责我国第一台直线电子加速器和原国防科委"核爆炸模拟发生器"工程项目的自动控制与束测科研工作.这两个项目都得到科技大会奖.1982 年后负责北京正负电子对撞机计算机控制系统和束流测量系统研制建造工作,因此项目获得 1990 年中国科学院科技进步奖特等奖和国家科技进步奖特等奖,以及国务院政府特殊津贴和国务院总理签发的嘉奖证书.

1998 年退休后至今参与我国质子治疗系统和总体方面工作,先后任北京质子科技开发公司总工程师,清华大学医学院质子治疗项目技术顾问,长安信息产业(集团)的北京质子治疗筹建中心首席技术顾问,中国泰和诚医疗集团有限公司的质子治疗项目顾问.2014 年 4 月被北京质子医疗中心有限公司聘为首席技术顾问.1996～2014 年先后访问日本三菱公司、日本住友公司、比利时 iBA 公司各公司总部,访问美国、日本、德国、瑞士的质子和重离子治疗中心,参与外商谈判、国外考察、筹备建造、业务咨询等工作.曾在国内期刊上发表有关质子和重离子治疗的文章四十余篇.

附录三　媒体对作者工作的评论

中国科学院高能物理研究所研究员刘世耀先生曾在《世界医疗器械》杂志撰文警告说："质子治疗过程复杂,不论患者定位、治疗计划和剂量控制都有十分严格的要求,必须要在全过程的每一环节进行严密的质量控制,不然可能产生严重医疗事故."

《中国评论新闻网》,2007 年 9 月 20 日

2000～2010 年是全球肿瘤医学界公认的质子和重离子治疗飞速发展的十年,但刘世耀研究员可能是国内唯一一位能坚持十年都在介绍粒子治疗情况的作者,甚至《南方周末》在当年介绍该项技术时,能选择的材料来源也只有他曾发表于本刊上的相关文章.

《世界医疗器械》,2010 年 9 月

深入浅出地介绍了质子和重离子治疗装置的系统结构和物理性能,统观全书,几乎看不到计算公式,仅用清晰物理概念、简练语言和系统图像将加速器系统、能量选择系统、束流输运系统、旋转机架、治疗头系统、控制系统、定位准直系统等,以及肿瘤治疗专用的治疗计划系统和肿瘤信息系统等各大系统说得很透,反映了作者深厚的物理功力.

顾本广——放疗临床界与工程界的好参考读物
科讯医疗网,2012 年 10 月 1 日

该书具有"原理装置,综合论述,系统全面,概念清晰,图文并茂,信息及时,内容丰富"的特点.对一切从事于 X 射线放疗医务工作者,不论从技术进修或培训从事于粒子治疗医学角度,都是一本很有现实价值的参考书,值得推荐一读,定有收获匪浅之感.

殷蔚伯——评刘世耀专著《质子和重离子治疗及其装置》
科讯医疗网,2012 年 12 月 7 日